Doppler

Manual prático –
do protocolo ao relatório

A Medicina é uma área do conhecimento em constante evolução. Os protocolos de segurança devem ser seguidos, porém novas pesquisas e testes clínicos podem merecer análises e revisões, inclusive de regulação, normas técnicas e regras do órgão de classe, como códigos de ética, aplicáveis à matéria. Alterações em tratamentos medicamentosos ou decorrentes de procedimentos tornam-se necessárias e adequadas. Os leitores, profissionais da saúde que se sirvam desta obra como apoio ao conhecimento, são aconselhados a conferir as informações fornecidas pelo fabricante de cada medicamento a ser administrado, verificando as condições clínicas e de saúde do paciente, dose recomendada, o modo e a duração da administração, bem como as contraindicações e os efeitos adversos. Da mesma forma, são aconselhados a verificar também as informações fornecidas sobre a utilização de equipamentos médicos e/ou a interpretação de seus resultados em respectivos manuais do fabricante. É responsabilidade do médico, com base na sua experiência e na avaliação clínica do paciente e de suas condições de saúde e de eventuais comorbidades, determinar as dosagens e o melhor tratamento aplicável a cada situação. As linhas de pesquisa ou de argumentação do autor, assim como suas opiniões, não são necessariamente as da Editora.

Esta obra serve apenas de apoio complementar a estudantes e à prática médica, mas não substitui a avaliação clínica e de saúde de pacientes, sendo do leitor – estudante ou profissional da saúde – a responsabilidade pelo uso da obra como instrumento complementar à sua experiência e ao seu conhecimento próprio e individual.

Do mesmo modo, foram empregados todos os esforços para garantir a proteção dos direitos de autor envolvidos na obra, inclusive quanto às obras de terceiros e imagens e ilustrações aqui reproduzidas. Caso algum autor se sinta prejudicado, favor entrar em contato com a Editora.

Finalmente, cabe orientar o leitor que a citação de passagens desta obra com o objetivo de debate ou exemplificação ou ainda a reprodução de pequenos trechos desta obra para uso privado, sem intuito comercial e desde que não prejudique a normal exploração da obra, são, por um lado, permitidas pela Lei de Direitos Autorais, art. 46, incisos II e III. Por outro, a mesma Lei de Direitos Autorais, no art. 29, incisos I, VI e VII, proíbe a reprodução parcial ou integral desta obra, sem prévia autorização, para uso coletivo, bem como o compartilhamento indiscriminado de cópias não autorizadas, inclusive em grupos de grande audiência em redes sociais e aplicativos de mensagens instantâneas. Essa prática prejudica a normal exploração da obra pelo seu autor, ameaçando a edição técnica e universitária de livros científicos e didáticos e a produção de novas obras de qualquer autor.

Doppler

Manual prático – do protocolo ao relatório

André Paciello Romualdo

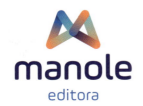

Copyright © 2023 Editora Manole, por meio de contrato com o autor.

Projeto gráfico: Departamento de arte da Editora Manole
Diagramação: Luargraf Serviços Gráficos
Ilustração: Autoria e Luargraf Serviços Gráficos
Capa: Departamento de arte da Editora Manole
Fotografias: André Paciello Romualdo

**CIP-BRASIL. CATALOGAÇÃO NA PUBLICAÇÃO
SINDICATO NACIONAL DOS EDITORES DE LIVROS, RJ**

R674d

Romualdo, André Paciello
  Doppler : manual prático : do protocolo ao relatório / André Paciello Romualdo. -
1. ed. - Santana de Parnaíba [SP] : Manole, 2023.

  Inclui índice
  ISBN 9788520462003

  1. Doppler, Ultrassonografia colorida. 2. Diagnóstico por ultrassom. 3. Doppler,
Ultrassonografia dupla. I. Título.

23-83233   CDD: 616.07543
                            CDU: 616-073

Gabriela Faray Ferreira Lopes - Bibliotecária - CRB-7/6643

Todos os direitos reservados.
Nenhuma parte deste livro poderá ser reproduzida,
por qualquer processo, sem a permissão expressa dos editores.
É proibida a reprodução por xerox.
A Editora Manole é filiada à ABDR – Associação Brasileira de Direitos Reprográficos.

Edição – 2023

Editora Manole Ltda.
Alameda América, 876 – Tamboré
06543-315 – Santana de Parnaíba – SP – Brasil
Tel.: (11) 4196-6000
www.manole.com.br | https://atendimento.manole.com.br/
Impresso no Brasil | *Printed in Brazil*

Sobre o autor

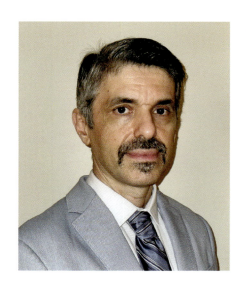

André Paciello Romualdo

Graduação em Medicina e especialização em Radiologia e Diagnóstico por Imagem pela Faculdade de Medicina da Universidade de São Paulo (FMUSP). Radiologista sênior dos grupos de ultrassonografia e imagem cardiovascular do grupo Fleury. Coordenador de ultrassonografia da Sociedade Paulista de Radiologia. Autor dos livros *Doppler sem segredos*, 1ª e 2ª edições, e *Novas Técnicas em Ultrassonografia*. Organizador e autor do e-book *Ultrassonografia com Doppler* – Série Casos Comentados da SPR.

Dedicatória

Para minha esposa Valéria e minhas filhas Stella e Pietra,
os melhores capítulos que escrevi na vida.

Para meus pais Alberto e Aracy, *in memoriam et in corde*.

Também para Gandalf, meu cachorro, por ter ficado ao meu lado
todas as noites enquanto escrevia este livro.

Sumário

Prefácio xi

CAPÍTULO 1 Conceitos básicos 1

CAPÍTULO 2 Padrões de onda 11

CAPÍTULO 3 Cirurgia vascular 30

CAPÍTULO 4 Vasculopatias 70

CAPÍTULO 5 Anomalias vasculares 89

CAPÍTULO 6 Carótidas e vertebrais 104

CAPÍTULO 7 Aorta e ilíacas 157

CAPÍTULO 8 Artérias esplâncnicas 185

CAPÍTULO 9 Arterial periférico 208

CAPÍTULO 10 Cava inferior e ilíacas – Incluídas desordens venosas pélvicas 249

CAPÍTULO 11 Veias esplâncnicas 277

CAPÍTULO 12 Venoso periférico 302

Prefácio

Ultrassonografia com Doppler é um dos principais métodos diagnósticos de afecções vasculares e, sem dúvida, a primeira opção em muitos contextos clínicos. Como tento deixar claro ao longo dos diversos capítulos deste livro, o estudo Doppler é uma ferramenta primorosa não só para demonstrar essas afecções, como também para explicar suas causas e consequências. Para tirar melhor proveito do método, entretanto, é preciso saber ajustar adequadamente os parâmetros técnicos, compreender suas principais indicações e conhecer o comportamento hemodinâmico das principais alterações.

Ao longo dos últimos anos, tenho tentado contribuir com o ensino desses temas em diversas plataformas e aprimorar a literatura médica em doenças cardiovasculares. Este livro é a continuação de uma série de publicações que se iniciaram em *Doppler Sem Segredos*,

ainda contendo muito do seu DNA, mas que se encorpou ao encontrar na Editora Manole o parceiro ideal para dar um passo à frente na transmissão de conhecimento, dada sua reconhecida reputação em publicar textos didáticos.

Doppler: Manual prático – do protocolo ao relatório é uma obra voltada para especialistas de qualquer área que tenham interesse em se aventurar nas ondas ultrassônicas do Doppler com embasamento teórico e rigor científico, mas que anseiam por um conteúdo prático e amplamente ilustrado, englobando desde os protocolos mais adequados para cada situação clínica até biblioteca de frases para entregar um melhor resultado.

Espero que aproveitem!

André Paciello Romualdo

1
Conceitos básicos

INTRODUÇÃO

O estudo Doppler é baseado na teoria apresentada por Christian Andreas Doppler em 1842 na Academia Real Boêmia de Praga, em que ondas eletromagnéticas foram utilizadas para detectar o movimento das estrelas. O mesmo princípio foi incorporado pela ultrassonografia, que utiliza ondas acústicas para detectar o movimento das hemácias por meio da diferença entre a frequência emitida e a recebida pelo transdutor, denominada desvio Doppler ou frequência Doppler, e definida pela fórmula $v = \dfrac{f_D c}{2 f_e \cos \theta}$, em que v é a velocidade do fluxo, f_D é a frequência Doppler, c a velocidade do som, f_e a frequência emitida e $\cos \theta$ o cosseno do ângulo Doppler. (Figura 1).

MODO B

Por serem exames sinérgicos, não é possível realizar um estudo Doppler ótimo sem uma boa base ao modo B, o que inclui o ajuste de todos os parâmetros de estudo, a começar pelo transdutor com geometria e frequência adequados para o vaso avaliado. Para um estudo da aorta é necessário um transdutor convexo de baixa frequência, enquanto para um estudo da safena magna um transdutor linear de alta frequência. O ganho, a profundidade e o foco também devem estar ajustados, de modo que as paredes sejam bem visualizadas, o vaso esteja centralizado na tela, local de maior resolução espacial, e adequadamente dimensionado.

Depois de todos os parâmetros bem ajustados, o estudo deve ser iniciado com uma varredura no eixo axial do vaso para adequado planejamento do restante do exame, observando eventuais alterações de trajeto, calibre e paredes, entre outras. Na sequência, o vaso deve ser reposicionado em seu eixo longitudinal apenas rodando o transdutor, já que a análise com Doppler sempre que possível deve ser feita no maior eixo do vaso (Figura 2).

MODO COLORIDO

O modo colorido sobrepõe-se ao modo B através de um boxe, em que o efeito Doppler é aplicado. No interior dessa janela, o aparelho calcula a diferença entre a frequência emitida e a recebida pelo transdutor no trajeto do vaso, de modo que, quanto maior o resultado, ou seja, quanto maior o desvio Doppler percebido pelo aparelho, maior a velocidade, e, quanto menor o desvio, menor a velocidade.

Perceba que, do ponto de vista físico, frequência e velocidade são sinônimos: velocidade de fluxo pode tanto ser descrita em KHz quanto em cm/s, dando-se preferência para esta grandeza, a fim de facilitar a compreensão dos achados. Essas velocidades são então traduzidas na tela do aparelho por cores que mostram a

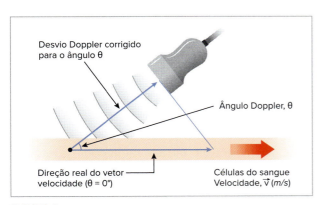

FIGURA 1
Esquema ilustrativo da variação de frequência emitida e refletida com correção do ângulo Doppler.

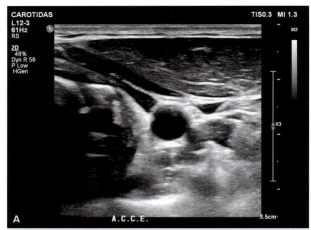

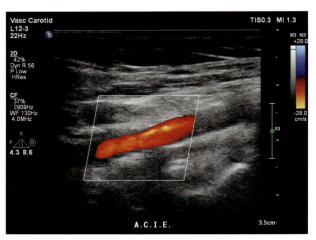

FIGURA 3
Doppler colorido com fluxo em vermelho. Os tons mais claros indicam maiores velocidades, e os mais escuros, menores velocidades, em concordância com o gráfico de cores.

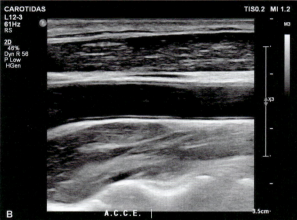

FIGURA 2
Vaso no eixo transverso para varredura axial e adequado planejamento (A) e no eixo longitudinal para análise pelo Doppler, bem centralizado e com ganho e foco ajustados (B).

perviedade do vaso e o sentido do fluxo, disponibilizado por convenção em azul ou vermelho. Além disso, também é possível ter uma ideia subjetiva da velocidade de fluxo, que é tanto maior quanto mais clara a cor e tanto menor quanto mais escura a cor do espectro (Figura 3).

Algumas medidas podem contribuir para um melhor preenchimento do fluxo no modo colorido:

- Em primeiro lugar, ajuste as dimensões do boxe, que não deve ultrapassar muito os limites da parede do vaso, para não prejudicar o *frame rate* da imagem e evitar artefatos de movimentação de órgãos adjacentes.
- Em segundo lugar, nos transdutores lineares, ajuste a angulação do boxe para torná-lo um losango alinhado ao eixo longitudinal do vaso.
- Em terceiro lugar, ajuste o ganho tanto do modo B quanto do modo colorido: o ganho do modo B deve ser minimizado, porque compete com o ganho do modo colorido, enquanto o ganho do modo

colorido deve estar ajustado para evitar que a cor ultrapasse os limites da parede do vaso, causando artefato *bleeding*.
- Em quarto lugar, ajuste o parâmetro *white priority*, que deve ser alocado em seu valor máximo, a fim de priorizar o modo colorido em detrimento do modo B.
- Um último parâmetro que pode ser modificado é o índice de persistência, que pode reduzir ou elevar o tempo que a informação colorida permanece sobreposta à imagem em modo B, sendo em geral mais interessante estar minimizado para que não se perca a natureza dinâmica do fluxo (Figuras 4 e 5).

QUADRO 1 Passos para um ajuste adequado do modo colorido

1. Adéque as dimensões do boxe.
2. Adéque a angulação do boxe.
3. Ajuste o ganho do modo B e do modo colorido.
4. Maximize *white priority*.
5. Minimize o índice de persistência.

MODO PULSADO

O modo pulsado é ativado ao se posicionar o volume de amostragem ou *gate* no interior do vaso, de modo que o desvio Doppler gerará um gráfico de velocidade das hemácias ao longo do tempo. Apesar de utilizarmos transdutores ultrassônicos, o resultado da diferença entre as frequências emitida e recebida recai em uma faixa audível, sendo tão mais agudo quanto

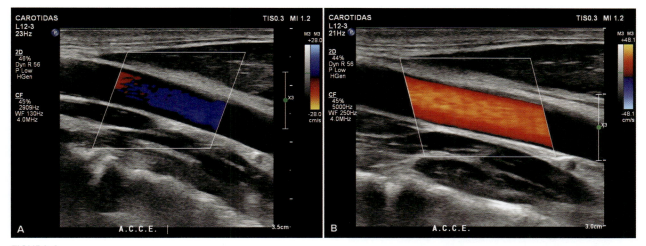

FIGURA 4
Vaso no plano longitudinal com angulação contrária (A) e correta do boxe (B). Perceba que o vaso deve ter a morfologia tubular ao longo de todo o seu trajeto, sem se apresentar "biselado", quando o transdutor não está totalmente alinhado com o vaso.

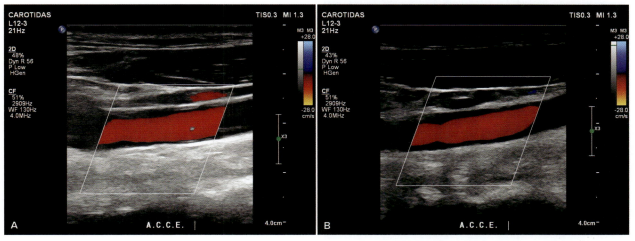

FIGURA 5
Vaso no plano longitudinal com excesso de ganho no modo B e *white priority* baixo, prejudicando o preenchimento no modo colorido (A), e depois com esses parâmetros ajustados (B).

mais veloz o fluxo sanguíneo e tão mais grave quanto mais lento esse fluxo.

Nos primórdios do Doppler, esse padrão do som era utilizado para descrever a fasicidade da onda e para identificar maiores ou menores velocidades, sendo ainda nos dias de hoje útil para transformar o estudo Doppler em uma experiência sinestésica.

O gráfico de velocidades gerado pelo Doppler apresenta no eixo das ordenadas a velocidade das hemácias que passam pelo interior do volume de amostragem e, no eixo das abscissas, o tempo que está relacionado ao ciclo cardíaco. A variação da velocidade das hemácias no interior do volume de amostragem é representada pela espessura da faixa espectral: quanto mais fina, menor o gradiente de velocidades e consequentemente mais limpa a janela sistólica; quanto mais espessa, maior o gradiente de velocidades e consequentemente mais preenchida a janela sistólica.

Já a intensidade da faixa espectral, ou seja, o quanto a faixa é densa, representa a quantidade de hemácias passando com a mesma velocidade no interior do gate naquele momento. Em termos gerais, o volume de amostragem não deve ultrapassar 1,5 mm de calibre, a menos que seja necessário estimar o volume de fluxo, devendo o volume de amostragem conter todo o calibre do vaso, pois para seu cálculo é necessário conhecer a velocidade média do fluxo (Figuras 6 e 7).

Para uma análise adequada da morfologia de onda, alguns parâmetros do gráfico de velocidades devem ser otimizados:

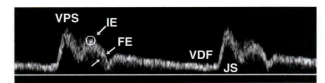

FIGURA 6
Espectro de onda no modo pulsado com indicação dos parâmetros.
IE: intensidade espectral; JS: janela sistólica; VDF: velocidade diastólica final; FE: faixa espectral – gradiente de velocidade de hemácias no interior do *gate*; VPS: velocidade de pico sistólico.

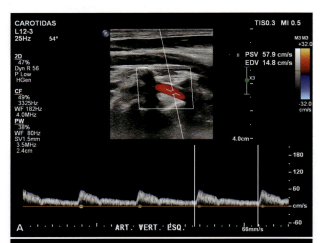

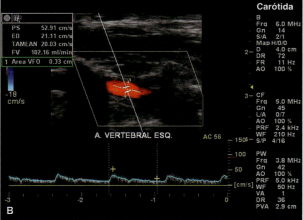

FIGURA 7
Modo Doppler pulsado com *gate* alocado no centro do vaso para mensuração das maiores velocidades (A) e ocupando todo o calibre do vaso para mensuração do volume de fluxo pela velocidade média (B).

- Em primeiro lugar, ajuste a velocidade de varredura de modo a visualizar no máximo de 3 a 5 ciclos cardíacos: velocidades de varredura muito lentas mostram muitos ciclos cardíacos e prejudicam a análise morfológica da onda, particularmente quando é necessário analisar a rampa de aceleração sistólica inicial; velocidades de varredura muito rápidas prejudicam a análise do ritmo cardíaco.
- Em segundo lugar, ajuste o ganho do modo pulsado para evitar muito ruído de fundo.
- Em terceiro lugar, ajuste para o valor mínimo o filtro de parede, parâmetro que limpa frequências de menor amplitude junto à linha de base, para que baixas velocidades possam ser visualizadas – particularmente importante para caracterizar diástole reversa de pequena amplitude, que configura padrão arterial de alta resistividade, e fluxo venoso invertido de baixa velocidade, que configura incompetência valvar.
- O último parâmetro é o ajuste da amplitude da onda: um espectro de onda normal deve ocupar cerca de 2/3 do eixo vertical do gráfico de velocidades, a fim de facilitar a mensuração das maiores velocidades (Figuras 8 e 9).

QUADRO 2 Passos para um ajuste adequado do modo pulsado

1. Adéque a velocidade de varredura para 3-5 ciclos cardíacos.
2. Minimize o ganho do modo pulsado.
3. Minimize o filtro de parede.
4. Ajuste a amplitude da onda para cerca de 2/3 do eixo vertical positivo.

Ângulo Doppler

Qualquer análise do fluxo sanguíneo só é fidedigna se aplicados de maneira correta os conceitos governados pela fórmula do Doppler. Lembre-se de que a velocidade do fluxo que calculamos é sempre uma estimativa aproximada da velocidade real daquelas hemácias, que sofre interferência do cosseno do ângulo entre o feixe de ultrassom e o trajeto do vaso estudado.

Quando o feixe do ultrassom atinge o vaso em um ângulo de 0°, ou seja, em que o fluxo do vaso está no mesmo sentido do feixe insonado, o cosseno gerado será 1, resultando em estimativa de velocidade mais próxima da velocidade real. À medida que esse ângulo aumenta, maior é o grau de erro entre a velocidade estimada e a real, até o ângulo de insonação de 60°, considerado o limite máximo para uma aferição minimamente confiável. Já quando o feixe do ultrassom atinge o vaso em um ângulo de 90°, o cosseno gerado será zero, impossibilitando a caracterização de sinal de fluxo, o que é parcialmente compensado no aparelho pela captação e amplificação de componentes vetoriais oblíquos de hemácias na corrente sanguínea.

Ângulos menores que 30° podem, eventualmente, causar maior reflexão do feixe de ultrassom na interface entre a parede do vaso e o sangue, resultando em menor sinal do fluxo, porém isso não invalida a maior confiabilidade de menores ângulos de insonação (Tabela 1).

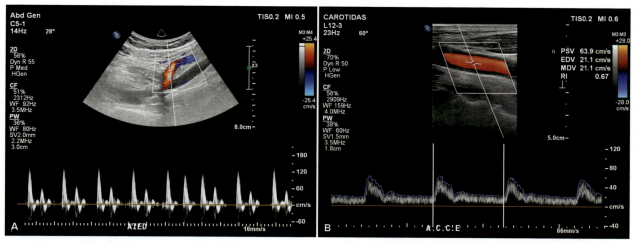

FIGURA 8
Modo Doppler pulsado com baixa velocidade de varredura apresentando múltiplos ciclos cardíacos (A) e reajustada para 3 a 5 ciclos cardíacos com ganho e filtro de parede adequados (B).

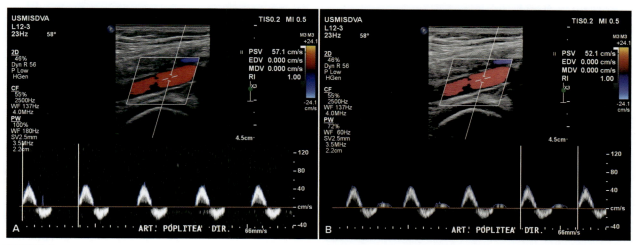

FIGURA 9
Modo Doppler pulsado com ganho exagerado borrando o fundo e a janela sistólica e filtro de parede elevado impossibilitando a caracterização da telediástole (A) e com parâmetros ajustados (B).

TABELA 1 Estimativa de erro no cálculo da velocidade de fluxo em relação à angulação.

Ângulo real	Velocidade real	Velocidade medida	Erro
0	100	100,1	0,14
25	100	102,6	2,65
45	100	105,7	5,68
60	100	110,1	10,1
80	100	142,5	42,5

Há uma série de recursos para ajustar adequadamente o ângulo do fluxo sanguíneo em relação ao transdutor e otimizar o estudo. Se você ainda não está familiarizado com o estudo Doppler, treine sempre estes quatro passos até se tornar uma dinâmica natural em cada exame, independentemente do território estudado:

- Passo 1 (báscula do transdutor): durante o modo B, corrija a trajetória do vaso manualmente, realizando manobras de báscula cranial ou caudal do transdutor, de modo a evitar insonação perpendicular do feixe ultrassônico.
- Passo 2 (*steer* do modo colorido): em transdutores lineares, angule o boxe do modo colorido mudando seu formato para um losango de modo a alinhá-lo ao sentido longitudinal do vaso. Eventualmente, se o vaso já se encontra bem angulado, não é interessante angular demais o boxe, pois pode ocorrer perda de sinal do fluxo pela maior reflexão do feixe ultrassônico.
- Passo 3 (*steer* do modo pulsado): durante o modo pulsado, angule a linha do volume de amostragem, parâmetro que muda o cristal que envia o sinal de Doppler e simula uma báscula do transdutor.

- Passo 4 (ajuste fino do modo pulsado): ajuste manualmente o ângulo do volume de amostragem de modo a ficar perfeitamente alinhado ao sentido do fluxo (Figuras 10, 11 e 12).

Em geral, o fluxo no interior do vaso é paralelo às suas paredes, que podem servir de guia para o ade-

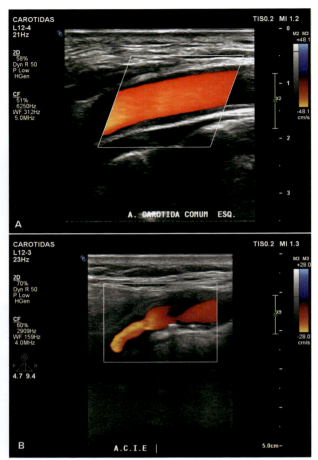

FIGURA 11
Segundo passo do ajuste de angulação (*steer* do boxe colorido). Boxe com formato de losango angulado no sentido longitudinal do vaso (A) e boxe perpendicular, já que o vaso foi adequadamente angulado no modo B (B).

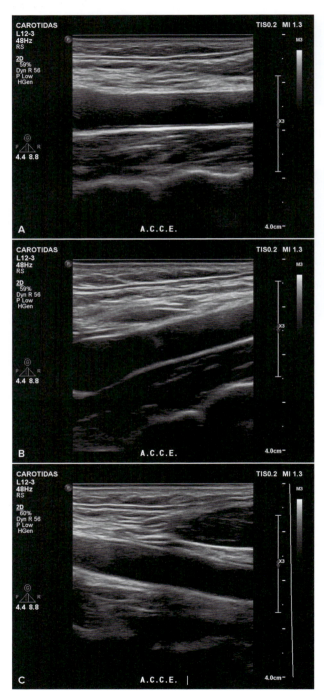

FIGURA 10
Primeiro passo do ajuste de angulação (báscula do transdutor). Modo B com insonação ortogonal ao transdutor (A) e com báscula cranial (B) e caudal (C) para adequação do ângulo.

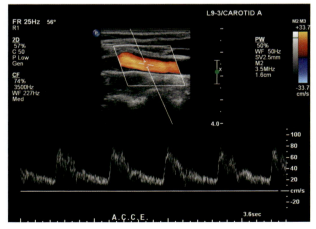

FIGURA 12
Terceiro e quarto passos do ajuste de angulação (*steer* e ajuste fino do modo pulsado). Ajuste da linha de angulação e ajuste fino alinhados ao sentido do fluxo.

quado posicionamento do *gate* e ajuste da angulação. Em vasos curvos ou tortuosos, as maiores velocidades tendem a ficar mais na periferia, o que é percebido pelas cores mais claras no modo colorido, então o *gate* também deve ser deslocado para essa localização com reajuste do ângulo. Caso haja presença de placas ou qualquer outra alteração que desloque o sentido do fluxo para uma posição diferente do trajeto do vaso, o ângulo também deve ser reposicionado (Figura 13).

O principal motivo de erro no estudo Doppler para detecção de estenoses significativas ocorre porque o operador posicionou equivocadamente o ângulo Doppler, o que pode ser evitado apenas seguindo o passo a passo de ajuste e prestando atenção no sentido do fluxo. Não perpetue um erro que prejudicará não só a análise das alterações do paciente que está sendo estudado como a acurácia e confiabilidade do método em face de outros estudos não invasivos.

QUADRO 3   Passos para um ajuste adequado do ângulo

1. Báscula do transdutor.
2. *Steer* do boxe colorido.
3. *Steer* do modo pulsado.
4. Ajuste fino do ângulo.

Aliasing

Uma série de artefatos pode ocorrer no estudo Doppler, como artefato em espelho, quando a imagem do modo colorido é espelhada posteriormente, e *bleeding*, em que o excesso de ganho do modo colorido colore além das paredes do vaso, entre outros. O artefato mais importante do estudo Doppler, entretanto, é o *aliasing*. Para entender esse artefato, antes é preciso compreender o conceito de *pulse repetition frequency* (PRF).

O PRF corresponde ao número de pulsos por segundo enviados pelo transdutor, em outras palavras, sua frequência em KHz. Quanto maior a quantidade de pulsos emitidos, maior a velocidade que poderá ser aferida. O PRF também é conhecido como escala de velocidades e aparece tanto no gráfico de cores do modo colorido quanto no eixo vertical do gráfico de velocidades do modo pulsado. Por analogia, pode-se considerar o PRF a nossa régua de velocidades: para uma adequada mensuração de fluxo mais rápido, é necessária uma régua maior, e, para fluxo mais lento, uma régua menor.

O *aliasing* ocorre quando a velocidade de fluxo no vaso é maior que o PRF utilizado, mais exatamente quando a frequência do sinal do fluxo é mais da metade da frequência do PRF utilizado, ou, em um raciocínio

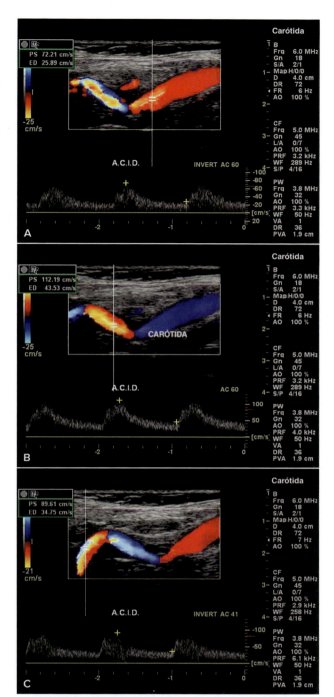

FIGURA 13
Ajuste do ângulo de acordo com o sentido do fluxo, sempre procurando o local de maior velocidade, onde se observam cores mais claras.

inverso, a frequência do PRF utilizado é menos que o dobro da frequência de sinal do fluxo. Como consequência, o fluxo aparecerá aparentemente invertido no modo colorido e como onda retrógrada no modo pulsado, como ocorre com as rodas de um carro ou as hélices de um helicóptero, que parecem rodar ao contrário do sentido do movimento durante uma filmagem, porque a taxa de captura do vídeo em *frames* por segundo é menor que a velocidade das suas voltas por segundo (Figura 14).

Há certa confusão em relação a esse conceito, pois o *aliasing* não está necessariamente associado a velocidades altas, apesar de ser mais comum nessa situação, mas sim a uma desarmonia entre a velocidade do fluxo estudado e o PRF ajustado pelo operador: a velocidade pode até ser baixa, mas, se o PRF for ainda menor, ainda assim ocorrerá *aliasing*.

A velocidade máxima que pode ser aferida pelo Doppler sem que ocorra *aliasing* depende de uma série de fatores que são descritos na fórmula $V_{máx} = \frac{c\,PRF}{4f_0 \cos \theta}$, em que c é a velocidade do som, f_0 a frequência do transdutor e $\cos \theta$ o cosseno do ângulo Doppler. Segundo essa fórmula, quanto maior o PFR, menor a frequência do transdutor e menor o cosseno do ângulo de insonação, maior a velocidade que pode ser aferida e, portanto, menor a probabilidade de ocorrer *aliasing*. Na prática, caso você se depare com um artefato de *aliasing*, siga estas medidas para ajustar melhor a onda nos gráficos de cores e pulsado.

- Em primeiro lugar, aumente o PRF, consequentemente aumentando a escala de velocidades.
- Em segundo lugar, abaixe a linha de base, para ter mais espaço de onda positiva para a sístole ser visualizada.
- Em terceiro lugar, aumente o ângulo Doppler, pois, quanto maior o ângulo Doppler, menor o cosseno desse ângulo e, consequentemente, maior a velocidade aferida, já que são parâmetros inversamente proporcionais.
- Em último lugar, reduza a frequência do transdutor, pois maior será a velocidade máxima que o aparelho será capaz de captar. Isso pode ser feito até mesmo com mudança de geometria do transdutor, trocando por exemplo um transdutor linear por um convexo (Figura 15).

Aqui pode parecer que foram dadas informações desencontradas sobre o ângulo Doppler. Afinal, ele deve ser o menor possível ou o maior possível? Explico: para estimar de maneira mais real possível a velocidade do fluxo sanguíneo, tanto melhor quanto menor for o ângulo Doppler, em detrimento de um menor gradiente de velocidades disponível; por outro lado, para a redução do artefato *aliasing*, quanto maior o ângulo Doppler, maior a velocidade que poderá ser aferida, em detrimento de certa perda de acurácia.

Ao contrário do que se pode imaginar, o *aliasing* não é um artefato de todo ruim. Com ele é possível reconhecer locais de maior velocidade no interior do vaso, com isso guiando a melhor alocação do volume de amostragem, bastando alinhar o ângulo com o rastro deixado pelo *aliasing* caracterizado por um feixe em azul no interior do vaso. Costumo dizer que, na pesquisa de estenoses hemodinamicamente significativas, devemos ser um

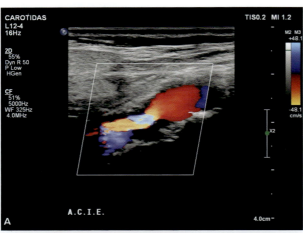
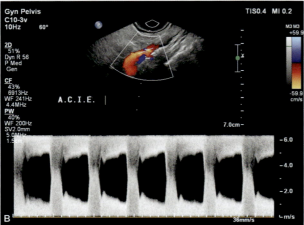

FIGURA 14
Aliasing nos modos colorido (A) e pulsado (B).

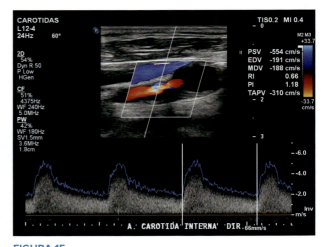

FIGURA 15
Correção do *aliasing* no modo pulsado pelo aumento do PRF, linha de base rebaixada e maior ângulo Doppler.

pouco "maldosos": tente sempre captar a maior velocidade possível, para caracterizar a pior estenose e, com isso, propiciar o tratamento mais adequado (Figura 16).

QUADRO 4 Passos para captar a maior velocidade

1. Aumente o PRF.
2. Reduza a linha de base.
3. Aumente o ângulo de insonação.
4. Reduza a frequência do transdutor.

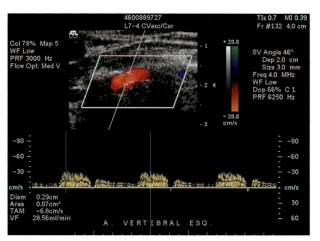

FIGURA 17
Volume de fluxo calculado a partir da velocidade média de 3 ciclos cardíacos e volume de amostragem englobando todo o calibre do vaso.

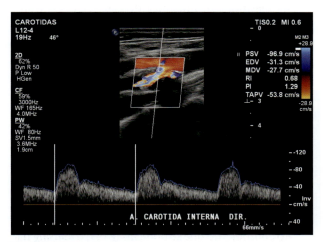

FIGURA 16
Doppler pulsado com angulação seguindo exatamente o rastro deixado pelo *aliasing*, percebido com uma faixa de fluxo em azul.

Volume de fluxo

A análise de volume de fluxo tem algumas indicações no estudo Doppler, sendo importante saber realizar adequadamente seu cálculo, que é bastante simples e reprodutível. Para tanto, basta avaliar a artéria com o volume de amostragem englobando todo o calibre do vaso, já que é necessário conhecer a velocidade média das hemácias, obter pelo menos 3 ciclos cardíacos e mensurar o diâmetro da artéria, parâmetros que em geral fazem parte de *software* semiautomático do cálculo do aparelho, que, com base na fórmula VF = $[(d/2)^2 \times \pi] \times VM$, em que d é o diâmetro e VM a velocidade média de fluxo, fornece o volume de fluxo da artéria analisada (Figura 17).

MODO AMPLITUDE

Também denominado *power Doppler*, é um método que se baseia apenas na intensidade dos ecos que sofreram desvio Doppler, gerando uma representação perfusional no interior do boxe relacionado à quantidade de hemácias em movimento. Não há informação sobre a velocidade do fluxo, porém cores mais claras representam áreas com maior quantidade de hemácias em movimento, enquanto áreas mais escuras menor quantidade de hemácias em movimento. Nos aparelhos mais modernos, ainda é possível caracterizar o sentido do fluxo com o modo de amplitude direcional.

A maior vantagem desse método é caracterizar o fluxo de baixas velocidades e não apresentar *aliasing*, já que é independente do ângulo Doppler, sendo o método de escolha para detectar fluxo de baixas velocidades em vasos com suspeita de oclusão e também para analisar fluxo intraparenquimatoso (Figura 18).

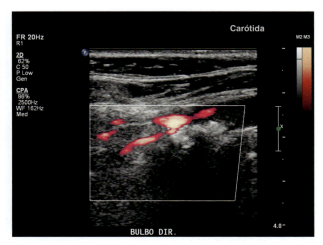

FIGURA 18
Doppler de amplitude para melhor avaliação da luz residual em estenose carotídea significativa.

DOCUMENTAÇÃO

Não há consenso entre as diversas especialidades sobre como devem ser disponibilizados o sentido do fluxo no mapa de cores e o traçado da onda no modo pulsado. Os ecocardiografistas costumam utilizar o conceito "*blue away, red towards*", em que o fluxo em azul significa que o sangue está se afastando do transdutor e em vermelho se aproximando do transdutor. Os radiologistas, entretanto, utilizam mais comumente a cor azul e o espectro negativo para o fluxo venoso anterógrado, e a cor vermelha e espectro positivo para fluxo arterial anterógrado, independentemente de se afastar ou se aproximar do transdutor. Pode-se dizer que para os ecocardiografistas a referência é o transdutor, e para radiolosgistas, o coração. A única exceção é o fluxo da veia porta, que deve ser preenchida em vermelho com espectro positivo, já que esta é uma veia nutridora e não de drenagem. Com isso, fica mais fácil visualizar alterações: veias em vermelho com espectro positivo indicam refluxo venoso, e artérias em azul com espectro negativo, fluxo arterial invertido (Figuras 19 e 20).

REFERÊNCIAS

1. Boote EJ. Doppler US techniques: concepts of blood flow detection and flow dynamics. RadioGraphics. 2003;23:1315-27.
2. Kruskal JB, Newman PA, Sammons LG, Kane RA. Optimizing Doppler and color flow US: application to hepatic sonography. RadioGraphics. 2004;24:657-75.
3. Rubens DJ, Bhatt S, Nedelka S, Cullina J. Doppler artifacts and pitfalls. Ultrasound Clin. 2006 Jan:79-109.
4. Terslev L, Diamantopoulos AP, Møller Døhn U, Schmidt WA, Torp-Pedersen S. Settings and artefacts relevant for Doppler ultrasound in large vessel vasculitis. Arthritis Research & Therapy. 2017;19:167.

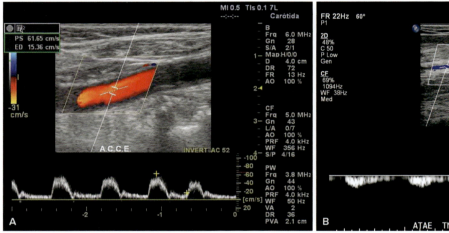
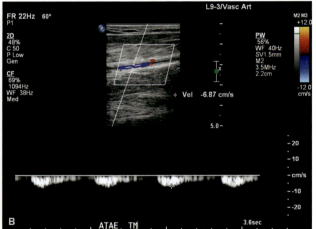

FIGURA 19
Fluxo arterial anterógrado com Doppler colorido vermelho e espectro positivo (A), e fluxo invertido com colorido azul e espectro negativo (B).

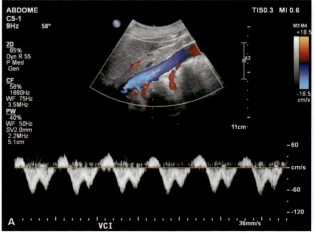
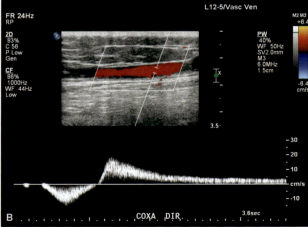

FIGURA 20
Fluxo venoso anterógrado com colorido azul e pulsado negativo (A), e fluxo invertido com colorido vermelho e espectro positivo (B).

2

Padrões de onda

INTRODUÇÃO

Um dos aspectos mais interessantes do estudo Doppler e que o torna especial entre os métodos que avaliam a circulação é o fato de que o espectro de onda fornece informações não apenas sobre o fluxo do vaso que está sendo interrogado, mas também sobre todo o trajeto vascular, desde o coração até a circulação periférica. Quando se diz que "o Doppler não mente", isso significa que existe uma lógica hemodinâmica por trás de uma morfologia de onda que produz informações fidedignas sobre o estado geral da circulação.

A maneira como essas ondas são denominadas e devem ser descritas no relatório, entretanto, tem sido objeto de debate e tentativas de consenso há muito tempo. Não basta realizar um exame de maneira adequada e chegar a um diagnóstico preciso; é papel do examinador passar as informações clara e objetivamente para que não restem dúvidas sobre os achados observados, que também devem ser espelhados na documentação dos modos colorido e pulsado.

Neste capítulo, procurei denominar os padrões de onda com o que acredito ser o mais lógico do ponto de vista hemodinâmico, sempre que possível em concordância com as tentativas de consenso das sociedades de imagem vascular. É natural, entretanto, que haja discrepâncias na maneira de descrever proposta por alguns autores, já que não existe uma nomenclatura única e universalmente aceita.

COMPONENTES DA ONDA ARTERIAL

No caso da circulação arterial, os principais componentes do espectro de onda são o ritmo cardíaco, as curvas de fluxo e a morfologia da onda, representada pela sístole e pela diástole.

Ritmo cardíaco

O ritmo cardíaco normal deve ser regular e com frequência entre 60 e 100 batimentos por minuto. Ritmos cardíacos irregulares influenciam o volume ejetado por conta do maior ou menor tempo de enchimento diastólico. Quanto maior o tempo de enchimento diastólico, maior o volume ejetado e, consequentemente, maior a velocidade aferida; por outro lado, quanto menor o tempo de enchimento diastólico, menor o volume ejetado e, consequentemente, menor a velocidade aferida.

O exemplo mais comum é a extrassístole, que ocorre por um batimento cardíaco precoce e ineficiente, seguido por uma pausa sinusal. Como consequência, a velocidade de pico sistólico (VPS) da extrassístole é mais baixa, enquanto a velocidade do pico sistólico seguinte é mais alta que o normal, ambas devendo ser descartadas da análise velocimétrica. O mesmo raciocínio vale para bradicardias e taquicardias, que geram velocidades respectivamente maiores e menores do que seria habitualmente esperado para aquele determinado paciente. Já ritmos muito aleatórios, como o das fibrilações atriais, podem inviabilizar a avaliação velocimétrica do estudo Doppler e devem ser mencionados no relatório (Figura 1).

Curvas de fluxo

Após ejetadas pelo ventrículo esquerdo, todas as hemácias apresentam velocidades semelhantes no eixo axial ao longo da porção mais proximal da raiz da aorta. Esse padrão de fluxo é denominado plano. Logo na sequência, as hemácias começam a perder força do centro para a periferia por conta da viscosidade do sangue e das forças friccionais, de modo que a camada

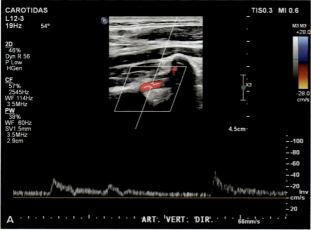 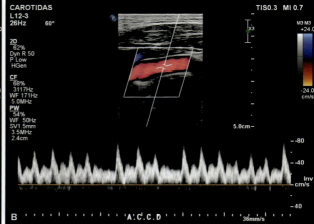

FIGURA 1
Doppler pulsado com extrassístole caracterizada por onda precoce, com pequeno pico sistólico e pico sistólico maior após pausa (A) e com ritmo bastante irregular, prejudicando parcialmente a análise velocimétrica (B).

central passa a ter maiores velocidades em relação à camada mais periférica, podendo, entretanto, ser deslocada para a periferia em vasos curvos ou nas bifurcações. Esse padrão de fluxo é denominado laminar.

Quando o fluxo passa abruptamente por locais mais estreitos, como em estenoses focais significativas, ocorre uma quebra dessas lâminas, e as hemácias passam a apresentar uma grande variedade de velocidade e de componentes vetoriais aleatórios. Esse padrão de fluxo é denominado turbilhonado.

Uma variação do padrão turbilhonado, eventualmente observada no bulbo carotídeo e no tronco da veia porta, ocorre por alargamento da luz, sendo denominada fluxo perturbado ou em rodamoinho, que ocorre quando uma parte mais periférica das hemácias se separa do fluxo central e percorre uma trajetória circular antes de retornar ao seu trajeto normal, não representando uma alteração patológica (Figura 2).

Do ponto de vista prático, é necessário reconhecer a representação colorida e espectral das curvas de fluxo laminar, turbilhonado e perturbado (Figura 3):

- O fluxo laminar apresenta cores mais claras no centro e escuras na periferia, com uma faixa espectral mais estreita e janela sistólica limpa.
- O fluxo turbilhonado apresenta um espectro de múltiplas cores, com uma faixa espectral mais espessa e alargamento da janela sistólica.
- O fluxo perturbado é representado por uma faixa de fluxo de sentido invertido na periferia e espectro bidirecional, motivo pelo qual a análise pelo Doppler pulsado deve ser evitada nessa topografia.

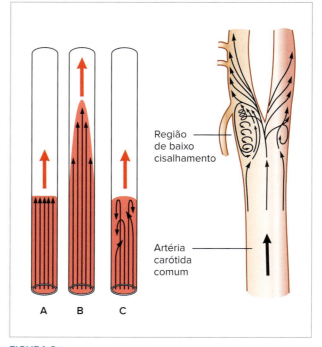

FIGURA 2
Esquema ilustrativo dos fluxos plano (A), laminar (B) e turbilhonado (C).

Componente sistólico

A sístole apresenta como características principais a rampa sistólica inicial, a morfologia do pico e a VPS.

Uma rampa sistólica inicial normal deve ter uma aceleração acima de 300 cm/s², caracterizada pelo seu grau de inclinação, e um tempo menor que 70 ms entre o início da sístole e o pico sistólico, indicando que não

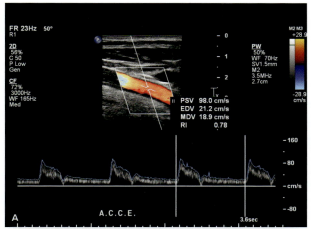
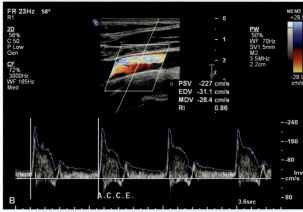
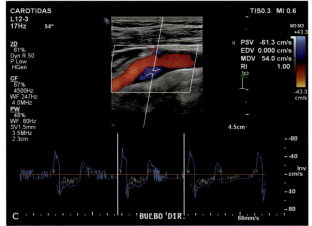

FIGURA 3
Doppler pulsado com espectro laminar (A), turbilhonado (B) e perturbado (C). Perceba que não é interessante posicionar o volume de amostragem em local com fluxo perturbado, pois isso não gera informação diagnóstica alguma.

há qualquer obstrução pregressa ao fluxo. Para mensurar adequadamente esses parâmetros, é necessário estar ciente das variadas morfologias que o pico sistólico pode apresentar e que já foram agrupadas em algumas classificações. Uma dessas classificações, dirigida para a análise de artérias segmentares renais, divide a morfologia do pico sistólico em três padrões, cada qual com três morfologias distintas:

- No primeiro grupo, a rampa sistólica é uma reta com inclinação íngreme e pico sistólico representado por uma espícula bem definida.
- No segundo grupo, a rampa se mantém bem inclinada, mas o pico é mais largo e sem espícula.
- No terceiro grupo, a rampa sistólica apresenta menor inclinação, com uma morfologia de pico mais arredondada.

Os primeiros dois grupos são normais, e o terceiro, anormal, representando, em geral, o padrão *tardus parvus* (Figura 4).

As velocidades de pico sistólico representam o zênite da onda (seu ponto mais alto), variando ao longo do eixo longitudinal, com uma queda gradual do coração para a periferia. Esses valores de pico sistólico, entretanto, sofrem interferência de uma série de fatores, como a idade do paciente, a força de contração miocárdica, a viscosidade do sangue, o calibre dos vasos e o grau de dilatação da microcirculação periférica, que determinará o gradiente pressórico. Fatores que aumentam o gradiente pressórico, tanto pelo aumento da pressão de ejeção de sangue pelo coração quanto pela redução da pressão na microcirculação distal, como nas fístulas arteriovenosas ou nos processos inflamatórios, aumentam as velocidades de maneira mais acentuada.

Componente diastólico

A morfologia da diástole vai variar dependendo do tecido irrigado por aquela artéria. Nas artérias que alimentam tecidos de alta resistividade, a diástole pode ser dividida em protodiástole e telediástole, enquanto nas artérias que alimentam tecidos de baixa resistividade, a diástole costuma ser uma onda contínua desde a sístole. Fazendo uma analogia com as ondas do mar: a onda que bate no rochedo e volta para o mar seria um padrão de alta resistividade; a que termina na praia e se espalha pela areia, um padrão de baixa resistividade (Figura 5).

Nas artérias que nutrem tecidos com leito arteriolar contraído em repouso, como o tecido muscular, as ondas sistólicas são refletidas e incidem na protodiástole, promovendo um entalhe que pode formar apenas uma incisura, cujo nadir (seu ponto mais baixo) não ultrapassa a linha de base, ou, então, uma diástole reversa, se mais intensa. Já a telediástole sofre influência principalmente da elasticidade das grandes artérias, pois, durante a sístole, essas artérias se distendem e, por um fenômeno de mola denominado *windkessel*,

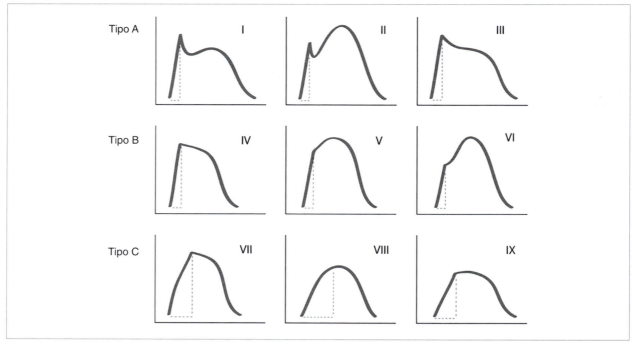

FIGURA 4
Esquema ilustrativo dos padrões do complexo rampa e pico sistólico. No primeiro grupo, a rampa sistólica tem inclinação e tempo adequados, com uma espícula de pico sistólico bem definida. No segundo grupo, a rampa sistólica tem inclinação e tempo adequados, e o pico não forma uma espícula. No terceiro grupo, a rampa sistólica apresenta menor inclinação e maior tempo de duração, com uma morfologia de pico mais arredondada.

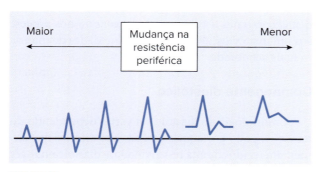

FIGURA 5
Esquema ilustrativo da mudança de morfologia da diástole de acordo com a resistência periférica.

devolvem parte do volume de sangue na fase final do ciclo cardíaco, gerando, então, uma onda anterógrada. Esse fenômeno pode deixar de ocorrer em pacientes com idade mais avançada ou aterosclerose difusa por perda da complacência vascular (Figura 6).

Em artérias que irrigam tecidos com leito arteriolar mais aberto, como o cérebro, a diástole não apresenta divisões, sendo possível quantificar de maneira indireta o grau de contração muscular dessas arteríolas. Para tanto, utiliza-se a relação entre as velocidades de pico sistólico (VPS), diastólica final (VDF) e média (Vm), sendo os dois principais métodos os índices de resistividade (IR) e de pulsatilidade (IP), de acordo com as fórmulas IR = PVS − VDF/PVS e IP = PVS − VDF/Vm.

Esses índices não sofrem interferência do ângulo de insonação e não apresentam grandezas, pois os parâmetros são anulados nos cálculos utilizados nessas fórmulas. Quanto maiores os índices, maior a resistência periférica, indicando um estado de maior vasoconstrição arteriolar que o esperado; por outro lado, quanto menores os índices, menor a resistência ao fluxo sanguíneo, indicando um estado de maior vasodilatação arteriolar que o esperado.

O índice mais utilizado na prática para quantificar o grau de contração da microcirculação em artérias de baixa resistividade é o IR, que, de modo geral, apresenta valores normais entre 0,5 e 0,8. Valores menores que 0,5 indicam maior grau de vasodilatação que o esperado; valores maiores que 0,8 indicam grau de vasoconstrição maior que o esperado (Figura 7).

DESCRITORES DA ONDA ARTERIAL

Uma onda arterial pode ser denominada quanto à direção do fluxo (uni ou bidirecional), quanto à fase em relação à linha de base (mono ou multifásica) e quanto à resistividade (alta ou baixa). Como exposto anteriormente, o parâmetro que mais contribui para

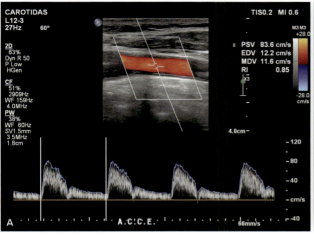 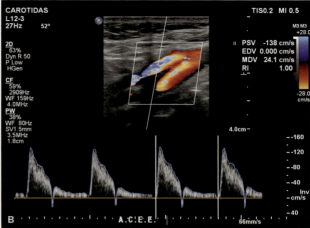

FIGURA 6
Doppler pulsado em leito de alta resistividade com incisura protodiastólica (A) e protodiástole reversa (B), ambas com telediástole presente.

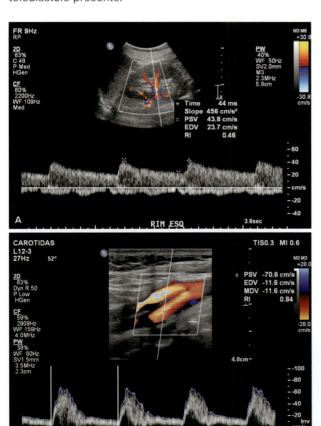

FIGURA 7
Doppler pulsado em leito de baixa resistividade com IR abaixo de 0,5, indicando vasodilatação periférica (A), e acima de 0,8 cm, indicando vasoconstrição periférica (B).

a morfologia final da onda é o estado contrátil da microcirculação do tecido irrigado por aquele território arterial, que pode ser dividido em alta resistividade e baixa resistividade.

Importante lembrar, entretanto, que a simples visualização de uma onda não diz se ela é normal ou não; é preciso saber qual tecido está sendo irrigado para entender se sua morfologia é normal.

Padrão de alta resistividade

Observada principalmente na aorta, nas artérias ilíacas e nas artérias dos membros inferiores e superiores, a morfologia da onda terá uma rampa sistólica inicial íngreme, seguida de rápida deflexão, uma protodiástole com sentido de fluxo invertido e uma telediástole com fluxo anterógrado. Esse espectro de onda é denominado bidirecional, trifásico e de alta resistividade (Figura 8).

Caso ocorra perda do componente final da diástole, a morfologia de onda terá apenas uma rampa sistólica inicial íngreme com rápida deflexão e uma protodiástole com sentido de fluxo invertido, sem telediástole.

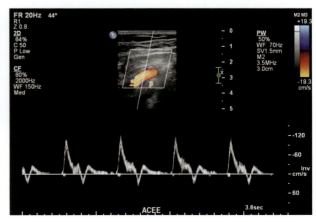

FIGURA 8
Doppler pulsado com padrão bidirecional, trifásico e de alta resistividade (protodiástole reversa e telediástole bem definidas).

Esse espectro de onda é denominado bidirecional, bifásico e de alta resistividade (Figura 9).

Mais recentemente, foi sugerido, por consenso de sociedades americanas de ultrassonografia vascular, o termo "resistividade intermediária" para designar as artérias que contêm aspectos dos dois padrões de resistividade, como as artérias carótidas comum e externa, a artéria oftálmica e, eventualmente, as artérias esplâncnicas em jejum, com rampa sistólica inicial íngreme seguida de rápida deflexão, uma incisura protodiastólica e uma telediástole com fluxo anterógrado de baixa amplitude. Esse espectro de onda seria denominado unidirecional, monofásico e de resistividade intermediária. Entretanto, optei por não utilizar essa terminologia no livro e denominar esse padrão morfológico em conjunto com as artérias de alta resistividade, pois, para fins práticos, facilita a descrição dos achados (Figura 10).

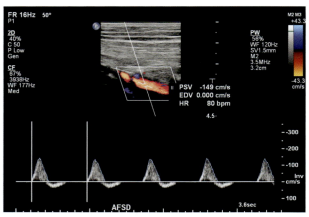

FIGURA 9
Doppler pulsado com padrão bidirecional, bifásico e de alta resistividade (diástole reversa bem definida e sem telediástole).

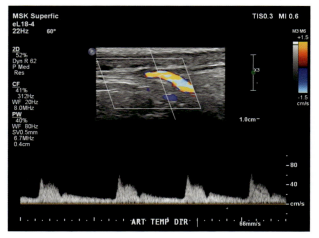

FIGURA 10
Doppler pulsado com padrão unidirecional, monofásico e de alta resistividade (incisura protodiastólica e telediástole bem definida). Esse seria o espectro de onda "intermediária".

Padrão de baixa resistividade

Observada principalmente nas artérias carótida interna, renais e mesentéricas após alimentação, a morfologia da onda terá uma rampa sistólica inicial íngreme seguida de lenta descida, que continua com uma diástole positiva de boa amplitude e, portanto, sem mudança de fase. Esse espectro de onda é denominado unidirecional, monofásico e de baixa resistividade (Figura 11).

CONDIÇÕES ESPECIAIS

Algumas condições hemodinâmicas apresentam padrões morfológicos específicos de onda e merecem destaque.

Estenose arterial

O estudo Doppler é capaz de quantificar o grau de estenose arterial tanto por meio de avaliação hemodinâmica quanto de avaliação anatômica, porém é considerado um método primordialmente hemodinâmico, ao contrário dos métodos angiográficos, como angiotomografia, angiorressonância e angiografia digital, que são primordialmente anatômicos.

Antes de mais nada, entretanto, é preciso compreender o conceito de repercussão hemodinâmica, que é definida como o aumento das velocidades relacionado à redução do calibre luminal, envolvendo a análise de parâmetros diretos e indiretos. A repercussão hemodinâmica é dividida em não significativa, quando a estenose luminal é menor que 50%, não sendo necessário estratificá-la em mínima (menor que 25%) ou discreta (entre 25 e 50%), e significativa, devendo, sempre que possível, ser estratificada em mode-

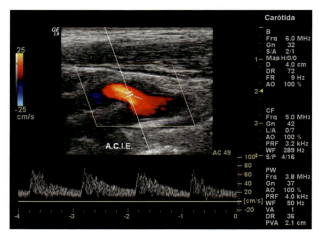

FIGURA 11
Doppler pulsado com padrão unidirecional, monofásico e de baixa resistividade.

rada (entre 50 e 69%), acentuada (entre 70 e 89%) ou crítica (maior que 90%).

Veja que, do ponto de vista semântico, é incorreto afirmar que uma estenose não causa repercussão hemodinâmica, porque, na maioria das vezes, ocorre algum grau de aumento velocimétrico, sendo o mais correto afirmar se há ou não repercussão hemodinâmica *significativa*.

O parâmetro hemodinâmico direto é caracterizado pelo aumento das velocidades sistólica e diastólica no local da estenose luminal por conta do princípio da conservação de massa governado pela fórmula de continuidade: $Q = v1A1 = v2A2$, em que Q é volume, v, velocidade e A, área.

Como o volume de fluxo deve se manter constante ao longo do trajeto do vaso, se a área é reduzida, a velocidade aumenta para manter o mesmo volume. A maior velocidade pode ser caracterizada no local de maior estreitamento luminal e se estender um pouco além da lesão ao longo do jato estenótico, denominado *vena contracta* pelos ecocardiografistas. Em termos gerais, a velocidade irá dobrar em estenoses moderadas, quadruplicar em estenoses acentuadas e quintuplicar em estenoses críticas. A partir desse ponto, pode ocorrer redução paradoxal das velocidades por conta da perda de energia cinética causada pelo elevado turbilhonamento do fluxo e pela dificuldade da passagem do sangue por uma área muito estreita.

Esse padrão hemodinâmico pode ser visualizado na curva de Spencer, que relaciona o grau de redução luminal com sua repercussão hemodinâmica, tanto em termos de velocidade quanto de volume de fluxo.

Importante salientar que os valores de corte para diferenciação entre estenose moderada, acentuada e crítica, tanto do ponto de vista anatômico quanto do hemodinâmico, variam nos diversos estudos disponíveis na literatura, por isso optei por descrever valores que aumentem a acurácia do método, evitando, assim, possíveis falsos positivos (Figuras 12 e 13).

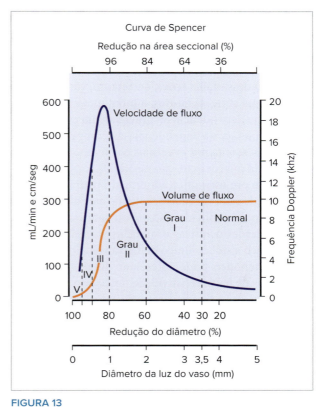

FIGURA 13
Curva de Spencer mostrando o aumento das velocidades de acordo com a redução luminal, até cairem drasticamente a partir de estenoses críticas.

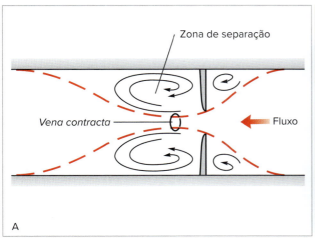

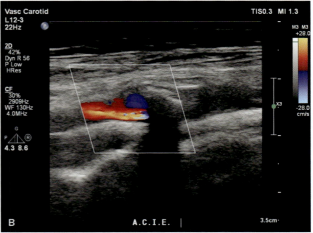

FIGURA 12
Esquema ilustrativo da *vena contracta*, que corresponde ao local do jato estenótico relacionado à obstrução luminal e onde se encontram as maiores VPS (A). Exemplo com Doppler colorido de *vena contracta* por estenose significativa, caracterizada por *aliasing* que se estende além do orifício real, com fluxo recirculante em azul na periferia (B).
VPS: velocidades de pico sistólico.

Os parâmetros hemodinâmicos indiretos são caracterizados a montante e a jusante da estenose. Imaginando uma onda de fluxo que passará por um trajeto com estenose luminal significativa, antes da estenose, a velocidade sistólica tende a ficar reduzida, e a diastólica, proporcionalmente mais reduzida, determinando IR aumentado. Na estenose, ambas as velocidades aumentam e, após a estenose, a velocidade sistólica tende a ficar reduzida, e a diastólica, proporcionalmente menos reduzida, determinando IR reduzido (Figura 14).

O grau dessas alterações, entretanto, varia de acordo com uma série de fatores, a montante e no interior da lesão, na dependência da gravidade da estenose, e a jusante da lesão, na dependência da compensação hemodinâmica, feita por eventuais colaterais, e do estado contrátil da microcirculação periférica.

O fluxo pré-estenótico adquire um padrão de maior resistividade cada vez mais acentuado até culminar com um padrão denominado *staccato* ou bate-estaca, observado em lesões oclusivas e suboclusivas, caracterizado por um pico sistólico único de baixa velocidade. O fluxo pós-estenótico pode apresentar diferentes estágios de padrões de baixa resistividade, iniciando com queda progressiva das velocidades, evoluindo com perda da diástole reversa e culminando com um padrão *tardus parvus*, caracterizado por desaceleração da rampa sistólica inicial, redução das velocidades sistólicas e redução dos IR, achados tão mais proeminentes quanto mais distantes da estenose luminal.

A morfologia do componente diastólico da onda pós-estenótica também varia na dependência do *status* da microcirculação distal, indicando que ainda há reserva para vasodilatação quando positiva e que não há reserva para vasodilatação se ausente (Figuras 15 e 16).

Fístula arteriovenosa

O padrão hemodinâmico das fístulas ou malformações arteriovenosas é bastante característico e deve ser de conhecimento do examinador, pois pode ocorrer em qualquer território vascular, independentemente da etiologia, seja patológica, seja confeccionada cirurgicamente.

A característica fundamental é a comunicação direta entre artérias e veias, o que determina um grande gradiente pressórico, aumentando tanto as velocidades sistólicas quanto as diastólicas no ramo arterial, com espectro de onda unidirecional, monofásico e de baixa resistividade. No ramo venoso, há aumento das velocidades, com o fluxo assumindo um padrão arterializado pulsátil (Figura 17).

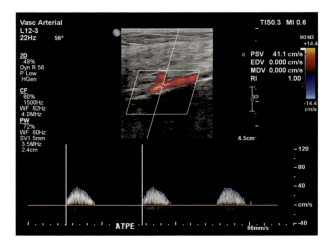

FIGURA 15
Doppler pulsado com padrão pré-oclusivo em *staccato*.

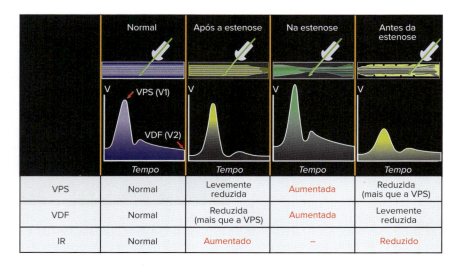

FIGURA 14
Esquema ilustrativo mais característico dos padrões de onda antes, durante e depois de uma estenose significativa.

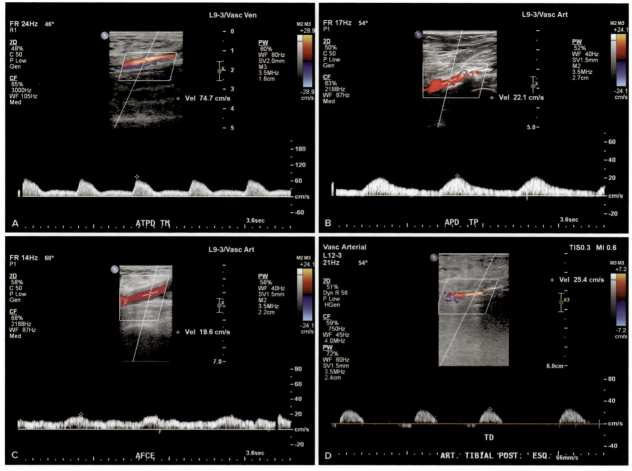

FIGURA 16
Doppler pulsado com padrões pós-estenose gradativamente piores, caracterizado por perda da diástole reversa isoladamente (A), perda da diástole reversa e redução da velocidade e da rampa de aceleração sistólicas (B) e padrão *tardus parvus* (C), todos ainda indicando reserva de vasodilatação pelo componente diastólico positivo. No último caso, observa-se espectro pós-estenótico de padrão monofásico de baixas velocidades com diástole ausente, indicando microcirculação sem reserva para vasodilatação (D).

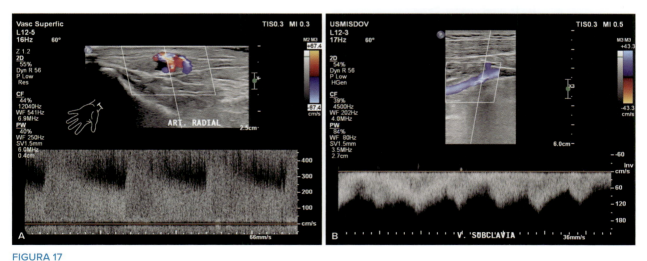

FIGURA 17
Doppler pulsado de fístula arteriovenosa com padrão arterial caracterizado por altas velocidades sistólicas e diastólicas (A) e venoso caracterizado por padrão pulsátil arterializado (B).

Pseudoaneurisma

Outro tipo de onda característico e facilmente reconhecido é o pseudoaneurisma, em que o fluxo entra e sai no saco aneurismático por uma abertura denominada colo, o que determina, em geral, um espectro de onda bidirecional bifásico, com diástole total ou quase totalmente retrógrada, denominado *to-and-fro* no modo pulsado e *yin-yang* no modo colorido. Outra situação que cursa com espectro de padrão bifásico do tipo *to-and-fro* é no *endoleak* tipo II, quando se interroga o saco aneurismático residual na topografia da artéria nutridora do extravasamento (Figura 18).

Exemplo prático

A seguir, um exemplo de como a análise da morfologia da onda arterial pode contribuir para o diagnóstico, apenas raciocinando com base nos padrões expostos anteriormente.

Caso clínico

Doppler de carótidas para controle periódico em mulher de 73 anos, com exames anteriores sem alterações significativas.

Hipótese diagnóstica

O padrão morfológico de onda que cursa com aumento das velocidades sistólicas e diastólicas, redução dos IR e padrão de fluxo venoso pulsátil é o de fístula arteriovenosa.

Foi realizada complementação do estudo com angiorressonância magnética intracraniana, que comprovou esse diagnóstico (Figura 22).

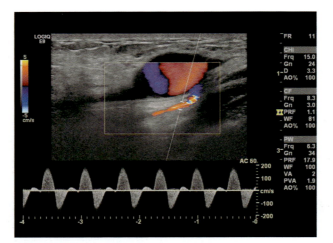

FIGURA 18
Doppler colorido e pulsado com padrão de pseudoaneurisma.

COMPONENTES DA ONDA VENOSA

Na circulação venosa, os principais componentes do espectro de onda são a variação respiratória e a fasicidade cardíaca.

Variação respiratória

O fluxo venoso é modulado pela variação na pressão torácica e abdominal durante a respiração, o que reflete no espectro de onda pela caracterização de componentes inspiratório e expiratório, que será mais proeminente quanto mais central for a veia estudada.

Durante a inspiração, o fluxo venoso cervical e dos membros superiores tende a aumentar em direção ao coração, predominando o fluxo anterógrado, enquanto nos membros inferiores tende a reduzir, determinando inclusive cessação do fluxo. Durante a expiração, ocorre o contrário, com fluxo reduzindo na circulação cervical e dos membros superiores e aumentando nos membros inferiores em direção ao coração (Figura 23A e B).

Essa característica permite também testar a perviedade do trajeto venoso. Imagine que haja uma suspeita de trombo central, por exemplo, em veia cava inferior. Se o transdutor estiver posicionado em veia ilíaca, é interessante pedir para o paciente expirar, pois um aumento do fluxo anterógrado falará contra uma obstrução proximal significativa. Se, por outro lado, houver suspeita de trombo em veia cava superior e o transdutor estiver posicionado, por exemplo, na veia subclávia, é interessante pedir para o paciente inspirar, esperando-se que o aumento do fluxo indique ausência de obstrução significativa. A transmissão da fasicidade respiratória para veias periféricas é indicativa de um trajeto venoso sem obstruções significativas interpostas (Figura 24).

Além disso, a respiração afeta também a relação dos componentes sistólico e diastólico da onda, sendo mais propício observar a morfologia de onda durante inspiração parcial, já que inspiração máxima, expiração máxima ou manobra de Valsalva podem inclusive cessar a variação cardíaca (Figura 25).

Fasicidade cardíaca

Considera-se fasicidade ou ciclo cardíaco a repercussão hemodinâmica da movimentação valvar e da pressão das câmaras cardíacas direitas, representadas no espectro do Doppler pulsado pelas ondas S, V, D e A, que expressam a alternância entre as pressões negativa e positiva no interior do átrio direito. Essa

2 PADRÕES DE ONDA

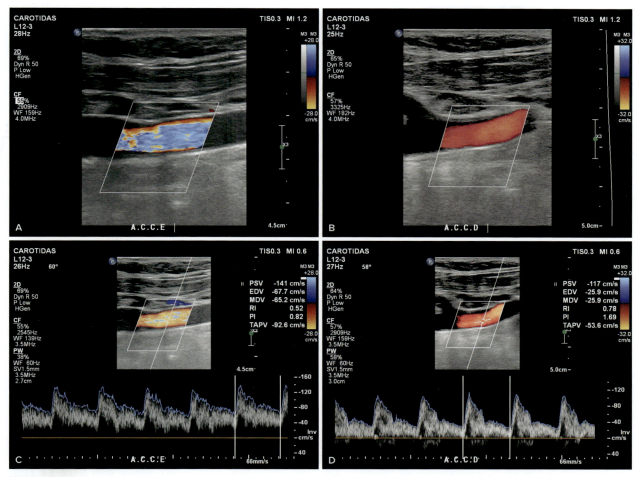

FIGURA 19
Logo no início do exame, chama a atenção o padrão do Doppler colorido da carótida comum esquerda com sinais de *aliasing*, caracterizado por fluxo de aparência invertida em azul, indicando velocidades mais altas que aquelas ajustadas no *preset* (A). Compare com o padrão de fluxo normal da carótida comum direita (B). Ao Doppler pulsado, são caracterizadas não apenas as VPS elevadas para o esperado no grupo etário da paciente, mas também as velocidades diastólicas, com IR baixos, ao redor de 0,5 (C). Compare com o espectro e as velocidades normais da carótida comum direita (D).
IR: índices de resistividade; VPS: velocidades de pico sistólico.

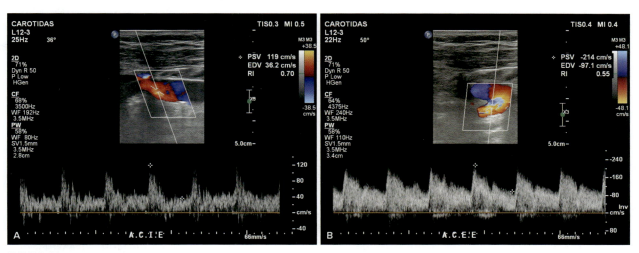

FIGURA 20
Ao Doppler pulsado, a carótida interna esquerda apresenta sinais de leve turbilhonamento do fluxo e velocidades aumentadas (A) em relação ao lado direito, que se apresenta com características normais (B).

(continua)

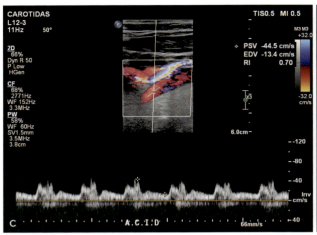
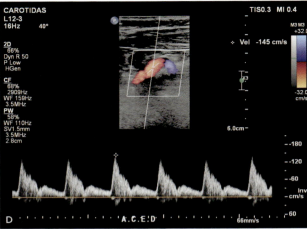

FIGURA 20 (CONTINUAÇÃO)
Já o fluxo da carótida externa esquerda tem um padrão morfológico semelhante ao da carótida comum ipsilateral, com aumento das velocidades sistólicas e diastólicas e redução dos IR (C). Compare com o padrão normal do lado direito (D).
IR: índices de resistividade.

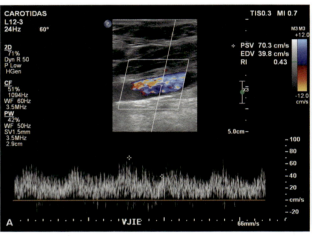
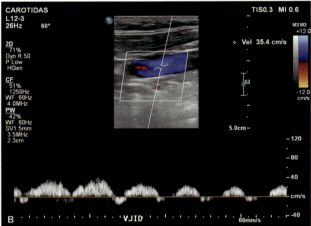

FIGURA 21
Diante das alterações descritas no sistema carotídeo esquerdo, resolvi estudar as veias jugulares internas. O estudo Doppler pulsado mostrou um padrão pulsátil de velocidades aumentadas à esquerda (A) em relação ao lado direito, que apresentou fasicidade cardíaca e velocidades conservadas (B).

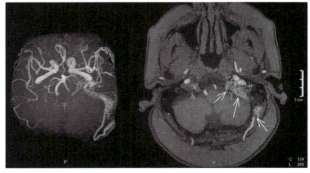

FIGURA 22
Angiorressonância magnética com sinais de fístula arteriovenosa caracterizada por arterialização dos seios transverso e sigmoide esquerdos, à custa de fístula dural nutrida principalmente por ramos das artérias occipital e meníngea média ipsilaterais (ramos da carótida externa, motivo pelo qual apresenta sinais proeminentes de fistulização).

morfologia de onda estará mais bem definida quanto mais próxima do átrio direito, particularmente nas veias hepáticas.

A onda S corresponde à sístole ventricular e ocorre por um movimento de sucção no interior do átrio direito, quando a valva tricúspide é tracionada pelo ventrículo, sendo normalmente anterógrada e a de maior velocidade. A onda V ocorre durante a diástole atrial, ainda com a valva tricúspide fechada, e é mais comumente anterógrada, mas pode ser neutra ou mesmo retrógrada por um efeito de mola, no caso de o átrio direito ficar completamente preenchido antes do fim da diástole. A onda D ocorre durante a diástole ventricular, quando a valva tricúspide se abre, sendo normalmente anterógrada e a segunda onda mais veloz do espectro. A onda A ocorre durante a sístole atrial, o

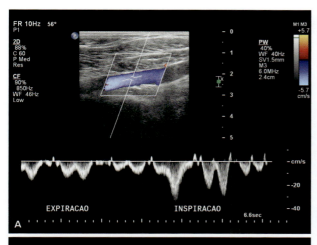
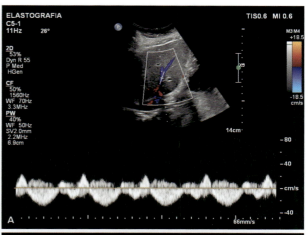

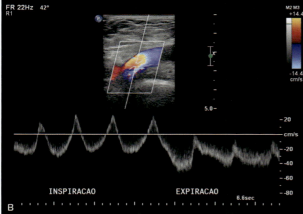
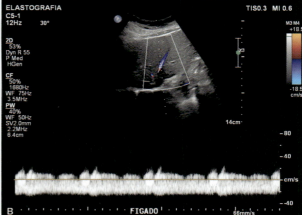

FIGURA 23
Doppler pulsado com padrão inspiração e expiração em membros superiores (A) e inferiores (B).

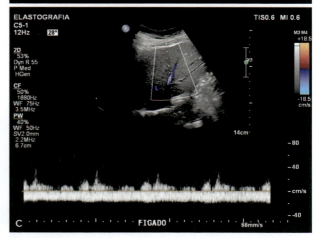

FIGURA 25
Doppler pulsado com respiração tranquila, fasicidade cardíaca preservada (A) e apresentando perda da fasicidade em inspiração máxima (B) e Valsalva (C).

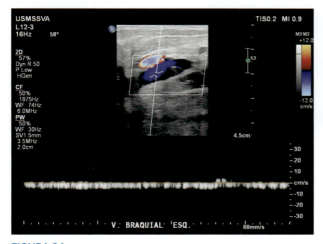

FIGURA 24
Doppler pulsado com perda da fasicidade cardíaca e respiratória por trombo proximal.

que aumenta a pressão do átrio que empurra o sangue na direção oposta, sendo caracteristicamente retrógrada, de pequena amplitude e mais larga que a onda V.

Eventualmente, pode ser notada uma onda adicional logo na sequência da onda A, denominada onda C, que é uma onda retrógada que aparece com o mesmo sentido e intensidade semelhante à da onda A, ocorrendo por conta de abaulamento pressórico na valva tricúspide durante a sístole ventricular, antes de a valva pulmonar abrir (Figuras 26 e 27).

DESCRITORES DA ONDA VENOSA

Uma onda venosa pode ser denominada quanto à direção do fluxo (uni ou bidirecional) e quanto ao padrão de fluxo (fásico, pulsátil ou reduzido).

Direção do fluxo

O fluxo venoso pode ser unidirecional ou bidirecional. O fluxo unidirecional pode tanto ser anterógrado quanto retrógado, não apresentando mudanças de fase em relação à linha de base. Entretanto, o fluxo venoso normal com fasicidade cardíaca mantida é considerado anterógrado, porque a maior parte do fluxo é direcionada para o átrio direito, já que a onda A retrógrada representa um componente hemodinâmico insignificante. Já o fluxo bidirecional apresenta mudanças de fase mais proeminentes em relação à linha de base, es-

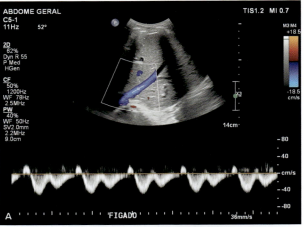
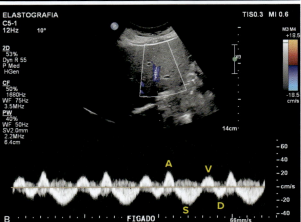
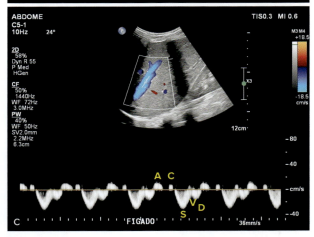

FIGURA 27
Doppler pulsado com fasicidade cardíaca normal, de aspecto mais habitual, com ondas A, S, V e D (A), com onda V retrógrada (B) e apresentando onda C de pequena amplitude logo após a onda A (C).

tando geralmente associado ao fluxo venoso pulsátil, em que as ondas anterógradas e retrógradas são bem proeminentes, como observado nas veias hepáticas no caso da insuficiência tricúspide.

O fluxo anterógrado deve ser disponibilizado no mapa de cores em azul e no gráfico de velocidades, na

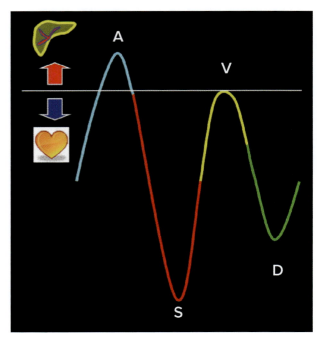

FIGURA 26
Esquema ilustrativo da fasicidade cardíaca venosa com ondas A, S, V e D.

parte negativa do eixo vertical do Doppler pulsado, exceto a veia porta, que deve ser disponibilizada em vermelho e com espectro positivo, por ser a única veia nutridora tecidual. Há outra exceção, bastante rara, que é um padrão específico de variação anatômica de extensão cranial da veia safena parva, denominado veia femoropoplítea, cujo padrão valvar direciona o fluxo da coxa até a crossa da veia safena parva e, portanto, tem um padrão de fluxo normal, que se afasta do átrio direito (Figura 28).

O fluxo retrógrado é todo aquele que predominantemente se afasta do átrio direito, devendo ser disponibilizado na cor vermelha e com espectro pulsado positivo acima da linha de base. O principal exemplo de fluxo retrógrado é o do refluxo venoso na insuficiência venosa crônica de membros inferiores. Outro exemplo clássico é o fluxo retrógrado na veia porta por hipertensão portal, denominado hepatofugal, que deve ser documentado em azul no Doppler colorido e com espectro negativo no Doppler pulsado (Figura 29).

Padrão de fluxo

O fluxo venoso normal é fásico tanto do ponto de vista respiratório quanto do cardíaco, sendo tão mais evidente quanto mais central. Essa morfologia é plenamente observada nas veias hepáticas, que normalmente apresentam padrão característico, com ondas S, V e D anterógradas e A retrógrada ou, eventualmente, com onda V também retrógrada.

Em termos gerais, um fluxo venoso normal pode ser denominado anterógrado e multifásico, seja ele bifásico, quando apenas a onda A é retrógrada, ou tetrafásico, quando a onda V também é retrógrada. Nas veias

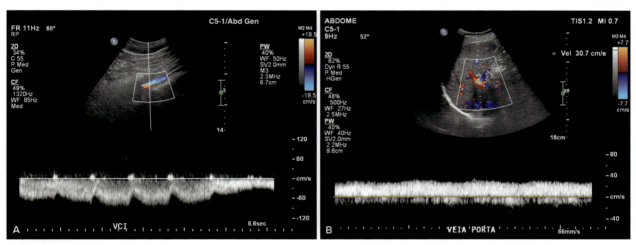

FIGURA 28
Doppler colorido e pulsado com fluxo anterógrado em veia cava inferior e na veia porta.

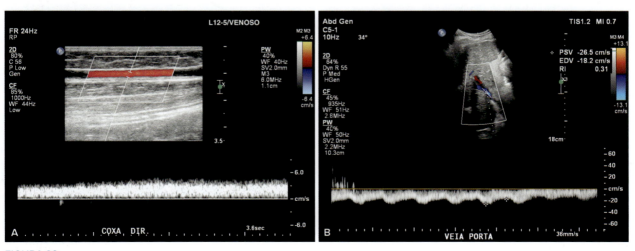

FIGURA 29
Doppler colorido e pulsado com fluxo retrógrado em veia periférica e na veia porta.

periféricas, entretanto, é normal a fasicidade cardíaca ficar cada vez mais atenuada conforme se distancia do coração, ficando inclusive com um espectro achatado. As principais anormalidades caracterizadas no padrão de fluxo são a acentuação ou a perda da fasicidade.

Quando a fasicidade se encontra mais proeminente, com ondas anterógradas e retrógradas bem evidentes e de amplitude semelhante, o padrão de fluxo é denominado pulsátil, o que pode ocorrer tanto pela transmissão de grandes variações pressóricas no átrio direito quanto por alguma comunicação arteriovenosa transmitindo a pressão arterial diretamente para as veias, sem passar pela microcirculação. No caso de alterações cardíacas, as principais anormalidades serão mais bem caracterizadas nas veias hepáticas, mas podem ser observadas ao longo da circulação geral e transmitidas até mesmo para a veia porta. Os dois exemplos mais comuns são a insuficiência tricúspide grave, que cursa caracteristicamente com ondas A e V retrógradas e proeminentes e onda S reduzida ou mesmo retrógrada, criando, com aquelas, um complexo ASV retrógrado e de grande amplitude; e a insuficiência cardíaca direita com valva tricúspide competente, que cursa com ondas A e V proeminentes e manutenção da relação das ondas S e V.

Nas veias periféricas mais distais, um padrão fásico com ondas bem definidas pode eventualmente ser considerado pulsátil, pelo fato de esse território se encontrar muito distante do átrio direito para sofrer influência de suas variações pressóricas, sendo conveniente, nesses casos, observar o comportamento de ondas mais proximais para verificar melhor sua morfologia.

Na veia porta, ainda, é possível quantificar a variação do ciclo cardíaco por um IP, que, apesar de homônimo, não é o mesmo índice utilizado em artérias, sendo definido pela fórmula IP = V2/V1, em que V1 é a velocidade sistólica e V2 a velocidade diastólica, refletindo a pressão retrógrada gerada pela contração do átrio direito. São considerados normais valores maiores que 0,5, ou seja, a velocidade diastólica na veia porta deve ser maior que a metade da velocidade sistólica. Se a velocidade diastólica for menor que a metade, ou seja, se os valores de IP forem menores que 0,5, o fluxo é considerado pulsátil, o que pode representar transmissão de variações pressóricas mais elevadas do átrio direito, fístulas arteriovenosas intra-hepáticas ou, até mesmo, em casos mais acentuados, fluxo bidirecional de estágio pré-hepatofugal de hipertensão portal (Figuras 30 e 31).

Quando há perda da fasicidade cardíaca, o espectro de onda vai ficando continuamente mais achatado, a começar pela perda da onda A retrógrada, que aos poucos vai se aproximando dos picos de velocidade das ondas S e V, até o ciclo cardíaco não ser mais observado. Esse espectro de onda pode ser denominado reduzido ou monofásico, podendo ser caracterizado nas veias hepáticas ou na circulação geral.

Nas veias hepáticas, é possível quantificar o grau de perda da fasicidade pelo índice de amortecimento, que relaciona os valores de maior e menor velocidade anterógrada do espectro, definido pela fórmula IA = V_{min}/V_{max}, em que V_{max} é a velocidade máxima anterógrada e V_{min}, a velocidade mínima anterógrada. Valores maiores que 0,6 denotam um achatamento da curva ao longo do ciclo cardíaco, mais relacionado a aumento da rigidez tecidual hepática, como na cirrose. No caso da circulação geral, pode estar relacionado a alguma obstrução extrínseca ou intrínseca que impeça a transmissão da fasicidade até a veia estudada, por exemplo,

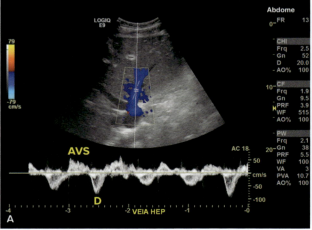 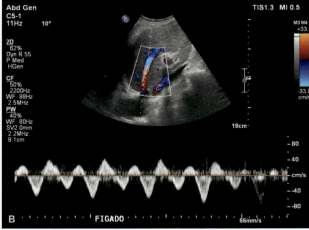

FIGURA 30
Doppler pulsado com sinais de sobrecarga cardíaca direita, caracterizado por complexo ASV retrógrado (A), ondas A e V proeminentes e manutenção da relação das ondas S e V (B).

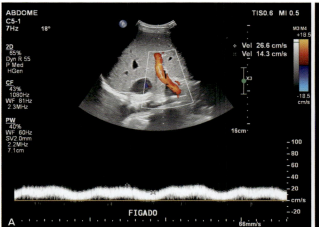
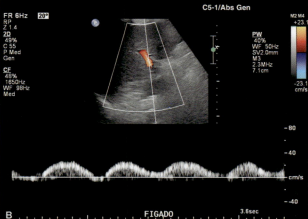

FIGURA 31
Doppler pulsado de veia porta com fluxo de fasicidade normal, com diástole maior que a metade da sístole (A) e fluxo pulsátil, caracterizado por diástole menor que a metade da sístole, tendendo a bidirecional (neste caso, por transmissão de sobrecarga cardíaca direita).

um trombo oclusivo. Outro fator que pode conduzir a esse padrão espectral é a realização do exame durante inspiração máxima, expiração máxima ou manobra de Valsalva, como comentado anteriormente (Figura 32).

Exemplo prático

A seguir, um exemplo de como a análise da morfologia da onda venosa pode contribuir para um diagnóstico, apenas raciocinando com base nos padrões expostos anteriormente.

Caso clínico

Ultrassonografia abdominal para controle periódico em mulher de 70 anos, com exames anteriores sem alterações vasculares descritas (Figuras 33 e 34).

Hipótese diagnóstica

Diante do padrão de fluxo, foi levantada a hipótese de sobrecarga cardíaca direita repercutindo até as veias periféricas, chegando, inclusive, às veias parauterinas, por transmissão pela veia gonadal esquerda incompetente (Figuras 35).

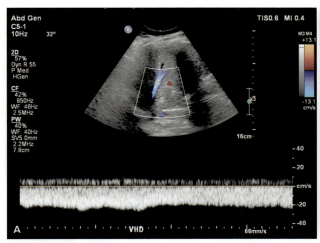
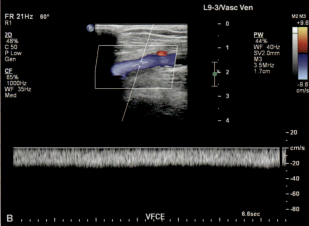

FIGURA 32
Doppler pulsado de fluxo venoso com perda da fasicidade em veia hepática por cirrose (A) e em veia femoral comum por trombose proximal (B).

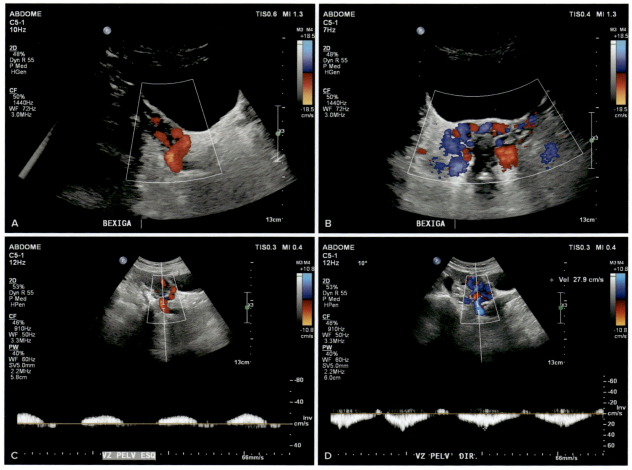

FIGURA 33
Durante a avaliação da pelve, foram caracterizadas varizes parauterinas, com padrão de refluxo à esquerda (A) e desvio para a direita (B), achado comumente encontrado nas varizes pélvicas com origem em veia gonadal esquerda incompetente ou compressão significativa da veia renal esquerda no espaço aortomesentérico. Entretanto, ao modo pulsado, foi caracterizado não apenas o refluxo, mas também um padrão de fluxo pulsátil, tanto do lado esquerdo (C) quanto do lado direito (D).

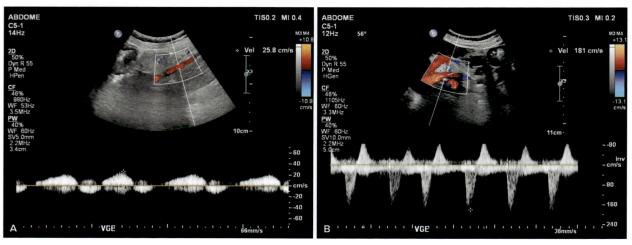

FIGURA 34
O mesmo padrão espectral de fluxo foi observado tanto na veia gonadal esquerda (A) quanto na veia renal esquerda (B).

2 PADRÕES DE ONDA   29

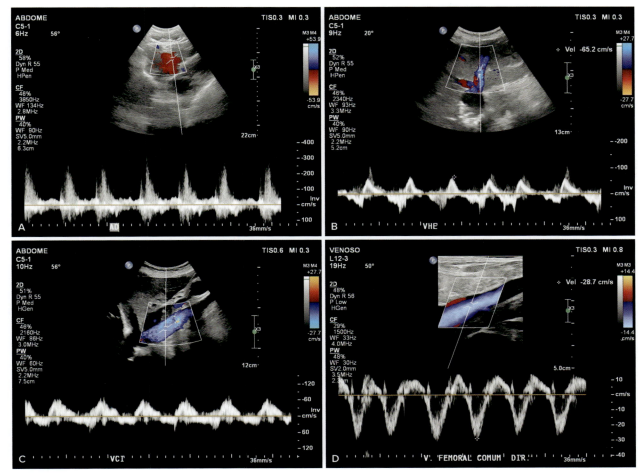

FIGURA 35
Para confirmação diagnóstica, foi estudada, durante o próprio exame, a valva tricúspide por via subxifoide, sendo caracterizados sinais de incompetência valvar (A). A análise das veias hepáticas (B) mostrou sinais de insuficiência tricúspide, com complexo ASV retrógrado. Também foi caracterizado fluxo pulsátil na veia cava inferior (C) e femoral comum (D).

BIBLIOGRAFIA RECOMENDADA

1. Chavhan GB, Parra DA, Mann A, Navarro OM. Normal Doppler spectral waveforms of major pediatric vessels: specific patterns. Radiographics. 2008;28(3):691-706.
2. Kim ESH, Sharma AM, Scissons R, Dawson D, Eberhardt RT, Gerhard-Herman M et al. Interpretation of peripheral arterial and venous Doppler waveforms: a consensus statement from the Society for Vascular Medicine and Society for Vascular Ultrasound. Vasc Med. 2020;25(5):484-506.
3. McNaughton DA, Abu-Yousef MM. Doppler US of the liver made simple. Radiographics. 2011;3(1):161-88.
4. Santos SN, Alcantara ML, Freire CMV, Cantisano AL, Teodoro JAR, Carmen CLL et al. Posicionamento de ultrassonografia vascular do Departamento de Imagem Cardiovascular da Sociedade Brasileira de Cardiologia – 2019. Arq Bras Cardiol. 2019;112(6):809-49.
5. Scheinfeld MH, Bilali A, Koenigsberg M. Understanding the spectral Doppler waveform of the hepatic veins in health and disease. Radiographics. 2009;29:(7)2081-98.
6. Scoutt LM, Lin FL, Kliewer M. Waveform analysis of the carotid arteries. Ultrasound Clin. 2006;1(1):133-59.

3

Cirurgia vascular

INTRODUÇÃO

Métodos diagnósticos são fundamentais tanto no pré-operatório de cirurgias vasculares, para um adequado planejamento, quanto no pós-operatório, para a vigilância e detecção de eventuais complicações. Entre os exames de imagem, a ultrassonografia com Doppler e com contraste aparecem com destaque, principalmente por não apresentarem efeitos colaterais relacionados à radiação ou uso de contraste iodado. Para realizar o exame de maneira adequada, entretanto, é necessário conhecer as principais técnicas cirúrgicas e como elas se apresentam aos métodos de imagem. Neste capítulo, faremos uma breve revisão das principais técnicas cirúrgicas, seu aspecto ultrassonográfico e as principais complicações, que serão relembradas nos capítulos subsequentes.

ENDARTERECTOMIA

Realizada pela primeira vez em 1946 por João Cid dos Santos, em Lisboa, consiste na retirada de lesão ateromatosa através de um plano de clivagem na camada média, sendo indicada em lesões pouco extensas em vasos de maior calibre, particularmente nas artérias carótidas e femorais.

A cirurgia pode ser realizada de forma fechada ou aberta. A cirurgia fechada pode ser feita com técnica microcirúrgica com retirada da lesão por arteriotomias proximal e distal. A cirurgia aberta pode ser realizada por meio de ressecção transversal com retirada da lesão por eversão ou ressecção longitudinal com retirada da lesão por extração, ambas facilmente reconhecidas pela cicatriz cutânea. Nas endarterectomias longitudinais, a sutura pode ser realizada por aposição direta ou por interposição de remendo (*patch*), que pode ser de origem autóloga, como uma veia do próprio paciente, heteróloga, como de pericárdio bovino, ou ainda sintético, como dácron ou PTFE. Após o clampeamento da carótida, eventualmente pode ser realizado *shunt* da carótida comum para a carótida interna, através da colocação de uma prótese tubular que desvia o sangue durante o ato cirúrgico (Figuras 1 e 2).

Achados de imagem

As alterações morfológicas resultantes da cirurgia dependem da técnica utilizada, sendo mais evidentes nas cirurgias abertas.

Nos casos de endarterectomia transversal, pode ocorrer um declive na transição entre o segmento operado e a carótida nativa, pela diferença de calibres resultantes. Nos casos de endarterectomia longitudinal com utilização de *patch*, os pontos cirúrgicos são facilmente caracterizados como focos hiperecogênicos reverberantes na parede anterior, dispostos equidistantes um do outro, e pode eventualmente ser observado um alargamento da luz com fluxo em padrão perturbado, caracterizado por fluxo em rodamoinho com duas camadas de sentido invertido (Figura 3).

A complicação precoce mais temida da endarterectomia é a infecção de remendo ou *patch* sintético, pois pode evoluir para hematoma, pseudoaneurisma e até mesmo rotura. Um sinal precoce de desenvolvimento de infecção do *patch* sintético é o sinal do enrugamento, quando o *patch* fica com morfologia ondulada, o que deve ser descrito no relatório para alertar o médico solicitante da possibilidade dessa complicação.

Qualquer endarterectomia pode cursar com *flap* intimal, que ocorre por pouca aderência das bordas cirúrgicas à parede ou até mesmo pelo posicionamento do dreno tubular. Os *flaps* apresentam-se como pe-

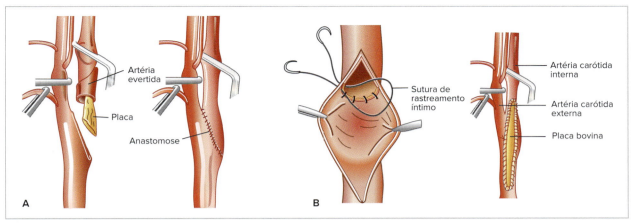

FIGURA 1
Esquema ilustrativo de endarterectomias com ressecção transversal (A) e longitudinal (B).

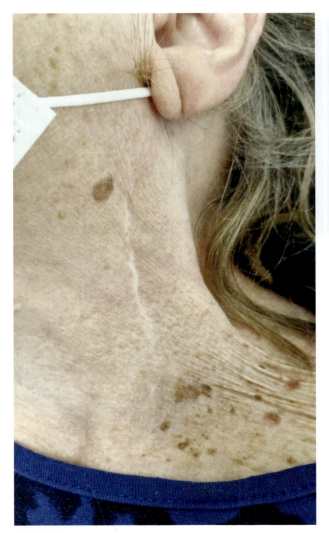

FIGURA 2
Imagem da cicatriz cutânea de uma endarterectomia longitudinal junto ao contorno anterior do esternocleidomastóideo.

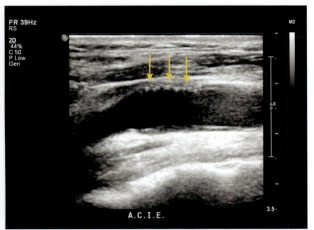

FIGURA 3
Controle pós-endarterectomia com pontos hiperecogênicos característicos na parede anterior.

quenas dobras hiperecogênicas junto à parede do vaso, podendo ser benignos, particularmente quando proximais, porque o fluxo cranial acaba colando a borda livre à parede do vaso, mas eventualmente cursando com complicações, como formação de trombos e estenose da luz verdadeira (Figura 4).

A mais comum das complicações, entretanto, é a reestenose, que pode ocorrer por espessamento neointimal ou formação de placas neoateromatosas. A formação da neoíntima mostra vários paralelos com a origem da aterosclerose: trauma vascular desencadeando reação inflamatória, com aumento do recrutamento de células imunes que se diferenciam em macrófagos gordurosos (*foam cells*), e estresse oxidativo levando à proliferação e migração de células musculares lisas da camada média para a íntima. Esse processo leva até

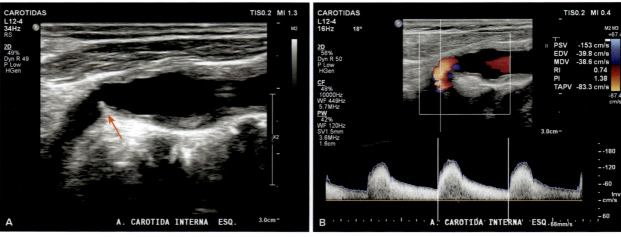

FIGURA 4
Controle pós-endarterectomia com *flap* intimal distal na parede posterior (A), sem alterações hemodinâmicas significativas ao modo pulsado (B).

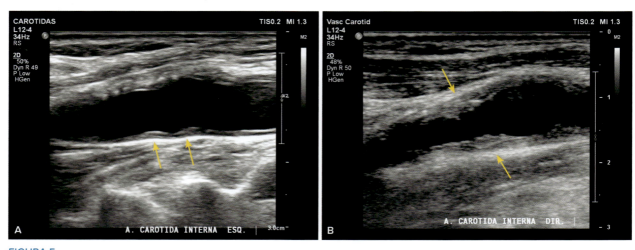

FIGURA 5
Controle pós-endarterectomia com focos de proliferação neointimal na parede posterior (A) e placas neoateromatosas não calcificadas nas paredes anterior e posterior (B).

2 anos e é denominado proliferação ou espessamento neointimal, podendo culminar com a formação de placas neoateromatosas, cujas características de imagem são as mesmas das placas ateromatosas dos vasos nativos (Tabela 1).

TABELA 1 Critérios de reestenose após endarterectomia

	VPS	Relação ACI/ACC
> 50%	220 cm/s	Maior que 2 vezes
> 70%	300 cm/s	Maior que 4 vezes

STENT

O tratamento endovascular por angioplastia foi introduzido por Gruntzig em 1977 e consiste em insuflar um balão compacto no local do estreitamento luminal a fim de expandir sua luz, muitas vezes com implantação de *stent* para manter a perviedade do vaso (Figura 6).

Stents para uso vascular consistem em malhas metálicas tubulares que mantêm a luz do vaso aberta por pressão mecânica. Foram utilizados pela primeira vez em cirurgias coronarianas por Puel e Sigwart em 1986, sendo aprovados para uso clínico em 1994. Desde então, houve muitos avanços na sua confecção, sendo o principal a introdução de *stents* farmacológicos em 2003, com o intuito de reduzir casos de reestenose ou trombose e, mais recentemente, *stents* bioabsorvíveis.

Os *stents* autoexpansíveis expandem-se automaticamente quando liberados, sendo indicados em artérias tortuosas e lesões mais extensas, particularmente em território carotídeo e infrainguinal. Os *stents* expansíveis com balão expandem-se pela insuflação do

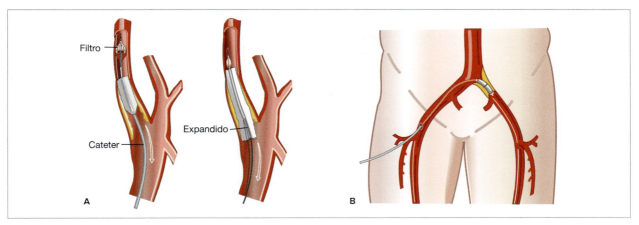

FIGURA 6
Esquema ilustrativo de implantação de *stent* em artérias carótida (A) e ilíaca (B).

balão e sua alocação é mais precisa, sendo indicados em território aortoilíaco e renal, particularmente em lesões ostiais. Atualmente, *stents* têm sido muito utilizados para tratamento de obstruções venosas, seja por trombose, seja por obstrução extrínseca, como na compressão significativa das veias renal e ilíaca comum esquerdas.

Achados de imagem

A visualização dos *stents* depende do calibre utilizado. Nos vasos maiores, como da artéria carótida, são facilmente identificados pela malha metálica como um conjunto de anéis hiperecogênicos que, no entanto, não produzem artefatos acústicos, enquanto em vasos menores, particularmente no tratamento ostial, podem ser mais difíceis de visualizar, podendo inclusive passar despercebidos. Entre os aspectos de imagem, é papel da ultrassonografia caracterizar o adequado posicionamento e arquitetura do *stent*, sua perviedade e presença de eventuais complicações (Figura 7).

O mau posicionamento pode ocorrer por alocação incorreta durante a cirurgia, *stents* muito longos que ultrapassam os limites do vaso tratado ou muito estreitos com má aposição contra a parede do vaso, o que pode levar à complicação mais temida, a migração para outro sítio vascular (Figura 8).

A fratura do *stent* é um evento cuja prevalência varia na dependência do território analisado, sendo mais raro nas carótidas e mais comum em segmento femoropoplíteo, podendo levar a complicações como reestenose, oclusão e até mesmo pseudoaneurisma, caracterizado por coleção junto à malha com fluxo ao Doppler. As fraturas são classificadas em parciais ou completas, com ou sem desalinhamento, sendo divididas em tipo 1 (fratura de apenas uma haste), tipo 2 (múltiplos focos de fratura), tipo 3 (secção transversa sem desalinhamento) e tipo 4 (secção transversa com desalinhamento), e podem ser comprovadas por estudo radiográfico digital (Figura 9).

A complicação mais comum é a reestenose que, assim como nas endarterectomias, pode ocorrer por espessamento neointimal ou formação de placas neoateromatosas, podendo evoluir para oclusão. O comprometimento do *stent* por espessamento neointimal é classificado em lesão focal, se menor que 10 mm, difusa intra-*stent*, se maior que 10 mm, difusa proliferativa, se ocupar todo o *stent* e, finalmente, oclusiva. É importante ter em mente que o objetivo da angioplastia com implantação de *stent* é melhorar a irrigação do leito distal, o que pode ser alcançado mesmo que haja algum grau de estenose residual que, no entanto, não pode ultrapassar 50% de obstrução. Os critérios diagnósticos de reestenose variam conforme o território (Figuras 10, 11, 12 e Tabelas 2, 3, 4, 5 e 6).

ENDOPRÓTESE

Utilizada pela primeira vez para tratamento de aneurisma aórtico em 1990 por Juan Carlos Parodi, em Buenos Aires, a endoprótese consiste em *stent* metálico revestido por tecido, em geral dácron ou PTFE, introduzido por via endovascular. O revestimento impede que o fluxo passe em meio às células da malha metálica e reencha o saco aneurismático residual. Para um adequado posicionamento, as extremidades das endopróteses devem ser fixadas em segmentos arteriais de calibre normal, denominados colos proximal e distal do aneurisma, que devem manter alguma distância da origem dos principais ramos, a fim de preservar a irrigação dos tecidos, a menos que sejam utilizadas endopróteses fenestradas ou associadas a *stents* ostiais. Além de indicada para doenças arteriais, também mostrou-se uma boa alternativa na confecção de

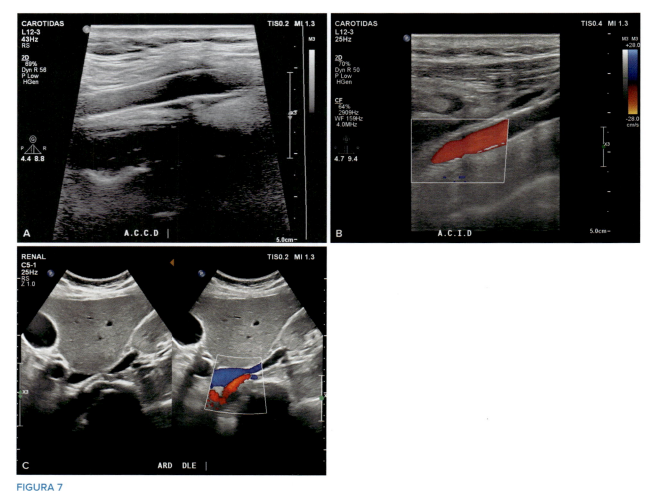

FIGURA 7
Stent carotídeo com aspecto habitual ao modo B, com estrutura tubular hiperecogênica não produtora de artefatos acústicos (A), mostrando-se pérvio ao Doppler colorido (B), e *stent* renal em tela dividida ao modo B e colorido, também se mostrando pérvio (C).

shunts intra-hepáticos (*transjugular intrahepatic portosystemic shunt* – TIPS), já que tem apresentado melhores resultados a longo prazo em relação aos *stents* não recobertos (Figura 13).

Achados de imagem

O aspecto ultrassonográfico das endopróteses é o mesmo dos *stents*, já que apenas a sua malha metálica é visualizada como um conjunto de anéis hiperecogênicos sem artefatos acústicos. As endopróteses variam em calibre, extensão, número e padrão dos módulos, podendo se associar à alocação de *stents* ostiais, molas oclusivas e *plugs* oclusores para um tratamento mais adequado. Entre os aspectos de imagem, é papel da ultrassonografia caracterizar, assim como no caso dos *stents*, o adequado posicionamento e arquitetura da endoprótese, sua perviedade e a presença de eventuais complicações (Figura 14).

Em relação às complicações, além daquelas já descritas em relação aos *stents*, a mais temida é a presença de extravasamento de sangue reenchendo o saco aneurismático, o que se denomina *endoleak*. Independentemente de ter sido pedido estudo Doppler, é função do ultrassonografista mensurar nos controles pós-operatórios os calibres transversos máximos do saco aneurismático residual, pois o aumento de suas dimensões é um sinal indireto de possível extravasamento. O aspecto do trombo no interior do saco aneurismático residual também pode sugerir extravasamento, quando são observadas áreas liquefeitas anecogênicas de permeio ou áreas hiperecogênicas que podem representar sangramento em estágio mais recente. O estudo Doppler colorido e de amplitude, além de outras ferramentas diagnósticas, como o Doppler microvascular, pode eventualmente caracterizar a presença de fluxo no interior do saco aneurismático e até mesmo mensurar sua velocidade como critério

3 CIRURGIA VASCULAR 35

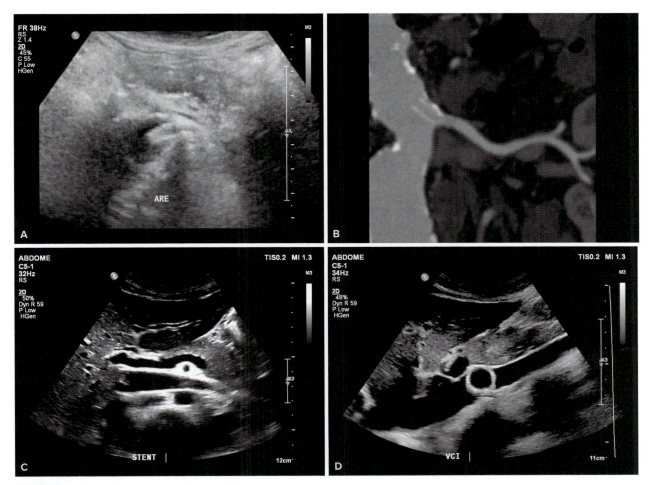

FIGURA 8
Stent renal com maior parte da estrutura posicionada no interior da aorta, caracterizado ao modo B (A), e a angiotomografia (B). Stent de veia renal esquerda muito longo, atingindo a junção da veia renal direita com a veia cava (C).

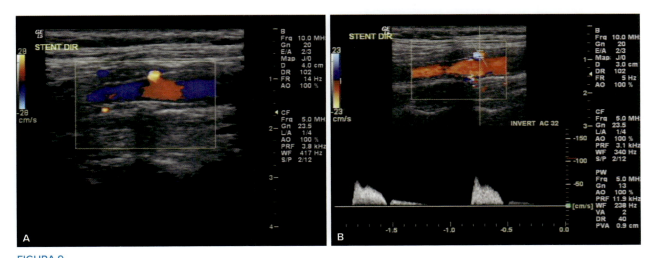

FIGURA 9
Fratura da malha anterior proximal do stent carotídeo, caracterizado por fluxo extrínseco caracterizado aos modos colorido (A) e pulsado (B).

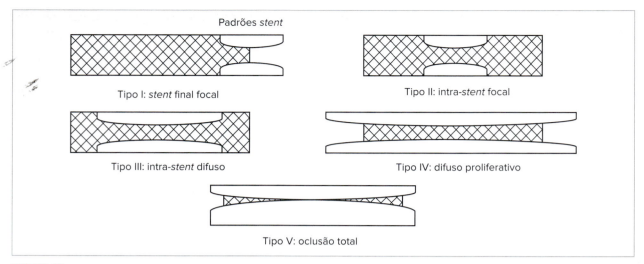

FIGURA 10
Esquema ilustrativo dos padrões de espessamento neointimal no interior do *stent*.

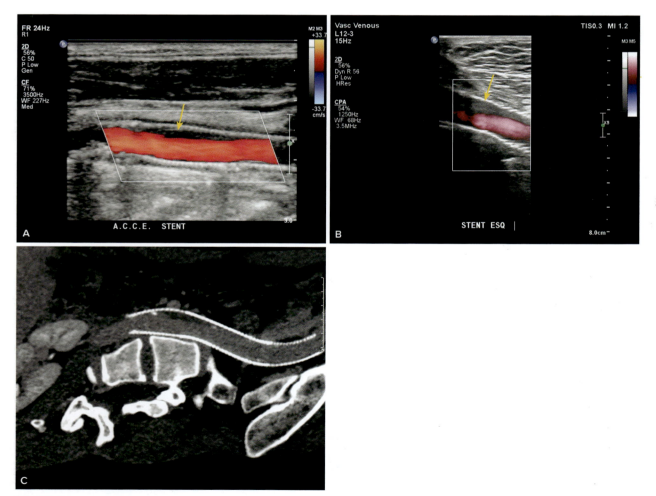

FIGURA 11
Espessamento neointimal intra-*stent* na parede anterior da carótida comum causando discreta estenose luminal (A). Outro caso de espessamento neointimal intra-*stent* na parede anterior da veia ilíaca comum esquerda, caracterizado ao Doppler de amplitude (B) e à angiotomografia reformatada (C).

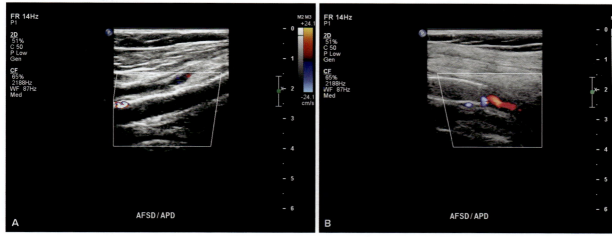

FIGURA 12
Stent ocluído em artéria femoral superficial caracterizado por ausência de fluxo a modo colorido (A) com recanalização distal por colaterais (B).

TABELA 2 Critérios hemodinâmicos de reestenose de stent de carótida interna

	VPS	Relação ACI/ACC
> 50%	220 cm/s	Maior que 2 vezes
> 70%	300 cm/s	Maior que 4 vezes

TABELA 3 Critérios hemodinâmicos de reestenose de stent vertebral

	VPS	Relação	VDF
> 50%	170 cm/s	2,7	45 cm/s
> 70%	220 cm/s	4,2	55 cm/s

TABELA 4 Critérios hemodinâmicos de reestenose de stent aortoilíaco e arterial periférico

	VPS	Relação ACI/ACC
> 50%	180 cm/s	Maior que 2 vezes
> 70%	300 cm/s	Maior que 3,5 vezes

TABELA 5 Critérios hemodinâmicos de reestenose de artérias esplâncnicas

	Tronco celíaco (cm/s)	Artéria mesentérica superior (cm/s)
> 50%	270	320
> 70%	370	420

TABELA 6 Critérios hemodinâmicos de reestenose de artéria renal

	VPS (cm/s)	RRA
> 70%	390	Maior que 5 vezes

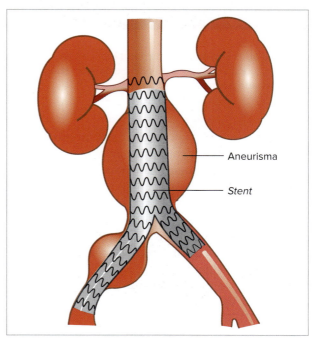

FIGURA 13
Esquema ilustrativo de alocação de endoprótese aortobi--ilíaca para tratamento de aneurismas de aorta e artéria ilíaca comum direita.

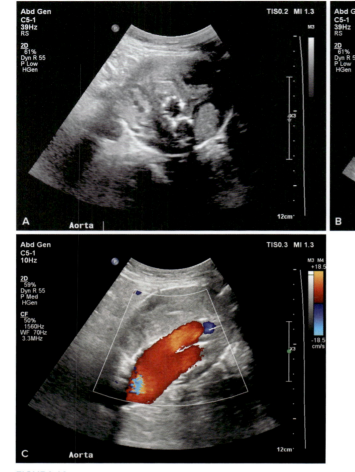

FIGURA 14
Controle após implantação de sequência de *stents* aortobi-ilíacos para o tratamento de aneurisma de aorta infrarrenal, caracterizados ao modo B no plano axial com suas duas pernas distais (A) e, no plano longitudinal (B), pérvios, conforme demonstrado ao modo colorido (C).

de gravidade, embora em geral seja necessário um exame contrastado complementar para melhor avaliação. Apesar de angiotomografia ser considerada padrão-ouro, a ultrassonografia com contraste é uma excelente alternativa tanto para o diagnóstico quanto para o acompanhamento de *endoleak*, particularmente em pacientes nefropatas. Os critérios diagnósticos de *endoleak* serão discutidos no capítulo "Aorta e artérias ilíacas" (Figura 15).

ENXERTO VASCULAR

Enxertos vasculares, também denominados como ponte vascular ou *bypass*, são *shunts* confeccionados cirurgicamente por via aberta que substituem segmentos aneurismáticos após ressecção cirúrgica, quando se realiza anastomose terminoterminal, ou quando desviam sangue de uma artéria doadora com boa vazão para uma artéria receptora distal com uma obstrução significativa, ou ao fazer anastomose terminolateral. São utilizados substitutos biológicos ou material sintético para a sua confecção (Figura 16).

Os enxertos biológicos podem ser homólogos quando obtidos de cadáver, autólogos quando obtidos do próprio paciente ou heterólogos quando obtidos de espécies diferentes. O enxerto venoso autólogo, particularmente a veia safena magna, a chamada ponte de safena, é considerado o substituto ideal para artérias de médio e pequeno calibre, podendo ser alocado em posição invertida em relação ao seu leito natural (enxerto invertido) ou no mesmo sentido, desde que devalvulado, para evitar a redução da vazão pelas valvas, e com ligação das perfurantes, para evitar desvio de fluxo (enxerto *in situ*). Por conta do regime de elevada pressão, com o tempo ocorre um processo de arterialização, caracterizado por

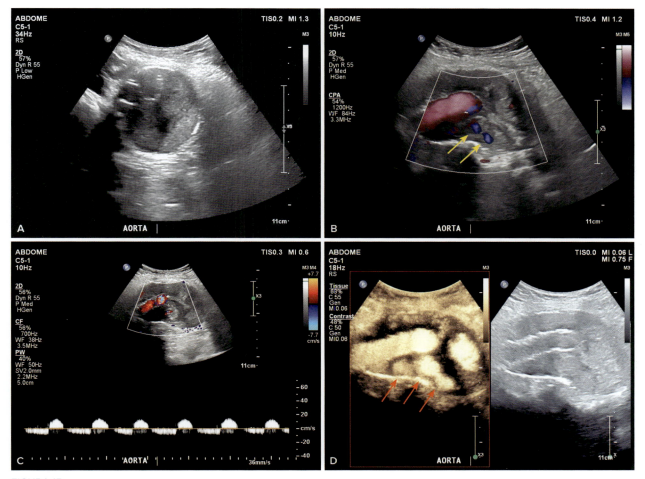

FIGURA 15
Controle pós-operatório de cirurgia endovascular de aneurisma de aorta com implante de *stents*. Saco aneurismático tratado, preenchido por trombos heterogêneos com pequenas áreas liquefeitas ao modo B (A), que apresentam fluxo ao estudo Doppler de amplitude (B), e fluxo de aspecto bidirecional ao modo pulsado (C), aspecto compatível com *endoleak* tipo II, confirmado por extravasamento de contraste ao ultrassom com contraste (D).

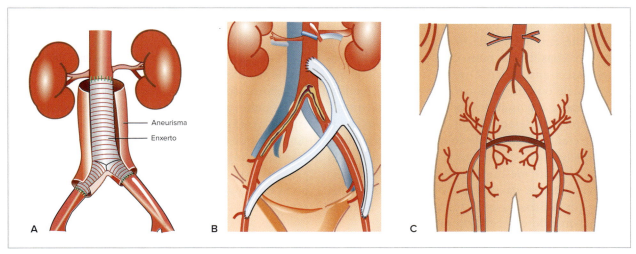

FIGURA 16
Ressecção de aneurisma de aorta com prótese aortobi-ilíaca por via aberta (A) e para lesão obstrutiva com enxerto anatômico aortobi-ilíaco (B) e extra-anatômico femorofemoral cruzado (C).

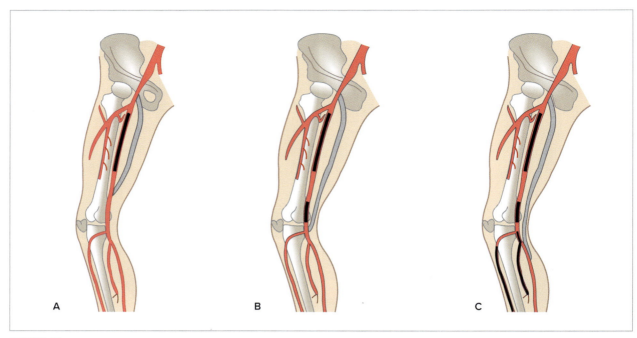

FIGURA 17
Tipos de *bypass* arterial femoropoplíteo suprageniculaar (A), femoropoplíteo infrageniculaar (B) e femorotibial (C).

hiperplasia intimal e espessamento da camada muscular, podendo evoluir mais tardiamente para degeneração ateromatosa. O enxerto arterial autólogo é menos utilizado, para evitar redução da irrigação tecidual do leito nativo, mas pode ser uma opção tanto com desconexão total do leito proximal quanto sem desconexão do leito proximal, quando é denominado anastomose arterial, como nas anastomoses entre as artérias torácica interna e coronárias, as chamadas pontes mamárias (Figura 18).

Os enxertos sintéticos ou próteses vasculares são produzidos com dácron ou PTFE e usados principalmente em artérias de maior calibre, como na aorta e artérias ilíacas, tanto com trajeto anatômico quanto extra-anatômico. O primeiro segue um trajeto paralelo ou interposto ao segmento acometido, e o segundo, um trajeto subcutâneo axilofemoral, iliacofemoral ou femorofemoral cruzado. São evitados, entretanto, em áreas de dobras como os joelhos, pela possibilidade de reduzir o fluxo, evoluir com trombose ou até mesmo sofrer uma fratura durante movimentação da articulação. Mais raramente, podem ser utilizados para tratamento de doenças venosas, quando é necessário substituir algum segmento venoso ressecado, por exemplo em cirurgias tumorais, e como alternativa na confecção de fístulas arteriovenosas (Figuras 19, 20 e 21).

Achados de imagem

Além do importante papel no pré-operatório, identificando as obstruções significativas, avaliando as melhores artérias doadoras e receptoras e, eventualmente, avaliando calibre, perviedade e função de candidatos a enxertos autólogos, a ultrassonografia com Doppler faz parte, em conjunto como o índice tornozelo-braquial, dos exames mais utilizados nos controles pós-operatórios. Entre os aspectos de imagem, é papel da ultrassonografia caracterizar o adequado funcionamento e a arquitetura do enxerto e a presença de eventuais complicações.

O aspecto ultrassonográfico do enxerto vai depender do material empregado na sua confecção. As pontes venosas são bem visualizadas, sendo eventualmente identificados sinais de degeneração ateromatosa, com espessamento parietal com focos de calcificação associados e áreas de dilatação ao longo do trajeto. As próteses vasculares em geral são bem identificadas pelos anéis hiperecogênicos, mas eventualmente podem aparentar aspecto similar ao da parede arterial, particularmente nos enxertos interpostos, quando muitas vezes são caracterizados apenas pelo aspecto fino e liso de suas paredes em contraste com as paredes ateromatosas do vaso nativo.

Entre as complicações, a mais comum é a estenose do enxerto, que pode evoluir eventualmente para

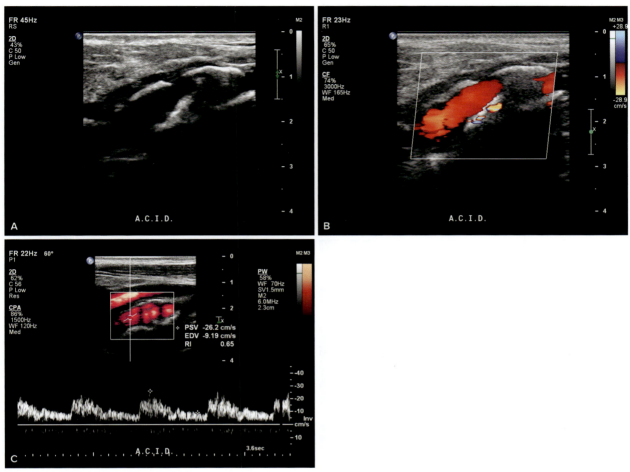

FIGURA 18
Enxerto venoso para o tratamento de oclusão de carótida comum. Ao modo B, observam-se sinais de degeneração ateromatosa com calcificações parietais grosseiras (A). Aos modos colorido (B) e pulsado (C), o enxerto encontra-se pérvio e com fluxo habitual.

oclusão. Nos enxertos biológicos, as estenoses são mais comuns na porção proximal das pontes venosas quando são colocadas invertidas, por redirecionar seu menor calibre para a artéria doadora, apesar de serem menos sintomáticas e a necessidade de tratamento ser objeto de debate. Um dos questionamentos é que talvez os parâmetros hemodinâmicos sejam menos válidos na anastomose proximal, já que é um local que apresenta naturalmente maiores velocidades pela rápida mudança de perfil mecânico entre as estruturas vasculares. Ao contrário do seu papel nas pontes venosas, ainda não foi demonstrado claro benefício do acompanhamento com Doppler nos enxertos sintéticos, apesar da possibilidade de demonstração de perviedade e má evolução no caso de velocidades muito baixas ao longo do enxerto, sendo os critérios diagnósticos sugeridos semelhantes aos de reestenose de *stent* (Figura 22 e Tabela 7).

Próteses tubulares, particularmente em casos de tratamento de aneurisma aórtico infrarrenal, podem evoluir com aneurisma para-anastomótico em um terço dos casos em até 15 anos após a cirurgia, facilmente reconhecidos pelo aspecto de pseudoaneurisma na topografia das anastomoses cirúrgicas (Figura 23).

CIRURGIA DE VARIZES

O estudo ultrassonográfico com Doppler tem um papel fundamental no planejamento cirúrgico, no acompanhamento de algumas cirurgias e no seguimento pós-operatório de varizes de membros inferiores, sendo imprescindível o examinador conhecer as principais técnicas cirúrgicas. O tipo de cirurgia indicada, didaticamente dividida em abertas ou endovasculares, varia na dependência de uma série de fatores, como a localização e extensão do refluxo venoso, a

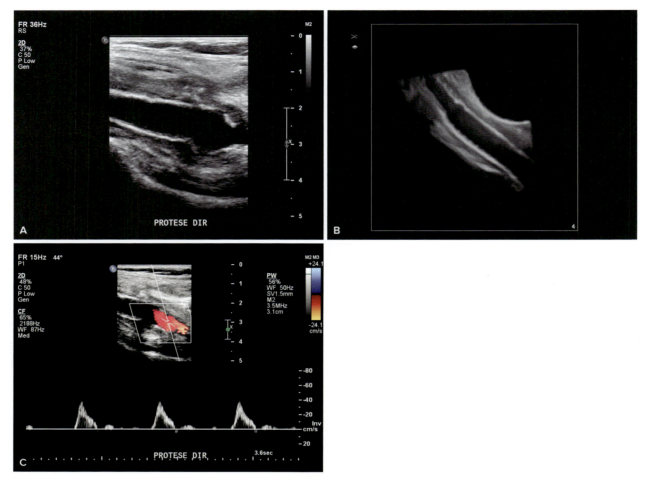

FIGURA 19
Enxerto femoropoplíteo para o tratamento de oclusão femoral superficial. Malha da prótese bem caracterizada com trajeto anatômico no plano longitudinal (A) e com reformatação (B). Ao modo pulsado (C), observa-se prótese pérvia e com fluxo habitual.

presença de colaterais e perfurantes incompetentes, o estágio clínico da doença, particularmente das lesões dérmicas e, até mesmo, da condição socioeconômica do paciente (Figura 24).

Cirurgia aberta

As cirurgias abertas mudaram nos últimos anos, evoluindo para procedimentos menos invasivos, sempre na tentativa de preservar os segmentos venosos competentes para a eventualidade de serem utilizados como substitutos arteriais.

A safenectomia magna ou parva radical retira toda a extensão da safena com ligadura da junção safenofemoral ou safenopoplítea e extração do restante do trajeto (extração e ligadura alta). A safenectomia seletiva retira apenas os segmentos incompetentes, a fim de reduzir a morbidade do procedimento, particularmente para evitar lesão de nervo safeno, no caso da safena magna, e sural, no caso da safena parva. Durante o ato cirúrgico, caso seja necessário, podem ainda ser associadas flebectomias e ligadura de perfurantes incompetentes. De acordo com muitos *guidelines*, entretanto, extração e ligadura alta de safenas são secundadas por técnicas endovasculares, que apresentam resultados tão bons quanto, mas com menor morbidade e tempo de recuperação, particularmente ablação térmica (Figura 25).

Cirurgia endovascular

Na ablação térmica, o vaso é ocluído principalmente através de *laser* ou radiofrequência após introdução de fibra óptica, acompanhada em tempo real com ultrassonografia intraoperatória, sendo uma boa opção para pacientes com alterações tróficas da pele e úlceras

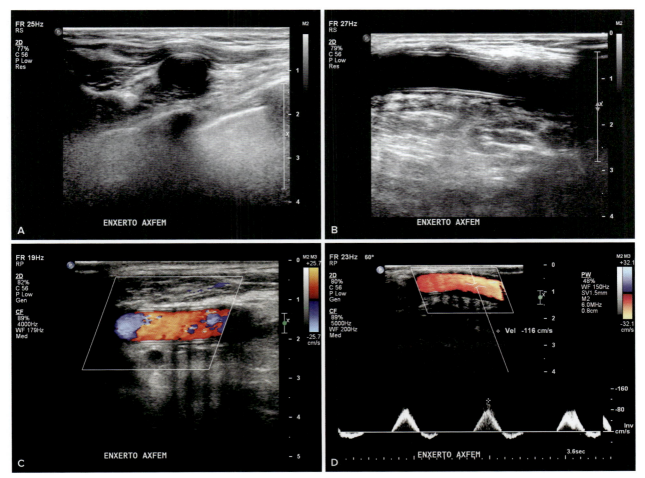

FIGURA 20
Enxerto axilofemoral para o tratamento de oclusão ilíaca direita. Malha da prótese bem caracterizada com trajeto extra-anatômico no subcutâneo nos planos axial (A) e longitudinal (B). Aos modos colorido (C) e pulsado (D), observa-se prótese pérvia e com fluxo habitual.

venosas, mesmo em veias muito calibrosas, mas que deve ser evitado em veias safenas magnas acessórias superficiais incompetentes pela possibilidade de hiperpigmentação e queimadura da pele. A principal complicação é a trombose venosa profunda, motivo pelo qual não se estende o tratamento até a crossa da safena (Figura 26).

Na escleroterapia química, uma espuma esclerosante provoca oclusão do vaso por lesão química da parede, sendo indicada principalmente como alternativa no tratamento ambulatorial de baixo custo, apesar da maior taxa de recidiva em relação ao tratamento cirúrgico convencional e termoablação. Também é uma opção para tratamento de colaterais varicosas e perfurantes incompetentes em conjunto com cirurgia convencional. A principal complicação é a trombose venosa profunda, que ocorre mais frequentemente em relação à ablação térmica, pela progressão da coluna de espuma não ser tão bem controlada.

Na ablação adesiva, é utilizada como agente esclerosante uma cola de cianoacrilato que tem como vantagens não ser preciso realizar anestesia por tumefação como nas ablações térmicas e não haver necessidade de meias compressivas após a cirurgia, o que é único entre os tratamentos endovasculares. Além das complicações habituais em procedimentos endovasculares, essa técnica está associada a reação inflamatória dérmica e subcutânea ao redor da veia tratada, denominada como flebite pelos autores, sendo benigna e autolimitada. Mais recentemente, surgiu a técnica de escleroterapia mecânico química (MOCA – *mechanical occlusion chemically assisted ablation*), que combina rotura mecânica da íntima com infusão de espuma esclerosante, sendo segura e eficiente para tratamento

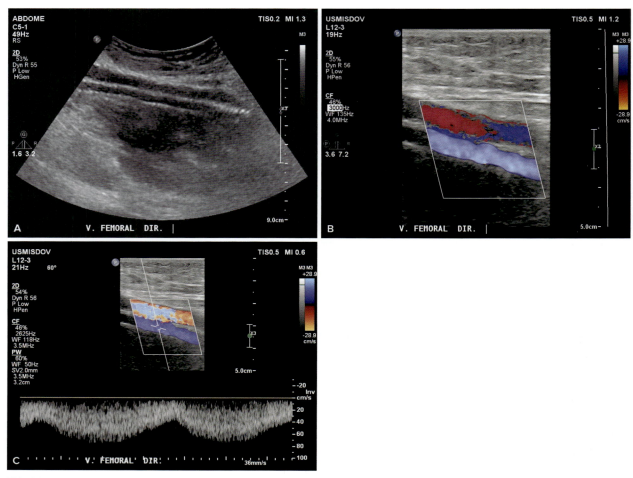

FIGURA 21
Interposição de prótese vascular em veia femoral após ressecção tumoral, caracterizada ao modo B (A), com fluxo habitual ao modo colorido (B) e pulsado (C).

de segmentos tronculares da safena e uma alternativa para safena magna infragenicular e safena parva.

Outras técnicas

Em ambiente ambulatorial, podem ser realizadas cirurgias seletivas sob anestesia local. Na técnica de "ablação seletiva das varizes sob anestesia local" (ASVAL), são feitas flebectomias tanto convencionais quanto ablativas sem ressecção do tronco das safenas, muitas vezes com melhora da incompetência valvar e redução do seu calibre por retirar a origem do refluxo, o que seria explicado pela teoria ascendente do refluxo venoso. Na técnica "cura conservadora e hemodinâmica da insuficiência venosa ambulatorial" (CHIVA), são retiradas as fontes de refluxo por desconexão isolada de junção safenofemoral ou de perfurantes sem ressec-

ção do tronco das safenas, também com melhora da incompetência valvar e redução do seu calibre por eliminar a coluna de pressão hidrostática que nutre segmento troncular incompetente, o que seria explicado pela teoria descendente do refluxo venoso.

A correção de perfurantes incompetentes também pode ser realizada em ambiente hospitalar ou ambulatorial, isoladamente ou dentro do conceito da técnica CHIVA, por via aberta ou endovascular, nesse caso, com taxa de sucesso pouco menor que nas veias tronculares. Como alternativa, pode ser realizada técnica minimamente invasiva de "cirurgia de perfurante endoscópica subfascial" (CPES), quando a ligadura é feita por via endoscópica. É importante ressaltar que, diferentemente das veias perfurantes incompetentes que originam um refluxo, veias perfurantes de reentrada, que drenam o refluxo de tributárias ou veias troncu-

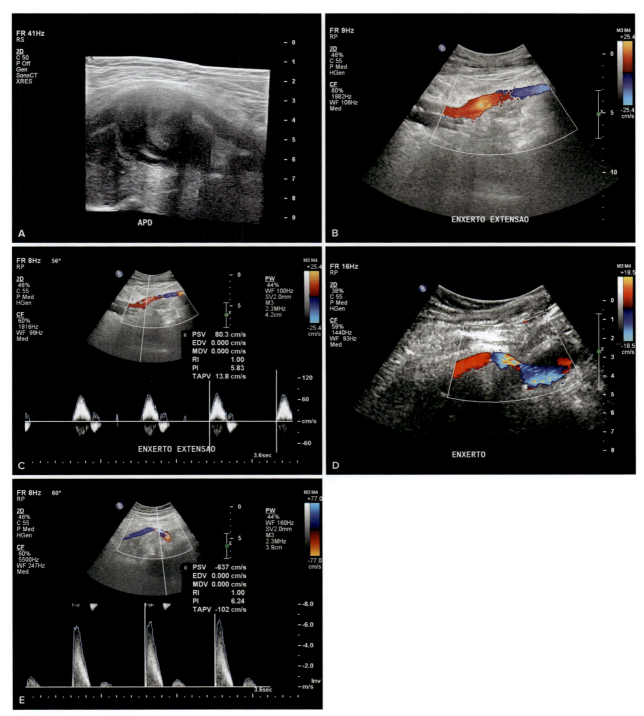

FIGURA 22
Ponte de safena invertida para o tratamento de aneurisma de artéria poplítea trombosada (A). Em extensão do joelho, o enxerto encontra-se de calibre preservado e pérvio ao modo colorido (B), com espectro normal ao Doppler pulsado (C). Em flexão do joelho, observam-se sinais de estenose significativa com padrão de *aliasing* seguida de dilatação pós-estenótica ao Doppler colorido (D), com aumento significativo das velocidades sistólicas para até 637 cm/s ao Doppler pulsado (E).

TABELA 7   Critérios hemodinâmicos de reestenose de enxerto aortoilíaco e arterial periférico

	VPS	Relação ACI/ACC
> 50%	180 cm/s	Maior que 2 vezes
> 70%	300 cm/s	Maior que 3,5 vezes

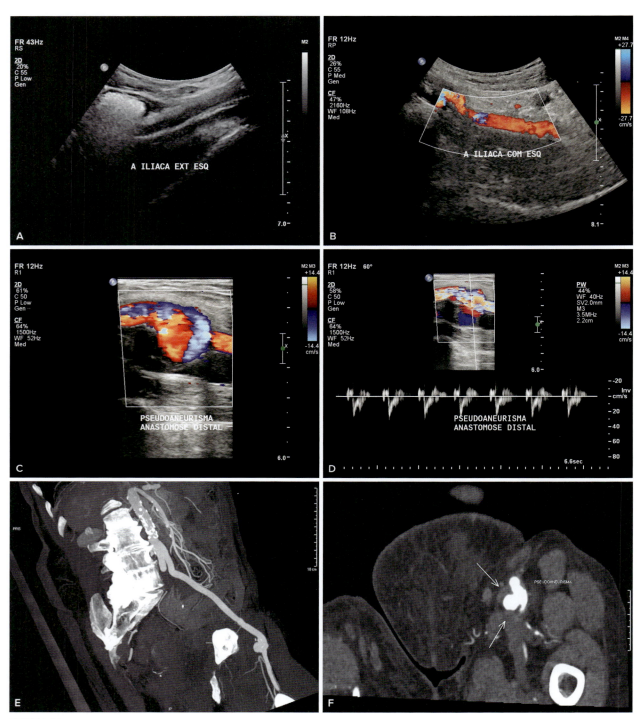

FIGURA 23
Controle pós-operatório de enxerto vascular por oclusão de artéria ilíaca esquerda com *bypass* da aorta até a artéria femoral comum esquerda, com aspecto morfológico normal ao modo B (A) e trajeto pérvio ao modo colorido (B). Na boca anastomótica distal, observa-se pseudoaneurisma com características típicas aos modos colorido (C) e pulsado (D). Angiotomografia computadorizada mostra o trajeto do vaso, bastante semelhante à artéria nativa (E) e o aneurisma para-anastomótico (F).

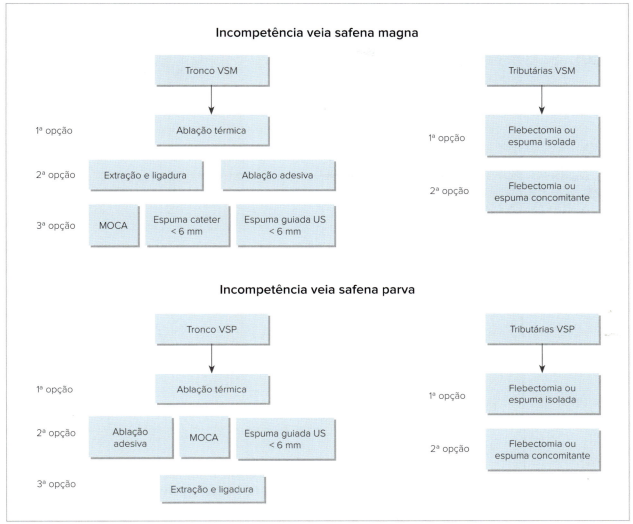

FIGURA 24
Sugestão de algoritmo de tratamento de refluxo troncular de safenas proposto pela European Society for Vascular Surgery.

lares para o sistema venoso profundo, não devem ser tratadas, pois tendem a reduzir de calibre com o tratamento da fonte do refluxo.

Achados de imagem

Cirurgias abertas são reconhecidas pela falta de uma safena ou de um segmento venoso, devendo-se apenas tomar cuidado para não confundir com os estreitamentos congênitos. Há duas maneiras de se certificar caso haja alguma dúvida. Na primeira, localize a junção safenofemoral e siga o compartimento safeno no sentido caudal, tomando cuidado para não se confundir com a safena magna acessória anterior ou posterior da coxa, bastando para tanto observar a topografia de cada uma na coxa. Na segunda, localize a safena magna no maléolo medial, na continuação da veia marginal medial, e a safena parva no maléolo lateral, na continuação da veia marginal lateral, já que esses segmentos geralmente estão presentes e são facilmente identificados, e então siga o trajeto do compartimento safeno no sentido cranial. Já a safenectomia parcial é reconhecida por uma interrupção abrupta do seu trajeto no compartimento safeno, em geral, com algumas tributárias caracterizadas junto aos cotos, originando ou drenando o fluxo desse segmento (Figura 27).

Cirurgias endovasculares são reconhecidas num primeiro momento pela oclusão por material trombótico do segmento venoso operado e, com o passar do tempo, por afilamento segmentar e ausência de fluxo, em geral poupando a crossa. É importante comprovar

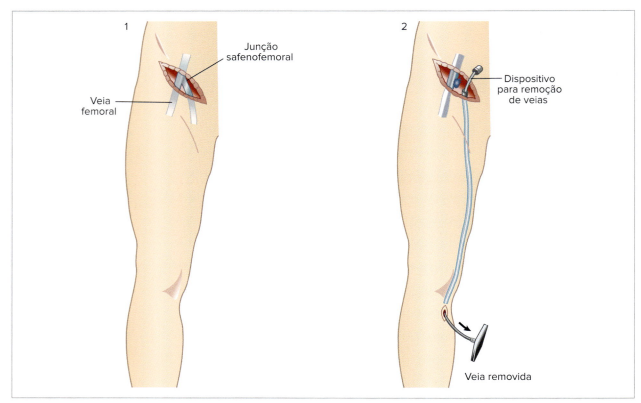

FIGURA 25
Esquema ilustrativo da técnica de extração e ligadura alta de safena.

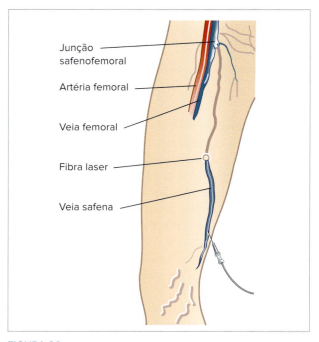

FIGURA 26
Esquema ilustrativo da técnica de ablação térmica de safena.

a eficácia do tratamento pela ausência de fluxo no segmento operado, o que necessita de ajuste do PRF para velocidades baixas, e perviedade da crossa da safena. Eventualmente pode sobrar uma luz residual que, no entanto, não será problemática se o fluxo for anterógrado, algo que pode ocorrer pela redução do calibre do vaso e oclusão dos pontos de desvio de fluxo durante a cirurgia. Já o fluxo invertido é sempre considerado patológico e caracteriza segmento não ocluído ou recidiva, devendo ser descritos a fonte nutridora e os pontos de drenagem (Figura 28).

A principal complicação das cirurgias endovasculares é a trombose venosa, denominada em inglês pela sigla EHIT (*endothermal heat induced thrombosis*) e caracterizada pela presença de trombose venosa profunda que se estende desde a crossa da safena magna. A trombose pode atingir a junção safenofemoral (EHIT I), até 50% da secção transversa da veia femoral comum (EHIT II), mais de 50% da secção transversa da veia femoral comum (EHIT III), e ocluir a veia femoral comum (EHIT IV), cada qual necessitando de um seguimento e tratamento direcionados.

Além da comprovação do sucesso cirúrgico e avaliação de eventuais complicações, o Doppler pós-operatório é indicado para avaliação de quadro de

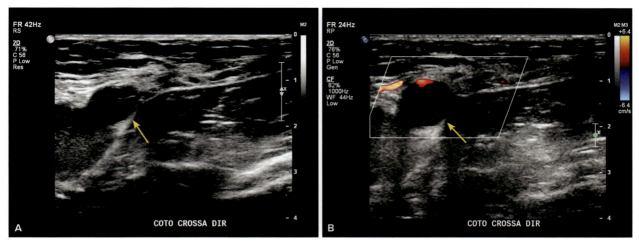

FIGURA 27
Extração e ligadura alta de safena magna, com pequeno coto residual (A), porém sem sinais de refluxo ao modo colorido (B).

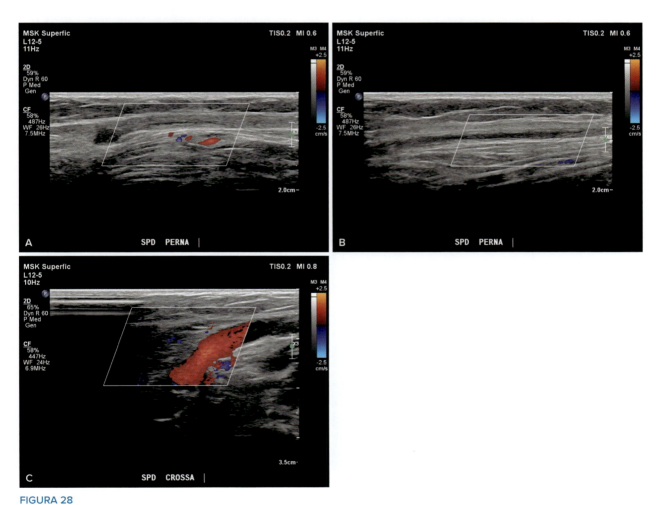

FIGURA 28
Ablação térmica recente de veia safena parva, caracterizada ao modo colorido por espessamento parietal e ausência de fluxo (A e B). Crossa não tratada ainda com sinais de refluxo (C).

recorrência de varizes, definida como persistência ou surgimento de novos territórios varicosos após procedimento cirúrgico, independentemente da causa. A taxa de recidiva costuma ser alta por uma série de motivos, os quais incluem técnica cirúrgica inadequada, neovascularização do leito cirúrgico, em particular da região da crossa da safena em cirurgias convencionais, sobrecarga volumétrica de segmentos venosos residuais e, também, mau planejamento cirúrgico (Figura 29).

Aqui é importante destacar a importância do exame pré-operatório, identificando e descrevendo de forma clara e detalhada no relatório e, sempre que possível, com esquemas ilustrativos, tanto os achados patológicos quanto as variações anatômicas – mais uma regra do que exceção no sistema venoso superficial dos membros inferiores, como no exemplo de safenas magnas acessórias superficiais que podem tanto ser a fonte de refluxo que deixa de ser tratado quanto veias competentes inadvertidamente retiradas durante a cirurgia.

FÍSTULA ARTERIOVENOSA

Fístulas arteriovenosas são consideradas o padrão-ouro para acesso vascular para hemodiálise, sendo confeccionadas cirurgicamente através de inúmeras opções técnicas que conectam artérias e veias superficiais do membro superior. A primeira opção de veia superficial é a cefálica, já que, por ser mais superficial e lateral, facilita a punção durante a hemodiálise, seja conectada com a artéria radial no antebraço, seja com a artéria braquial na fossa antecubital. A segunda opção de veia superficial é a basílica; por ser mais profunda

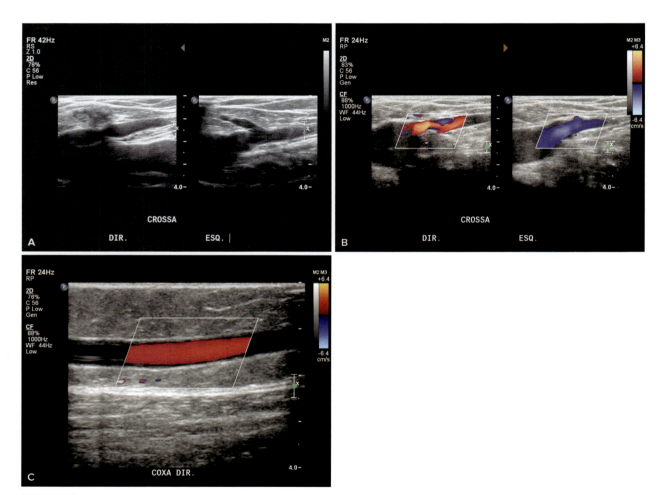

FIGURA 29
Cirurgia pregressa de ligadura isolada de crossa da safena magna direita, caracterizada na comparação com o lado contralateral ao modo B (A) e colorido (B), com sinais de recidiva notada por incompetência valvar que nutre refluxo no tronco da safena magna (C).

e medial, é necessário realizar sua transposição lateral para conectá-la com as artérias radial no antebraço e braquial na fossa antecubital. Outra opção, particularmente quando não há boas opções de veia superficial, é o uso de próteses vasculares como PTFE, em geral conectando a artéria braquial com a veia basílica ou braquial. Mais recentemente surgiu uma nova técnica de fístula confeccionada por via endovascular, em que a conexão se faz entre artéria e veia profundas do antebraço.

O protocolo do exame varia dependendo se é relacionado ao planejamento pré-operatório, à caracterização da maturidade da fístula ou se dirigido para a pesquisa de complicações. Para um exame mais confortável e para ter amplo acesso a todos os segmentos vasculares de ambos os lados, prefiro posicionar o paciente sentado na maca de frente para mim, com os antebraços apoiados sobre um travesseiro e as mãos em posição supina.

Pré-operatório

O mapeamento pré-operatório é necessário para um planejamento cirúrgico adequado e um melhor resultado pós-operatório. Para tanto, são feitas análises morfológica e funcional das artérias e das veias do membro superior não dominante.

Inicialmente, estudo a árvore arterial, da subclávia até as artérias radial e ulnar, sendo que em cada segmento arterial, realizo sequencialmente o estudo nos modos B, colorido e pulsado. Ao modo B observo trajeto, presença de calcificações e eventuais variações anatômicas, como bifurcação alta da artéria braquial, artérias supranumerárias e estreitamentos congênitos. Nas artérias braquial, radial e ulnar, mensuro o calibre interno de cada vaso no braço e no antebraço proximal e distal. Não há um valor mínimo de calibre interno para uma fístula adequada, mas, quanto maior esse valor, particularmente acima de 0,20 cm, mais provável o sucesso pós-operatório. Aos modos colorido e pulsado, observo se as artérias estão pérvias e investigo locais de possível estreitamento luminal. De maneira complementar e na dependência do pedido médico, testes funcionais podem ser realizados, a fim de prever

se haverá vazão adequada para a fístula sem prejuízo à irrigação da mão. O primeiro teste é a análise do volume de fluxo das artérias radial e ulnar, que deve ter pelo menos 50 mL/minuto. O teste de hiperemia, feito com fechamento da mão por 2 minutos e observação do fluxo sanguíneo após a abertura da mesma, é considerado adequado se houver, após a abertura da mão, o aumento do volume de fluxo com redução da resistividade, idealmente menor que 0,7. O teste de Allen modificado é feito para avaliar a patência do arco palmar, analisando a artéria radial no punho e realizando compressão proximal até a oclusão do vaso. O arco se encontra patente se o fluxo fica invertido por enchimento desde a artéria ulnar. Com transdutores atuais de mais alta frequência, entretanto, é possível caracterizar o padrão anatômico do arco palmar pela sua visualização direta, sem necessidade de ocluir a artéria radial, o que nem sempre é possível (Tabela 8 e Figuras 30, 31 e 32).

O principal objetivo do estudo das veias profundas é observar se estão pérvias, descartando sinais atuais ou antigos de trombose ao longo do seu trajeto, ou alguma eventual estenose de subclávia relacionada a cateterização ou uso de marca-passo prévios. Para tanto, realizo estudo ao modo B sem e com compressão de todos os segmentos venosos, e ao modo colorido e pulsado, a análise das veias subclávia e axilar. Um padrão espectral com fasicidade cardíaca e respiratória preservadas indica boa drenagem até o átrio direito, o que será importante para uma boa vazão de fluxo durante a hemodiálise. Eventualmente, na impossibilidade de utilizar veias superficiais, é preciso também estimar o calibre da maior veia braquial e da veia axilar de forma complementar (Figura 33).

Por fim, realizo o mapeamento das veias superficiais aos modos B após garrotear sucessivamente o terço proximal do antebraço e do braço e percutir a região do punho para aumentar o calibre venoso, como se faz durante a coleta de amostras de sangue. Mensuro então a distância da pele e o calibre interno pelo menos nos terços proximal e distal do antebraço e no terço distal do braço. Idealmente, a profundidade da pele não deve ultrapassar 0,6 cm, e o calibre interno deve ser de pelo menos 0,25 cm

TABELA 8 Dados do mapeamento arterial pré-operatório

	Braquial	Radial proximal	Radial distal	Ulnar proximal	Ulnar distal
Calibre (mm)					
Calcificações	S/N	S/N	S/N	S/N	S/N
Fasicidade do fluxo	Tri/mono	Tri/mono	Tri/mono	Tri/mono	Tri/mono
Volume (mL/min)					

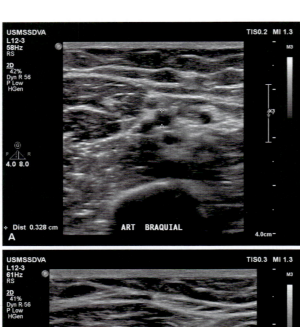
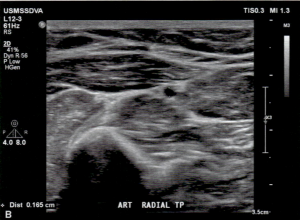
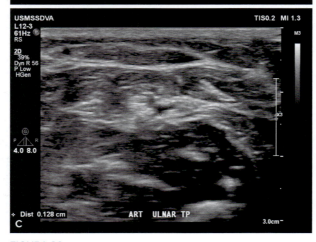

FIGURA 30
Imagens modo B da aferição do calibre no plano axial das artérias braquial (A), radial (B) e ulnar (C).

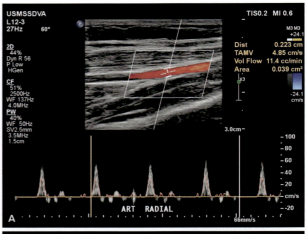
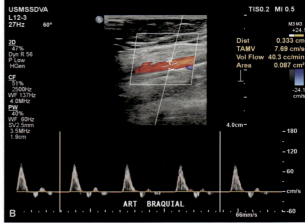
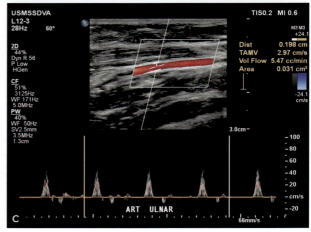

FIGURA 31
Doppler pulsado para a aferição do volume de fluxo das artérias braquial (A), radial (B) e ulnar (C). Nesse caso o resultado foi insatisfatório, com volumes de fluxo menores que 50 mL/minuto.

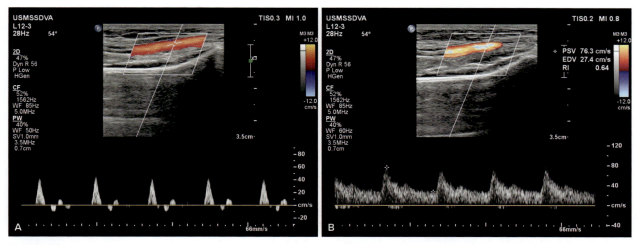

FIGURA 32
Teste de hiperemia. Doppler pulsado durante (A) e após (B) abertura da mão na artéria radial. Neste caso o resultado foi satisfatório, com índice de resistência (IR) menor que 0,7.

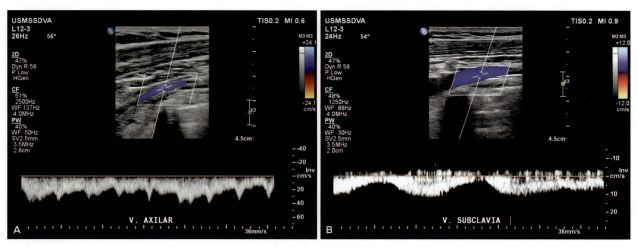

FIGURA 33
Doppler pulsado com fasicidade cardiorrespiratória preservada nas veias axilar (A) e subclávia (B).

com torniquete. Na análise morfológica dessas veias, deve constar no relatório se a veia cefálica apresenta estreitamento congênito na região do braço, com drenagem preferencial para veia basílica ou braquial por veia antecubital mediana calibrosa e se a veia basílica tem pelo menos 4 cm de extensão com bom calibre para permitir sua transposição adequada. Eventualmente, em posição neutra, a crossa da veia cefálica encontra-se comprimida pela musculatura no sulco deltopeitoral, o que pode ser reavaliado apenas com manobra de elevação do braço (Tabela 9 e Figuras 34 e 35).

A documentação deve conter pelo menos imagens em modos B e pulsado de cada segmento arterial, imagens divididas ao modo B com e sem compressão de cada segmento venoso profundo, em modo colorido e pulsado das veias subclávia e axilar com imagens em modo B de cada segmento das veias cefálica e basílica.

Maturação

Como em qualquer comunicação arteriovenosa, o padrão de fluxo dos componentes arterial e venoso da fístula torna-se característico logo após a cirurgia. A artéria nutridora terá um padrão de fluxo unidirecional e monofásico com diástole cheia, apresentando altas velocidades sistólicas e diastólicas. Na topografia da fístula, o trajeto em geral é tortuoso, com fluxo turbulento

TABELA 9 Dados do mapeamento venoso superficial pré-operatório

	Braço	Antebraço proximal	Antebraço distal
Cefálica calibre/distância (mm)			
Basílica calibre/distância (mm)			

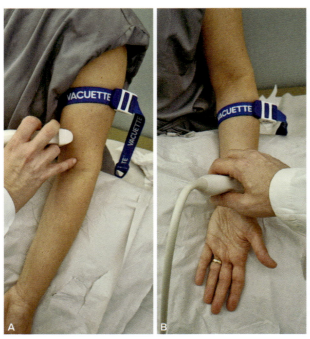

FIGURA 34
Imagens modo B do posicionamento do transdutor com garrote para aferição do calibre venoso no braço (A) e antebraço (B).

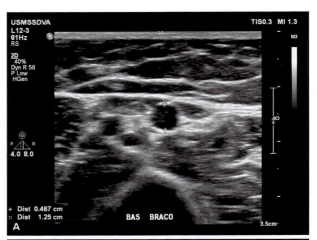
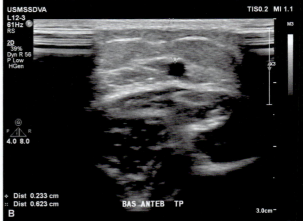
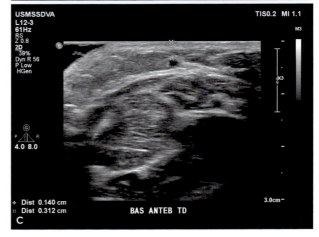

FIGURA 35
Imagens modo B da aferição do calibre e distância da pele da veia basílica no braço (A), antebraço proximal (B) e antebraço distal (C).

e de altas velocidades, sendo possível sentir o frêmito com o transdutor. A veia de drenagem apresenta-se tortuosa e dilatada com o tempo, em geral associando-se espessamento neointimal, com fluxo arterializado de padrão pulsátil e altas velocidades (Figura 36).

A maturação da fístula arteriovenosa é caracterizada pela ultrassonografia com Doppler utilizando-se a "regra dos 6", descrita pela Kidney Disease Outcomes Quality Initiative. Segundo esses critérios, a fístula encontra-se madura 6 semanas após a sua confecção, se tiver diâmetro maior que 0,6 cm, estar no máximo 0,6 cm distante da pele e com volume de fluxo de pelo menos 600 mL/minuto no antebraço e 900 mL/minuto no braço. O volume de fluxo pode ser aferido tanto na artéria nutridora quanto na veia de drenagem, desde que não haja tributárias interpostas desde a topografia

Pós-operatório

As principais complicações relacionadas com as fístulas arteriovenosas são estenose e trombose, aneurismas venosos e síndrome do roubo arterial. O protocolo de exame deve conter análise do sistema venoso profundo para a pesquisa de trombose ou qualquer obstrução que prejudique a vazão de fluxo e do sistema arteriovenoso conectado com a fístula, ou seja, da artéria nutridora, da anastomose e da veia de drenagem. Para tanto, analiso ao modo B a morfologia e a luz de cada segmento vascular e, ao Doppler colorido e pulsado, mensuro as velocidades de pico sistólico e o volume de fluxo na artéria nutridora antes e após a anastomose, na anastomose e na veia de drenagem após a anastomose.

Estenoses significativas, ou seja, com estenose luminal maior que 50%, ocorrem mais comumente na topografia da anastomose e na veia de drenagem justa-anastomótica, por conta principalmente de hiperplasia intimal, mas podem ser caracterizadas também ao longo do trajeto da artéria doadora e em veias centrais em pacientes submetidos a sessões prévias de hemodiálise com cateteres venosos. Os critérios diagnósticos podem ser divididos em anatômicos, hemodinâmicos e funcionais, e a literatura apresenta diferentes valores de corte para muitos desses critérios, que procurei sintetizar com valores que demonstram maior acurácia diagnóstica. O principal critério anatômico é a redução do calibre em mais de 50% em comparação com o calibre normal do vaso, conforme critérios de NASCET. Apesar de não ser consenso entre os estudos, calibre residual menor que 0,20 cm, também pode ser utilizado como um critério anatômico secundário. O primeiro critério hemodinâmico compara as velocidades de pico sistólico pouco antes e no local da estenose, sendo consideradas estenoses significativas se houver aumento de mais de 2 a 3 vezes. O segundo critério hemodinâmico emprega valores de corte das velocidades de pico sistólico, sendo consideradas estenoses significativas se acima de 300 cm/s, desde que o volume de fluxo se encontre normal. Como critério funcional de estenose significativa, utiliza-se volume de fluxo menor que 500 mL/minuto ou queda maior que 25% do volume de fluxo basal pós-operatório (se menor que 1.000 mL/minuto). Estenose de próteses vasculares são mais comuns, podendo ocorrer tanto na anastomose arterial quanto, principalmente, na anastomose venosa, levando a perda da patência mais precocemente que nas fístulas nativas. Entretanto, os critérios diagnósticos ainda não foram bem definidos, sendo utilizados critérios semelhantes aos previamente discutidos para fístulas nativas. Assim como nos enxertos sintéticos de qualquer território, os estudos ainda não mostraram

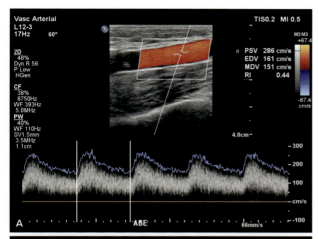
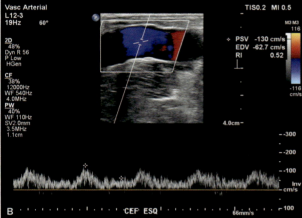

FIGURA 36
Modo pulsado da artéria nutridora (A) e da veia de drenagem (B) com o padrão de fluxo habitual esperado para uma fístula arteriovenosa braquiocefálica.

da anastomose, em até 2 cm antes da anastomose na artéria nutridora e até 2 cm após a anastomose na veia de drenagem (Figura 37).

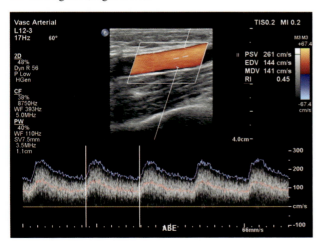

FIGURA 37
Modo pulsado da artéria nutridora (A) com aferição do volume de fluxo.

validade no seguimento de fístulas arteriovenosas com próteses vasculares (Tabela 10 e Figuras 38 a 40).

Estenoses significativas têm mais de 50% de chances de evoluir com trombose em 6 meses, acometendo principalmente a câmara anastomótica e a veia de drenagem. Entre outras causas, pode estar associada a falha técnica cirúrgica no pós-operatório recente, compressão excessiva inadvertida pelo próprio paciente, hipovolemia e hipercoagulabilidade. Quando aguda, é caracterizada por material trombótico hipoecogênico parcial ou totalmente oclusivo, quando em geral se associa quadro álgico. Com o tempo, o trombo se torna menos hipoecogênico e a luz vascular reduz gradativamente de calibre, com perda da função da fístula (Figura 41).

Aneurismas venosos podem ocorrer após anos da confecção das fístulas, necessitando de tratamento em três situações clínicas: dor relacionada à compressão neuronal, prevenção de sangramento que é potencialmente fatal, relacionado ao comprometimento da pele ou rápido crescimento do aneurisma, ou por fluxo inadequado para diálise, geralmente relacionado à estenose ou trombose. Os critérios para seu diagnóstico são controversos, já que a dilatação venosa é um processo esperado por conta do regime pressórico, sendo um deles calibre maior que 1,8 cm, o que seria três vezes

TABELA 10   Principais critérios diagnósticos de estenose de fístulas arteriovenosas

Anatômico	Hemodinâmico	Funcional
NASCET > 50%	> 2 a 3 vezes	Volume do fluxo < 500 mL/min
Calibre residual < 0,20 cm	> 300 cm/s	Queda VF > 25%

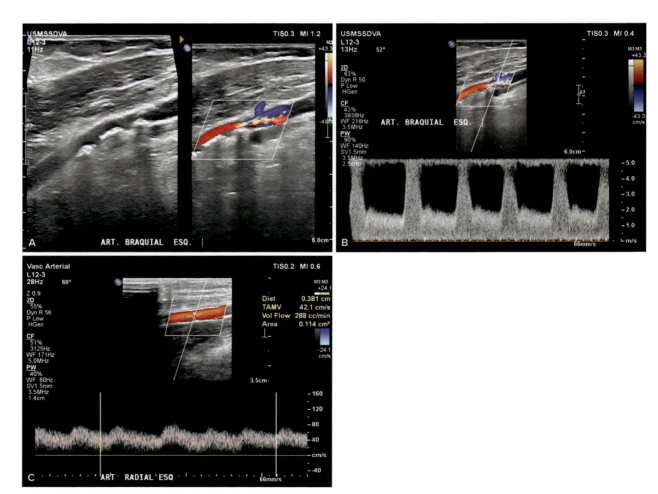

FIGURA 38
Fístula arteriovenosa com sinais de estenose hemodinamicamente significativa na artéria doadora, caracterizada por placas parietais calcificadas no terço médio da artéria braquial determinando *aliasing* do fluxo ao Doppler colorido (A), aumento das velocidades sistólicas acima de 500 cm/s (B) e queda do volume de fluxo distal ao modo pulsado (C).

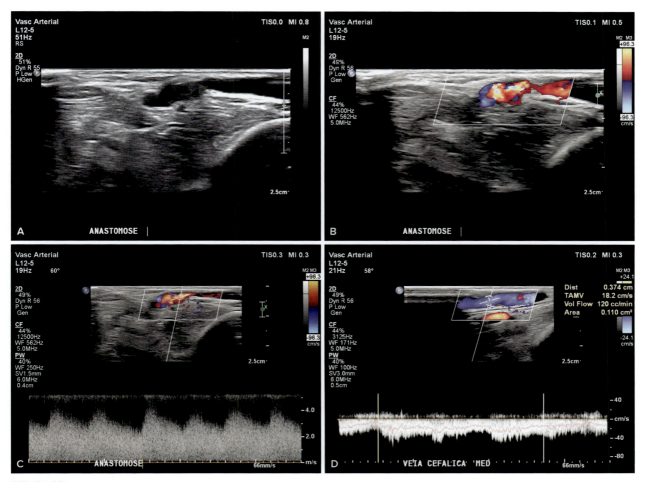

FIGURA 39
Fístula arteriovenosa com sinais de estenose hemodinamicamente significativa na anastomose, caracterizada por espessamento parietal ao modo B (A), *aliasing* do fluxo ao Doppler colorido (B), aumento das velocidades sistólicas acima de 400 cm/s (B) e queda do volume de fluxo na veia cefálica ao modo pulsado (C).

o mínimo calibre de 0,6 cm utilizado para seu adequado funcionamento. Uma classificação etiológica divide os aneurismas em tipo I (sem estenose ou trombose), tipo II (associado à estenose: arterial, anastomótica, na zona de canulação venosa ou venosa central), tipo III (parcialmente trombosada) e tipo IV (totalmente trombosada). Já pseudoaneurismas podem ocorrer nos locais de punção ou nas anastomoses cirúrgicas, com o aspecto de qualquer pseudoaneurisma, com coleção extravascular com fluxo de padrão colorido *yin-yang* e espectro de padrão *to and fro* (Figura 42 e 43).

A síndrome do roubo arterial ocorre quando o fluxo da artéria não nutridora, em geral a artéria ulnar, passa diretamente para a artéria radial pelo arco palmar, ao invés de irrigar a mão. Na maioria das vezes é uma alteração silenciosa, quando é denominada fenômeno do roubo arterial, mas pode cursar com sintomas como dor durante diálise, dor em repouso e até mesmo ulceração, quando é denominada síndrome do roubo arterial. Ao estudo ultrassonográfico com Doppler, observa-se fluxo reverso parcial ou completo na porção distal da artéria nutridora, em geral a artéria radial. A manobra de compressão da fístula, em que o examinador a oclui manualmente, torna o fluxo distal novamente anterógrado, confirmando o diagnóstico.

RELATÓRIO

O relatório de fístula arteriovenosa depende do momento em que é feito o estudo em relação à cirurgia, devendo conter as informações pertinentes que irão ajudar o cirurgião a escolher a melhor técnica cirúrgica no pré-operatório, caracterizar a maturação da fístula para início da hemodiálise no pós-operatório imediato e entender os motivos de eventual falha de tratamento a longo prazo.

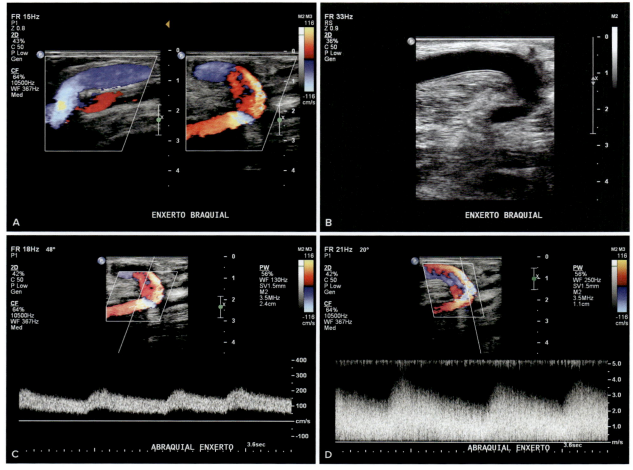

FIGURA 40
Fístula braquiobraquial com enxerto de PTFE em alça (A). Ao modo B se observa estreitamento luminal na anastomose arterial (B) com sinais de estenose hemodinamicamente significativa, caracterizada pelo aumento das velocidades entre a artéria braquial pré-anastomose (C) e na topografia da anastomose (D).

Sugestão de frases pré-operatório

- Estudo pré-operatório para confecção de fístula arteriovenosa.
- Analisadas as artérias subclávia, axilar, braquial radial e ulnar, que se apresentam com trajeto, calibre e paredes conservados. Calibres e volumes de fluxo descritos na tabela anexa. Ao estudo Doppler encontram-se pérvias, com fluxo de fasicidade e velocidades preservadas.
- Analisadas as veias subclávia, axilar, braquial, radiais e ulnares, que se apresentam com trajeto, calibre e compressibilidade conservados, sem sinais de trombos intraluminais. Ao estudo Doppler encontram-se pérvias, com fluxo anterógrado. As veias subclávia e axilar apresentam fasicidade preservada.
- Analisadas as veias cefálica e basílica, que se apresentam com trajeto, calibre e compressibilidade conservados, sem sinais de trombos intraluminais. Calibres e distância da pele descritos na tabela anexa.

Sugestão de frases de maturação

- Estudo pós-operatório para avaliação de maturação de fístula arterio venosa.
- Artéria radial/ulnar/braquial nutridora de fístula arteriovenosa com trajeto, calibre e paredes conservados. Ao estudo Doppler, encontra-se pérvia, com velocidades sistólicas e diastólicas aumentadas, característico de fístula arteriovenosa. Volume de fluxo estimado em ___ mL/minuto no braço (esperado > 900 mL/minuto) e ___ mL/minuto no antebraço (esperado > 600 mL/minuto).
- Câmara anastomótica arteriovenosa localizada no punho/antebraço/braço pérvia, com fluxo de padrão característico de fístula arteriovenosa.

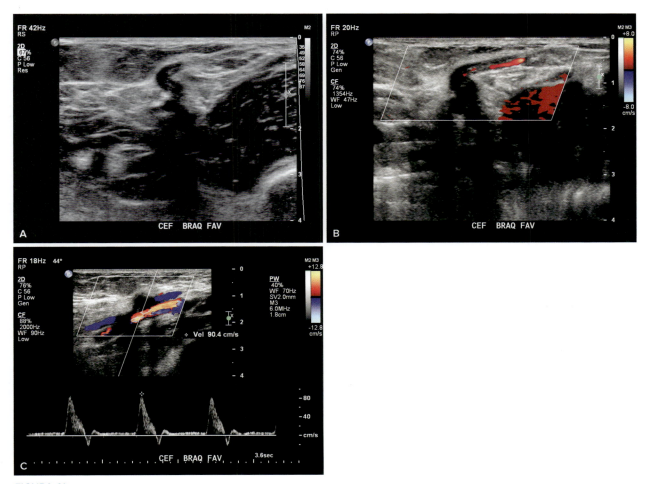

FIGURA 41
Trombo antigo hipoecogênico na anastomose de fístula arteriovenosa, caracterizado ao modo B (A) apresentando fino fluxo residual ao Doppler colorido (B), e perda da função da fístula caracterizado por fluxo trifásico ao Doppler pulsado na artéria nutridora (C).

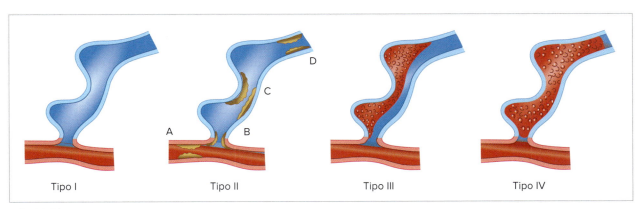

FIGURA 42
Classificação etiológica dos aneurismas venosos de fístula arteriovenosa.

- Veia cefálica/basílica/braquial de drenagem de fístula arteriovenosa pérvia, com fluxo de padrão pulsátil, característico de fístula arteriovenosa. Apresenta calibre de ___ cm (esperado maior que 0,6 cm) distando ___ cm da pele (esperado até 0,6 cm).

Sugestão de frases pós-operatório

- Controle pós-operatório de fístula arteriovenosa.
- Estenose hemodinamicamente significativa da artéria radial/ulnar/braquial/na veia cefálica/basílica/braquial, caracterizada por estreitamento luminal estimado em ___ cm (normal maior que 0,20 cm) e aumento das velocidades em até ___ cm/s (normal até 300 cm/s) com relação para o segmento pré-estenótico estimado em ___ vezes (normal em até 2 a 3 vezes). Associa-se volume de fluxo de ___ mL/minuto (normal maior que 500 mL/minuto).
- Veia cefálica/basílica/braquial de drenagem com dilatação predominantemente fusiforme na porção ___ do antebraço/braço atingindo calibre transverso máximo de ___ cm (normal até 1,8 cm), caracterizando aneurisma. Associa-se trombo hipoecogênico que ocupa parcialmente/totalmente a sua luz.
- Artéria nutridora radial/ulnar distal à fístula arteriovenosa com fluxo invertido e artéria não nutridora radial/ulnar com fluxo de sentido anterógrado, caracterizando síndrome do roubo.

TRANSPLANTES

A ultrassonografia não deve ser empregada na avaliação pré-operatória dos doadores, pois não tem acurácia para caracterizar o padrão anatômico das artérias e veias dos órgãos-alvo, tampouco quantificar de maneira adequada, quando necessário, o volume do órgão ou de parte do órgão que será transplantado. Já no pós-operatório, é uma ferramenta diagnóstica fundamental para avaliação de complicações vasculares, particularmente em crianças e nos controles seriados, pois não utiliza radiação ou contraste iodado, sendo capaz de demonstrar ou pelo menos indicar eventuais complicações vasculares.

Transplante hepático

Para um transplante hepático bem-sucedido, são necessários: (1) volume de enxerto adequado para evitar síndrome *small for size*, (2) anastomose segura das vias biliares para prevenir estenose e extravasamento biliar, (3) irrigação suficiente pela veia porta e artéria hepática para garantir rápida recuperação do enxerto e (4) boa drenagem pelas veias hepáticas para prevenir injúria por congestão.

A técnica cirúrgica do transplante hepático varia em função do volume de tecido necessário para o enxerto, se o doador é morto ou vivo e se o receptor é adulto ou criança. Em adultos, é mais comum o transplante do órgão inteiro ou, se doador vivo, do lobo direito, enquanto em crianças normalmente é transplantado o lobo hepático esquerdo ou o segmento lateral esquerdo do doador, mesmo se cadáver, dependendo do tamanho da criança. A cirurgia é realizada com anastomose das veias hepáticas do doador na veia cava inferior do receptor, de maneira direta ou com interposição da veia cava do doador ou de enxerto vascular; da veia porta do doador na veia porta ou junção esplenomesentérica do receptor e, finalmente, da artéria hepática ou de todo o tronco celíaco do doador na artéria hepática do receptor, entre outras alternativas técnicas. A prevenção da hiperperfusão por fluxo portal em enxertos *small for size* se faz por uma boa drenagem pelas veias hepáticas. Síndrome de roubo da veia porta, em que o fluxo é desviado para colaterais portossistêmicas, é em geral evitada com ligadura intraoperatória das colaterais mais calibrosas. Síndrome do roubo da artéria esplênica ou síndrome de hipoperfusão hepática não oclusiva, em que há desvio de fluxo do tronco celíaco para a artéria esplênica, em geral associada a pacientes com importante esplenomegalia pré-operatória, é corrigida com ligadura da artéria esplênica intraoperatória.

Padrão normal pós-transplante

O padrão de fluxo normal no pós-transplante pode apresentar características peculiares que devem ser lembradas, como aumento dos valores de velocidade basal tanto na artéria hepática quanto na veia porta.

A avaliação da artéria hepática deve incluir tanto a artéria hepática própria no hilo portal na sua posição habitual anterior à veia porta, quanto dos ramos direito e esquerdo caracterizados junto aos respectivos ramos portais, caracterizando perviedade, velocidades e morfologia da onda, sendo importante correção adequada do ângulo apenas no hilo, já que é difícil visualizar a angulação dos vasos intra-hepáticos pelo pequeno calibre, motivo pelo qual o índice de resistividade ângulo independente é mais valorizado. O fluxo no pós-operatório imediato pode ser caracterizado tanto por redução quanto por aumento dos índices de resistividade, abaixo de 0,5 ou acima de 0,8, respectivamente, aspecto geralmente associado a edema de reperfusão, isquemia fria prolongada ou vasoespasmo, mas que não deve permanecer por mais de 15 dias, pois pode representar desenvolvimento de estenose significativa distal ou proximal. O aspecto caracteristicamente normal é de baixa resistividade, com rampa de aceleração acima de 300 cm/s^2 e tempo de aceleração de até 70 ms, índice de resistividade entre 0,5 e 0,8, porém com velocidades de pico sistólico que podem atingir 200 cm/s (Figura 43).

A avaliação da veia porta deve incluir a avaliação tanto do tronco no hilo portal quanto dos ramos direito e esquerdo, caracterizando perviedade, sentido do fluxo, velocidades e padrão de fasicidade, sendo importante a correção adequada do ângulo. O fluxo da veia porta no pós-operatório imediato pode ser caracterizado por aumento das velocidades relacionado à redução da resistência portal ou mesmo por compressão extrínseca por alguma coleção, não devendo ser confundido com estenose, que é uma complicação mais rara. O aspecto caracteristicamente normal é anterógrado e fásico (Figura 44).

A avaliação das veias hepáticas deve incluir tanto seu trajeto intra-hepático até a junção, quanto a avaliação da porção hepática da veia cava inferior, caracterizando perviedade, velocidades e morfologia da onda, sendo importante a correção adequada do ângulo. O fluxo das veias hepáticas no pós-operatório imediato pode se apresentar monofásico por conta do edema e assim permanecer, sem necessariamente configurar uma alteração hemodinâmica relacionada a alguma complicação. O aspecto caracteristicamente normal é anterógrado e fásico, devendo assim permanecer, pois perda da fasicidade previamente normal pode representar estenose na anastomose (Figura 45).

Complicações vasculares

As alterações relacionadas à artéria hepática são as mais comuns e temidas, pois podem cursar com: (1) isquemia e infarto do parênquima hepático, que se manifestam por áreas hipoecogênicas periféricas, (2) complicações biliares como bilomas e fístulas biliares, pois a irrigação das vias biliares é exclusivamente arterial, e (3) perda do enxerto.

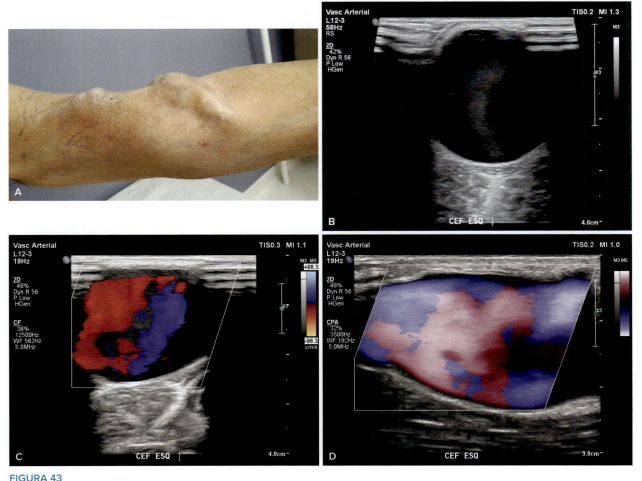

FIGURA 43
Fístula braquiocefálica. Foto de paciente com aneurisma de veia cefálica (A) sem relação com estenose ou trombose, caracterizado por aumento do calibre maior que 1,8 cm. Imagem em modo B (B), Doppler colorido (C) e de amplitude (D).

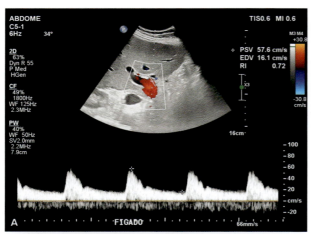
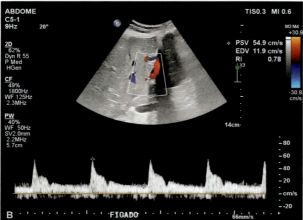
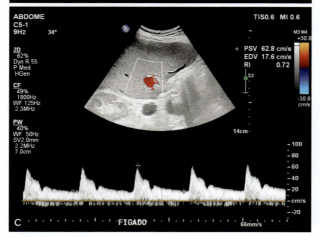

FIGURA 44
Doppler da artéria hepática pós-transplante no hilo portal (A) e nos ramos direito (B) e esquerdo (C), com velocidades e índices de resistividade normais.

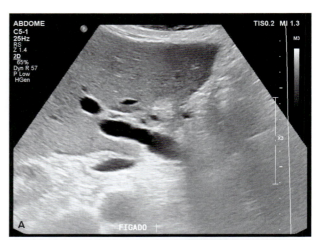
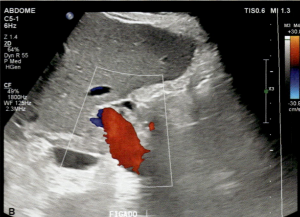
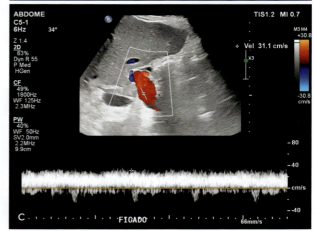

FIGURA 45
Doppler do tronco da veia porta pós-transplante ao modo B sem trombos ou estreitamento da anastomose (A), ao modo colorido com fluxo presente e anterógrado (B) e ao modo pulsado com velocidades normais (C).

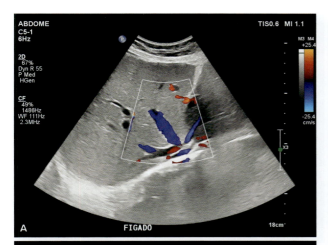
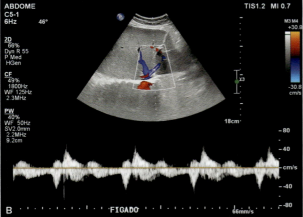

FIGURA 46
Doppler das veias hepática na junção com a veia cava inferior aos modos colorido (A) e pulsado (B) com velocidades e fasicidade preservadas.

Estenose da artéria hepática pode ocorrer até alguns meses após o transplante no local da anastomose. Ao estudo Doppler é caracterizado fluxo turbilhonado e aumento das velocidades na topografia da anastomose, acima de 200 cm/s, e padrão de fluxo pós-estenótico nos ramos intra-hepáticos caracterizado por velocidades reduzidas, índice de resistividade menor que 0,5 e rampa de aceleração menor que 300 cm/s² (Tabela 11 e Figura 47).

TABELA 11 Estenose hemodinamicamente significativa de artéria hepática pós-transplante

Artéria hepática	VPS (cm/s) no hilo hepático	Padrão Intra-hepático
Adultos	> 200	*Tardus et parvus*

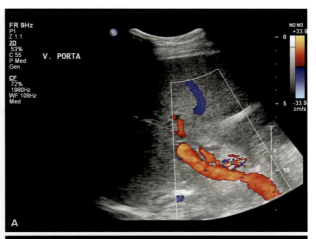
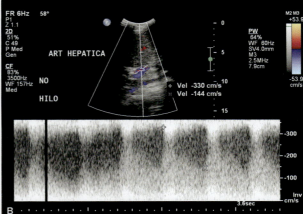
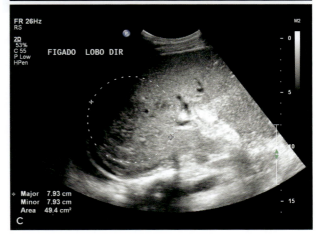

FIGURA 47
Transplante hepático. Na topografia da anastomose arterial é caracterizado sinal de *aliasing*, sugerindo aumento significativo das velocidades (A). Ao modo pulsado, observam-se velocidades elevadas, acima de 300 cm/s, indicando estenose hemodinamicamente significativa (B). Ao modo B, observa-se área hipoecogênica no parênquima hepático, provável infarto decorrente da estenose (C). Caso gentilmente cedido pelo Dr. Carlos Augusto Ventura Pinto.

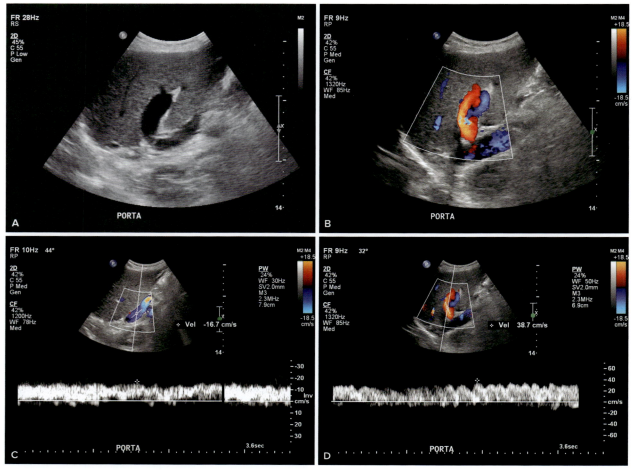

FIGURA 48
Transplante de lobo esquerdo. Veia porta com leve acotovelamento e estreitamento luminal focal na topografia da anastomose (A). Fluxo perturbado pós-anastomose com dilatação da porção intra-hepática ao modo colorido (B). Entretanto, o aumento das velocidades antes e depois da anastomose não é hemodinamicamente significativa, não atingindo mais que 3 vezes.

A trombose da artéria hepática é a complicação vascular mais comum no pós-transplante, ocorrendo, em geral, nas primeiras 2 semanas. Ao estudo Doppler, é caracterizada por ausência de fluxo arterial no hilo hepático e nos segmentos intra-hepáticos, sendo importante reduzir o PRF e até mesmo utilizar Doppler de amplitude para certificação desse achado. Fluxo intra-hepático com padrão *tardus parvus* caracterizado por índice de resistividade menor que 0,50 e rampa de aceleração menor que 300 cm/s² pode ser observado, no caso de reenchimento distal por colaterais.

Estenose da veia porta ocorre tardiamente no local da anastomose, em geral a partir de 6 meses após o transplante. Os achados morfológicos são definidos por estreitamento luminal na anastomose, menor que 0,35 cm em adultos e 0,25 cm em crianças, e dilatação do segmento pós-estenótico. Já os achados hemodinâmicos são definidos pelo aumento focal da velocidade na anastomose, maior que 125 cm/s em adultos e 110 cm/s em crianças, e aumento da relação das velocidades entre os segmentos pré-anastomótico e anastomótico, maior que 3 vezes em adultos e 2,5 vezes em crianças (Tabela 12).

Trombose da veia porta leva a sinais de hipertensão portal, com falência hepática, edema e ascite, mais comumente no primeiro mês pós-transplante. A incidência é variável, sendo mais comum em crianças e nos transplantes com fígado reduzido. Os principais

TABELA 12 Estenose hemodinamicamente significativa de veia porta pós-transplante

Veia porta	Calibre (cm)	VPS (cm/s)	Relação
Adultos	< 0,35	> 125	> 3 vezes
Crianças	< 0,25	> 110	> 2,5 vezes

fatores predisponentes são desproporção entre o calibre da veia porta do doador e do receptor, fluxo portal reduzido, *shunt* portossistêmico e esplenectomia prévia. Ao estudo Doppler, são caracterizados trombo hipoecogênico, ausência de sinal de fluxo na veia porta e desenvolvimento de colaterais no hilo hepático com desvio de fluxo, sendo importante reduzir o PRF e até mesmo utilizar Doppler de amplitude para a certificação desse achado.

Estenose de veia hepática ocorre tardiamente no local da anastomose, em geral a partir de 6 meses após o transplante. Nessa situação, os sinais são variáveis e incluem congestão hepática, ascite, derrame pleural e edema de membros inferiores, particularmente na evolução para trombose, que é situação rara. A incidência é muito baixa, sendo mais comum nos retransplante na população pediátrica, e está associada a fatores técnicos como: (1) desproporção entre os vasos do doador e do receptor e (2) acotovelamento na confluência da veia hepática na veia cava inferior por rotação do enxerto. Ao estudo Doppler, observam-se fluxo turbilhonado de velocidade elevada no local da estenose, gradiente de velocidade entre a região da anastomose e segmento pré-anastomose maior que quatro vezes e fluxo com redução do índice de pulsatilidade (Tabela 13).

TABELA 13 Estenose hemodinamicamente significativa de veia hepática pós-transplante

Veia hepática	Relação
Adultos	> 4 vezes

Transplante renal

Com a melhora da técnica cirúrgica e dos medicamentos inibidores da rejeição, houve aumento da sobrevida pós-transplante renal 1 ano depois da cirurgia, em particular para doadores vivos idênticos. As complicações pós-cirúrgicas são frequentes, sendo que na maioria das vezes ocorre perda da função renal por necrose tubular e rejeição aguda e, nos demais casos, por nefrotoxicidade e complicações vasculares.

O rim pode ser transplantado nas fossas ilíacas direita ou esquerda, dependendo da viabilidade dos vasos ilíacos, sendo geralmente realizada anastomose terminolateral com vasos ilíacos externos. Com doadores cadáveres é utilizada a técnica *patch*, em que é retirado um pequeno retalho da aorta, a fim de reduzir a chance de estenose na anastomose, e implantada com anastomose terminolateral no receptor. Se o rim é nutrido por mais de uma artéria, todas são enxertadas com uma técnica de *patch* estendida. As anastomoses venosas também são terminolaterais e, se há mais de uma veia renal, a maior é anastomosada, e as demais ligadas. Já o ureter doador é tunelizado na bexiga, pouco acima do meato ureteral nativo.

Padrão normal pós-transplante

O exame deve ser iniciado pelo modo B, observando as características morfológicas renais. O estudo Doppler inicia-se com a avaliação dos vasos ilíacos externos e das anastomoses cirúrgicas com transdutor convexo, para pesquisa de obstruções e, na sequência, das artérias intrarrenais com transdutor convexo ou linear, de frequência intermediária para a pesquisa de achados indiretos sugestivos, de alterações parenquimatosas ou obstruções vasculares proximais. Nos primeiros 30 dias após o transplante renal, devem ser caracterizados os índices de resistividade e pulsatilidade das artérias segmentar, interlobar e arqueada dos terços superior, médio e inferior e, após esse período, uma artéria de cada terço, como a segmentar superior, a interlobar média e a arqueada inferior.

Complicações não vasculares

Alterações parenquimatosas como necrose tubular aguda, rejeição aguda, nefrotoxicidade por ciclosporina e obstrução urinária são complicações que respondem por boa parte dos casos que cursam com perda do enxerto, todas caracterizadas por índices de resistividade maiores que 0,70 e de pulsatilidade maiores que 1,50 (Figura 49 e Tabela 14).

As coleções perinefréticas podem ocorrer em cerca de metade dos casos e representar: (1) hematomas e seromas, mais comuns no pós-operatório imediato; (2) linfoceles, mais comuns após 4 a 8 semanas da cirurgia, caracteristicamente lobuladas, com finos septos e ecos no seu interior; (3) urinomas raros e surgindo nas primeiras 2 semanas após o transplante, por extravasamento de urina na anastomose vesicoureteral; (4) abscessos, devendo ser considerados em pacientes febris com coleções perirrenais complexas, particularmente na presença de gás.

Complicações vasculares

As complicações vasculares são responsáveis por cerca de 15% das complicações no transplante renal, mas ainda assim associadas a casos de perda do enxerto.

A estenose da artéria renal é a complicação vascular mais comum, correspondendo a 75% desses casos, acometendo com maior frequência à anastomose, podendo ser multifocal ou acometer todo o vaso, entre 3 e 24 meses após a cirurgia. A velocidade das artérias transplantadas é dependente da função renal, sendo consideradas velocidades acima de 300 cm/s como um parâmetro de diagnóstico mais específico, particular-

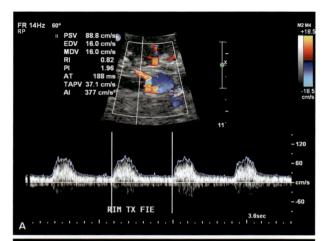
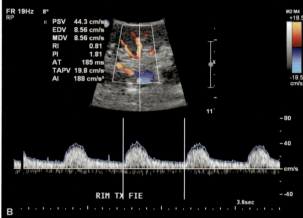
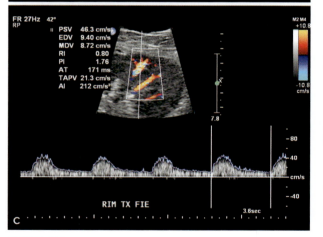

FIGURA 49
Rim transplantado com índices de resistividade e pulsatilidade aumentados nas artérias segmentar (A), interlobar (B) e arqueada (C).

TABELA 14 Índices normais de artérias intrarrenais pós-transplante

	IR	IP
Artérias Intrarrenais	< 0,70	< 1,50

mente se associado ao aumento de mais do que duas vezes entre os segmentos pré-estenótico, estenótico e padrão pós-estenótico nas artérias intrarrenais. Este, entretanto, é um parâmetro mais raro que na estenose das artérias nativas (Tabela 15, Figura 50).

A trombose de artéria renal é rara e ocorre logo após a cirurgia, comumente ocasionando a perda do transplante. O rim fica aumentado e hipoecogênico. Ao Doppler, não há sinais de fluxo arterial ou venoso. No caso de trombose de artéria acessória ou intrarrenal, pode ocorrer infarto focal, caracterizado por hipoecogenicidade parenquimatosa periférica, com ausência de fluxo ao Doppler de amplitude. Como diagnóstico

TABELA 15 Estenose hemodinamicamente significativa de artéria renal pós-transplante

Artéria renal	VPS (cm/s)	Relação	Padrão Intrarrenal
Adultos	> 300	> 2 vezes	*Tardus parvus*

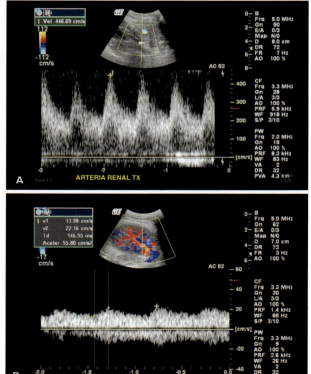

FIGURA 50
Transplante renal. Ao modo pulsado, observam-se velocidades elevadas na anastomose arterial, acima de 400 cm/s (A), indicando estenose hemodinamicamente significativa, achado corroborado por fluxo intrarrenal de padrão *tardus parvus*. (B). Caso gentilmente cedido pelo Dra. Silvia Maria Sucena Rocha.

diferencial, devem ser lembradas pielonefrite focal e até rotura de transplante.

Estenose da veia renal é rara e pode ser causada por fibrose ou coleções perinefréticas. Ao Doppler colorido, observa-se turbilhonamento do fluxo com aumento das velocidades quatro vezes maior em relação ao segmento pré-estenótico (Tabela 16).

Trombose da veia renal é rara, ocorre geralmente na primeira semana após o transplante e é mais comum nos transplantes realizados na fossa ilíaca esquerda por conta da compressão da veia ilíaca comum esquerda pela artéria ilíaca comum direita, embora possa ocorrer por compressão por coleções ou hipovolemia. Ao estudo Doppler, observa-se trombo hipoecogênico, ausência de fluxo na veia renal, diástole reversa ou fluxo bidirecional nas artérias intrarrenais, sendo este considerado um achado patognomônico que indica revisão cirúrgica imediata (Figura 51).

As fístulas arteriovenosas e pseudoaneurismas intrarrenais ocorrem após biópsias, sendo a maioria dessas lesões assintomáticas e autolimitadas. Ao Doppler, observa-se área de mosaico na região da fístula, com fluxo de altas velocidades sistólica e diastólica na artéria nutriente e fluxo de padrão pulsátil na veia de drenagem. Já os pseudoaneurismas são caracterizados por lesões císticas com fluxo arterial bidirecional de padrão *yin-yang* e padrão espectral *to and fro* no pertuito de entrada.

TABELA 16   Estenose hemodinamicamente significativa de veia renal pós-transplante

Veia renal	Relação
Adultos	> 4 vezes

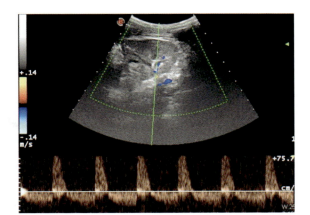

FIGURA 51
Transplante renal. Ao modo pulsado, observa-se fluxo bidirecional na artéria transplantada, indicando trombose venosa. Caso gentilmente cedido pelo Dra. Silvia Maria Sucena Rocha.

RELATÓRIO

O relatório do transplante hepático e renal não deve ser o mesmo do órgão nativo, pois contém peculiaridades tanto anatômicas quanto dopplerfluxométricas que devem ser analisadas e mencionadas, para caracterizar um bom funcionamento do transplante e para indicar de maneira mais precoce possível qualquer alteração que mereça maior atenção, ou mesmo, alguma intervenção.

Sugestão de frases normais para transplante hepático

- Fígado transplantado com dimensões e contornos normais. Parênquima com textura e ecogenicidade preservadas.
- Artéria hepática pérvia no hilo hepático, com fluxo de fasicidade e velocidades preservadas (normal até 200 cm/s). Artérias hepáticas direita e esquerda pérvias, com índices de resistividade dentro da normalidade (normal entre 0,5 e 0,8).
- Veia porta com calibre de ___ cm, pérvia, com fluxo hepatopetal de velocidade preservada, estimada em ___ cm/s (normal até 125 cm/s).
- Veias hepáticas pérvias, com fluxo hepatofugal de fasicidade preservada. Não são observados sinais de estenose na anastomose com a veia cava inferior.

Sugestão de frases patológicas para transplante hepático

- Artéria hepática pérvia no hilo hepático, com fluxo de velocidades preservadas (normal até 200 cm/s). Caracterizado aumento difuso dos índices de resistividade, estimado em ___, aspecto habitual no pós-operatório imediato (normal entre 0,5 e 0,8). Considerar estudo Doppler controle em 1 semana.
- Estenose significativa na artéria hepática, caracterizada por aumento das velocidades de pico sistólico em ___ cm/s (normal até 200 cm/s). Associa-se fluxo intra-hepático com índices de resistividade reduzidos para ___ (normal entre 0,5 e 0,8).
- Oclusão da artéria hepática, caracterizada por ausência de fluxo ao Doppler. Associa-se fluxo intra-hepático com índices de resistividade reduzidos para ___ (normal entre 0,5 e 0,8).
- Estenose significativa na veia porta, caracterizada por estreitamento luminal na anastomose estimado em ___ cm (normal maior que 0,35 cm) e aumento das velocidades de pico sistólico em ___ cm/s (normal até 125 cm/s) com relação para o segmen-

to pré-estenótico estimado em ___ vezes (normal de até 3 vezes). Associa-se dilatação pós-estenótica, com calibre estimado em ___ cm.

- Oclusão do tronco da veia porta, caracterizada por trombo hipoecogênico ocluindo a luz do vaso e ausência de fluxo ao estudo Doppler. O trombo estende-se para o ramo direito/esquerdo.
- Estenose significativa na veia hepática ___, caracterizada por turbilhonamento do fluxo na anastomose e aumento da relação para o segmento pré-estenótico estimado em ___ vezes (normal de até 4 vezes). Associa-se perda da fasicidade no restante do trajeto.
- Oclusão da veia hepática ___, caracterizada por trombo hipoecogênico ocluindo a luz do vaso e ausência de fluxo ao estudo Doppler. O trombo não se estende/estende-se para a veia cava inferior.

Sugestão de frases normais para transplante renal

- Rim transplantado na fossa ilíaca ___, com diâmetro longitudinal de __ cm. Parênquima com espessura, contornos e ecogenicidade normais.
- Não há evidências de cálculos ou dilatação do sistema coletor.
- Ausência de coleções perirrenais.
- Artéria renal transplantada pérvia, com fasicidade e velocidades conservadas. Velocidade do pico sistólico na anastomose estimada em ___ cm/s (normal até 300 cm/s).
- Veia renal transplantada pérvia, sem sinais de turbilhonamento do fluxo ou aumento significativo das velocidades na anastomose.
- O mapeamento intrarrenal mostrou artérias segmentares, interlobares e arqueadas com morfologia de onda preservada, apresentando índices de resistividade e pulsatilidade normais (normal: IR até 0,70 e IP até 1,5).

Sugestão de frases patológicas para transplante renal

- Estenose significativa na anastomose arterial, caracterizada por aumento das velocidades de pico sistólico em ___ cm/s (normal até 300 cm/s) com relação para o segmento pré-estenótico estimado em ___ vezes (normal de até 2 vezes). Associa-se fluxo intrarrenal de padrão pós-estenótico.
- Oclusão da anastomose arterial, caracterizada por ausência de fluxo ao estudo Doppler ao longo da artéria transplantada e intrarrenal.
- Estenose significativa na anastomose venosa, caracterizada por turbilhonamento do fluxo e au-

mento da relação para o segmento pré-estenótico estimado em ___ vezes (normal de até 4 vezes).
- Oclusão da anastomose venosa, caracterizada por trombo hipoecogênico ocluindo a luz do vaso e ausência de fluxo ao estudo Doppler. Associa-se fluxo arterial intrarrenal com diástole reversa.
- Fluxo intrarrenal com aumento difuso dos índices de resistividade e pulsatilidade, estimados respectivamente em até ___ e ___ (normal: índice de resistência (IR) até 0,70 e índice de pulsatilidade (IP) até 1,5).

REFERÊNCIAS

1. Botelho FE, Nunes TA, Navarro TP, Castro BL, Pinheiro DL, Leite JOM, et al. Estenose do enxerto de veia safena magna reversa em revascularização arterial infrainguinal. Rev Assoc Med Bras. 2011;57(2):187-93.
2. Brookmeyer CE, Bhatt S, Fishman EK, Sheth S. Multimodality Imaging after Liver Transplant: Top 10 Important Complications. Radiographics. 2022;42(3):702-21.
3. Botelho FE, Nunes TA, Navarro TP, Castro BL, Pinheiro DL, Leite JOM, et al. Estenose do enxerto de veia safena magna reversa em revascularização arterial infrainguinal. Rev Assoc Med Bras. 2011;57(2):187-93.
4. Caiado AH, Blasbalg R, Marcelino ASZ, Pinho MC, Chammas MC, Leite CC, et al. Complications of liver transplantation: multimodality imaging approach. Radiographics. 2007;27(5):1401-17.
5. Chong WK, Beland JC, Weeks SM. Sonographic evaluation of venous obstruction in liver transplants. AJR Am J Roentgenol. 2007;188(6):W515-21.
6. Crossin JD, Muradali D, Wilson SR. US of liver transplants: Normal and abnormal. Radiographics. 2003;23(5):1093-114.
7. De Maeseneer MG, Kakkos SK, Aherne T, Baekgaard N, Black S, Blomgren L, et al. European Society for Vascular Surgery (ESVS) 2022 Clinical Practice Guidelines on the Management of Chronic Venous Disease of the Lower Limbs. Eur J Vasc Endovasc Surg. 2022;63(2):184-267.
8. Granata A, Clementi S, Londrino F, Romano G, Veroux M, Fiorini F, et al. Renal transplant vascular complications: the role of Doppler ultrasound. J Ultrasound. 2015;18(2):101-7.
9. Khawaja AZ, Tullett KAJ, Jones RG, Inston NG. Preoperative assessment for percutaneous and open surgical arteriovenous fistula creation in patients for haemodialysis. Clin Kidney J. 2021;14(3):1034.
10. Lake D, Guimaraes M, Ackerman S, Hannegan C, Schonholz C, Selby JB, et al. Comparative Results of Doppler Sonography After TIPS Using Covered and Bare *stents*. AJR Am J Roentgenol. 2006;186(4):1138-43.
11. Lee SG. A Complete Treatment of Adult Living Donor Liver Transplantation: A Review of Surgical Technique and Current Challenges to Expand Indication of Patients. Am J Transplant. 2015;15(1):17-38.
12. Lok CE, Huber TS, Lee T, Shenoy S, Yevzlin AS, Abreo K, et al. KDOQI Clinical Practice Guideline for Vascular Access: 2019 Update. Am J Kidney Dis. 2020;75(4 Suppl 2):S1-S164.
13. Malik J, Bont C, Valerianova A, Krupickova Z, Novakova L. Arteriovenous Hemodialysis Access Stenosis Diagnosed by Duplex Doppler Ultrasonography: A Review. Diagnostics (Basel). 2022;12(8):1979.
14. Meola M, Marciello A, Di Salle G, Petrucci I. Ultrasound evaluation of access complications: Thrombosis, aneurysms, pseudoaneurysms and infections. J Vasc Access. 2021;22(1_suppl):71-83.
15. Mullan CP, Siewert B, Kane RA, Sheiman RG. Can Doppler sonography discern between hemodynamically significant and Insignificant portal vein stenosis after adult liver transplantation? AJR Am J Roentgenol. 2010;195(6):1438-43.

16. Neumyer MM, Kidd J, Hodge M, Rapoport S, Goh EY. Sonographic Evaluation of Aortic Endografts. J Diagn Med Sonogr. 2011;27(2):55-64.

17. Rychen J, Madarasz A, Murek M, et al. Management of postoperative internal carotid artery intimal flap after carotid endarterectomy: a cohort study and systematic review. J Neurosurg. 2022;136(3):647-54.

18. Surur AM, Crespo G, Galindez JA, Pessini L, Marangoni MA, Londero HF. The Usefulness of Color Doppler Ultrasound in the Follow-up of Carotid Artery Stenting. Rev Argent Radiol. 2019;83(1):34-41.

19. Swinnen J. Carotid duplex ultrasound after carotid stenting. AJUM August. 2010;13(3):20-2.

20. van der Kolk AG, de Borst GJ, Jongen LM, Hartog AG den, Moll FL, W Mali WPThM, et al. Prevalence and Clinical Consequences of Carotid Artery Residual Defects Following Endarterectomy: A Prospective CT Angiography Evaluation Study. Eur J Vasc Endovasc Surg. 2011;42(2):144-52.

21. Whiteley MS. Current Best Practice in the Management of Varicose Veins. Clin Cosmet Investig Dermatol. 2022;15:567-83.

22. Zamboli P, Fiorini F, D'Amelio A, Fatuzzo P, Granata A. Color Doppler ultrasound and arteriovenous fistulas for hemodialysis. J Ultrasound. 2014;17(4):253-63.

23. Zierler RE, Jordan WD, Lal BK, Mussa F, Leers S, Fulton J, et al. The Society for Vascular Surgery practice guidelines on follow-up after vascular surgery arterial procedures. J Vasc Surg. 2018;68(1):256-84.

4

Vasculopatias

INTRODUÇÃO

O diagnóstico etiológico das afecções que envolvem as camadas da parede arterial e venosa pode ser feito a partir de aspectos fisiopatológicos, clínicos e de imagem, dentro dos grandes grupos que as compõem, a arteriosclerose, as vasculopatias inflamatórias e as não ateromatosas não inflamatórias. Neste capítulo, será dada ênfase às afecções em que a ultrassonografia com Doppler e com contraste pode contribuir para o raciocínio diagnóstico, seguindo protocolos de estudo que variam na dependência do território e da arteriopatia avaliados.

ARTERIOESCLEROSE

Trata-se de um grupo de doenças que levam ao enrijecimento das paredes arteriais. Em termos gerais, há três tipos principais de arteriosclerose: aterosclerose, esclerose medial de Monckeberg e arteriolosclerose.

Aterosclerose

A aterosclerose ou ateromatose acomete grandes e médias artérias, porém a sua distribuição varia de acordo com as características hemodinâmicas locais e os diversos fatores de risco. Seu marco fisiopatológico é a placa ateromatosa, que consiste em um centro lipídico com células espumosas localizado na camada intimal envolta por células inflamatórias, por isso é considerada uma doença inflamatória crônica, cuja patogênese remonta à lesão ou disfunção endotelial relacionada aos diversos fatores de risco que criam um ambiente pró-inflamatório e protrombótico.

Os estágios histopatológicos da placa ateromatosa são divididos pela American Heart Association em: (tipo I) íntima com macrófagos contendo gordura; (tipo II) íntima com estria gordurosa; (tipo III ou pré-ateroma) centro gorduroso sem desestruturação do endotélio e da íntima; (tipo IV ou ateroma) centro gorduroso, endotélio normal e capa intimal; (tipo V ou placa) centro gorduroso e capa mais fibrosa, podendo ser dividido em fibroateroma, placa calcificada e placa fibrótica; (tipo VI ou placa complicada) erosões superficiais, hemorragia interna ou trombo na superfície da lesão; (tipo VII) centro gorduroso regride com predomínio de calcificação residual; (tipo VIII) centro gorduroso regride com predomínio de fibrose residual.

O aspecto de imagem da placa ateromatosa varia na dependência da sua fase histopatológica, inicialmente surgindo como um espessamento mediointimal focal, desenvolvendo para placa ateromatosa hipoecogênica não calcificada, eventualmente evoluindo para placa ateromatosa com sinais de complicação, como irregularidade da superfície, erosão e trombose local, até atingir estágios mais estáveis, como placa ateromatosa fibrocalcificada ou calcificada, padrões que serão detalhados no capítulo "Carótidas e vertebrais" (Figura 1).

A ultrassonografia ainda pode contribuir na estimativa de aumento do risco cardiovascular por meio de testes como dilatação fluxo-mediada na artéria braquial e avaliação da espessura do complexo mediointimal nas artérias carótidas, ambos ainda objetos de debate quanto à sua reprodutibilidade e eficácia como valor prognóstico na prática. No teste de dilatação fluxo-mediada, a função endotelial é avaliada pela mensuração do calibre da artéria braquial realizada antes e depois de 5 minutos de compressão do antebraço com manguito nos 3 minutos subsequentes à sua deflação, com o paciente em repouso prévio de pelo menos 15 minutos, sem ter ingerido álcool ou café nas 8 horas anteriores.

em relação ao valor basal; em casos de depleção de óxido nitroso endotelial e, consequentemente, maior risco de desenvolvimento de aterosclerose, o aumento rebote do calibre da artéria braquial não atinge 7%. A avaliação da espessura do complexo mediointimal será detalhado no capítulo "Carótidas e vertebrais" (Figura 2).

Esclerose medial de Monckeberg

A esclerose medial de Monckeberg, também conhecida como calcinose da média ou arteriosclerose senil, é uma condição de etiologia desconhecida, mais prevalente em homens acima de 50 anos, que não está associada aos fatores de risco clássicos da aterosclerose. Cursa com calcificação da camada média de artérias periféricas, apesar de relatos de acometimento em artérias viscerais, carótidas e coronárias, estando mais relacionada com condições como diabetes e doença renal crônica em estágio final.

A diferenciação com aterosclerose calcificada se faz com base em características clínicas, topografia e pa-

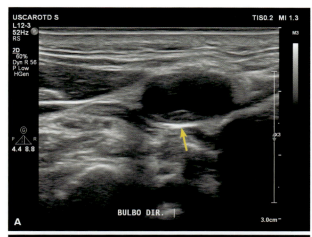
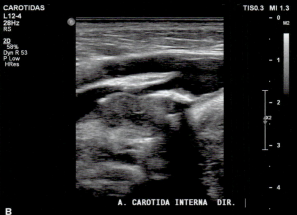
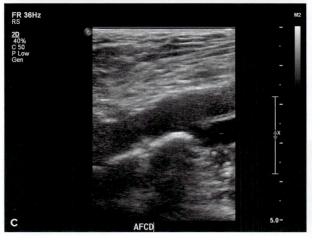

FIGURA 1
Padrões de placa ateromatosa. Incipiente hipoecogênica na parede posterior do bulbo carotídeo (A), volumosa hipoecogênica com calcificações periféricas na origem da artéria carótida interna (B) e densamente calcificada na parede posterior da artéria femoral comum (C).

Os valores de normalidade esperados ainda não são consensuais e variam na literatura, mas em condições normais pode ser considerado valor com boa acurácia diagnóstica aumento do calibre da artéria braquial > 7%

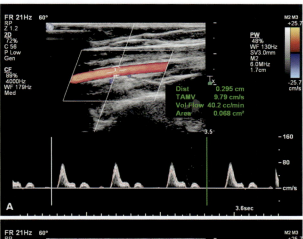
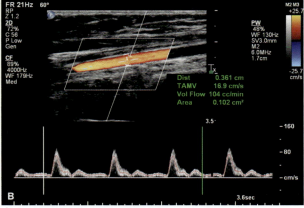

FIGURA 2
Estudo de vasorreatividade por dilatação fluxo-mediada de artéria braquial com valores basais (A) e, após descompressão do manguito no antebraço (B), mostra aumento do calibre em cerca de 20%, portanto normal.

drão de acometimento, já que a calcificação da esclerose medial de Monckeberg poupa a camada intimal e geralmente é proeminente e circunferencial, podendo inclusive aparecer ao raio-X e prejudicar a avaliação de teste tornozelo-braquial por reduzir a transmissão de pressão sistólica no tornozelo (Figura 3).

Arteriolosclerose

A arteriolosclerose é representada pelo espessamento das arteríolas de pacientes idosos, com hipertensão arterial ou microangiopatia diabética, que leva principalmente a alterações cerebrovasculares e renovasculares, ocorrendo em dois padrões que podem se sobrepor: (1) arteriolosclerose hialina, relacionada com hipertensão essencial benigna, sendo a lesão renal designada nefrosclerose benigna, em que se observa acúmulo de material hialino no espaço subendotelial; (2) arteriolosclerose hiperplásica, relacionada com hipertensão maligna, em que a lesão renal designada nefrosclerose maligna, onde se observa intensa hiperplasia intimal com acentuada redução luminal.

A avaliação com Doppler mostra sinais indiretos de acometimento da microcirculação pelo aumento dos índices de resistividade das artérias nutridoras, as artérias carótidas e vertebrais no caso do cérebro, as artérias renais e intrarrenais no caso do rim (Figura 4).

VASCULOPATIAS INFLAMATÓRIAS

As vasculites apresentam como característica histopatológica comum inflamação da parede dos vasos, cujos fatores etiológicos incluem infecções, drogas, autoanticorpos, neoplasias, proteínas circulantes anômalas e doenças sistêmicas de base. No entanto, cerca de metade dos casos não apresenta fator etiológico evidente e é considerada idiopática.

Podem apresentar uma ampla variedade de sintomas clínicos, dependendo do tipo do infiltrado inflamatório, da localização e do calibre dos vasos envolvidos. Sintomas constitucionais como fadiga, febre, perda de peso, mialgia e artralgia estão presentes com frequência em parte do curso clínico. A ampla variedade desses sintomas associada ao grande número de possíveis agentes etiológicos dificultam a realização do diagnóstico específico.

A ultrassonografia com Doppler é uma ferramenta diagnóstica muito útil na caracterização direta dos vasos de grande e médio calibres, podendo avaliar a anatomia vascular, as alterações na parede e no tecido adjacente, a perviedade e as características do fluxo.

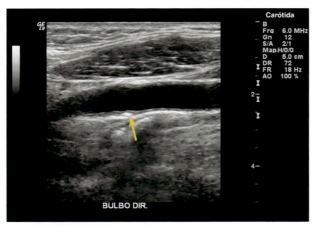

FIGURA 3
Calcificação média no bulbo carotídeo, poupando a íntima.

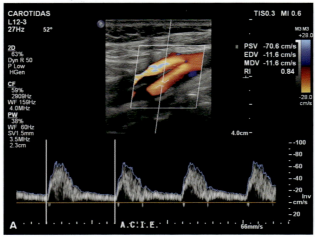
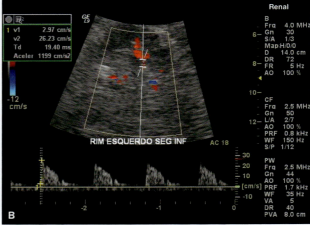

FIGURA 4
Aumento dos índices de resistividade na artéria carótida interna, indicando arterioesclerose (A), e na artéria segmentar, indicando nefrosclerose (B).

O achado ultrassonográfico característico comum a muitas arterites é o espessamento parietal concêntrico hipoecogênico, que em geral denota edema e processo inflamatório. Além disso, contraste ultrassonográfico pode contribuir ao caracterizar atividade inflamatória, sendo classificada em: grau 0 para ausência de realce, grau 1 para realce limitado ou moderado, com caracterização das microbolhas em movimento na camada mediointimal, e grau 2 para realce com microbolhas preenchendo toda a espessura da parede.

Fenômeno de Raynaud

Fenômeno de Raynaud é a desordem vascular mais comum nos membros superiores, caracterizada por resposta vasoespástica excessiva ao frio ou emoção, em que a mão ou os dedos ficam brancos, azuis e, por fim, vermelhos. Pode ser primário, sem causa aparente e com melhora após aplicação de calor, ou secundário, associado a doenças do tecido conectivo, sendo a primeira manifestação em 90% dos pacientes com esclerose sistêmica e em um terço dos pacientes com lúpus eritematoso sistêmico.

Para caracterizar se é um fenômeno primário ou secundário, pode ser avaliado o padrão de fluxo no leito arterial distal após aplicação de frio. Nesse teste são mensurados o calibre interno, índice de resistividade e volume de fluxo das artérias radial e ulnar no punho e da artéria digital do terceiro dedo antes e de 1 em 1 minuto após imersão da mão em água fria por 4 minutos. Considera-se fenômeno de Raynaud secundário tempo de normalização acima de 17 minutos para a artéria radial, 23 minutos para a artéria ulnar e 7 minutos para a artéria digital.

Arterite de células gigantes

A arterite de células gigantes, arterite temporal ou doença de Horton é uma vasculite granulomatosa crônica, de etiologia desconhecida, que afeta principalmente mulheres brancas com mais de 50 anos. Segundo a classificação do American College of Rheumatology de 1990, o diagnóstico será feito se o paciente apresentar pelo menos três dos cinco critérios seguintes: (1) idade igual ou superior a 50 anos, (2) cefaleia de início recente, (3) anormalidades na topografia da artéria temporal, (4) velocidade de hemossedimentação (VHS) > 50 mm/h e (5) biópsia com células mononucleares ou inflamação granulomatosa. A associação com a polimialgia reumática ocorre em cerca de 50% dos casos e são considerados espectros de uma mesma doença, podendo cursar com sintomas constitucionais, dor em ombros, região cervical e em quadris, de caráter inflamatório e com rigidez matinal prolongada.

A arterite temporal apresenta dois fenótipos principais. O fenótipo craniano é mais frequente e acomete principalmente as artérias temporais, apresentando-se como uma cefaleia pulsátil acompanhada de claudicação mandibular e alterações visuais que podem incluir diplopia, amaurose fugaz e perda irreversível da visão, por vezes com artéria temporal superficial espessada e dolorosa ao exame físico. O fenótipo de grandes vasos é mais raro e acomete principalmente as artérias axilares, com envolvimento em geral bilateral, mas também a aorta e as artérias subclávias, braquiais, femorais e poplíteas (Figura 5).

O protocolo da pesquisa de arterite temporal, independentemente do pedido médico, deve conter a análise das artérias temporais e das artérias axilares no mesmo momento, para aumentar a acurácia diagnóstica, de acordo com as diretrizes atuais das sociedades de Reumatologia, já que esse vaso é acometido em 50% dos novos casos; 60% desses pacientes poderão desenvolver arterite temporal *a posteriori*.

A ultrassonografia das artérias temporais superficiais deve ser realizada com transdutor linear de alta frequência, desde sua origem na articulação temporomandibular à frente do lóbulo da orelha e com varredura axial ao modo B dos seus ramos parietal e frontal e no eixo longitudinal ao modo colorido com registro espectral ao modo pulsado de pelo menos um segmento. A morfologia de onda é característica de alta

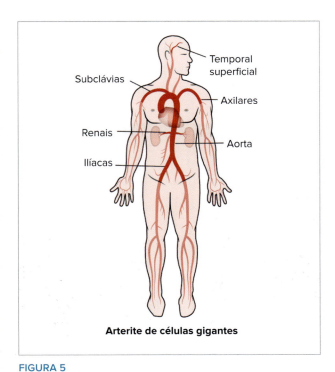

FIGURA 5
Esquema ilustrativo dos principais locais de acometimento da arterite de células gigantes.

resistividade, em geral com incisura protodiastólica e diástole final de baixa amplitude (Figuras 6 e 7).

O diagnóstico se faz principalmente pelo sinal do halo, que consiste no espessamento parietal concêntrico hipoecogênico de sua parede, em geral maior ou igual a 0,5 mm nas artérias temporais e maior que 1 mm e, particularmente, maior que 1,5 mm nas artérias axilares, podendo ser caracterizado ao modo B e colorido. É considerado como sinal secundário, ainda, perda da compressibilidade da artéria, em geral observada facilmente devido à sua topografia superficial, ao contrário de artérias de outros territórios. Eventualmente, a doença pode progredir para estreitamento luminal e estenose significativa, com aumento focal das velocidades em mais do que duas vezes em relação ao segmento pregresso não estenótico, e até oclusão segmentar, quando o fluxo não é caracterizado mesmo com ajustes do *preset*. O Doppler da órbita pode ainda ser indicado para mostrar redução ou ausência de fluxo na artéria central da retina (Figuras 8 e 9).

Arterite de Takayasu

Arterite de Takayasu, ou doença sem pulso, é uma doença rara e de distribuição universal, porém com predomínio na Ásia. Sua etiologia é desconhecida, mas possivelmente está relacionada com fenômeno autoimune, desencadeado por um processo infeccioso. Sua prevalência é maior em mulheres jovens, com início antes dos 40 anos, a uma proporção de 10:1 em relação aos homens. A vasculite se inicia entre as camadas média e adventícia, evoluindo para quadro de panarterite segmentar granulomatosa, cujo processo inflamatório gradativamente é substituído por fibrose, manifestando-se com obstrução dos ramos que se originam do arco aórtico e, menos frequentemente, com aneurismas. De forma didática, a doença pode ser dividida em fase inicial sistêmica e tardia oclusiva, com intervalo de até 8 anos entre ambas. Segundo a classificação do American College of Rheumatology, o diagnóstico é feito se o paciente apresentar pelo menos três dos seis critérios seguintes: (1) idade de início antes dos 40 anos, (2) claudicação nas extremidades, (3) redução

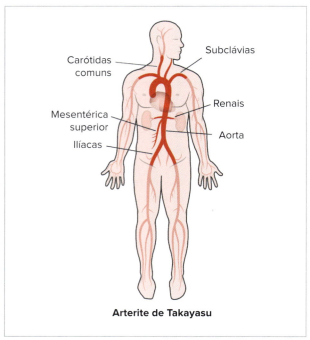

FIGURA 6
Esquema ilustrativo dos principais locais de acometimento da arterite de Takayasu.

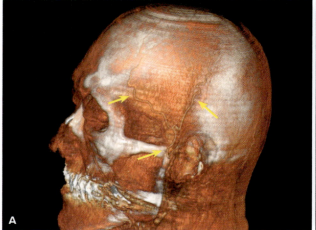
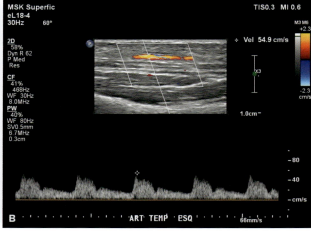

FIGURA 7
Artéria temporal normal. Angiotomografia mostrando o tronco principal e os ramos parietal e frontal (A). Estudo Doppler habitual no ramo frontal com calibre normal e padrão de fluxo de alta resistividade (B).

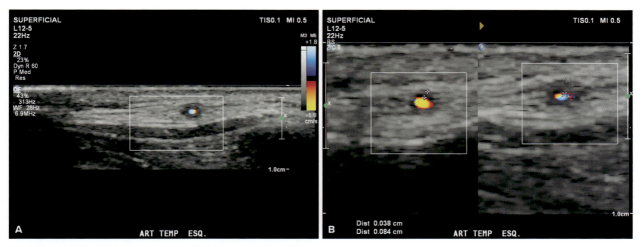

FIGURA 8
Arterite temporal caracterizada por espessamento parietal hipoecogênico concêntrico (A), mais bem caracterizado na comparação com segmento contralateral normal e espessura maior que 0,5 mm (B).

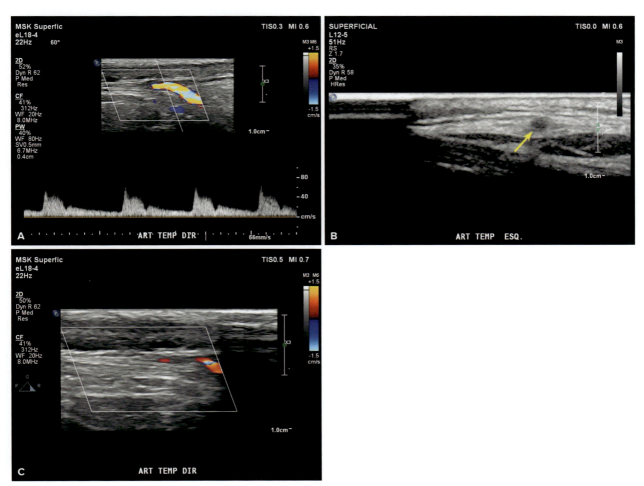

FIGURA 9
Artéria temporal no tronco proximal logo após sua emergência com fluxo normal (A). A arterite temporal é caracterizada por oclusão segmentar do ramo frontal caracterizada por acentuado estreitamento ao modo B (B) e ausência de fluxo ao modo colorido (C).

do pulso braquial, (4) gradiente acima de 10 mmHg entre os braços, (5) sopro da subclávia ou aorta e (6) estreitamento ou oclusão da aorta e de seus ramos sem relação com aterosclerose ou displasia fibromuscular.

As artérias subclávias são as artérias mais frequentemente comprometidas; consequentemente, a sintomatologia clínica é mais comum nos membros superiores. Os demais sinais e sintomas estarão relacionados com o vaso comprometido: (1) artérias carótidas comuns acometidas com isquemia cerebral e carótidas internas mais comumente poupadas; (2) artérias renais com hipertensão arterial; (3) artérias pulmonares com dispneia, dor torácica e hipertensão pulmonar; (4) artérias mesentéricas com angina mesentérica; (5) artérias coronárias com angina ou infarto miocárdico; (6) artérias dos membros inferiores com claudicação intermitente (Figura 6).

Na avaliação por meio de ultrassonografia, alterações distintas serão encontradas em cada fase da doença. Na fase inicial, pode-se caracterizar espessamento parietal concêntrico difuso nos vasos acometidos nas artérias-alvo características, principalmente aorta, subclávia, carótida comum e vertebral. Na fase tardia, podem ser observados estenoses, oclusões, dilatações e aneurismas (Figuras 10, 11, 12 e 13).

Tromboangeíte obliterante

A tromboangeíte obliterante, ou doença de Buerger, é caracterizada por inflamação vascular segmentar, fenômenos oclusivos e envolvimento de artérias e veias de médio e pequeno calibres dos membros inferiores e superiores. Sua etiologia é desconhecida, mas é uma doença fortemente associada ao tabagismo e cuja progressão está intimamente ligada ao seu uso continuado. A apresentação típica é de dor em repouso, úlceras isquêmicas que não melhoram e gangrena de dedos das mãos e dos pés. É uma doença rara, três vezes mais comum nos homens do que nas mulheres, a maior parte com idade entre 20 e 45 anos.

O principal local de acometimento são vasos dos membros superiores ou inferiores, em geral dois simultaneamente, principalmente artérias radiais, ulnares, tibiais, fibulares, palmares, plantares e digitais (Figura 14).

Os achados de imagem podem ser venosos e arteriais. A doença pode ser precedida de quadro de tromboflebite migratória, caracterizada por episódios de

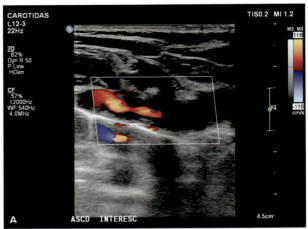
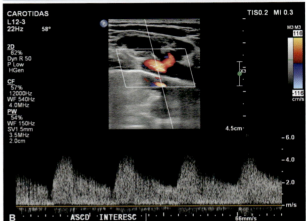
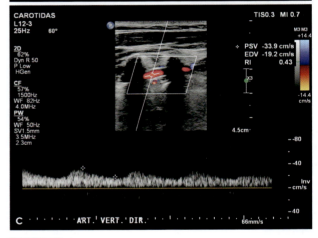

FIGURA 10

Arterite de Takayasu caracterizada por espessamento parietal concêntrico da artéria subclávia direita ao modo colorido (A), com fluxo de altas velocidades sistólicas e diastólicas ao modo pulsado (B) e repercussão hemodinâmica na artéria vertebral, que apresenta fluxo de padrão pós-estenótico (C).

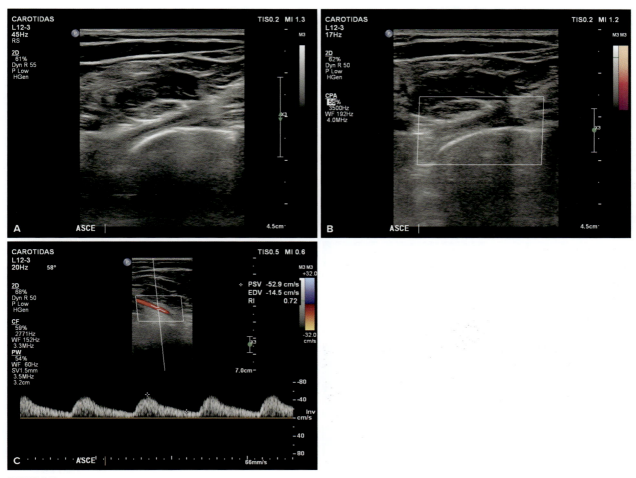

FIGURA 11
Mesmo paciente do caso anterior. Na artéria subclávia esquerda, importante afilamento e espessamento parietal ao modo B (A), ausência de fluxo ao Doppler de amplitude (B), com recanalização distal por colaterais, apresentando fluxo de padrão pós-estenótico (C).

tromboflebite nos membros superiores ou inferiores sequenciais, sem causa aparente. Na evolução da doença, são caracterizados os achados arteriais em pelo menos dois membros periféricos superiores ou inferiores que incluem oclusão segmentar não aterosclerótica de artérias periféricas de pequeno e médio calibre, com recanalização por pequenos vasos colaterais ao redor das áreas de oclusão com aspecto em "saca-rolha", denominado sinal de Martorell em estudos angiográficos (Figuras 15 e 16).

Aortites

Aortite e periaortite são termos referentes a um grupo de doenças que cursam com processo inflamatório que envolve apenas a parede aórtica ou se estende até as suas imediações, podendo ser idiopáticas, reumatológicas, infecciosas ou até neoplásicas, não guardando relação com aterosclerose. Os dois principais grupos são a aortite infecciosa e não infecciosa.

A aortite infecciosa ocorre na maioria dos casos devido à infecção não fúngica, motivo pelo qual o termo aneurisma micótico foi abandonado, sendo principalmente causada por patógenos como *Staphylococcus aureus*, pneumococo, *Escherichia coli* e *Salmonella*, por contiguidade, iatrogenia ou embolia séptica, particularmente se presentes placas vulneráveis ou aneurismas. A taxa de mortalidade é alta, principalmente por complicações como formação de aneurismas, em geral saculares ou pseudoaneurismas, propagação do processo infeccioso em tecidos adjacentes, como vértebras e músculo psoas, dissecções e até mesmo rotura.

A aortite não infecciosa pode se estabelecer por uma série de vasculites, sendo as principais arterite de células gigantes e arterite de Takayasu, mas também por outras afecções reumatológicas, como lúpus eritematoso sistêmico, artrite reumatoide, espondilite anquilosante e doença de Behçet, cursando com espessamento parietal concêntrico hipoecogênico, que pode

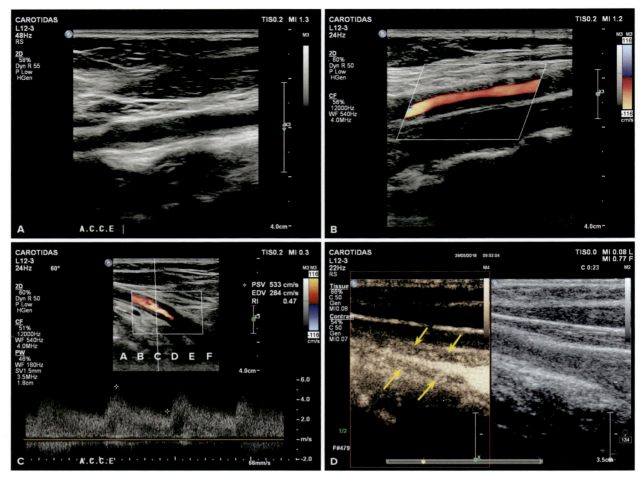

FIGURA 12
Arterite de Takayasu caracterizada por espessamento parietal concêntrico da carótida comum ao modo B (A) e ao modo colorido (B), com fluxo de altas velocidades sistólicas e diastólicas ao modo pulsado (C). Estudo com contraste ultrassonográfico (SonoVue®) mostra realce parietal importante, indicando processo inflamatório em atividade (D).

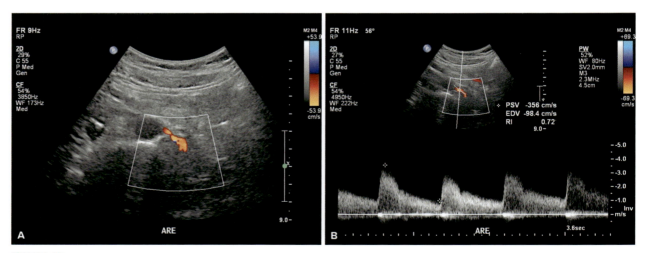

FIGURA 13
Arterite de Takayasu com envolvimento da artéria renal esquerda, caracterizado por estreitamento luminal na origem ao modo colorido (A) e, principalmente, fluxo de altas velocidades sistólicas ao modo pulsado (B).

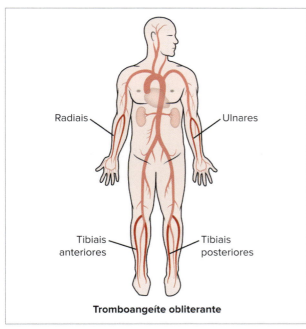

FIGURA 14
Esquema ilustrativo dos principais locais de acometimento da tromboangeíte obliterante.

evoluir para estenoses e dilatações com formação de aneurismas (Figura 17).

Periaortite é uma doença rara que engloba fibrose retroperitoneal idiopática, fibrose retroperitoneal perianeurismática e aneurisma abdominal aórtico inflamatório, cursando com processo inflamatório com origem da adventícia que se estende para o espaço periaórtico, acometendo principalmente a aorta infrarrenal e artérias ilíacas comuns, mas também outros territórios, particularmente a aorta torácica. Os dois principais grupos são periaortite idiopática e secundária, relacionada a lesões malignas, infecção, radioterapia e alguns tipos de drogas.

O estudo ultrassonográfico revela uma massa hipoecogênica envolvendo a parede anterolateral da aorta, que pode ou não estar dilatada, e englobando as artérias ilíacas comuns, relacionada com o processo inflamatório e o espessamento parietal, que pode se estender e envolver vísceras vizinhas, como a veia cava inferior e ureteres, causando inclusive hidronefrose. O exame deve ser complementado com angiotomografia ou angiorressonância para descartar causa secundária (Figura 18).

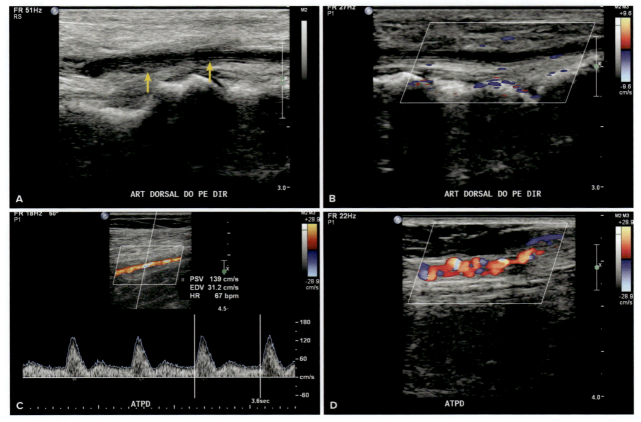

FIGURA 15
Tromboangeíte obliterante. Artéria dorsal do pé com espessamento parietal difuso ao modo B (A) e sem fluxo ao modo colorido (B). Artéria tibial posterior com espessamento parietal determinando focos de estenose significativa (C) e recanalização distal por colaterais em "saca-rolha" (D).

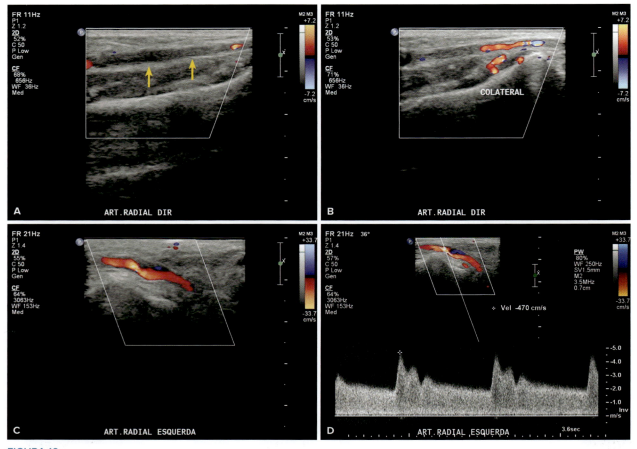

FIGURA 16
Tromboangeíte obliterante com acometimento bilateral de artéria radial. Artéria radial direita com oclusão segmentar (A) e recanalização distal por colateral (B). Artéria radial esquerda com espessamento parietal focal (C) determinando estenose significativa (D).

Vasculite de órgão único

A vasculite de órgão único é bastante rara e se notabiliza por acometer apenas um território vascular, tendo sido relatada na aorta, em vasos esplâncnicos, no trato geniturinário e na mama. Tende a ter um bom prognóstico e seu tratamento pode ser curativo, embora possa progredir para uma doença sistêmica e até causar um impacto significativo na morbidade e na mortalidade prematura dos pacientes afetados. As manifestações clínicas variam conforme o órgão acometido, mas, como a forma mais comum é a vasculite localizada do trato gastrintestinal, geralmente leva à dor abdominal intensa e, eventualmente, angina abdominal, vômitos, diarreias ou melena, entre outros.

Os achados de imagem mais frequentes obedecem à seguinte ordem: estenose luminal significativa, dilatação e espessamento parietal, acometendo principalmente a artéria mesentérica superior, seguida do tronco celíaco, artéria hepática, artéria mesentérica inferior, artéria esplênica e artéria gástrica (Figura 19).

Doença de Behçet

A doença de Behçet é uma vasculite sistêmica que pode acometer artérias e veias de quaisquer calibres, podendo se manifestar com estenoses, oclusões, tromboses e aneurismas, porém a manifestação mais comum é a trombose venosa superficial ou profunda, principalmente dos membros inferiores.

Mais recentemente, surgiu uma nova modalidade diagnóstica, que avalia a espessura da parede posterior da veia femoral comum, da veia femoral e da veia safena magna como critério diagnóstico. Segundo esses estudos, cujos critérios de corte variam levemente, valores acima de 0,60 mm de espessura da veia femoral comum, 0,55 mm na veia femoral e acima de 0,45 cm na veia safena magna representariam uma boa acurácia como critério diagnóstico para doença de Behçet, desde que seja descartado espessamento parietal relacionado à trombose venosa profunda atual ou pregressa.

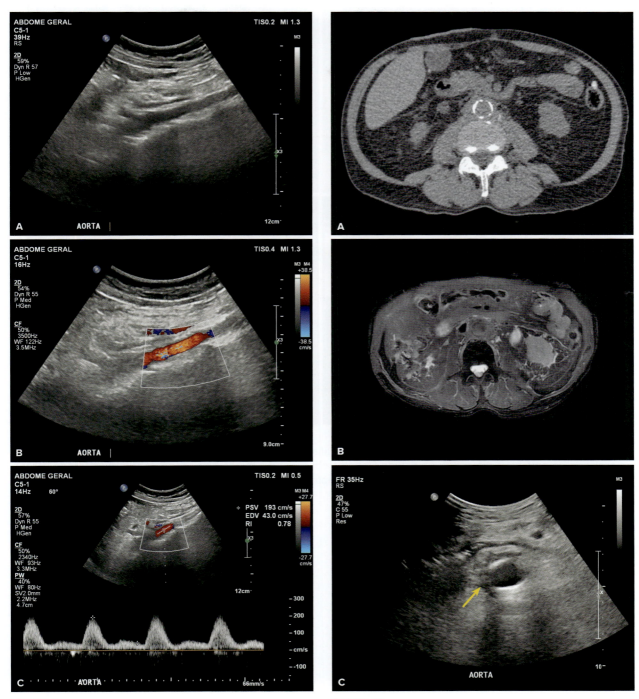

FIGURA 17
Arterite de Takayasu acometendo a aorta, a qual se apresenta afilada e com discreto espessamento parietal ao modo B (A), ao modo colorido (B), com perda do componente diastólico reverso ao modo pulsado (C).

FIGURA 18
Periaortite caracterizada à tomografia (A), ressonância magnética (B) e ultrassonografia (C) por tecido hipoecogênico circunjacente a aorta levemente ectasiada e ateromatosa.

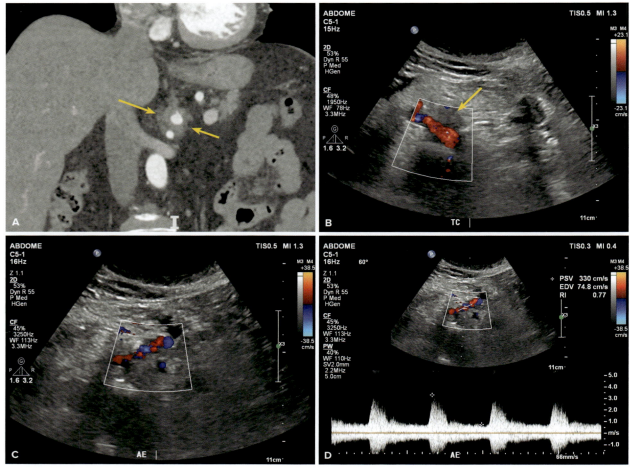

FIGURA 19
Vasculite localizada de trato gastrintestinal. Angiotomografia mostra tecido hipoecogênico ao redor do tronco celíaco estendendo-se para seus ramos (A). Ao estudo Doppler, observa-se o tecido hipoecogênico junto ao tronco celíaco, sem causar estreitamento luminal (B). A artéria esplênica apresenta irregularidades parietais (C) com sinais de estenose significativa ao modo pulsado (D).

ARTERIOPATIAS NÃO ATEROMATOSAS NÃO INFLAMATÓRIAS

São classes de doenças que não têm relação com processo aterosclerótico nem com doenças reumatológicas.

Displasia fibromuscular

A displasia fibromuscular é uma arteriopatia que afeta artérias de médio calibre e, raramente, as de pequeno calibre. É uma condição não inflamatória e não aterosclerótica que acomete mais comumente mulheres jovens e raramente progride para oclusão arterial. Sua etiologia é desconhecida, mas parece haver um componente genético envolvido, em virtude da alta incidência em algumas famílias, e hormonal, pela alta prevalência em mulheres.

A displasia fibromuscular pode ser classificada em: (1) displasia medial, padrão mais comum, respondendo por cerca de 90% dos casos (89%); (2) fibroplasia intimal, respondendo por cerca de 10%; (3) fibroplasia adventicial, bastante rara. O subtipo mais comum de displasia medial, a fibroplasia medial, apresenta-se com o aspecto clássico de "colar de contas", o qual se caracteriza por segmento arterial com espessamento parietal determinando estenoses focais, intercaladas por curtas dilatações.

Apesar de poder acometer quase todos os territórios vasculares, o envolvimento é mais comum em: (1) artérias renais em até 75% dos casos; (2) artérias carótidas internas e vertebrais em até 30% dos casos; (3) artérias viscerais em até 9% dos casos; (4) artérias periféricas em até 5% dos casos, principalmente as artérias ilíacas externas e subclávias. As carótidas internas devem ser investigadas até a porção cervical mais distal possível (Figura 20).

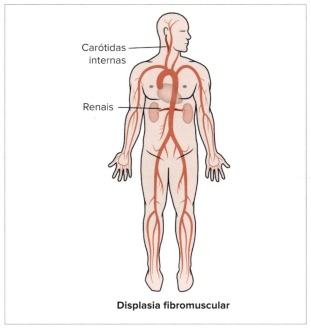

FIGURA 20
Esquema ilustrativo dos principais locais de acometimento da displasia fibromuscular.

O diagnóstico baseia-se na associação dos exames de imagem com o quadro clínico de cada paciente. Do ponto de vista morfológico, é caracterizado estreitamento luminal não aterosclerótico com eventual padrão em "colar de contas", focos de dissecção e aneurismas, caracterizando-se, ao estudo Doppler, estenose hemodinâmica significativa nos locais de estreitamento luminal cujos critérios variam com o território analisado. Adicionalmente, pode se manifestar como *web* carotídeo na parede posterior do bulbo carotídeo e tortuosidade em "S" nas carótidas internas em pacientes jovens, os quais serão detalhados no capítulo "Carótidas e vertebrais" (Figuras 21, 22, 23, 24 e 25).

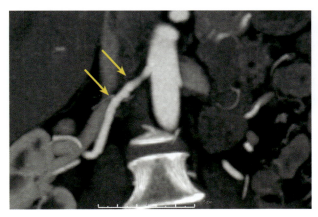

FIGURA 21
Angiotomografia de artéria renal direita em paciente com displasia fibromuscular com padrão em "colar de contas".

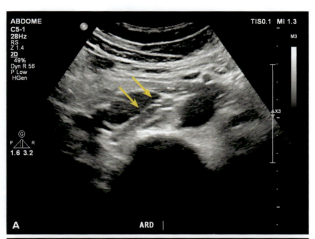
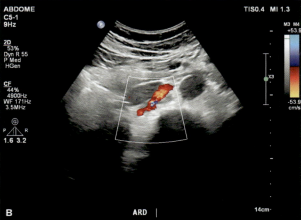
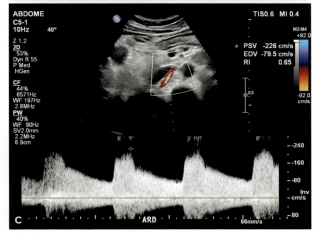

FIGURA 22
Displasia fibromuscular acometendo o terço médio da artéria renal direita, caracterizada por irregularidade parietal ao modo B (A), focos de estenose intercalados com ectasias ao modo colorido (B) e aumento significativo das velocidades nos locais de estenose (C).

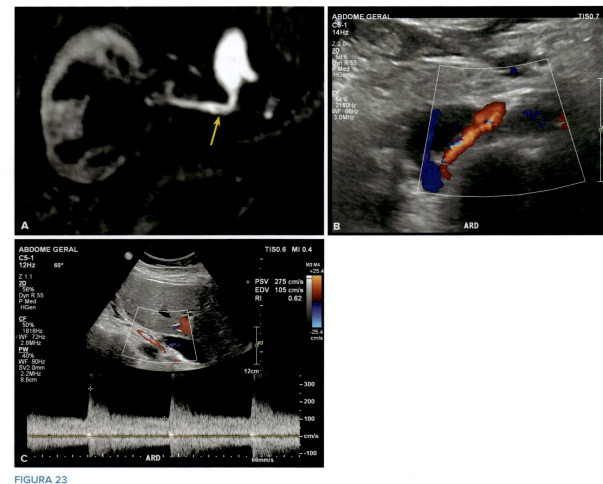

FIGURA 23
Angiorressonância mostra flap intimal no terço médio da artéria renal direita, caracterizando dissecção em paciente com displasia fibromuscular (A). Ao Doppler colorido, são caracterizados padrão de turbilhonamento de fluxo na luz verdadeira (B) e aumento significativo das velocidades ao modo pulsado (C).

Mediólise arterial segmentar

A mediólise arterial segmentar é uma arteriopatia rara, não aterosclerótica não inflamatória, que tem sido cada vez mais observada pela utilização de métodos seccionais em ambiente hospitalar, relacionada à rotura do músculo liso da camada média da parede arterial, resultando em hemorragia intramural, aneurismas saculares ou dissecções, trombose e, inclusive, hemorragia intra-abdominal. Afeta as artérias esplâncnicas, mais comumente os ramos de calibre médio da artéria mesentérica superior. Existe alguma semelhança histológica com a displasia fibromuscular, que é um diagnóstico diferencial, embora as características clínicas e a distribuição das lesões sejam geralmente características. É um diagnóstico que deve ser lembrado, para evitar confusão com arterites de qualquer etiologia e consequente terapia desnecessária com corticoides, já que em casos não complicados apenas observação parece ser suficiente após um primeiro episódio.

Apresenta-se mais comumente em pacientes com idade entre 50 e 80 anos como dor abdominal espontânea ou, em casos complicados, hemorragia intra-abdominal não traumática. Quanto presente, o sangramento pode ocorrer no mesentério, no peritônio ou, menos comumente, na luz intestinal. Como diagnóstico diferencial de mediólise arterial segmentar, deve-se pensar em vasculite localizada de trato gastrintestinal, pela localização e pelo quadro clínico semelhantes.

O primeiro exame costuma ser uma angiotomografia, pelo paciente procurar em geral um pronto-atendimento pelo quadro álgico, mas o exame de escolha nos controles é a angiorressonância, por caracterizar hematoma mural de maneira mais específica. A ultrassonografia pode eventualmente contri-

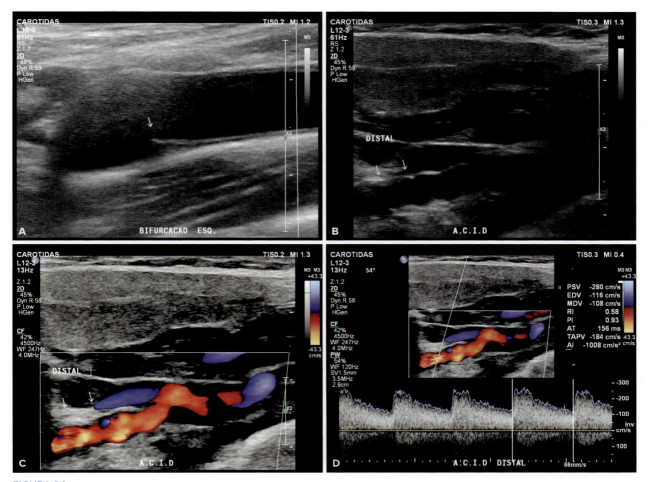

FIGURA 24
Displasia fibromuscular acometendo a artéria carótida interna, com padrão de *web* carotídeo na parede posterior do bulbo carotídeo (A) e aspecto típico em "colar de contas" na sua porção cervical distal, caracterizado ao modo B (B) e colorido (C). Ao modo pulsado, observam-se sinais de estenose significativa (D).
Caso gentilmente cedido pelo Dr. Alex Santana de Menezes.

buir caracterizando o espessamento parietal em geral concêntrico da artéria esplâncnica, lembrando desse importante diagnóstico diferencial na opinião do relatório (Figura 26).

RELATÓRIO

O relatório das vasculopatias deve ser elaborado com dois intuitos: a descrição dos achados e a elaboração da hipótese diagnóstica.

No corpo do laudo devem constar os parâmetros anatômicos e morfológicos das lesões, bem como sua repercussão hemodinâmica. Em geral, as vasculopatias cursam com espessamento parietal concêntrico que pode complicar com quadros obstrutivos, dilatações e, eventualmente, dissecções.

Muitas vezes, entretanto, apenas a descrição dos achados não contribui para a conclusão dos possíveis diagnósticos diferenciais, apesar de justificar os achados clínicos. É papel do examinador sugerir hipóteses diagnósticas frente ao território anatômico acometido e aos dados clínicos do paciente, particularmente nas arterites, cujos achados de imagem são na maioria das vezes sobreponíveis.

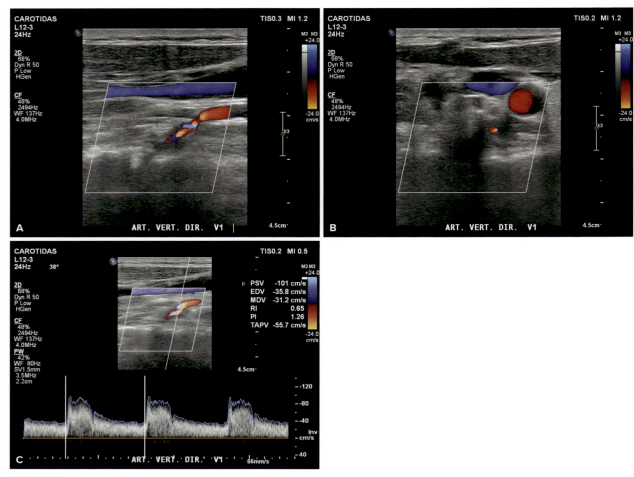

FIGURA 25
Displasia fibromuscular acometendo o segmento V1 da artéria vertebral, com espessamento parietal concêntrico parietal caracterizado ao modo colorido no eixo longitudinal (A) e axial (B), com aumento das velocidades ao modo pulsado (C).

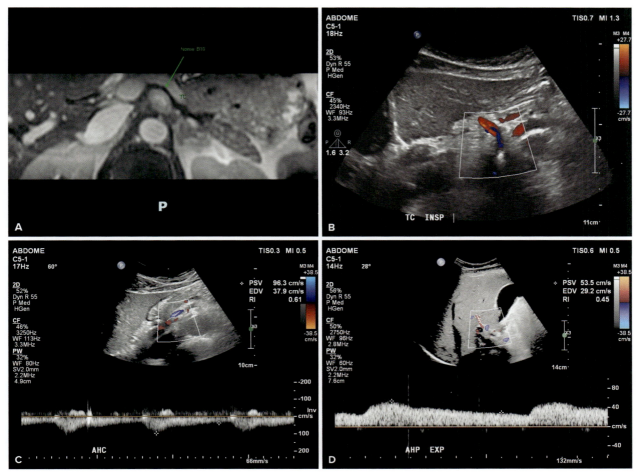

FIGURA 26
Mediólise de tronco celíaco. Ressonância magnética demonstrando hematoma mural (A). Estudo Doppler mostrando dilatação do calibre externo e redução do calibre interno, acentuando-se durante expiração máxima (B). Sinais de circulação colateral através da arcada duodenal, com inversão do sentido do fluxo na artéria hepática comum (C) e fluxo de padrão pós-estenótico na artéria hepática própria (D).

REFERÊNCIAS

1. Santos VP, Pozzan G, Castelli Júnior V, Caffaro RA. Arteriosclerosis, atherosclerosis, arteriolosclerosis, and Monckeberg medial calcific sclerosis: what is the difference? J Vasc Bras. 2021;20:e20200211.
2. Maruhashi T, Kajikawa M, Kishimoto S, Hashimoto H, Takaeko Y, Yamaji T, et al. Diagnostic Criteria of Flow-Mediated Vasodilation for Normal Endothelial Function and Nitroglycerin-Induced Vasodilation for Normal Vascular Smooth Muscle Function of the Brachial Artery. J Am Heart Assoc. 2020;9:e013915.
3. Mansiroglu AK, Seymen H, Sincer I, Gunes Y. Avaliação da Disfunção Endotelial em Casos de COVID-19 com Dilatação Fluxo-Mediada. Arq Bras Cardiol. 2022;119(2):319-25.
4. Dejaco C, Ramiro S, Duftner C, Besson FL, Bley TA, Blockmans D, et al. EULAR recommendations for the use of imaging in large vessel vasculitis in clinical practice. Ann Rheum Dis. 2018;77:636-43.
5. Sunderkotter C, Sindrilaru A. Clinical classification of vasculitis. Eur J Dermatol. 2006;16(2):114-24.
6. Jennette JC, Falk RJ, Bacon PA, Basu N, Cid MC, Ferrario F, et al. 2012 Revised International Chapel Hill Consensus Conference Nomenclature of Vasculitides. Arthritis Rheum. 2013;65(1):1-11.
7. Schmidt WA. Role of ultrasound in the understanding and management of vasculitis. Ther Adv Musculoskel Dis. 2014;6(2):39-47.
8. Muratore F, Pipitone N, Salvarani C, Schmidt WA. Imaging of vasculitis: State of the art. Best Pract Res Clin Rheumatol. 2016;30(4):688-706.
9. Dejaco C, Ramiro S, Duftner C, Besson FL, Bley TA, Blockmans D, et al. EULAR recommendations for the use of imaging in large vessel vasculitis in clinical practice. Ann Rheum Dis. 2018;0:1-8.
10. Schmidt WA, Kraft HE, Vorphal K, Volker L, Gromnica EJ. Color duplex ultrasonography in the diagnosis of temporal arteritis. N Engl J Med. 1997;337(19):1336-42.
11. Palheta Neto FX, Carneiro KL, Rodrigues Junior OM, Rodrigues Junior AG, Jacob CLS, Palheta ACP. Aspectos clínicos da arterite temporal. Intl Arch Otorhinolaryngol. 2008;12(4):546-51.
12. Hata A, Noda M, Moriwaki R, Numano F. Angiograhic findings of Takayasu arteritis: new classification. Int J Cardiol. 1996;54:S153-63.
13. Matsunaga N, Hayashi K, Sakamoto I, Ogawa Y, Matsumoto T. Takayasu arteritis: protean radiologic manifestations and diagnosis. Radiographics. 1997;17(3):579-94.
14. Marvisi C, Buttini EA, Vaglio A. Aortitis and periaortitis: The puzzling spectrum of inflammatory aortic diseases. Presse Med. 2020;49(1):104018.
15. Salvarani C, Calamia KT, Crowson CS, Miller DV, Broadwell AW, Hunder GG, et al. Localized vasculitis of the gastrointestinal tract: a case series. Rheumatology. 2010;49(7):1326-35.
16. Alibaz-Oner F, Ergelen R, Yıldız Y, Aldag M, Yazici A, Cefle A, et al. Femoral vein wall thickness measurement: A new diagnostic tool for Behçet's disease. Rheumatology (Oxford). 2021;60(1):288-96.

17. Seyahi E, Gjoni M, Durmaz ES, Akbaş S, Sut N, Dikici AS, et al. Increased vein wall thickness in Behçet disease. J Vasc Surg Venous Lymphat Disord. 2019;7(5):677-684.e2.

18. Soulez G, Oliva VL, Turpin S, Lambert R, Nicolet V, Therasse E. Imaging of renovascular hypertension: respective values of renal scintigraphy, renal Doppler US, and MR angiography. Radiographics. 2000;20(5):1355-68; discussion 1368-72.

19. Olin JW. Recognizing and managing fibromuscular dysplasia. Cleve Clin J Med. 2007;74(4):273-4, 277-82.

20. Yuan S-M, Jing H. Necrose cística da média: manifestações patológicas com implicações clínicas. Rev Bras Cir Cardiovasc. 2011;26(1):107-15.

21. Ladich E, Yahagi K, Romero ME, Virmani R. Vascular diseases: aortitis, aortic aneurysms, and vascular calcification. Cardiovasc Pathol. 2016;25(5):432-41.

5
Anomalias vasculares

INTRODUÇÃO

As anomalias vasculares compreendem um amplo espectro de lesões que representam anomalias de crescimento dos vasos sanguíneos, agrupadas em grandes grupos, denominados tumores vasculares, malformações vasculares, anomalias linfáticas complexas, linfedemas e anomalias de desenvolvimento, segundo terminologia elaborada pela International Society for the Study of Vascular Anomalies, cuja última atualização data de 2018.

Os métodos de imagem têm papel fundamental no diagnóstico das anomalias vasculares, pois contribuem para identificar em qual categoria cada lesão se encaixa. A ultrassonografia com Doppler é um ótimo primeiro exame diagnóstico, pela sua capacidade de caracterizar o padrão de fluxo, particularmente em lesões superficiais utilizando transdutor linear de alta frequência. Por outro lado, quando se trata de lesões muito extensas que interessam tecidos profundos em locais inacessíveis ao feixe ultrassônico, métodos seccionais são uma opção mais adequada.

O protocolo de estudo ultrassonográfico varia na dependência da localização da lesão e de sua etiologia. Para tirar o maior proveito possível do método, entretanto, lembre-se de focar o estudo não somente na lesão em si, mas também nas suas conexões com o sistema arterial e venoso, a fim de contribuir com o máximo de informações para um tratamento adequado. Para tanto, deve constar análise morfológica ao modo B, incluindo caracterização dos tecidos profundos se acessíveis, avaliação do padrão de fluxo ao modo colorido, inclusive com caracterização dos territórios arterial e venoso que eventualmente irrigam e drenam a lesão, e registro espectral, particularmente para uma melhor ideia de quantificação do fluxo.

TUMORES VASCULARES

Os tumores vasculares apresentam como característica histopatológica principal a proliferação endotelial, podendo ou não estar presentes ao nascimento. A International Society for the Study of Vascular Anomalies divide os tumores vasculares em: (1) benignos, como os hemangiomas infantil e congênito; (2) intermediários, como hemangioendotelioma kaposiforme e sarcoma de Kaposi; e (3) malignos, como angiossarcoma e hemangioendotelioma epitelioide (Figura 1).

Hemangioma infantil

O hemangioma infantil é o tumor vascular mais comum nesse grupo etário, atingindo até 10% de todas as crianças. Em geral ausente ao nascimento, costuma aparecer entre 2 semanas e 2 meses de vida. É benigno, mais frequente no sexo feminino e em prematuros,

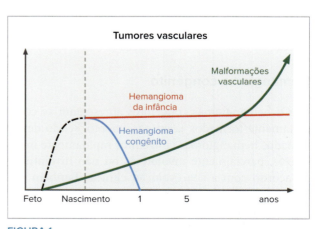

FIGURA 1
Esquema ilustrativo com a diferença entre hemangiomas e malformações vasculares.

com propensão para a raça branca. As lesões são únicas em 80% dos casos, e as áreas mais acometidas são cabeça e pescoço (60%), tronco (25%) e extremidades (15%). Em poucos casos, podem apresentar distribuição multifocal ou segmentar, quando podem atingir outros órgãos internos. A aparência clínica é variável, dependendo da profundidade da lesão, podendo acometer apenas a derme superficial ou a derme profunda e o subcutâneo. Como assinatura molecular bastante sensível e específica, expressam em 97% dos casos GLUT1, uma proteína transportadora de glicose.

Apresenta três fases: (1) proliferativa, com crescimento rápido que não ultrapassa 18 meses; (2) regressiva e (3) involutiva, que costuma ocorrer até os 10 anos de idade. O diagnóstico é iminentemente clínico, mas algumas alterações podem ser confundidas com ou outros tipos de tumores dérmicos.

A ultrassonografia com Doppler caracteriza na fase proliferativa massa sólida homogênea compressível, bem delimitada, com pedículo vascular caracterizado por artéria de alto fluxo e veias de drenagem em geral sem sinais de arterialização. A diferenciação desses tumores com malformações de baixo fluxo (capilares, linfáticas e venosas) se faz pela presença de fluxo arterial e das malformações de alto fluxo pela delimitação da massa, padrão arterial de maior resistividade, embora alguns parâmetros diagnósticos se sobreponham (Figura 2).

Como 90% dos casos costumam regredir espontaneamente até os 10 anos de idade, a conduta mais comum é expectante, porém o tratamento coadjuvante, como crioterapia, corticoterapia intralesional ou sistêmica e, eventualmente, embolização arterial, pode ser necessário em casos que cursem com ulcerações, insuficiência respiratória pela localização da lesão ou insuficiência cardíaca congestiva pelo alto débito, bem como em caso de fenômeno de Kasabach-Merritt, o qual cursa com trombocitopenia profunda, coagulopatia consumptiva e anemia hemolítica microangiopática.

Hemangioma congênito

Os hemangiomas congênitos apresentam-se completamente formados já ao nascimento, sendo denominados hemangiomas congênitos rapidamente involutivos, parcialmente involutivos ou não involutivos, de acordo com a sua evolução clínica. Também são benignos, mas guardam relação parecida entre os sexos masculino e feminino. Estudos histopatológicos e de imunofenotipagem mais recentes demonstraram que são entidades distintas do hemangioma infantil por não expressarem GLUT1. Assim como os heman-

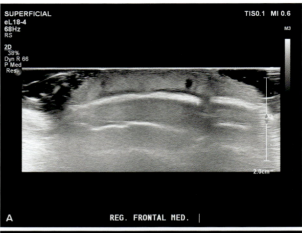
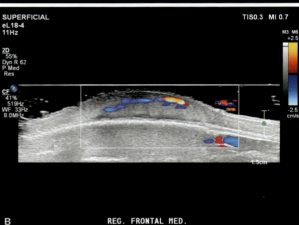
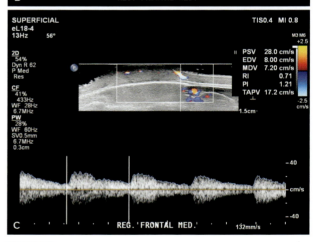

FIGURA 2
Hemangioma infantil em couro cabeludo de 2 meses de vida com aparecimento logo após o nascimento, caracterizado por massa sólida hiperecogênica ocupando toda a espessura da tela subcutânea ao modo B (A), nutrida por fluxo arterial caracterizada ao modo colorido (B) com padrão de alta resistividade (C).
Caso gentilmente cedido pelo Dr. Lory Dean Couto de Brito.

giomas infantis, aqui também são caracterizados fluxo arterial de alto fluxo e veias de drenagem em geral sem sinais de arterialização ao estudo Doppler.

MALFORMAÇÕES VASCULARES

As malformações vasculares apresentam como característica histopatológica principal ausência de proliferação endotelial, estando presentes ao nascimento, mas podendo se manifestar apenas tardiamente. A International Society for the Study of Vascular Anomalies divide as malformações vasculares em fluxo rápido, fluxo lento ou malformações capilares, que podem se apresentar isoladamente ou combinadas. As combinações possíveis são malformações capilares/linfáticas, capilares/venosas, capilares/arteriovenosas, linfáticas/venosas, capilares/linfáticas/venosas, capilares/linfáticas/arteriovenosas, capilares/venosas/arteriovenosas e capilares/linfáticas/venosas/arteriovenosas (Figura 3).

MALFORMAÇÕES DE FLUXO RÁPIDO

As principais malformações de fluxo rápido são as malformações arteriovenosas e as fístulas arteriovenosas, ambas caracterizadas por comunicação anormal entre artérias e veias, sem a interposição do leito capilar. Esses *shunts*, na maioria dos casos, são múltiplos e configuram-se como uma massa de vasos intrinsecamente relacionados, formando um verdadeiro conglomerado de vasos, conhecido como *nidus* vascular.

Há duas classificações angiográficas da angioarquitetura formada entre as artérias nutridoras, o *nidus* e as veias de drenagem, utilizadas para guiar o melhor tratamento e indicar a maior probabilidade de sucesso terapêutico. Cho descreveu quatro tipos de malformações arteriovenosas, em que os tipos 1 e 2, com múltiplos ramos arteriais que desembocam em uma única veia, respondem melhor ao tratamento em relação aos tipos 3A e 3B, com múltiplas entradas e saídas. A classificação mais atual de Yakes incluiu lesões que, pela classificação da International Society for the Study of Vascular Anomalies de 2018, são agrupadas como fístulas arteriovenosas, e não como malformações arteriovenosas (Figura 4).

Malformação arteriovenosa

É a mais agressiva das malformações. É uma lesão rara, presente ao nascimento em 40% dos casos, em geral pouco aparente na infância e que evolui na adolescência para lesão dermatológica avermelhada pulsátil. Apresenta-se como alteração de fluxo alto, resultante de desenvolvimento displásico arterial e venoso,

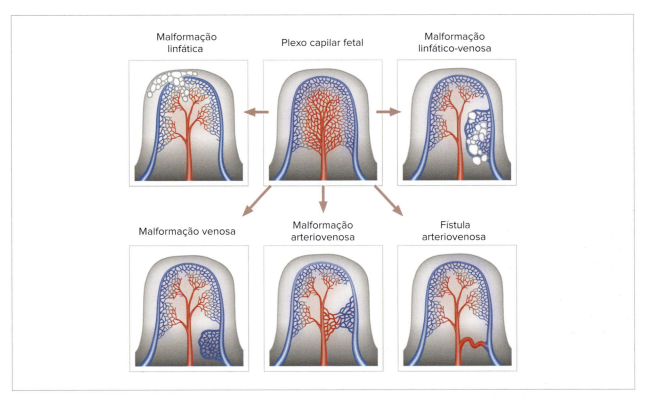

FIGURA 3
Mecanismo de desenvolvimento das malformações vasculares, que ocorrem pela não regressão dos componentes venoso, capilar, linfático e/ou arterial, e fístulas arteriovenosas, que são comunicações inadvertidas entre artérias e veias previamente desenvolvidas.

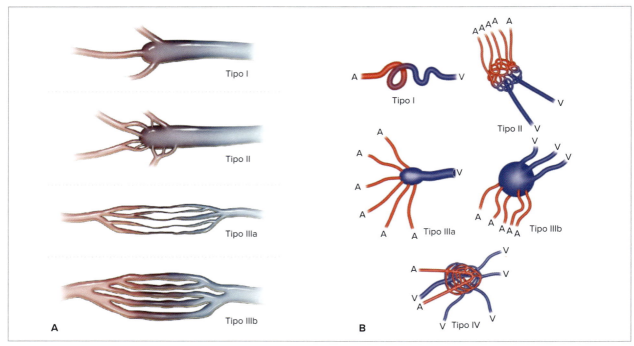

FIGURA 4
Esquema ilustrativo da classificação da angioarquitetura das malformações de alto fluxo segundo Cho (A) e Yakes (B).

com ausência do leito capilar normal. Embora cresça proporcionalmente com a criança, pode aumentar rapidamente na puberdade ou após trauma ou eventual gravidez. Quando acomete o fígado, pode se apresentar com hepatomegalia, congestão cardíaca, anemia e hipertensão portal.

A classificação de Schobinger é uma avaliação clínica dessa malformação que prediz o sucesso do tratamento e apresenta quatro estágios. No estágio 1 as lesões são assintomáticas, caracterizadas em geral por estudo Doppler, podendo imitar malformações capilares ou hemangiomas em involução. No estágio 2 as lesões crescem e começam a apresentar pulsação, frêmito e veias tortuosas. No estágio 3 iniciam-se alterações distróficas da pele, ulceração, sangramento, dor e necrose tecidual, eventualmente com osteólise. No estágio 4 há insuficiência cardíaca de alto débito e hipertrofia do ventrículo esquerdo. Nesse estágio, compressão da fístula pode gerar bradicardia reflexa, denominado sinal de Nicoladoni-Israel-Branham.

As características de imagem podem variar de acordo com a angioarquitetura da lesão, mas em geral se apresenta à ultrassonografia como uma lesão mal definida, heterogênea, com vários canais vasculares hipoecogênicos, sem massa de partes moles associadas, o que a diferencia de hemangiomas. Eventualmente pode ocorrer involução fibroadiposa, o que confunde o diagnóstico na ausência de dados anteriores. Ao Doppler, apresenta artérias nutridoras com fluxo de velocidades sistólicas e diastólicas elevadas e, em consequência, de baixa resistividade, e veias de drenagem alargadas e com fluxo pulsátil de alta velocidade. O *nidus* pode ou não ser caracterizado como uma massa de pequenos vasos tortuosos na topografia da comunicação anômala. Na descrição da lesão, é importante informar a artéria nutridora e a veia de drenagem (Figura 5).

Fístula arteriovenosa

Fístulas arteriovenosas são conexões anômalas entre artérias e veias que podem ser congênitas ou adquiridas. Os achados são característicos e os mesmos descritos para malformação arteriovenosa, variando apenas em dependência da vazão e tempo da fistulização. No componente arterial, o fluxo apresenta velocidades sistólicas e diastólicas aumentadas com o tempo, podendo evoluir para ectasia arterial, na topografia do *nidus*, fluxo turbulento de altas velocidades, e no componente venoso, fluxo de padrão pulsátil de velocidades mais elevadas que o habitual, com o tempo evoluindo para dilatação venosa pela sobrecarga pressórica e, em casos mais severos e crônicos, para insuficiência cardíaca de alto débito, assim como nas malformações arteriovenosas.

Fístulas arteriovenosas congênitas e malformações arteriovenosas podem ser consideradas termos sinô-

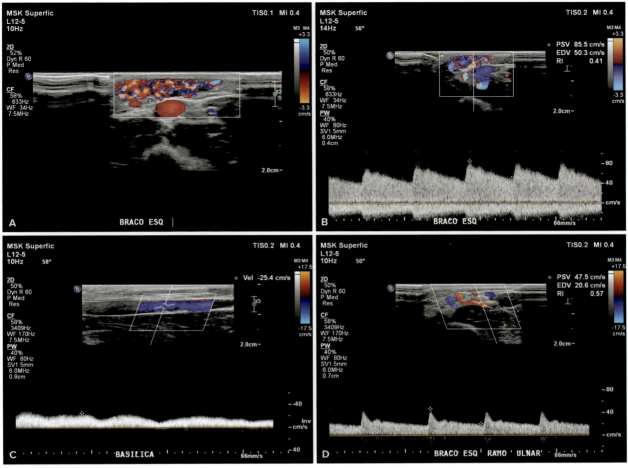

FIGURA 5
Malformação arteriovenosa subcutânea no braço, com nidus caracterizado por conglomerado de diminutos vasos no modo colorido (A). No modo pulsado, observam-se fluxo de altas velocidades e baixa resistividade no componente arterial e fluxo discretamente fásico no componente venoso (C). Foi caracterizada a artéria ulnar como principal artéria nutridora da lesão.

nimos, apesar de serem utilizados de forma preferencial, dependendo do território acometido e do contexto clínico. As fístulas arterioportais congênitas são uma causa rara de hipertensão portal e podem estar associadas à síndrome de Rendu-Osler-Weber, Ehlers-Danlos e atresia biliar, enquanto as artério-hepáticas são ainda mais raras e podem estar associadas à linfangiomatose cavernosa e à síndrome de Rendu-Osler-Weber (Figura 6).

As fístulas adquiridas podem ser secundárias ao trauma, à lesão iatrogênica ou criadas cirurgicamente para hemodiálise. Fístulas iatrogênicas são mais comuns em vasos femorais comuns por conta de acesso percutâneo para cateterização cardíaca, mas também podem ocorrer após biópsia diagnóstica renal e hepática, ou mesmo após punção venosa antecubital. Fístulas traumáticas geralmente estão associadas a traumas que atingem artérias e estruturas ósseas, a grande maioria por ferimento por arma de fogo. Fístulas criadas cirurgicamente para acesso venoso foram discutidas no capítulo "Cirurgia vascular" (Figura 7).

MALFORMAÇÕES DE FLUXO LENTO

As principais malformações de fluxo lento são as malformações venosas, malformações linfáticas e malformações mistas de fluxo lento.

Malformação venosa

Correspondendo a quase dois terços de todas as malformações vasculares, apresenta largo espectro, variando de ectasias cutâneas até lesões volumosas, geralmente esporádicas, porém com casos familiares. Está presente ao nascimento, torna-se mais proeminente da infância para a puberdade e não mostra alteração significativa na vida adulta. Como curiosidade, hemangiomas hepáticos que costumamos descrever

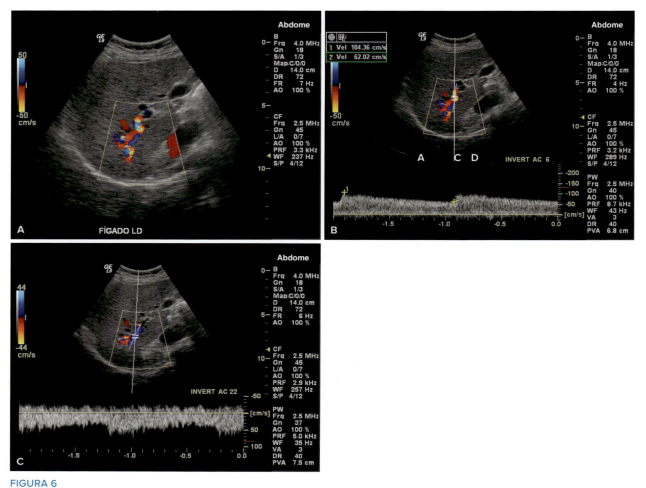

FIGURA 6
Fístula arteriovenosa congênita intra-hepática, caracterizada por comunicação anômala entre ramo arterial e portal ao modo colorido (A). No modo pulsado, observam-se fluxo de altas velocidades e baixa resistividade no componente arterial (B) e fluxo discretamente fásico de altas velocidades no componente venoso (C).

como imagens nodulares hiperecogênicas correspondem, na verdade, a malformações venosas.

Quando superficial, apresenta-se como lesão azulada ou arroxeada, mole, compressível, em geral sem pulsação, calor ou sopro audível. Cresce na face, na cabeça, no pescoço ou nas extremidades, envolvendo mais comumente pele e tecido subcutâneo, mas pode acometer qualquer tecido e víscera, estendendo-se para a musculatura, mucosa oral e deformando os ossos adjacentes em alguns casos. Classicamente, pela dificuldade de fluxo devido aos seus vasos malformados, evolui com pequenos trombos organizados hialinizados redondos, conhecidos como flebólitos, um marco diagnóstico. Existem várias classificações, tanto anatômicas quanto angiográficas, que influenciam inclusive a conduta adotada. Em termos anatômicos, podem ser divididas em tipos focal ou difuso.

O tipo focal acomete apenas um tecido, como pele/subcutâneo, mucosa ou músculo. No modo B, apresenta-se como alteração hipoecogênica compressível, que em melhor resolução se mostra formada por estruturas tubuliformes e tortuosas que correspondem às veias dismórficas, por vezes com flebólitos no seu interior, caracterizados como focos arredondados de calcificação. No modo colorido, pode ser observado fluxo de baixa velocidade durante compressão com o transdutor ou compressão manual distal. No modo pulsado, artéria normal com alto índice de resistividade pode ser vista no interior da massa e não deve ser confundida com componente arterial de uma *malformação arteriovenosa*, enquanto o fluxo venoso geralmente se apresenta monofásico com baixas velocidades, motivo pelo qual o PRF deve ser ajustado para o menor valor possível (Figuras 8, 9 e 10).

O tipo difuso acomete mais de um tecido. No modo B, observam-se imagens tubulares anecogênicas em forma de esponja bem definida, canais tortuosos infiltrando o tecido subcutâneo, músculos, tendões ou outros tecidos, correspondendo a vênulas tortuosas

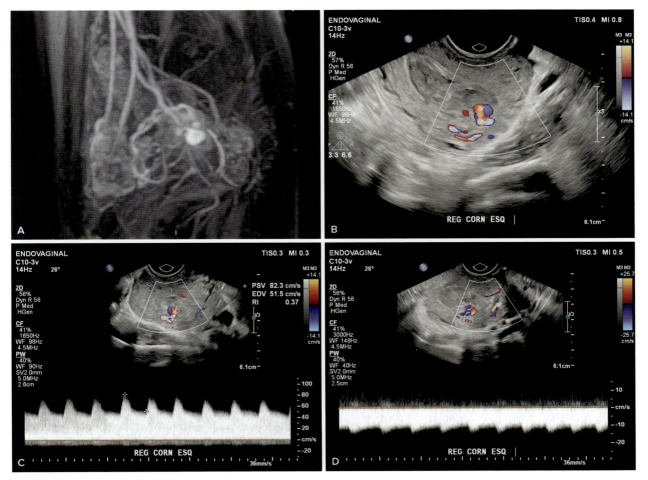

FIGURA 7
Fístula arteriovenosa adquirida intrauterina após curetagem, com nidus arteriovenoso de padrão direto caracterizado na angiorressonância (A). No modo colorido, observa-se o local da comunicação anômala como uma alça arteriovenosa (B). No modo pulsado, observam-se fluxo de altas velocidades e baixa resistividade no componente arterial (C) e fluxo fásico no componente venoso (D).

calibrosas, que podem se comunicar diretamente com o sistema venoso normal e expandir com Valsalva, o que é importante para diferenciar de outras malformações não venosas. Também pode apresentar flebectasia, espessamento do tecido subcutâneo e flebólitos. No modo colorido, pode ser observado fluxo de baixa velocidade nas cavidades durante compressão com o transdutor, manobra de Valsalva ou compressão manual distal. O modo pulsado apresenta as mesmas características do tipo focal.

A classificação angiográfica de Dubois é dividida em padrões: (1) cavitário, que é o mais comum e se associa a drenagem tardia; (2) espongiforme, caracterizado por cavidades em "favos de mel" com drenagem venosa tardia; (3) displásico, caracterizado por veias dismórficas de tamanhos variados com rápido enchimento pelo contraste. Essas malformações também se diferenciam pelo padrão de drenagem, que pode não ser individualizado (tipo I), apresentar drenagem em veias normais (tipo II), apresentar drenagem em veias ectasiadas ou displásicas (tipo III) ou ser uma massa complexa de veias displásicas (tipo IV).

O tratamento da maioria dos casos é conservador. As indicações para tratamento são dor, envolvimento articular, desfiguração e sangramento gastrintestinal. A primeira linha é a escleroterapia, seguida de ressecção, *laser* e terapia fotodinâmica. Em geral, escleroterapia funciona melhor em malformações venosas cavitárias e apresenta mais complicações com padrões de drenagem tipos III e IV, inclusive contraindicando o procedimento.

Malformação linfática

É uma lesão congênita resultante do desenvolvimento anormal de canais linfáticos sem comunicação com o sistema linfático, que se manifesta ao nascimento em 60% dos casos e se torna aparente até o segun-

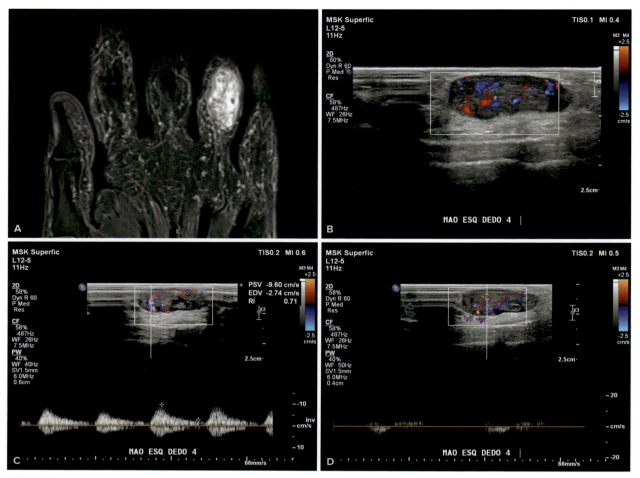

FIGURA 8
Malformação venosa subcutânea no quarto dedo da mão, caracterizada por múltiplos diminutos vasos de baixo fluxo na angiorressonância (A). No modo colorido há caracterização de fluxo espontâneo apenas em alguns canais vasculares, (B) e no modo pulsado há artéria nutriente com baixo fluxo e alta resistividade (C) e fluxo de baixa velocidade no componente venoso (D).

do ano de vida em 90% dos casos. A maioria dos pacientes tem acometimento cutâneo e de mucosa, mais de dois terços dos casos em partes moles do pescoço, mas em aproximadamente 10% dos casos vísceras estão envolvidas, eventualmente ocasionando problemas de drenagem linfática. É classificada, de acordo com as dimensões dos cistos, em macrocística (> 1 cm) ou microcística (< 1 cm) e, apesar da falta de consenso nessa distinção, tem importância prognóstica e no tratamento. Linfedema primário é considerado um subtipo de malformação linfática, relacionado a disgenesia primária da rede linfática.

O padrão macrocístico ou higroma cístico pode ser diagnosticado a partir de 4 meses de gestação e estar associado a síndromes de Down, Turner ou Noonan. Clinicamente, aparece como uma grande massa compressível, às vezes translucente. Hemorragia e infecção podem resultar em alterações significativas no seu tamanho. Ao modo B, apresenta-se como lesão cística unilocular ou multilocular, geralmente com finas septações frequentemente vascularizadas, associando-se debris internos ou níveis líquidos hemáticos eventualmente (Figuras 11 e 12).

O padrão microcístico, ou linfangioma circunscrito, aparece como placa com vesículas coalescentes claras ou hemorrágicas, acometendo lábios, língua, garganta e glândulas parótida e submandibular, com um componente profundo que, se não retirado no procedimento cirúrgico, pode propiciar recorrência. Ao modo B, apresenta-se como massa hiperecogênica mal definida, por conta das inúmeras interfaces císticas no interior da lesão, e, ao Doppler, não apresenta vascularização. Um critério que pode ajudar na diferenciação com malformações venosas é a ausência de expansão com manobras de Valsalva ou compressão. No caso de lesões cervicais laterais e em glândula parótida, entram como diferenciais outras lesões císticas, como cistos branquiais.

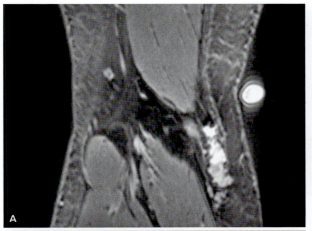
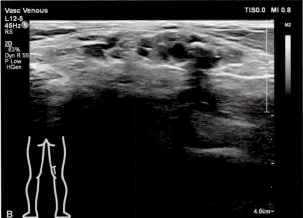
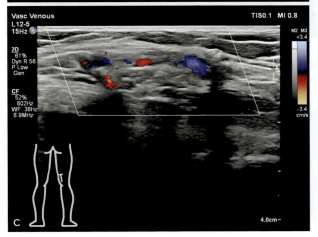

FIGURA 9
Malformação venosa subcutânea profunda na fossa poplítea, caracterizada por múltiplos diminutos vasos de baixo fluxo na angiorressonância (A). No modo B, observa-se conglomerado de estruturas tubulares com flebólito de permeio (B) e, no modo colorido, fluxo venoso de baixa velocidade (C).

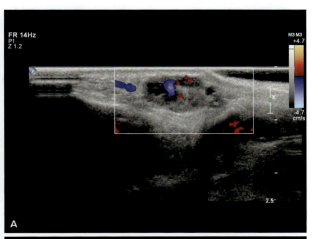
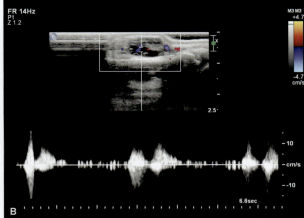
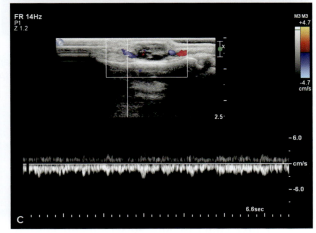

FIGURA 10
Malformação venosa subcutânea digital, caracterizada por pequenos vasos de baixo fluxo no modo colorido, alguns com paredes espessadas (A). No modo pulsado, observam-se fluxo às manobras de compressão do transdutor (B) e a veia de drenagem (C).

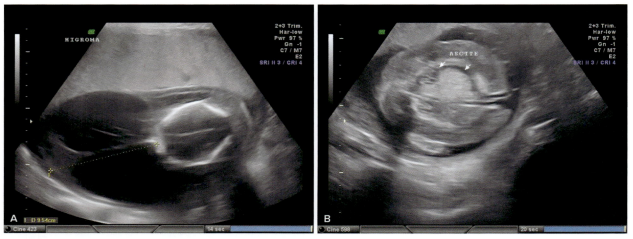

FIGURA 11
Higroma cístico caracterizado em feto durante exame obstétrico (A) associado a pequena ascite (B).

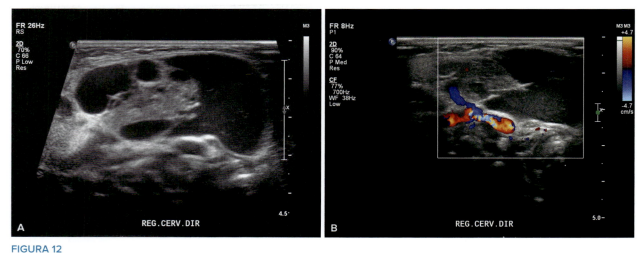

FIGURA 12
Malformação linfática submandibular pós-tratamento caracterizada por lesões macrocísticas com conteúdo pouco espesso de permeio que pode representar componente hemático (A), sem fluxo no seu interior ao estudo Doppler (B).

MALFORMAÇÕES CAPILARES

São as mais frequentes malformações vasculares cutâneas, incluindo nevo vinho do porto, nevo simples e malformação capilar difusa, presentes ao nascimento e com distribuição semelhante entre os sexos, havendo casos familiares relatados. Caracteriza-se por dilatação de capilares e vênulas pós-capilares. Afeta pele e mucosas, manifestando-se como máculas rosas a vermelhas, denominadas manchas em vinho do porto, as quais persistem em geral durante toda a vida, tornando-se por vezes mais escuras e espessas. Algumas variações afetam a linha mediana da cabeça, sendo denominadas nevo simples ou mancha de salmão – popularmente conhecidas como "beijo de anjo" ou "mordida de cegonha" –, e em geral desaparecem até os 5 anos de idade. Podem fazer parte do espectro de anormalidades das síndromes de Osler-Weber-Rendu, malformação capilar megaencefálica, Klippel-Trenaunay e Sturge-Weber.

O diagnóstico é iminentemente clínico, com eventual necessidade de prosseguimento na investigação com outros exames subsidiários, como avaliação oftalmológica e tomografia de crânio, nas manchas em vinho do porto localizadas no dermátomo oftálmico. A ultrassonografia não tem papel fundamental no diagnóstico ou acompanhamento desses pacientes.

SÍNDROMES ASSOCIADAS A ANOMALIAS VASCULARES

Tanto tumores quanto malformações vasculares podem estar associadas a síndromes.

Síndromes associadas a tumores vasculares

Hemangiomas podem estar associados a outras malformações, como no caso das síndromes PHACE (acrônimo em inglês para *posterior fossa brain malformations, haemangiomas, arterial anomalies, cardiac anomalies/coarctation of the aorta, eye abnormalities/endocrine abnormalities*) e PELVIS (acrônimo em inglês para *perineal hemangioma, external genitalia malformations, lipomyelomeningocele, vesicorenal abnormalities, imperforate anus, skin tag*).

Síndromes associadas a malformações de alto fluxo

As principais síndromes associadas a malformações de alto fluxo em que a ultrassonografia com Doppler tem um papel importante são Parkes Weber e Rendu-Osler-Weber.

A síndrome de Parkes Weber caracteriza-se por crescimento excessivo de um membro associado a numerosos pequenos *shunts* ou fístulas arteriovenosas periarticulares, por isso apresenta fluxo característico de altas velocidades sistólicas e diastólicas que, inclusive, podem provocar insuficiência cardíaca congestiva de alto débito. O principal diagnóstico diferencial é a síndrome de Klippel-Trenaunay, cuja diferenciação se faz pelo padrão de fluxo. Alguns autores consideram as duas doenças parte do mesmo espectro e a chamam de síndrome de Klippel-Trenaunay-Weber.

A síndrome de Rendu-Osler-Weber, ou telangiectasia hemorrágica hereditária, apresenta como critérios diagnósticos epistaxes recorrentes, múltiplas dilatações vasculares nos lábios, assoalho oral, dedos ou nariz, malformações arteriovenosas em órgãos como pulmões, fígado, cérebro ou medula óssea e um parente de primeiro grau com essa afecção. Pacientes com pelo menos dois critérios são considerados suspeitos e com três critérios recebem o diagnóstico definitivo (Figura 13).

Síndromes associadas a malformações de baixo fluxo

A principal síndrome associada a malformações de baixo fluxo em que a ultrassonografia com Doppler tem um papel importante são a síndrome de síndrome de Blue Rubber Bleb Nevus e a síndrome de Klippel-Trenaunay.

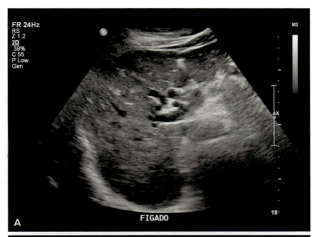
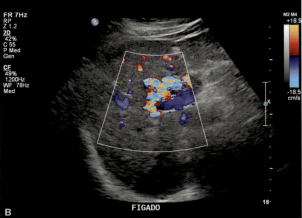
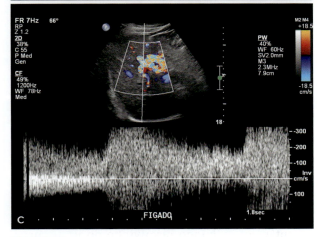

FIGURA 13
Fístula arteriovenosa em paciente com diagnóstico de Rendu-Osler-Weber, caracterizada à ultrassonografia convencional por múltiplas estruturas tubulares anecogênicas agrupadas no hilo hepático (A) com fluxo turbilhonado ao modo colorido (B) e fluxo arterial de altas velocidades e baixa resistividade ao modo pulsado (C).

A síndrome de Blue Rubber Bleb Nevus, ou síndrome de Bean, é uma síndrome rara e familial que cursa com múltiplas malformações venosas cutâneas e do sistema gastrintestinal, levando a sangramento e quadro de anemia (Figura 14).

A síndrome de Klippel-Trenaunay cursa com a tríade mancha vinho do porto, varizes e hipertrofia óssea e de partes moles do membro afetado, sendo 95% dos casos localizados no membro inferior e 75% das vezes manifestando-se antes dos 10 anos. A mancha vinho do porto está relacionada à malformação capilar, varizes às malformações venosas e hipertrofia do membro à malformação linfática.

O sistema venoso profundo pode ser acometido desde a veia poplítea até a cava inferior infrarrenal, podendo se encontrar agenético, hipoplásico ou comprimido pela hipertrofia de partes moles ou banda fibrosa perivascular. O retorno venoso nesses casos se faz por duas vias: (1) anterior, pelas veias safena magna e femoral profunda (caso a veia femoral comum encontre-se pérvia); e (2) posterior, pelas veias do nervo ciático e marginal lateral (denominada veia de Servelle, marco anatômico da síndrome). As veias do nervo ciático e de Servelle drenam na veia ilíaca interna que, muitas vezes, se encontra bastante dilatada, prejudicando a drenagem das veias vesicais, retais e genitais, as quais se tornam varicosas e podem romper, ocasionando sangramentos vesical, retal e vaginal. As alterações linfáticas que acompanham essa síndrome são as varizes linfáticas, por conta de obstrução causada pelas bandas fibrosas que envolvem as veias, e o linfedema. O componente linfático pode ainda se apresentar com macro ou microcistos de permeio a áreas de hipertrofia de partes moles.

O estudo Doppler caracteriza as variações anatômicas e alterações funcionais do sistema profundo e superficial, como tromboflebites e trombose venosa profunda, além de avaliar a drenagem cavoilíaca do membro afetado (Figuras 15 e 16).

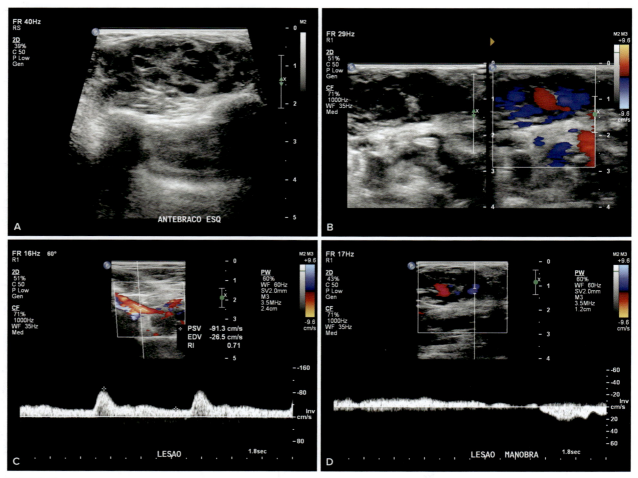

FIGURA 14
Paciente de 20 anos, com síndrome de Blue Rubber Bleb Nevus, que apresentava malformações vasculares na face, no fígado e no intestino. Malformação venosa na tela subcutânea no terço distal do antebraço infiltrando a musculatura flexora subjacente, caracterizada por volumosa lesão predominantemente cística no modo B (A). No modo colorido, observam-se fluxo venoso às manobras de fechamento e abertura da mão (B), e no modo pulsado artéria interóssea nutridora (C) e fluxo venoso de baixas velocidades (D).

5 ANOMALIAS VASCULARES 101

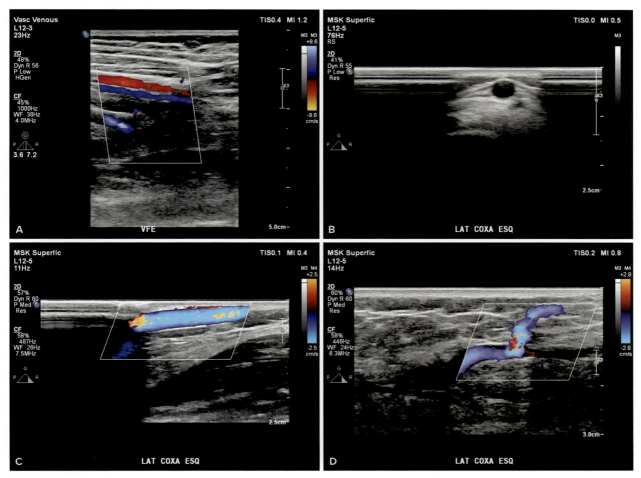

FIGURA 15
Criança com síndrome do espectro Klippel-Trenaunay, caracterizada por alterações incipientes características, associadas a mancha vinho do porto: veia femoral hipoplásica (A); volumosa veia com trajeto na face posterior da perna e lateral da coxa, compatível com veia de Servelle, caracterizada no modo B (B) e colorido (C), e drenando em perfurante glútea (D).

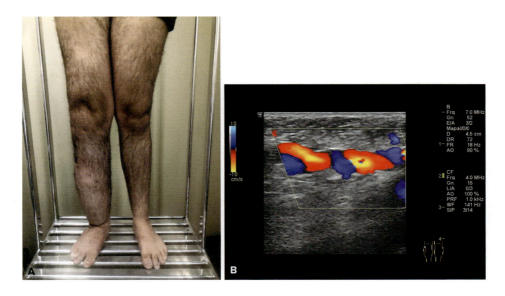

FIGURA 16
Síndrome de Klippel-Treénaunay. Paciente como hemi-hipertrofia do membro inferior direito (A). Veia de Servelle caracterizada no modo colorido (B).
Fonte: caso gentilmente cedido pelo Dr. Mário Junqueira de Andrade D'Ávilla.

ANOMALIAS DE DESENVOLVIMENTO

Também conhecidas como malformações vasculares tronculares, apresentam-se como variações anatômicas ou falhas de desenvolvimento embriológico e são classificadas como anomalias de origem, curso, número, extensão e calibre (agenesia, aplasia, hipoplasia, estenose, ectasia e aneurisma), anomalias valvares, anomalias de comunicação como fístulas arteriovenosas congênitas e persistência de vasos embrionários, que serão descritas ao longo dos demais capítulos no tópico de variações anatômicas.

RELATÓRIO

O relatório de anomalias vasculares deve ser estruturado de acordo com características anatômicas observadas ao modo B e do padrão de fluxo caracterizado tanto ao modo colorido quanto pulsado. Mesmo quando não é possível chegar a um diagnóstico etiológico, particularmente nas malformações combinadas, as informações fornecidas pelos métodos de imagem permitem estabelecer o grupo principal a que pertence a lesão e suas conexões com as artérias e veias adjacentes. A Figura 17 estabelece um algoritmo de análise que ajudará a elaborar um raciocínio diagnóstico.

A primeira parte do estudo deve analisar se a lesão apresenta massa, como é o caso de hemangiomas, ou se é apenas um conglomerado de vasos, como nas malformações, e descrever características morfológicas como localização, extensão, particularmente para tecidos profundos e, logicamente, suas dimensões. Ainda no modo B, tente observar se a lesão contém flebólitos, um marco das malformações venosas.

O estudo Doppler colorido deve tentar caracterizar fluxo, o que pressupõe, em eventuais lesões de baixo fluxo, ajustar o PRF, realizar manobras de compressão ou, ainda, utilizar o Doppler de amplitude. Ausência de fluxo favorece a possibilidade de malformações linfáticas, e fluxo exclusivamente venoso ou predominantemente venoso, malformações venosas. Presença de fluxo predominantemente arterial, particularmente com velocidades diastólicas elevadas, favorece a possibilidade de malformações arteriovenosas.

Na opinião do laudo, além da descrição geral da lesão, indique pelo menos se se trata de tumor ou malformação vascular e, nesse caso, se se trata de alto ou baixo fluxo, sugerindo, quando necessário, eventual estudo adicional como angiotomografia e, principalmente, angiorressonância.

REFERÊNCIAS

1. Arnold R, Chaudry G. Diagnostic imaging of vascular anomalies. Clin Plastic Surg. 2011(1);38:21-9.
2. Cohen MM. Vascular Update: Morphogenesis, Tumors, Malformations, and Molecular Dimensions. Am J Med Genet A. 2006;140(19):2013-38.
3. Damme P, Kersloot MG, Kool LS, Cornet R. The International Society for the Study of Vascular Anomalies (ISSVA) ontology. J Web Semant. 2022;74:100731.
4. Dubois J, Alison M. Vascular anomalies: what a radiologist needs to know. Pediatr Radiol. 2010;40(6):895-905.
5. Eivazi B, Fasunla AJ, Hundt W, Wiegand S, Teymoortash A. Low flow vascular malformations of the head and neck: a study on brightness mode, color coded duplex and spectral Doppler sonography. Eur Arch Otorhinolaryngol. 2011;268(10):1505-11.

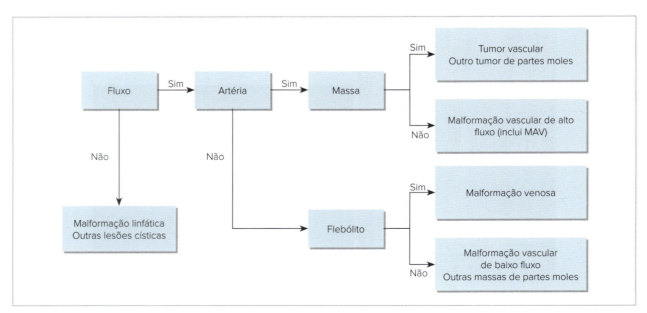

FIGURA 17
Esquema ilustrativo com sugestão de algoritmo diagnóstico de anomalias vasculares.

6. Ernemann U, Kramer U, Miller S, Bisdas S, Rebmann H, Breuninger H, et al. Current concepts in the classification, diagnosis and treatment of vascular anomalies. Eur J Radiol. 2010;75(1):2-11.
7. Gallego C, Miralles M, Marín C, Muyor P, González G, Hidalgo EG. Congenital hepatic shunts. Radiographics. 2004;24(3):755-72.
8. Gontijo B, Pereira LB, Silva CMR. Malformações vasculares. An Bras Dermatol 2004;79(1):7-25.
9. Gontijo B, Silva CMR, Pereira LB. Hemangioma da infância. An Bras Dermatol 2004;78(6):651-73.
10. International Society for the Study of Vascular Anomalies. Classification. [Internet]. [Acesso em: 2023 jan. 30]. Disponível em: issva.org/classification
11. Mulliken JB, Glowacki J. Hemangiomas and vascular malformations in infants and children: a classification based on endothelial characteristics. Plast Reconstr Surg. 1982;69(3):412-22.
12. Neto CASF, Durans M. Arteriovenous Malformation: Concepts on Physiopathology and Treatment. J Vasc Endovasc Therapy. 2019;(4):1-6.
13. Nozaki T, Nosaka S, Miyazaki O, Makidono A, Yamamoto A, Niwa T, et al. Syndromes Associated with Vascular Tumors and Malformations: A Pictorial Review. Radiographics. 2013;33(1):175-95.
14. Silva Filho TJ, de Oliveira DHIP, Moura IS. Importância da GLUT1 no diagnóstico diferencial das anomalias vasculares. J Vasc Bras. 2015;14(2):168-76.
15. Wassef M, Blei F, Adams D, Alomari A, Baselga E, Berenstein A, et al. Vascular Anomalies Classification: Recommendations From the International Society for the Study of Vascular Anomalies. Pediatrics. 2015;136(1):e203-14.

6

Carótidas e vertebrais

INTRODUÇÃO

A análise das artérias carótidas e vertebrais é um dos exames mais pedidos na prática de Doppler, já que são vasos de fácil acesso que podem ser examinados com alta resolução espacial, fornecendo uma boa amostragem sobre o estado geral das paredes arteriais, além de sediar uma série de doenças que interessam a várias especialidades médicas.

PROTOCOLO DE ESTUDO

Não é necessário preparo prévio ao estudo.

O transdutor ideal para a análise das carótidas e vertebrais, é o linear de frequência intermediária. Eventualmente, é necessário utilizar transdutor linear de alta frequência para melhor caracterização de lesões parietais ou transdutores de baixa frequência de diferentes geometrias, como convexo ou endocavitário, para a análise da origem dos vasos junto à crossa da aorta ou da porção cervical de carótidas internas de difícil acesso.

O paciente deve ser posicionado em decúbito dorsal, com a cabeça na parte de cima da maca (algumas especialidades costumam posicionar o paciente no sentido contrário). Para facilitar a exposição do pescoço, o travesseiro pode ser colocado abaixo da região dorsal do paciente, a fim de estender a cabeça. Em geral, é necessário realizar rotação contralateral da cabeça para adequada visualização da carótida interna e da vertebral.

Inicialmente, realize a varredura axial do sistema carotídeo ao modo B, não somente para caracterizar alterações parietais, de calibre e trajeto, mas também para identificar as carótidas interna e externa a partir do padrão de ramificação e planejar o restante do estudo, em particular para entender qual será o melhor posicionamento do transdutor para analisar a carótida interna.

Ainda ao modo B, caracterize a carótida comum distal no plano longitudinal ortogonal ao transdutor para mensurar a espessura do complexo mediointimal, que deve respeitar 1 cm de distância da divisão carotídea. Na sequência, avalie a carótida comum nos modos colorido e pulsado com báscula do transdutor, a fim de angular o vaso e observar o comportamento do fluxo, mensurando suas velocidades na porção distal.

A princípio, a carótida interna deve ser avaliada ao modo B, identificando-se especialmente tortuosidade e presença de placas. Na sequência, avaliar a carótida interna aos modos colorido e pulsado com báscula do transdutor, a fim de angular o vaso e observar o comportamento do fluxo, mensurando suas velocidades na porção proximal, de preferência fugindo do fluxo perturbado do bulbo e, em caso de lesão estenótica ou acotovelamento, pesquisando sequencialmente as maiores velocidades. Para tanto, há duas janelas mais utilizadas para o adequado posicionamento do transdutor: anterior ao esternocleidomastóideo, em corte sagital do vaso, e lateral ao esternocleidomastóideo, em corte coronal do vaso. Esta é particularmente útil para a análise dos acotovelamentos (Figura 1).

A carótida externa pode ser avaliada de maneira direta ao modo pulsado, em geral pela janela anterior, apenas para registro do padrão espectral e mensuração das velocidades.

A análise da artéria oftálmica deve ser realizada com transdutor linear de frequência intermediária ou alta frequência, em casos de suspeita de oclusão da carótida interna, e deve ser interrogada em sua porção mais distal (mais próxima ao transdutor), quando se encontra medial ao nervo ótico.

O exame das artérias vertebrais é realizado na sequência da avaliação das artérias carótidas com o mesmo posicionamento, porém com maior rotação contralate-

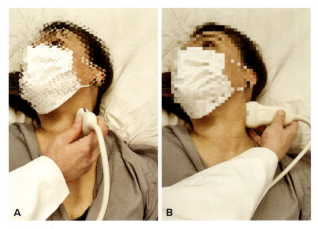

FIGURA 1
Avaliação da carótida interna por janela anterior (A) e posterior (B) ao esternocleidomastóideo.

ral, para exposição dos processos transversos da coluna cervical. Em caso de pesquisa de síndrome rotacional da artéria vertebral, a cabeça deve ficar pendente fora da maca, hiperestendida e em rotação contralateral, para que se possa avaliar compressão extrínseca no segmento V3 (Figura 2).

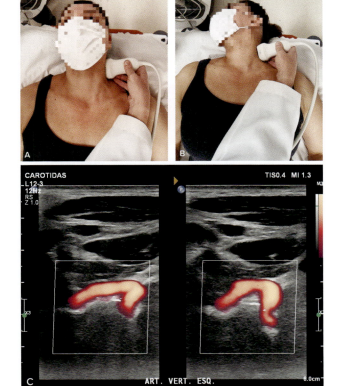

FIGURA 2
Imagem da posição do transdutor para avaliação do segmento V3 sem (A) e com manobra provocativa (B). Imagem em Doppler de amplitude correspondente, sem e com manobra (C).

Há duas maneiras mais práticas de acessar a artéria vertebral no segmento V2, local onde ela é mais facilmente reconhecida. Na primeira maneira, localize o eixo longitudinal da carótida comum e, consequentemente, os corpos vertebrais da coluna cervical em um plano mais profundo, motivo pelo qual, em geral, é necessário ajustar a profundidade e o foco da imagem. Basta um leve deslocamento lateral do transdutor para caracterizar os processos transversos cervicais, reconhecidos por sua sombra acústica, sendo identificada a artéria vertebral profundamente entre seus forames. Cuidado para não deslocar o transdutor muito lateralmente, pois nessa topografia as raízes do plexo braquial saem dos processos transversos como estruturas tubuliformes hipoecogênicas, que podem ser confundidas com estruturas vasculares sem fluxo. Na segunda maneira, posicione o transdutor no plano axial anterolateral do pescoço, reconhecendo os corpos vertebrais e os processos transversos cervicais, que são facilmente identificados por seus tubérculos anterior e posterior, lembrando que C7 apresenta apenas tubérculo posterior. Ao correr o transdutor cranial ou caudalmente, a artéria vertebral aparecerá profundamente entre os processos transversos em seu eixo axial, bastando centralizá-la e rodar o transdutor para o eixo longitudinal. Após reconhecer o segmento V2, a análise dos segmentos V1 e V3 pode ser feita apenas seguindo o trajeto da artéria no plano longitudinal para baixo e para cima, respectivamente.

A seguir a artéria é analisada nos modos colorido e pulsado, sendo fundamental caracterizar a perviedade, o sentido do fluxo e o padrão de fasicidade. Para casos em que a artéria vertebral não é o objetivo principal do estudo, costumo realizar a avaliação apenas no segmento V2, pois, se os parâmetros se encontram normais nessa topografia, há poucas chances de alguma alteração significativa ocorrer nos demais segmentos. Se, por outro lado, percebo alguma alteração da morfologia da onda nesse segmento ou se o estudo é dirigido para a circulação posterior, estendo o estudo para os demais segmentos. Lembre-se de que, como o *preset* está ajustado para as velocidades mais altas das artérias carótidas, em geral é necessário reduzir o PRF para observar o fluxo de maneira mais adequada.

Uma documentação mínima do estudo das carótidas e vertebrais deve conter o modo B das carótidas comum e interna, com a medida da espessura do complexo mediointimal no plano longitudinal e de eventuais placas ateromatosas no plano axial, e o modo colorido e pulsado das carótidas comum, interna e externa, além do modo pulsado do segmento V2 das artérias vertebrais.

ANATOMIA

As artérias carótidas comum e interna originam-se embriologicamente da anastomose do saco aórtico ventral, do terceiro arco aórtico e da aorta dorsal cranial, enquanto a artéria carótida externa se origina da artéria faríngea ventral, que migra cranialmente quando o coração do embrião desce, o que define o plano da bifurcação carotídea.

O padrão anatômico mais comum das carótidas pode ser descrito desde a crossa da aorta. Normalmente, a crossa emite três ramos principais da direita para a esquerda: o tronco braquicefálico, a carótida comum esquerda e a artéria subclávia esquerda. O tronco braquicefálico divide-se em artérias subclávia e carótida comum direitas, enquanto a carótida comum se divide em carótidas interna e externa no plano da borda superior da cartilagem tiroide. Em geral, a carótida interna é mais calibrosa e posterolateral em relação à carótida externa, que, por sua vez, apresenta ramificações normalmente não encontradas na carótida interna.

Além disso, é importante conhecer a terminologia da transição entre as artérias carótida comum e interna, ou seja, da carótida comum distal, da bifurcação carotídea e do bulbo carotídeo. A porção distal da carótida comum, onde deve ser mensurado o complexo mediointimal, termina a 1 cm do plano de divisão entre as carótidas interna e externa, exatamente onde se inicia a bifurcação carotídea. A bifurcação carotídea corresponde ao centímetro proximal ao plano da divisão entre as carótidas interna e externa. O bulbo ou seio carotídeo é caracterizado por leve ectasia assimétrica, envolvendo a bifurcação carotídea e a porção mais proximal da carótida interna, que alguns autores dividem, respectivamente, em corpo e ápice bulbares.

As principais comunicações entre as artérias interna e externa se fazem pelas artérias occipital e oftálmica. A artéria oftálmica é o primeiro ramo intracraniano da artéria carótida interna, e seu conhecimento anatômico é útil em casos de oclusão carotídea, pois a análise de seu fluxo pode evidenciar *shunt* entre os dois sistemas. O parâmetro anatômico para sua localização é o nervo ótico. Ela se origina no globo ocular lateral ao nervo ótico e depois passa para medial na porção mais distal, local onde sua avaliação é mais acessível ao estudo Doppler (Figuras 3, 4 e 5).

A artéria vertebral habitualmente tem origem na artéria subclávia, e seu trajeto é dividido em segmentos. O segmento V1, também denominado pré-foraminal, vai da origem até o processo transverso de C6. O segmento V2, também denominado foraminal, estende-se através dos forames dos processos transversos de C6 até C2. O segmento V3, também denominado ex-

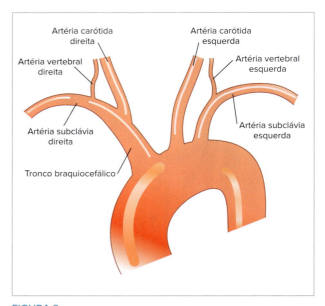

FIGURA 3
Esquema ilustrativo do padrão mais comum de ramificação da crossa da aorta. O tronco braquicefálico irá originar as artérias carótida comum e subclávia direitas, a carótida comum esquerda e a artéria subclávia esquerda.

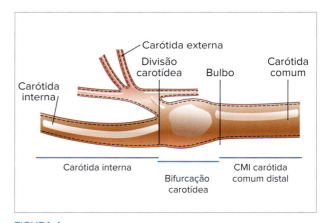

FIGURA 4
Esquema ilustrativo da transição entre as carótidas comum e interna.

traforaminal, apresenta um trajeto em alça entre C1 e o forame magno. O segmento V4 ou intracraniano emite os ramos espinal anterior e cerebelar posteroinferior antes de se juntar com a artéria vertebral contralateral, para formar a artéria basilar (Figura 6).

Variações anatômicas

As variações anatômicas carotídeas podem ser de origem, calibre, posição, trajeto e/ou ramificação.

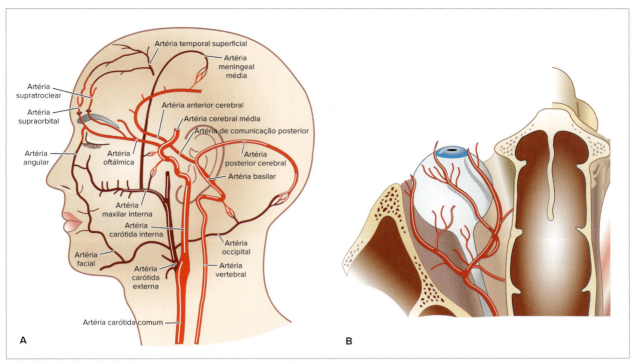

FIGURA 5
Esquema ilustrativo da anatomia da artéria oftálmica desde a carótida interna (A) e no centro do globo ocular, com relação ao nervo ótico (B).

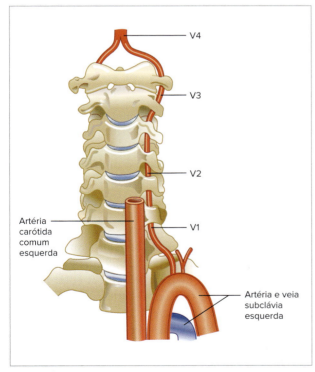

FIGURA 6
Esquema ilustrativo dos segmentos da artéria vertebral desde sua origem na artéria subclávia.

Variações da origem dos ramos da crossa da aorta são relativamente comuns, envolvendo combinações de emergência isolada ou em troncos únicos das artérias carótidas comuns, subclávias e vertebrais. Entre elas, a variação mais observada é a origem comum do tronco braquicefálico e da carótida comum esquerda.

Eventualmente, o tronco braquicefálico não é caracterizado, achado que pode estar associado à artéria subclávia direita aberrante, que se origina na porção distal da crossa e apresenta trajeto retroesofágico. Em geral, essas variações não têm repercussão na análise do fluxo carotídeo.

Variações de calibre são bastante raras, com relatos de hipoplasia e até mesmo agenesia carotídea, que podem ocorrer em qualquer segmento do trajeto e produzem alterações no fluxo, como padrão de alta resistividade na carótida comum de calibre reduzido e aumento de volume de fluxo no sistema carotídeo dominante contralateral. Uma variação de calibre mais comum é a ausência de bulbo carotídeo, em que não é observada a ectasia que o configura na transição entre as carótidas comum e interna. Há também variações da morfologia do bulbo, envolvendo apenas a porção proximal da carótida interna ou envolvendo a bifurcação carotídea e a porção proximal das carótidas interna e externa (Figura 7).

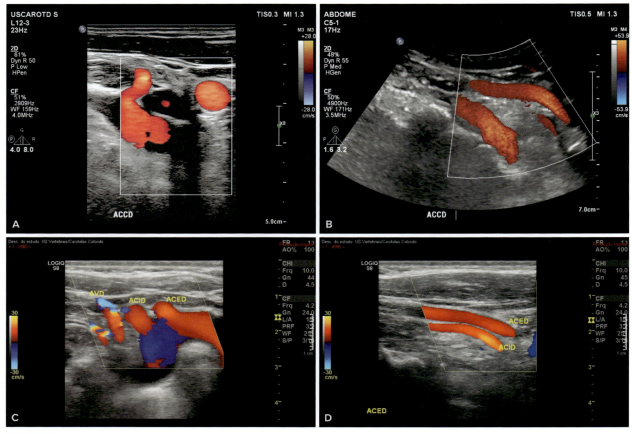

FIGURA 7
Ausência de tronco braquicefálico, caracterizada pela separação completa das artérias carótida comum e subclávia direitas desde a porção mais caudal acessível ao método (A e B). Estudo tomográfico subsequente mostrou artéria subclávia direita aberrante, com origem na porção distal da crossa da aorta. Outro paciente com agenesia de carótida comum direita, com origem das carótidas interna e externa diretamente da aorta (C e D).
Fonte: segundo caso gentilmente cedido pelo Dr. Roberto de Moraes Bastos.

A variação de posição mais comum envolve a topografia mais baixa ou mais alta da bifurcação carotídea. Bifurcações carotídeas altas devem ser mencionadas no relatório, pois sinalizam maior dificuldade técnica para analisar a porção cervical da carótida interna. Outra variação de posição a que devemos estar atentos é a variação da inter-relação das carótidas interna e externa, em que a carótida externa é mais lateral que a carótida interna. Essa variação pode ser vista em até 10% da população geral e é facilmente reconhecida pelos padrões de ramificação e de fluxo específicos de cada artéria. Alguns autores sugerem a manobra de *tapping* temporal para melhor reconhecimento da artéria carótida externa, em que se observa a repercussão hemodinâmica da manobra apenas no espectro dessa artéria.

Variações de trajeto carotídeo são denominadas, em conjunto, dolicoarteriopatias e podem ocorrer por uma série de causas, como anomalias de desenvolvimento, displasia fibromuscular e síndrome de Marfan, em pacientes mais jovens ou, mais comumente, pela idade avançada. As dolicoarteriopatias podem se apresentar como tortuosidade, *looping* ou acotovelamento (*kinking*). O acotovelamento é dividido em tipos 1 (angulação entre as pernas do acotovelamento de 60 a 90°), tipo 2 (angulação entre as pernas do acotovelamento de 30 a 60°) ou tipo 3 (angulação entre as pernas do acotovelamento menor que 30°).

Os critérios de repercussão hemodinâmica são controversos, sendo descritos aumento das velocidades de pico sistólico (VPS) maior que 2 vezes entre as pernas proximal e distal do acotovelamento ou velocidade isolada maior que 180 cm/s. Particularmente, prefiro descrever acotovelamentos com repercussão hemodinâmica significativa apenas se caracterizo alguma complicação, como formação de placas ateromatosas, dissecção ou aneurismas nessa topografia ou, ainda, na presença de alteração velocimétrica significativa em paciente com insuficiência cerebrovascular de causa não explicada. Para tanto, é fundamental mensurar as maiores velocidades ao longo do trajeto de ambas as pernas do acotovelamento, sempre corrigindo o ângulo Doppler (Figuras 8, 9 e 10).

É raro que o padrão de ramificação seja diferente do mencionado anteriormente, mas há exceções. A artéria carótida comum pode originar a artéria tiróidea superior em até 15% dos casos, e a artéria carótida interna pode originar a artéria faríngea superior ascendente em até 2% dos casos. Ainda mais raramente, não ultrapassando 0,1% da população geral, podem ocorrer comunicações anômalas entre os sistemas carotídeo e vertebral, caracterizadas por persistência de anastomoses embrionárias e que podem, eventualmente, ser surpreendidas, emergindo do sistema carotídeo (Figura 11).

A artéria vertebral tem origem embriológica nas artérias cervicais intersegmentares, motivo pelo qual variações anatômicas são mais comuns que nas artérias carótidas, podendo ser divididas em variações de origem, calibre, trajeto e/ou número.

A artéria vertebral esquerda pode se originar diretamente do arco aórtico em até 5% dos indivíduos, quando, em geral, associa-se à entrada do segmento V2 em C5. Outros tipos de anomalia de origem da artéria vertebral são muito raros.

Artérias vertebrais são geralmente assimétricas, não interessando, em geral, descrever o lado dominante. Entretanto, podem se encontrar hipoplásicas, quando apresentam calibre menor que 0,2 cm ou volume de fluxo menor que 30 mL/minuto, achado que pode alterar a morfologia habitual do espectro de onda ou aumentar a chance de síndrome rotatória da artéria vertebral contralateral (Figura 12).

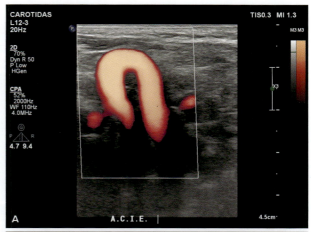
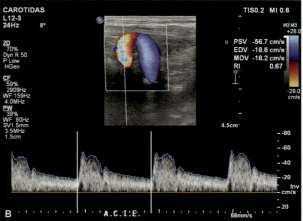
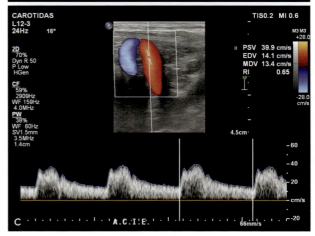

FIGURA 9
Acentuado acotovelamento da carótida interna no modo Doppler de amplitude (A). Foi realizada avaliação no modo pulsado nas pernas proximal e distal do acotovelamento (B e C), tomando cuidado para manter o *preset* ajustado na cor vermelha, espectro positivo e ângulo adequado, não se observando sinais de repercussão hemodinâmica significativa.

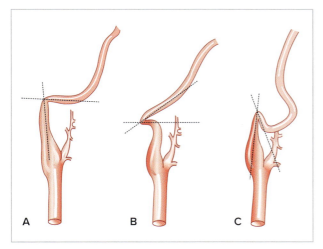

FIGURA 8
Esquema ilustrativo dos padrões de dolicoarteriopatias. Tipos I ou leve (A), II ou moderada (B) e III ou acentuada (C).

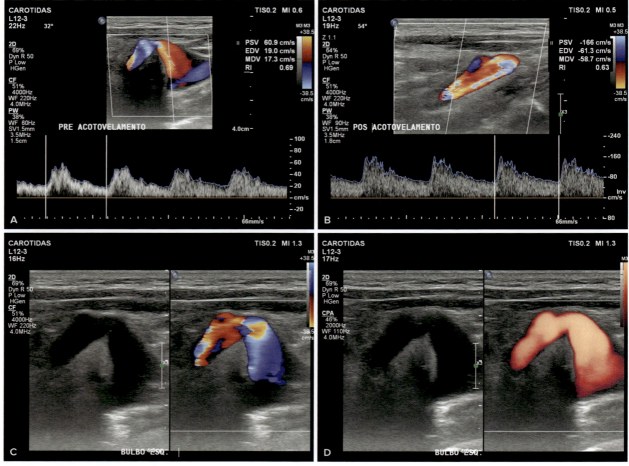

FIGURA 10
Moderado acotovelamento da carótida interna, com sinais de repercussão hemodinâmica significativa, aumentando em quase 3 vezes as velocidades sistólicas entre as pernas proximal (A) e distal (B), mas, principalmente, por causar uma leve dilatação focal na porção proximal da perna distal após o acotovelamento, caracterizada no modo colorido (C) e de amplitude (D).
Fonte: caso gentilmente cedido pelo Dr. Bruno Zampirolli Calegario.

Variações de trajeto, em geral, envolvem entradas mais altas no segmento foraminal, acima do processo transverso de C6. Em casos mais raros, podem não apresentar segmento foraminal quando correm lateralmente aos processos transversos, antes de entrar no forame magno. Assim como as artérias carótidas, também as artérias vertebrais podem cursar com dolicoarteriopatias, apresentando causas semelhantes, que compreendem anomalias de desenvolvimento, displasia fibromuscular e síndrome de Marfan em pacientes mais jovens ou, mais comumente, pela idade avançada (Figuras 13 e 14).

As variações de número são raras e podem se apresentar como duplicação ou fenestração. Duplicação ocorre quando a artéria vertebral tem duas origens diferentes e um segmento V2 foraminal e outro extraforaminal por um trajeto variável, até se unirem. Fenestração ocorre quando há uma origem única e dois segmentos V2 paralelos, ambos foraminais ou ambos extraforaminais. Há maior incidência de aneurismas e dissecções nessas situações (Figura 15).

MORFOLOGIA NORMAL DAS ONDAS

As artérias carótidas e vertebrais apresentam morfologias de onda bastante características, em particular pelo comportamento da diástole, que devem ser de conhecimento do examinador. Algumas variações da normalidade, entretanto, podem ser observadas nas artérias vertebrais.

Carótida comum

A artéria carótida comum apresenta um padrão de fluxo que sofre interferência dos diferentes padrões de resistividade das carótidas interna e externa, porém é mais influenciado pela carótida interna, por conta do maior volume de fluxo cerebral. É caracterizado por

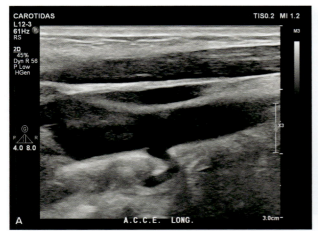
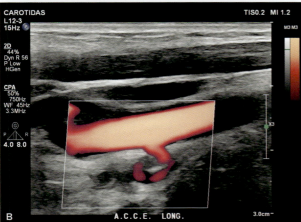
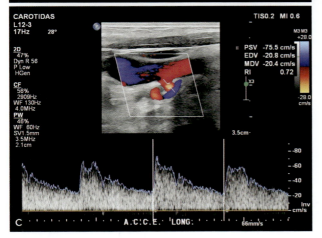

FIGURA 11
Artéria tiróidea superior emergindo da porção distal da carótida comum ao modo B (A), ao Doppler de amplitude (B) e ao Doppler pulsado (C).
Fonte: caso gentilmente cedido pelo Dr. Massao Cidade Wematsu.

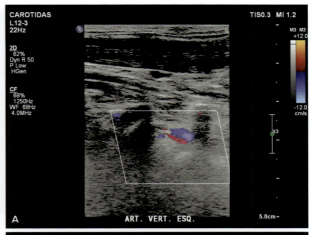
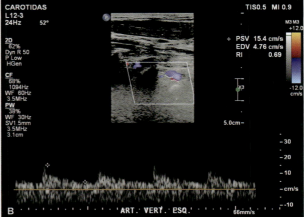

FIGURA 12
Artéria vertebral hipoplásica com fino calibre ao modo colorido, inclusive menor que o da veia vertebral adjacente, em azul (A), e com padrão de baixas velocidades e resistividade aumentada.

rampa sistólica inicial íngreme, eventual incisura protodiastólica e uma telediástole anterógrada de grande amplitude. Esse espectro pode ser denominado unidirecional, monofásico e de baixa resistividade (Figura 16).

Carótida interna

A artéria carótida interna apresenta um padrão de fluxo típico de baixa resistividade, caracterizado por rampa sistólica inicial íngreme e uma diástole anterógrada de grande amplitude. Esse espectro pode ser denominado unidirecional, monofásico e de baixa resistividade. Nunca é normal a carótida interna apresentar incisura protodiastólica, muito menos fluxo retrógrado (Figura 17).

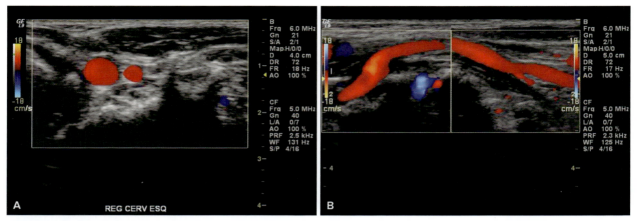

FIGURA 13
Artéria vertebral esquerda ao modo colorido. A artéria vertebral no plano axial aparece com menor calibre ao lado da carótida comum, com o processo vertebral ao lado (A). No plano sagital, a artéria vertebral transpassa o segmento intertransverso até V3 (B).

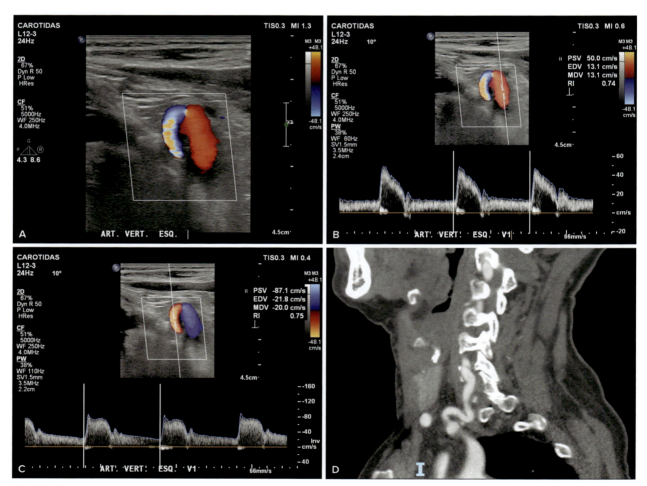

FIGURA 14
Acotovelamento de segmento V1 de artéria vertebral caracterizado ao modo colorido (A), sem repercussão hemodinâmica significativa entre as pernas proximal (B) e distal (C) ao modo pulsado. A angiotomografia mostra o acotovelamento acentuado no plano longitudinal (D).

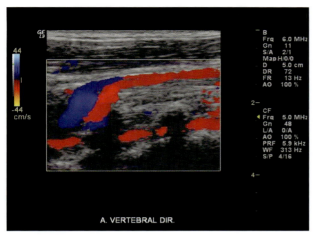

FIGURA 15
Duplicidade de artéria vertebral com um segmento foraminal e outro extraforaminal.

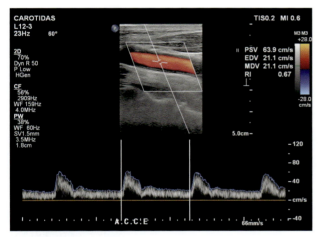

FIGURA 16
Padrão espectral normal da carótida comum, com fluxo anterógrado durante todo o ciclo cardíaco, mínima incisura protodiastólica e telediástole positiva e de boa amplitude.

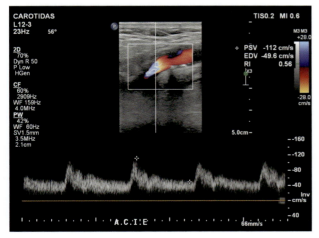

FIGURA 17
Padrão espectral normal da carótida interna, com fluxo anterógrado durante todo o ciclo cardíaco, sem incisura protodiastólica e com holodiástole positiva e de boa amplitude.

Carótida externa

A artéria carótida externa apresenta um padrão de fluxo de alta resistividade, caracterizado por rampa sistólica inicial íngreme, protodiástole com incisura ou mesmo diástole reversa e telediástole anterógrada de baixa amplitude. Esse espectro pode ser denominado unidirecional, monofásico ou trifásico, a depender da diástole inicial, e de alta resistividade (Figura 18).

Artéria oftálmica

A artéria oftálmica apresenta um padrão de fluxo de alta resistividade, caracterizado por rampa sistólica inicial íngreme, protodiástole com incisura e uma telediástole anterógrada de baixa amplitude. Esse espectro pode ser denominado unidirecional, monofásico e de alta resistividade. O fluxo normal deve se direcionar para o transdutor (Figura 19).

Artéria vertebral

A artéria vertebral apresenta um padrão de fluxo característico de baixa resistividade, semelhante ao da carótida interna, porém com menores velocidades. É caracterizado por rampa sistólica inicial íngreme e uma diástole anterógrada de grande amplitude. Esse espectro pode ser denominado unidirecional, monofásico e de baixa resistividade. Os índices de resistividade (IR) variam entre 0,62 e 0,75, porém, em termos gerais, considero IR aumentados a partir de 0,8 e baixos se menores que 0,5 (Figura 20).

Atente, porém, para o padrão de fluxo das artérias hipoplásicas. Elas apresentam, em geral, um padrão de onda de alta resistividade, caracterizado por diástole de baixa amplitude, nula ou reversa, com aumento do IR acima de 0,8, pois funcionam como uma estenose cranial (Figura 21).

Alterações morfológicas das ondas

Como o espectro das ondas das artérias carótidas é característico, qualquer mudança em sua morfologia chama a atenção e pode direcionar um diagnóstico. As principais alterações hemodinâmicas que modificam a morfologia habitual da onda envolvem aumento da resistividade, em geral por conta de estenoses significativas craniais, ou redução da resistividade, em geral por estenoses significativas caudais.

Ondas com padrão de alta resistividade e redução progressiva das velocidades sugerem estenose significativa ou oclusão cranial. Lembre-se, entretanto, de que, com o avançar da idade e o desenvolvimento da arteriosclero-

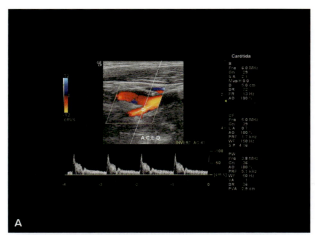

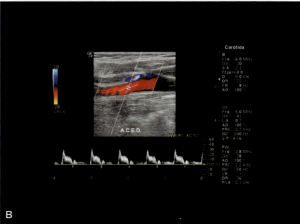

FIGURA 18
Padrão espectral normal da carótida externa, com incisura protodiastólica (A), protodiástole reversa (B) e telediástole positiva de pequena amplitude.

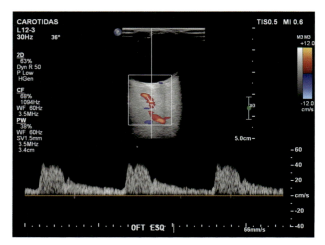

FIGURA 19
Padrão espectral normal da artéria oftálmica, com incisura protodiastólica e telediástole positiva de pequena amplitude.

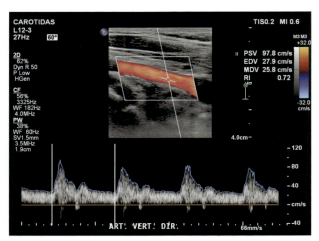

FIGURA 20
Espectro habitual de baixa resistividade da artéria vertebral, semelhante ao da carótida interna, porém com menores velocidades.

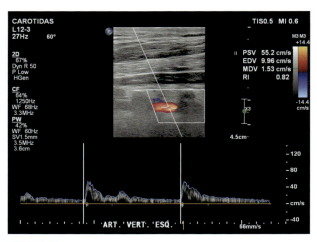

FIGURA 21
Espectro habitual de alta resistividade de artéria vertebral hipoplásica, caracterizado por IR maior que 0,8 e baixa velocidade diastólica final (VDR), que não deve ser mencionado no relatório.
IR: índice de resistividade.

se intracraniana, os índices de resistividade nas carótidas comum e interna aumentam, o que pode ser observado pela redução da amplitude da diástole (Figuras 22 e 23).

Ondas com padrão de baixa resistividade e redução progressiva das velocidades sugerem estenose significativa caudal, que pode ocorrer na via de saída do ventrículo esquerdo, na valva aórtica ou no trajeto vascular desde a aorta ascendente (Figura 24).

Assim como ocorre nas artérias carótidas, as principais alterações hemodinâmicas que modificam a morfologia habitual da onda nas artérias vertebrais envolvem aumento da resistividade ou redução da resistividade. Nesse território em particular, essas alterações são mais facilmente quantificadas pelos índices de resistividade.

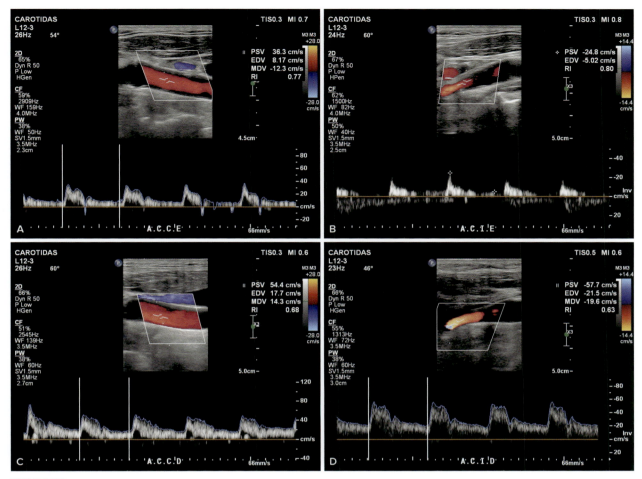

FIGURA 22
Estenose significativa na porção cervical distal da carótida interna esquerda, determinando aumento do padrão de resistividade nas carótidas comum (A) e interna (B) esquerdas. Perceba o componente reverso da protodiástole da carótida comum esquerda e a diástole praticamente nula da carótida interna esquerda, comparativamente ao espectro normal das carótidas comum (C) e interna (D) direitas.

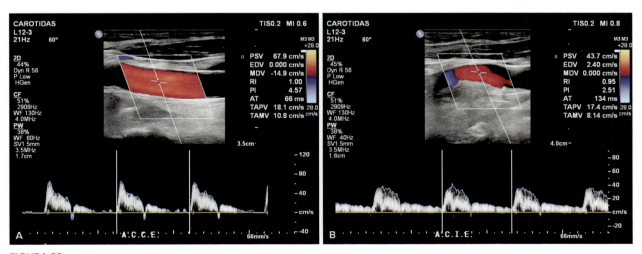

FIGURA 23
Aumento do padrão de resistividade nas carótidas comum (A) e interna (B) em paciente idoso, sem outras alterações que justifiquem esse achado.

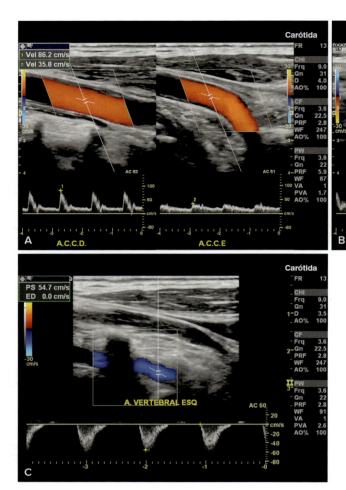

FIGURA 24
Carótida comum esquerda com padrão de resistividade e velocidades reduzidas em relação ao lado direito (A), aspecto mais proeminente na carótida interna, onde assume padrão *tardus parvus* (B). Associa-se inversão do sentido do fluxo na artéria vertebral esquerda, o que indica obstrução ao fluxo para a artéria subclávia ipsilateral (C). O conjunto dessas alterações é compatível com estenose hemodinamicamente significativa na crossa da aorta junto aos óstios da carótida comum e subclávia esquerdas, poupando o óstio do tronco braquiocefálico.

Padrões de onda com diástole de baixa amplitude, nula ou reversa, e aumento dos índices de resistividade acima de 0,8 são achados normais em caso de hipoplasias e em pacientes mais idosos com arteriolosclerose intracraniana, mas podem representar estenose significativa ou oclusão cranial em artérias de calibre normal. Padrões de onda com diástole mais ampla e redução dos índices de resistividade abaixo de 0,5 sugerem estenose significativa caudal, que pode ocorrer desde sua origem (Figura 25).

Além disso, é preciso observar a morfologia do pico sistólico, particularmente a presença de incisura mesossistólica, que pode representar síndrome do roubo parcial da subclávia. Esses achados serão discutidos adiante.

ALTERAÇÃO DO SENTIDO DO FLUXO

As artérias carótidas e vertebrais sempre apresentam sentido de fluxo cranial. Inversão do sentido de fluxo é um achado indireto de alteração obstrutiva relacionado ao escoamento do sangue por vias colaterais, já que o fluxo sempre segue no sentido do território de menor pressão.

Artérias carótidas e oftálmicas

As artérias carótidas interna e externa apresentam alguns possíveis locais de anastomose, que permitem a chegada de fluxo em tecido alimentados por artérias obstruídas, as quais podem promover um *shunt* tanto para a carótida interna quanto para a externa, sendo a principal rota para a artéria oftálmica e a única acessível ao Doppler.

O estudo Doppler é o método mais eficaz para caracterizar o sentido do fluxo, bastando ao examinador compreender de onde vem e para onde vai o fluxo, lembrando que é fundamental avaliar a artéria

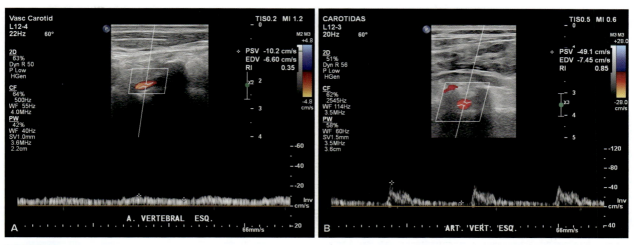

FIGURA 25
Doppler pulsado de artéria vertebral mostrando padrão *tardus parvus*, caracterizado por acentuada redução das velocidades e do padrão de resistividade, indicando estenose significativa caudal (A), e aumento do padrão de resistividade em artéria vertebral de calibre normal em paciente idoso, indicando arteriolosclerose intracraniana (B).

oftálmica, uma peça importante desse quebra-cabeças. Além disso, quando há alguma obstrução da carótida interna e o fluxo desvia pela carótida externa até a artéria oftálmica e, então, para a porção intracraniana da carótida interna, o fluxo da carótida externa pode ficar com uma morfologia semelhante ao da carótida interna por conta do território irrigado de baixa resistividade, fenômeno denominado internalização da carótida externa (Figuras 26, 27, 28 e 29).

Síndrome do roubo da subclávia

Ocorre por estenose significativa na artéria subclávia antes da origem da artéria vertebral, com isso diminuindo o fluxo e determinando vasodilatação periférica no membro superior ipsilateral, o que reduz a pressão arterial desse lado. Como o fluxo sempre vai do local de maior pressão para o de menor pressão, ocorre um desvio de fluxo desde a artéria vertebral contralateral até a artéria vertebral do lado da obstrução, que irá suprir parcialmente o fluxo da artéria subclávia após a obstrução (Figura 30).

No roubo parcial da subclávia, o achado característico é a incisura mesossistólica, também denominada "sinal do coelho". Alguns autores descrevem:

- Padrão tipo 1, com leve incisura mesossistólica, cujo nadir não atinge o plano da diástole final e está mais comumente associado a estenose discreta de subclávia.
- Padrão tipo 2, em que a incisura mesossistólica atinge o plano da diástole final e está mais comu-

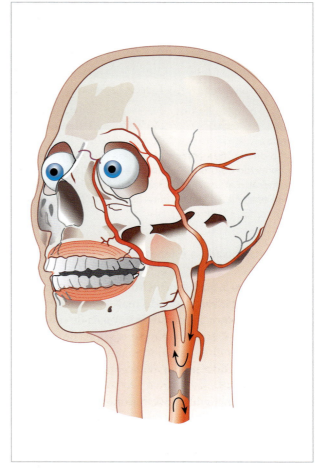

FIGURA 26
Padrões de inversão de sentido de fluxo. Obstrução da carótida comum distal, com inversão do fluxo da externa para a interna.

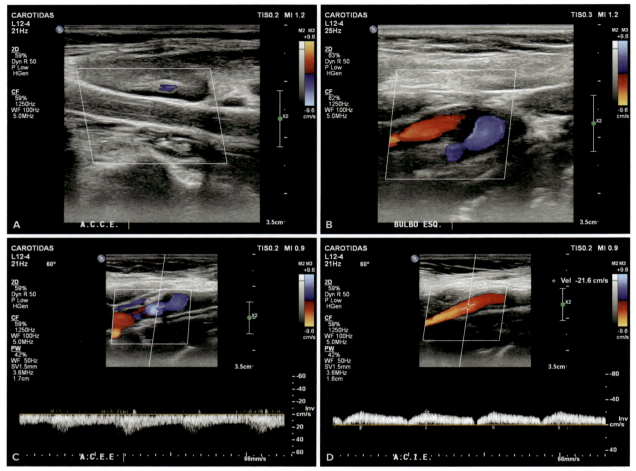

FIGURA 27
Oclusão da carótida comum por Takayasu, caracterizada por espessamento parietal concêntrico difuso e ausência de fluxo ao modo colorido (A). No plano da bifurcação carotídea, é possível observar fluxo invertido na carótida externa e anterógrado na carótida interna (B). No modo pulsado, observa-se fluxo retrógrado com morfologia internalizada na carótida externa (C) e fluxo anterógrado de baixas velocidades na carótida interna (D).

mente associado a estenose discreta/moderada de subclávia.
- Padrão tipo 3, quando a incisura mesossistólica atinge a linha de base, estando mais comumente associado a estenose moderada/acentuada de subclávia.
- Padrão tipo 4, quando ultrapassa a linha de base com aspecto *to-and-fro*, estando mais comumente associados a estenose moderada/acentuada de subclávia.

O teste do manguito pode ser usado para auxiliar o diagnóstico, realizando-se compressão da artéria braquial com manguito do esfigmomanômetro e pedindo para o paciente abrir e fechar a mão, o que causa isquemia do membro e consequente aumento da vasodilatação. Após a retirada do manguito, ocorre maior fuga de fluxo desde a artéria vertebral direita por conta da acentuação da redução da pressão periférica, acarretando inversão de fluxo na artéria vertebral ipsilateral (Figuras 31 e 32).

No roubo total da subclávia, observa-se inversão do fluxo na artéria vertebral, caracterizado tanto no modo colorido quanto no modo pulsado, comumente associado a estenose acentuada/oclusão da subclávia. Apenas se certifique de que o padrão azul e vermelho do modo colorido está no sentido correto, com fluxo vermelho cranial, o que é facilmente comprovado observando-se o sentido de fluxo da carótida comum.

Em caso de suspeita dessa síndrome, é papel do examinador continuar o estudo na artéria subclávia ipsilateral para tentar caracterizar achados diretos e indiretos de obstrução significativa, fechando o diagnóstico dessa síndrome. Lembre-se, entretanto, de que nem todo trajeto da artéria subclávia é acessível ao estudo Doppler; poderá ser necessário estudo angiográfico complementar.

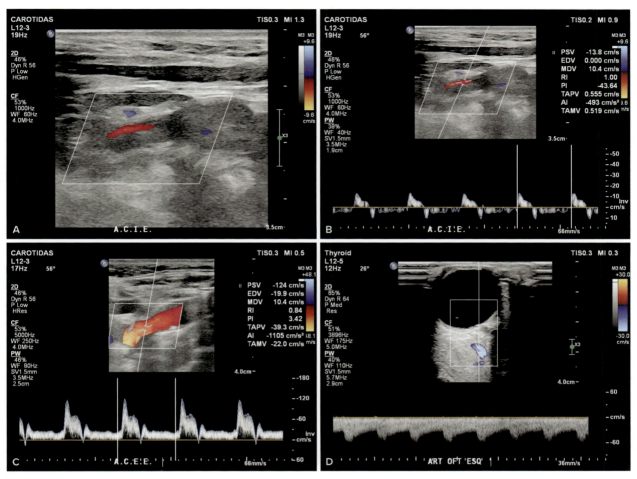

FIGURA 28
Placa hipoecogênica na porção proximal da carótida interna, causando estenose crítica. A carótida interna apresenta fluxo filiforme ao modo colorido (A) e aumento do padrão de resistividade, com redução paradoxal das velocidades sistólicas ao modo pulsado (B). A carótida externa tem morfologia de onda habitual, porém com velocidades levemente aumentadas (C). Na análise da artéria oftálmica, observa-se inversão do sentido do fluxo, indicando *shunt* da carótida externa para a porção intracraniana da carótida interna (D). Em resumo, o fluxo vai da carótida comum preferencialmente para a carótida externa e se inverte na artéria oftálmica, para nutrir a carótida interna intracraniana.

Naqueles casos em que o pedido médico solicita Doppler arterial do membro superior por redução da pressão arterial sistólica, o raciocínio inverso também funciona. Caracterizados os achados diretos e/ou indiretos de estenose hemodinamicamente significativa na artéria subclávia, uma maneira elegante de comprovar esses achados é avaliando o fluxo da artéria vertebral ipsilateral e observando a morfologia da onda e o sentido do fluxo.

ESPESSURA DO COMPLEXO MEDIOINTIMAL

A visão dos especialistas mudou muito nos últimos anos em relação ao papel da mensuração do complexo mediointimal na avaliação de risco cardiovascular. Entretanto, antes de saber o que há mais de atual nesse assunto, é importante conhecer o contexto histórico.

O primeiro trabalho que demonstrava ser factível mensurar a espessura do complexo mediointimal carotídeo por ultrassonografia foi publicado pela *Circulation*, em 1986. Em 1989, o estudo populacional Aric (*atherosclerosis risk in communities*) começou a testar a relação da espessura do complexo mediointimal carotídeo com aumento de risco cardiovascular, sendo utilizados o centímetro distal da carótida comum, o centímetro da bifurcação carotídea e o centímetro proximal da carótida interna. Em 1997, o primeiro resultado desse estudo mostrou maior prevalência de eventos cardiovasculares em pessoas com espessura maior que 0,10 cm, especialmente mulheres. Nesse período,

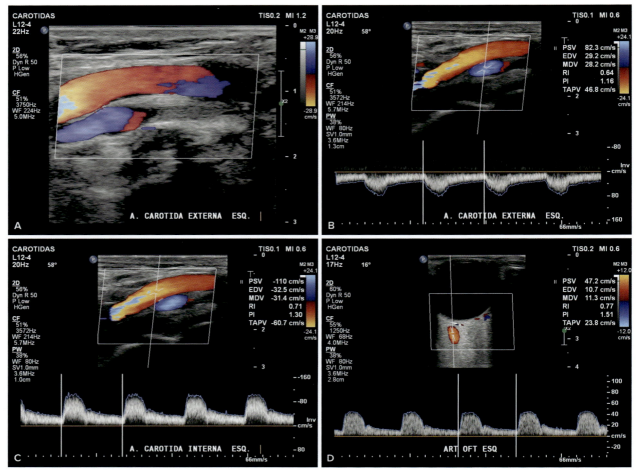

FIGURA 29
Oclusão segmentar da porção proximal da carótida externa. Ao modo colorido, observa-se fluxo de sentido invertido em azul na porção patente da carótida externa, após a oclusão (A), com morfologia de onda internalizada ao modo pulsado (B). Enquanto isso, o fluxo da carótida interna (C) e da artéria oftálmica (D) é anterógrado. Em resumo, o fluxo vai da carótida comum para a carótida interna e flui normalmente para a artéria oftálmica, que promove um *shunt* com a carótida externa até sua porção cervical, nutrindo seus ramos cervicais após a obstrução.

foram publicados outros trabalhos mostrando as mais diversas relações de espessamento mediointimal com eventos cardiovasculares, fossem cardíacos, cerebrais ou arteriais periféricos, a partir dos quais a mensuração do complexo mediointimal começou a fazer parte dos consensos de risco cardiovascular.

O consenso cardiovascular europeu de 2004 recomendava a estimativa da espessura do complexo mediointimal, mas afirmava que não devia ser tratada ou monitorada, sendo considerada um marcador, não um fator de risco. Em 2008, o consenso americano mostrou que valores acima do percentil 75 da média da espessura do complexo mediointimal bilateral seriam úteis para redefinir pacientes de risco intermediário, mesmo critério adotado pela Sociedade Brasileira de Cardiologia em 2013.

Atualmente, os principais consensos de risco cardiovascular já não avaliam a mensuração da espessura do complexo mediointimal, por conta de perda de padronização, alta variabilidade interobservadores e baixa reprodutibilidade intraobservador. O consenso europeu de 2016 não recomenda mais essa avaliação, e o americano e o brasileiro de 2019 nem sequer a citam. Há controvérsias, entretanto, como a do último posicionamento do grupo de ultrassonografia vascular da Sociedade Brasileira de Cardiologia, que recomenda sua avaliação em indivíduos de risco intermediário, porém com base em consensos defasados: o americano de 2008 e o europeu de 2012.

Concluindo, o espessamento mediointimal não é mais considerado fator agravante de risco cardiovascular pelas principais diretrizes, mas continua sendo

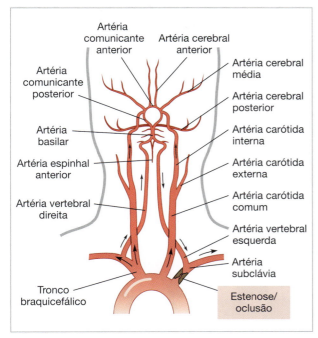

FIGURA 30
Esquema ilustrativo do caminho do fluxo na síndrome de roubo da subclávia.

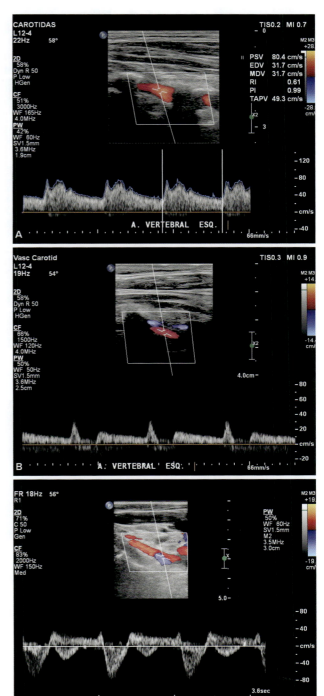

FIGURA 31
Roubo parcial da subclávia em vários graus. A primeira, com leve incisura mesossistólica (A); a segunda, com incisura atingindo a linha de base (B); e a terceira, com a incisura mesossistólica ultrapassando a linha de base, com aspecto do espectro *to-and-fro* (C).

sistematicamente pedido pelos clínicos, que ainda acreditam em seu papel dentro do algoritmo de análise de risco. Por isso, sugiro que esse dado faça parte de seu relatório, mas seguindo as melhores práticas para sua mensuração.

Como medir

O transdutor deve ter pelo menos 7 MHz de frequência e a imagem deve ser fundamental, ou seja, não utilize *softwares* como harmônica ou entrelaçamento de feixes e de maneira alguma utilize *zoom*, o que é um equívoco frequente.

Idealmente, utilize o corte longitudinal da carótida comum distal, sendo importante aparecer o plano da divisão carotídea, a fim de se obter uma melhor noção espacial para alocação da medida. O vaso deve estar retilíneo, ortogonal ao transdutor, que pode ser posicionado tanto pela janela anterior quanto pela lateral ao esternocleidomastóideo. Lembre-se de que a mensuração deve ser feita de forma automática ou semiautomática, já que vale a média de várias medidas na mesma topografia, e realizada no centímetro distal da carótida comum, ou seja, com o centímetro da bifurcação livre (Figuras 33 e 34).

Uma dúvida frequente é o que fazer caso haja alguma placa ateromatosa no local de aferição. Apesar

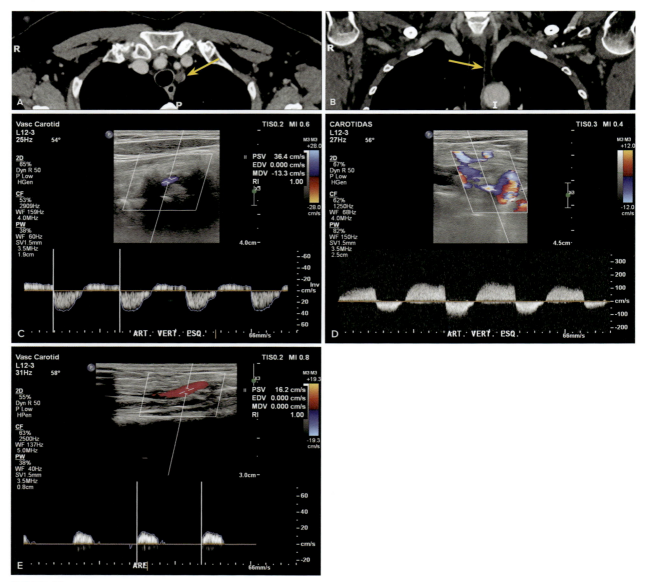

FIGURA 32
Roubo total da subclávia. Angiotomografia no plano axial mostra suboclusão da artéria subclávia esquerda (A) e, no plano coronal, extensão da estenose até a origem da artéria vertebral (B). No Doppler pulsado, observa-se fluxo invertido no segmento V2 (C), com sinais de estenose significativa pelo aumento das velocidades na origem (D), e fluxo pós-estenótico em artéria do membro superior esquerdo sem reserva de vasodilatação, caracterizado por padrão monofásico e diástole ausente (E).

de algumas diretrizes sugerirem realizar a mensuração contando a placa ateromatosa, particularmente prefiro relatar que a medida não foi realizada em razão da presença de placa no local de aferição, afinal de contas esse paciente já apresenta risco elevado pela simples caracterização de ateromatose, mesmo que subclínica (Figura 35).

Importante lembrar que, em pacientes submetidos a endarterectomia ou angioplastia com implantação de *stent*, não se deve realizar a aferição da espessura do complexo mediointimal, pois indivíduos operados já são, por definição, grupo de risco cardiovascular muito alto.

Como relatar

O valor da espessura do complexo mediointimal da carótida comum distal deve conter até a terceira casa decimal em caso de centímetros (p. ex., 0,050 cm) ou até a segunda casa decimal em caso de milímetros (p. ex., 0,50 mm).

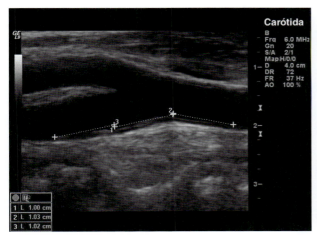

FIGURA 33
Imagem no modo B com os três locais onde foram realizados estudos de risco cardiovascular com espessura do complexo mediointimal: o centímetro distal da carótida comum, o centímetro da bifurcação e o centímetro proximal da carótida interna. Deve ser utilizado o centímetro distal da carótida comum.

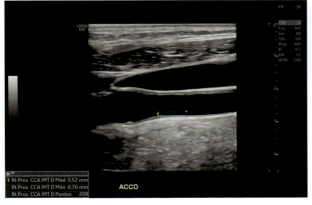

FIGURA 34
Aferição da espessura do complexo mediointimal de forma semiautomática. O examinador apenas posiciona o boxe no local adequado e o *software* calcula a média da espessura ao longo de 1 cm de extensão.

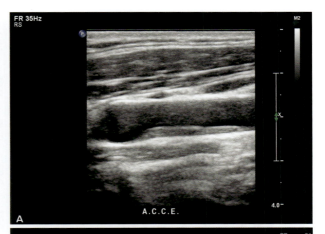

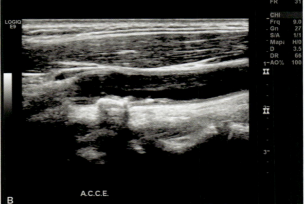

FIGURA 35
Placas ateromatosas na topografia da aferição da carótida comum distal, sendo a primeira hipoecogênica (A) e a segunda, fibrocalcificada (B). Apesar de algumas diretrizes sugerirem mensurar o complexo mediointimal com a placa, prefiro descrever apenas a placa, sem citar o valor da espessura mediointimal.

O valor aferido deve então ser comparado com tabelas de acordo com o grupo etário, sendo utilizadas as tabelas *Carotid Atherosclerosis Progression Study* (CAPS), entre 25 e 45 anos de idade, *Brazilian Longitudinal Study of Adult Health* (ELSA-Brasil), entre 40 e 65 anos de idade, e *Multi-Ethnic Study of Atherosclerosis* (MESA), entre 65 e 84 anos. É considerado espessado se acima do percentil 75 (Tabelas 1, 2 e 3 e Figuras 36, 37 e 38).

PLACA ATEROMATOSA

A ultrassonografia com Doppler tem papel fundamental na avaliação de ateromatose carotídea, e seu relatório sempre deve conter a descrição em três níveis. Primeiro, na identificação das placas ateromatosas, já que, diferentemente do espessamento mediointimal, é consenso que pacientes com ateromatose são con-

TABELA 1 Tabela Caps, utilizada para pacientes entre 25 e 45 anos de idade (em milímetros)

Homem	25	35	45	55	65	75	85	Mulher	25	35	45	55	65	75	85
P25	0,515	0,585	0,634	0,68	0,745	0,814	0,83	P25	0,534	0,575	0,619	0,665	0,718	0,771	0,807
P50	0,567	0,633	0,686	0,746	0,83	0,914	0,937	P50	0,567	0,615	0,665	0,719	0,778	0,837	0,88
P75	0,633	0,682	0,756	0,837	0,921	1,028	1,208	P75	0,612	0,612	0,713	0,776	0,852	0,921	0,935

TABELA 2 Tabela Elsa Brasil, utilizada para pacientes entre 40 e 65 anos de idade (em milímetros)

EMI média	Homem CCE	(mm)						EMI média	Homem CCD	(mm)					
Etnia	Percentil	40a	45a	50a	55a	60a	65a	Etnia	Percentil	40a	45a	50a	55a	60a	65a
Branco	P25	0,47	0,49	0,52	0,54	0,57	0,6	Branco	P25	0,45	0,48	0,51	0,53	0,56	0,59
Branco	P50	0,53	0,57	0,6	0,64	0,67	0,71	Branco	P50	0,51	0,54	0,58	0,61	0,65	0,69
Branco	P75	0,6	0,65	0,69	0,73	0,77	0,81	Branco	P75	0,59	0,63	0,67	0,71	0,75	0,79
Branco	P90	0,7	0,75	0,8	0,85	0,9	0,95	Branco	P90	0,66	0,71	0,73	0,81	0,85	0,9
Mulato	P25	0,48	0,5	0,53	0,856	0,58	0,61	Mulato	P25	0,44	0,47	0,5	0,53	0,56	0,6
Mulato	P50	0,53	0,57	0,61	0,65	0,69	0,73	Mulato	P50	0,5	0,54	0,58	0,62	0,86	0,63
Mulato	P75	0,6	0,65	0,7	0,75	0,8	0,85	Mulato	P75	0,58	0,63	0,68	0,73	0,77	0,82
Mulato	P90	0,69	0,75	0,8	0,86	0,92	0,97	Mulato	P90	0,69	0,74	0,79	0,84	0,89	0,94
Negro	P25	0,49	0,52	0,55	0,58	0,62	0,85	Negro	P25	0,46	0,5	0,53	0,57	0,6	0,64
Negro	P50	0,56	0,59	0,63	0,67	0,71	0,75	Negro	P50	0,54	0,58	0,62	0,66	0,7	0,74
Negro	P75	0,64	0,68	0,72	0,77	0,81	0,86	Negro	P75	0,61	0,67	0,73	0,78	0,84	0,9
Negro	P90	0,71	0,78	0,84	0,91	0,97	1,03	Negro	P90	0,7	0,77	0,83	0,89	0,95	1,02
EMI média	**Mulher CCE**	**(mm)**						**EMI média**	**Mulher CCD**	**(mm)**					
Etnia	Percentil	40a	45a	50a	55a	60a	65a	Etnia	Percentil	40a	45a	50a	55a	60a	65a
Branco	P25	0,44	0,47	0,5	0,53	0,56	0,59	Branco	P25	0,44	0,47	0,5	0,53	0,55	0,58
Branco	P50	0,49	0,52	0,56	0,59	0,63	0,66	Branco	P50	0,48	0,52	0,56	0,59	0,63	0,66
Branco	P75	0,54	0,58	0,63	0,67	0,71	0,75	Branco	P75	0,53	0,58	0,62	0,66	0,7	0,75
Branco	P90	0,61	0,66	0,71	0,76	0,81	0,86	Branco	P90	0,59	0,64	0,69	0,74	0,79	0,84
Mulato	P25	0,45	0,48	0,51	0,54	0,57	0,8	Mulato	P25	0,44	0,47	0,5	0,53	0,56	0,59
Mulato	P50	0,5	0,53	0,57	0,6	0,64	0,67	Mulato	P50	0,49	0,52	0,56	0,6	0,64	0,68
Mulato	P75	0,56	0,6	0,64	0,68	0,72	0,77	Mulato	P75	0,55	0,59	0,63	0,68	0,72	0,76
Mulato	P90	0,63	0,68	0,73	0,78	0,83	0,88	Mulato	P90	0,62	0,67	0,72	0,77	0,82	0,87
Negro	P25	0,46	0,49	0,52	0,55	0,58	0,61	Negro	P25	0,46	0,49	0,53	0,56	0,59	0,63
Negro	P50	0,51	0,55	0,59	0,63	0,67	0,7	Negro	P50	0,51	0,55	0,59	0,63	0,67	0,71
Negro	P75	0,57	0,63	0,66	0,7	0,75	0,79	Negro	P75	0,58	0,62	0,67	0,71	0,76	0,8
Negro	P90	0,64	0,7	0,76	0,82	0,88	0,94	Negro	P90	0,64	0,71	0,77	0,83	0,9	0,96

TABELA 3 Tabela Mesa, utilizada para pacientes entre 65 e 84 anos de idade (em milímetros)

	EMI	Média	CCD													
	Homem branco				Mulher branca				Homem negro				Mulher negra			
	45-54	55-64	65-74	75-84	45-54	55-64	65-74	75-84	45-54	55-64	65-74	75-84	45-54	55-64	65-74	75-84
P25	0,52	0,57	0,64	0,75	0,51	0,55	0,65	0,72	0,58	0,61	0,71	0,74	0,55	0,6	0,65	0,71
P50	0,62	0,68	0,77	0,83	0,58	0,65	0,75	0,83	067	0,74	0,85	0,85	0,84	0,71	0,76	0,83
P75	0,71	0,81	0,92	0,97	0,67	0,76	0,87	0,33	0,8	0,92	0,99	1,02	0,74	0,81	0,92	0,96
	Homem chinês				Mulher chinesa				Homem hispânico				Mulher hispânica			
	45-54	55-64	65-74	75-84	45-54	55-64	65-74	75-84	45-54	55-64	65-74	75-84	45-54	55-64	65-74-	75-84
P25	0,54	0,56	0,62	0,66	0,55	0,54	0,59	0,67	0,63	0,6	0,65	0,71	0,51	0,57	0,65	0,63
P50	0,64	0,7	0,73	0,79	0,6	0,63	0,71	0,77	0,62	0,67	0,78	0,81	0,58	0,69	0,76	0,78
P75	0,73	0,83	0,92	0,98	0,7	0,77	0,84	0,96	0,73	0,82	0,9	0,92	0,67	0,77	0,87	0,92
	EMI	Média	CCD													
	Homem branco				Mulher branca				Homem negro				Mulher negra			
	45-54	55-64	65-74	75-84	45-54	55-64	65-74	75-84	45-54	55-64	65-74	75-84	45-54	55-64	65-74	75-84
P25	0,54	0,57	0,67	0,71	0,5	0,55	0,63	0,7	0,56	0,63	0,69	0,72	0,63	0,59	0,63	0,68
P50	0,63	0,69	0,81	0,85	0,58	0,64	0,73	0,8	0,69	0,75	0,82	0,86	0,63	0,67	0,76	0,78
P75	0,78	0,82	0,95	1	0,67	0,75	0,85	0,94	0,81	0,92	0,99	1,02	0,73	0,08	0,9	0,91
	Homem chinês				Mulher chinesa				Homem hispânico				Mulher hispânica			
	45-54	55-64	65-74	75-84	45-54	55-64	65-74	75-84	45-54	55-64	65-74	75-84	45-54	55-64	65-74	75-84
P25	0,55	0,57	0,62	0,69	0,49	0,52	0,58	0,64	0,55	0,61	0,68	0,72	0,51	0,58	0,62	0,68
P50	0,63	0,7	0,72	0,84	0,58	0,63	0,71	0,76	0,64	0,72	0,8	0,86	0,58	0,68	0,72	0,77
P75	0,73	0,84	0,86	0,97	0,67	0,72	0,87	0,94	0,75	0,85	0,98	0,97	0,68	0,79	0,86	0,91

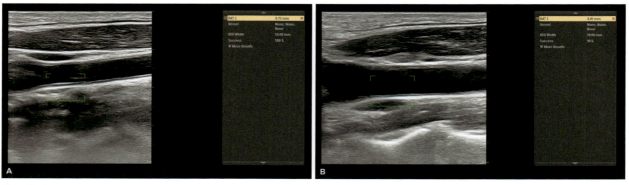

FIGURA 36
Paciente masculino de 35 anos de idade, com espessura de 0,75 mm à esquerda e 0,45 mm à direita. Utilizada a tabela Caps, que mostrou espessamento mediointimal apenas na carótida comum esquerda.

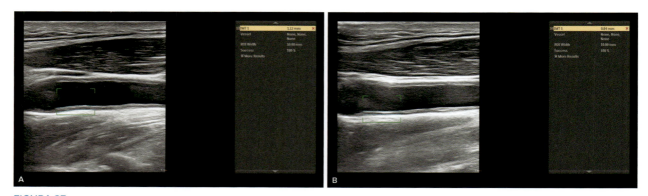

FIGURA 37
Paciente feminina branca de 60 anos de idade, com espessura de 1,12 mm à esquerda e 0,84 mm à direita. Utilizada a tabela Elsa Brasil, que mostrou espessamento mediointimal bilateral.

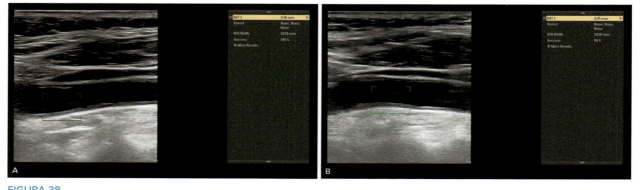

FIGURA 38
Paciente masculino branco de 70 anos de idade, com espessura de 0,90 cm à esquerda e 0,95 cm à direita. Utilizada a tabela Mesa, que mostrou espessamento mediointimal bilateral.

siderados de alto risco cardiovascular. Segundo, na descrição de suas características morfológicas, pois mesmo placas não obstrutivas podem levar a eventos cerebrovasculares, particularmente as que apresentam sinais de instabilidade. Terceiro, na quantificação das placas, visto que, quanto mais espessas, maior o risco cardiovascular, particularmente as que causam obstrução significativa, pois indicam pacientes de muito alto risco cardiovascular.

Identificação das placas

O local mais comum de identificação de placas ateromatosas é no bulbo carotídeo. Eventualmente, nessa topografia, elas podem se localizar em paredes menos acessíveis, por exemplo, na parede lateral ou na anterior. Para não perder nenhuma lesão, é importante realizar uma varredura tanto no eixo longitudinal quanto no transversal do bulbo e, caso necessário, utilizar transdutor linear de alta frequência, para melhor delimitação de placas duvidosas (Figura 39).

Como as placas não se limitam ao bulbo carotídeo, é importante prestar atenção também aos demais segmentos carotídeos. Sugiro, ainda, que faça parte de sua análise a investigação da origem da artéria subclávia direita, local frequente de desenvolvimento de placas ateromatosas, mesmo em pacientes sem alterações carotídeas (Figura 40).

Placas que contêm algum grau de calcificação são mais fáceis de identificar, sejam placas calcificadas planas ou puntiformes, placas fibrocalcificadas ou placas densamente calcificadas. Como diferencial, pequenos focos de calcificação que ocupam apenas a camada média são conhecidos como esclerose medial de Monckeberg e têm uma etiologia diferente da ateromatose, sendo mais comuns em pacientes acima de 50 anos, homens e diabéticos, porém com ocorrência preferencial na porção distal das artérias periféricas (Figura 41).

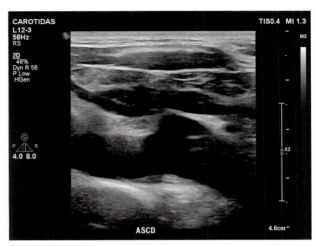

FIGURA 40
Estudo Doppler de carótidas com resultado normal. É caracterizada placa ateromatosa hipoecogênica regular na origem da parede posterior da artéria subclávia direita, que reestratifica o risco cardiovascular do paciente, mesmo com um exame normal de carótidas.

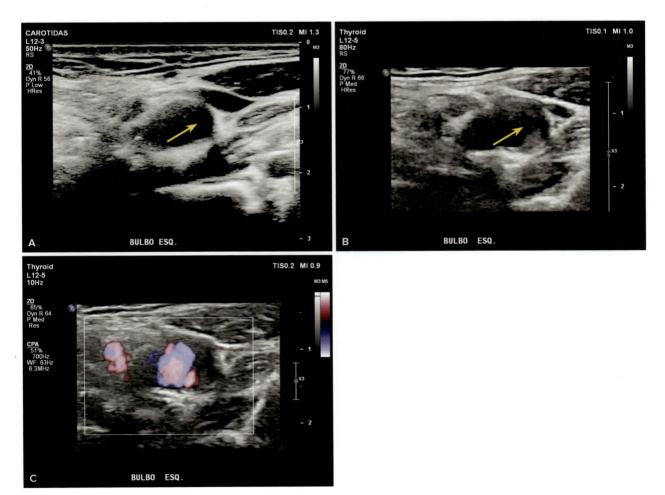

FIGURA 39
Placa na parede bulbar lateral, de difícil identificação com transdutor vascular (A), sendo mais bem caracterizada com transdutor de alta frequência em harmônica (B) e ao modo Doppler de amplitude (C).

Já a caracterização de placas não calcificadas pode ser desafiadora se muito pequenas. A grande questão é diferenciar o espessamento mediointimal focal, relacionado à hipertrofia da camada média, de uma verdadeira placa ateromatosa, relacionada ao processo inflamatório que acomete ambas as camadas e que pode desencadear um evento cerebrovascular. Por muito tempo, considerou-se como valor de corte dessa distinção a espessura de 0,15 cm (Consenso Mannheim de 2007 e de 2012), porém o conceito mais atual admite placas acima de 0,10 cm de espessura, em vista da melhora da resolução espacial dos transdutores (Sociedade Americana de Ecocardiografia de 2020) (Figura 42).

De acordo com esse consenso, as placas ateromatosas podem ser divididas em protuberantes e extensas. Placas protuberantes são espessamentos mediointimais focais que nitidamente se destacam da parede arterial adjacente, tanto no plano longitudinal quanto no axial, causando um degrau quando movemos o transdutor em algum sentido. Se apresentar uma espessura entre 0,10 e 0,15 cm, pode gerar alguma dúvida, portanto só descreva como placa se tiver certeza desse diagnóstico, para não criar um problema que pode não existir. A partir de uma espessura de 0,15 cm, já não há por que ter dúvida, desde que mensurada de forma correta, como será explicado adiante, devendo, nesses casos, ser classificada como placa ateromatosa.

Placas extensas, por sua vez, são espessamentos parietais de longa extensão, que podem inclusive ocupar todo um segmento carotídeo, mas que devem apresentar, pelo menos, 0,15 cm de espessura do complexo mediointimal. O principal diagnóstico diferencial de placas extensas é o espessamento pa-

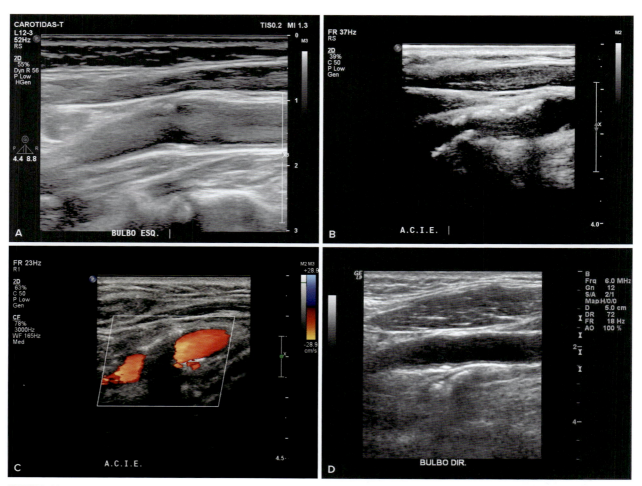

FIGURA 41
Placas ateromatosas facilmente reconhecidas por conta da presença de variados graus de calcificação. Placa calcificada puntiforme na parede posterior do bulbo (A), placa fibrocalcificada na parede anterior do bulbo (B) e placa densamente calcificada na parede anterior, produtora de sombra acústica que prejudica a análise do fluxo subjacente (C). Como diferencial, uma calcificação isolada da camada média, sem alterações da camada íntima, sugestiva de esclerose medial de Monckeberg (D).

Grau	Tipo de placa		Espessura da placa
0	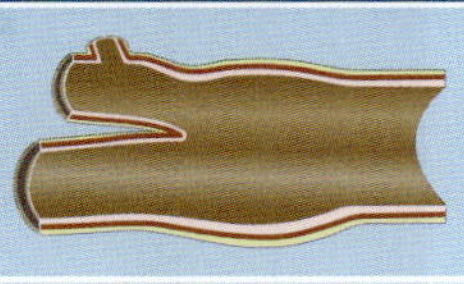	Sem placa	CMI < 1,5 mm
I	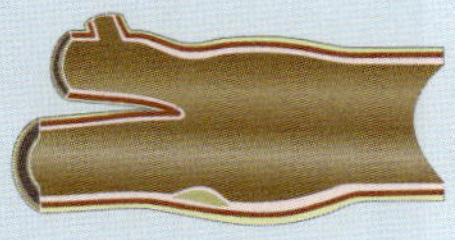	Protuberante (espessamento parietal focal)	< 1,5 mm
II	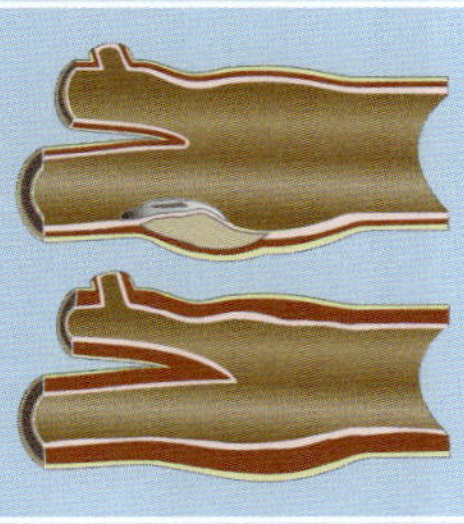	Protuberante ou difusa (espessamento parietal extenso)	1,5 - 2,4 mm
III	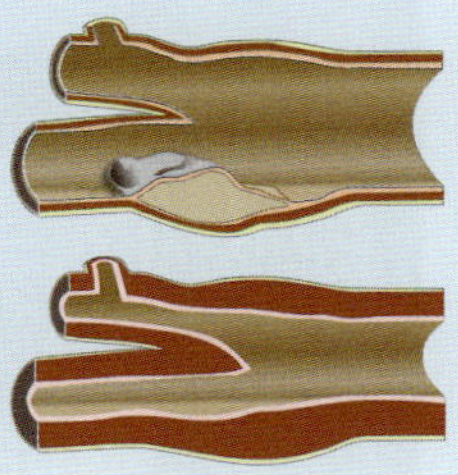	Protuberante ou difusa (espessamento parietal extenso)	≥ 2,5 mm

FIGURA 42
Classificação de placas ateromatosas segundo consenso da Sociedade Americana de Ecocardiografia de 2020.

rietal das vasculites, mas, em geral, a diferenciação é facilmente verificada pelo contexto clínico e pelo aspecto circunferencial do espessamento nas vasculites (Figuras 43 e 44).

Descrição morfológica das placas

Para entender melhor a terminologia utilizada atualmente, é interessante entender o contexto histórico em que essa avaliação está inserida. Em 1985, foi publicado pelo *New England Journal of Medicine* o primeiro relato de artéria coronária vulnerável à oclusão, quando a camada intimal que cobre a placa ateromatosa se rompe; em 1989, a *Circulation* relatou pela primeira vez que a isquemia transitória pode se tornar irreversível, com infarto e morte súbita, na presença de placa vulnerável. Em 2003, esse conceito evoluiu para paciente vulnerável, em que a rotura de uma placa vulnerável é mais habitual de acontecer em pacientes com sangue mais trombogênico e instabilidade elétrica do miocárdio.

A placa vulnerável apresenta-se, histopatologicamente, como uma lesão com capa fibrosa fina cobrindo um núcleo necrótico e/ou lipídico, muitas vezes contendo hemorragia intraplaca e/ou calcificações em seu interior e apresentando neovascularização. O que nos importa, como radiologistas, é reconhecer a manifestação ultrassonográfica dessas alterações histopatológicas: quanto mais heterogêneas, hipoecogênicas e irregulares, maior a tendência de instabilidade e maior a chance de evoluírem para um evento trombótico ou embólico. Devem ser destacadas placas acentuadamente hipoecogênicas, placas com áreas anecogênicas, que podem corresponder a focos hemáticos ou lipídicos, e também ulcerações que se apresentam como concavidades focais com pelo menos 2 mm de extensão e profundidade, desde que sua base contenha placa bem definida (Figuras 45, 46 e 47).

Há outras formas de estudar morfologicamente as placas por ultrassonografia. A Escala Mediana de Cinzas (GSM, do termo em inglês *Gray Scale Median*)

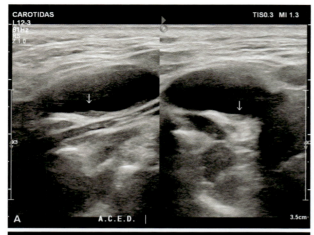
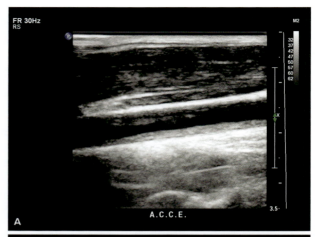
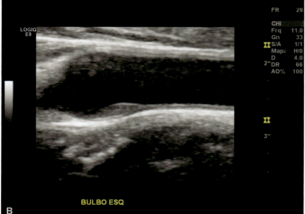
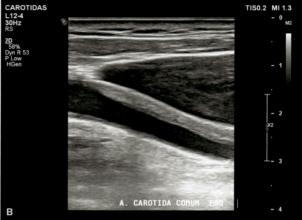

FIGURA 44
Exemplos de placas ateromatosas hipoecogênicas extensas. A primeira, na parede posterior da carótida comum, com espessura entre 0,15 e 0,25 cm (A); e a segunda, na parede anterior da carótida comum, com espessura maior que 0,25 cm (B).

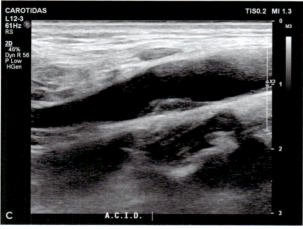

FIGURA 43
Exemplos de placas ateromatosas hipoecogênicas protuberantes na parede posterior do bulbo. A primeira, nos planos longitudinal e axial, com espessura menor que 0,15 cm (A); a segunda, com espessura entre 0,15 e 0,25 cm (B); e a terceira, com espessura maior que 0,25 cm (C).

utiliza *software* para analisar a ecogenicidade da placa: valores menores que 25 têm maior componente lipídico/hemático e estão mais associados a risco tromboembólico. Contraste ultrassonográfico também tem sido utilizado como ferramenta acessória para delimitar melhor as bordas da lesão, diagnosticar ulcerações e, principalmente, caracterizar neovascularização pelo grau de contrastação em seu interior, o que é um preditor de risco de rotura em placa vulnerável. Apesar de promissores, entretanto, ainda não se têm visto mudanças claras de paradigma com a utilização desses métodos na prática clínica.

Quantificação das placas

As placas devem ser quantificadas em relação a sua espessura ou altura, e aqui ocorre um erro extremamente frequente. A maneira correta de mensurar uma placa é no plano axial do vaso, sempre ortogonal à parede do vaso e partindo do centro, como se fossem os raios de uma roda de bicicleta. Infelizmente, muitos colegas

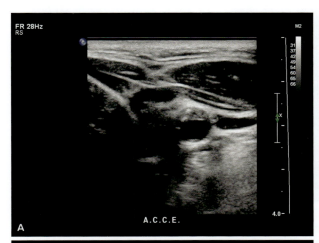
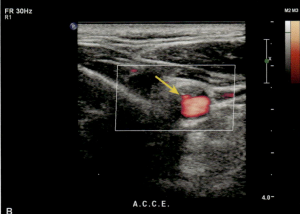
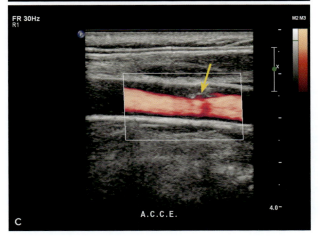

FIGURA 45
Placa ateromatosa com características de vulnerabilidade. Ao modo B, no plano axial, observa-se placa heterogênea, hipoecogênica e com pontos de calcificação (A). Ao modo de amplitude, observa-se pequena ulceração superficial, caracterizada tanto no plano axial (B) quanto no longitudinal (C).

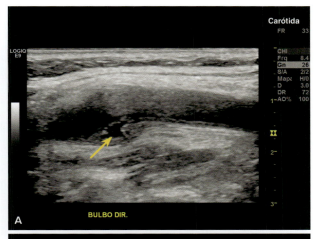
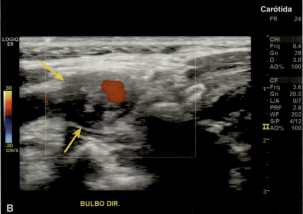

FIGURA 46
Placa ateromatosa com características de vulnerabilidade. Ao modo B, no plano longitudinal observa-se placa hipoecogênica com área anecogênica superficial, que pode corresponder a foco hemático ou lipídico (A). Ao modo de amplitude, no plano axial, sinais de remodelamento positivo, quando a placa cresce excentricamente, antes de reduzir a luz do vaso (B).

medem essa espessura no plano longitudinal do vaso e acabam avaliando o diâmetro anteroposterior da placa, com isso superestimando os valores (Figura 48).

O consenso classifica as placas em:

- Grau 1: placas protuberantes com espessura menor que 0,15 cm.
- Grau 2: placas protuberantes ou extensas com espessura entre 0,15 e 0,24 cm.
- Grau 3: placas protuberantes ou extensas com espessura acima de 0,25 cm.

O motivo dessa divisão é que, quanto mais espessa a placa, maior o risco cardiovascular associado, particularmente acima de 0,25 cm de espessura.

Já a medida da extensão pode ser útil caso o paciente necessite de cirurgia corretiva, motivo pelo qual só

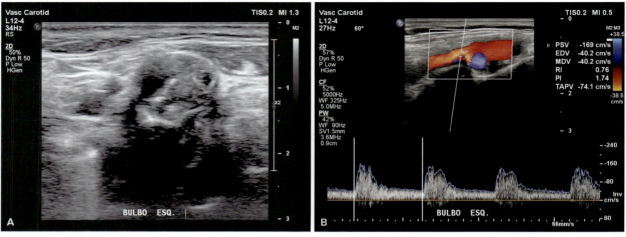

FIGURA 47
Placa ateromatosa com características de vulnerabilidade. Ao modo B, no plano axial, observa-se placa heterogênea, hipoecogênica, com pontos de calcificação e pequena área anecogênica periférica, que pode corresponder a foco hemático ou lipídico (A). Além disso, a placa promove moderada redução luminal, que determina aumento das velocidades ao modo pulsado (B).

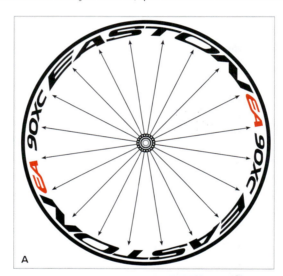

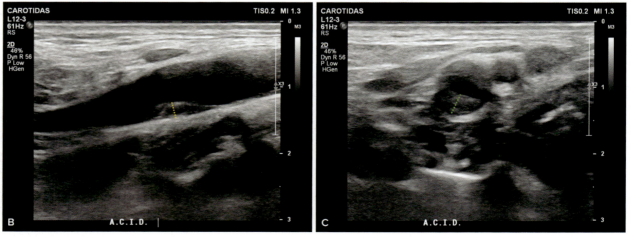

FIGURA 48
Maneira correta de mensurar a espessura da placa: sempre no plano axial e como os aros da roda de bicicleta (A). Como exemplo, uma placa protuberante hipoecogênica nos planos longitudinal (B) e axial (C). No plano longitudinal, a medida acaba sendo a do diâmetro anteroposterior da placa, com tendência a ser superestimada. Utilize o plano axial, partindo de uma linha imaginária do centro do vaso até sua linha mais externa, antes da adventícia.

relato em casos especiais, com o estenose significativa com indicação cirúrgica, pois esse dado pode interferir no planejamento cirúrgico.

Como relatar

No corpo do relatório, devem constar a localização, o padrão morfotextural e a espessura da placa. Caso sejam múltiplas e alguma tenha características de instabilidade, descreva-a separadamente e com detalhes. Eventualmente, pode ser utilizada, em seu relatório, a classificação de Gray Weale Nicolaides (GWN), que divide as placas em tipos I (uniformemente anecogênica ou hipoecogênica); II (predominantemente hipoecogênica, com até 25% de calcificações), III (predominantemente hiperecogênica, com até 50% de calcificações), IV (uniformemente hiperecogênica, com mais de 50% de calcificações) e V (calcificada com sombra acústica posterior), porém, particularmente, acho mais importante descrever a lesão em detalhes, em vez de tentar encaixá-la em alguma classificação.

Na conclusão do relatório, utilize o termo placa vulnerável ou com características de vulnerabilidade. A American Heart Association considera sinônimos aceitáveis os termos "placa instável" e "de alto risco" e inaceitáveis os termos "placa mole" e "placa não calcificada", que não devem ser utilizados em seu relatório.

Diagnóstico diferencial

Um diagnóstico diferencial que pode ser confundido com placa ateromatosa é o *web* carotídeo, que consiste na forma intimal da displasia fibromuscular e, via de regra, pode ser facilmente reconhecido.

Em geral, apresenta-se como um espessamento mediointimal focal de morfologia triangular que se situa na parede posterior do bulbo carotídeo, que é como costumo descrever essa alteração. Essa distinção é importante, porque o *web* carotídeo pode ser um nicho para a formação de trombos, levando a eventos tromboembólicos cerebrais (Figura 49).

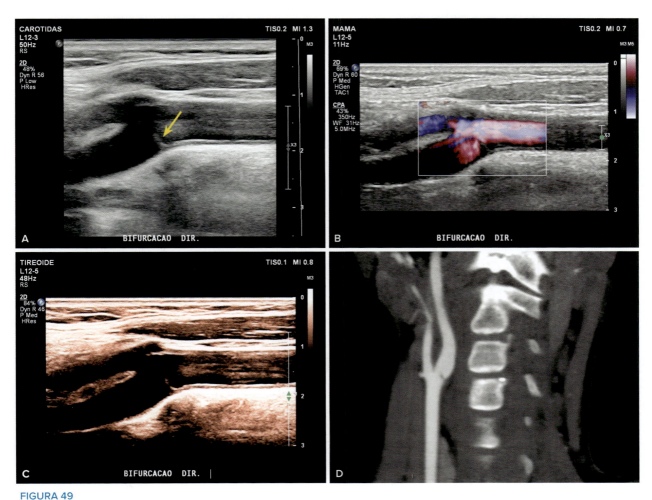

FIGURA 49
Web carotídeo característico observado como imagem hipoecogênica triangular na parede bulbar posterior ao modo B (A), ao Doppler de amplitude (B), em imagem fototópica (C) e na angiotomografia (D).

ESTENOSE CARÓTIDA INTERNA

O motivo principal para a realização do estudo das carótidas é identificar e estratificar a estenose luminal da carótida interna, pois essas informações dão suporte para a escolha entre tratamento clínico, endarterectomia ou angioplastia com implante de *stent*. Estudos multicêntricos mostraram que tanto a cirurgia convencional quanto a cirurgia endovascular são moderadamente benéficas para estenoses sintomáticas entre 50 e 69% e altamente benéficas para estenoses sintomáticas entre 70 e 99%.

A definição do grau de redução luminal pode ser feita por avaliação hemodinâmica ou anatômica, mas o Doppler é um método primordialmente hemodinâmico. Caso utilize os dois métodos, é importante que a conclusão do relatório contenha a faixa de estenose bem definida; não conclua com estenoses hemodinâmica e anatômica divergentes, exceto em casos de falso positivo, discutidos mais adiante. O clínico precisa de um diagnóstico preciso e não de um laudo que o confunda sobre qual decisão deve ser tomada.

Avaliação hemodinâmica

A avaliação do grau de estenose carotídea por Doppler é baseada em parâmetros velocimétricos. Os principais consensos que definem esses parâmetros são o consenso americano de 2003, o britânico de 2009, o europeu de 2012 e o brasileiro de 2019, que têm valores de corte semelhantes. Por esses consensos, estenoses não significativas não são estratificadas. Já estenoses significativas são estratificadas em moderadas (50 a 69%), acentuadas (acima de 70%) e, em alguns casos, críticas (acima de 90%).

O primeiro critério de estratificação é a VPS na carótida interna. Se maior que 125 cm/s, será moderada; se maior que 230 cm/s, acentuada; e se maior que 400 cm/s, crítica. O único consenso que difere é o da Sociedade Brasileira de Cardiologia de 2019, em que o valor de corte para estenose moderada é de 140 cm/s, mas, particularmente, prefiro usar o critério já bem estabelecido de 125 cm/s. O segundo critério é a relação das VPS das carótidas interna e comum. Se maior que 2 vezes, é considerada moderada; se maior que 4 vezes, acentuada; e se maior que 5 vezes, crítica. O terceiro critério de estenose é a VDF. Se maior que 40 cm/s, é considerada moderada; e se maior que 100 cm/s, acentuada. Casos esses parâmetros sejam discrepantes, ou seja, tenham estratificações diferentes, valorize os critérios na seguinte ordem: VPS, relação das VPS e VDF, exceto em casos específicos discutidos mais adiante.

Lembre-se de que a mensuração das velocidades deve ser realizada na porção mais distal da carótida comum e no local de maior velocidade da estenose, que pode ocorrer ao longo da *vena contracta*, a qual se dá ao longo do jato estenótico, que, por sua vez, se estende além do menor orifício anatômico. Existem, ainda, critérios hemodinâmicos secundários de classificação. O principal é o critério de Saint Mary, estabelecido pelo consenso britânico de 2009, que é a relação entre a VPS da carótida interna e a VDF da carótida comum, que subdivide as estenoses hemodinamicamente significativas de 10 em 10%. Além desse, há outros critérios, como a queda da VPS na carótida interna pós-estenose e a relação das velocidades diastólicas finais das carótidas interna e comum (Tabela 4 e Figuras 50, 51, 52 e 53).

Em casos de suboclusão, quando o Doppler em geral detecta fluxo filiforme de baixas velocidades, também denominado "sinal do barbante", é importante observar o comportamento das velocidades no restante do trajeto da carótida interna cervical, pois uma eventual correção cirúrgica só é eficaz se as velocidades no segmento livre de estenose se encontram em um patamar normal (Figura 54).

Em casos de oclusão, há uma série de achados que contribuem para o diagnóstico. O fluxo na carótida co-

TABELA 4 Critérios hemodinâmicos de estenose da carótida interna

	VPS cm/s	VPS CI/CC	VDF cm/s	VDF CI/CC	Saint Mary
< 50%	< 125	< 2	< 40	< 2,6	< 8
50-69%	125-230	2-3,1	40-69	2,6-5,5	8-10
60-69%		3,2-4	70-100		11-13
70-79%	> 230	> 4	> 100		14-21
80-89%			> 140	> 5,5	22-29
> 90%	> 400	> 5			> 30
Suboclusão	Variável	Variável	Variável	Variável	Variável

CC: carótida comum; CI: carótida interna; VDF: velocidade diastólica final; VPS: velocidade de pico sistólico.

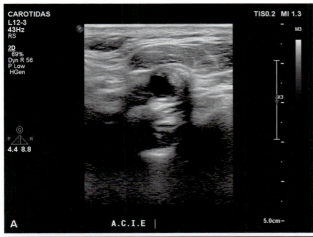
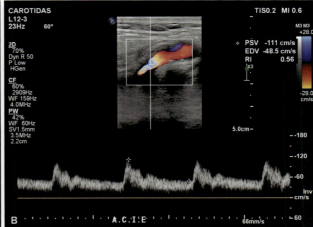
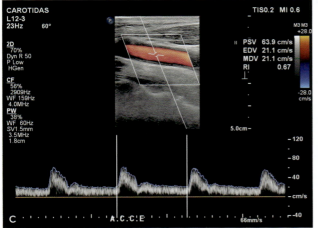

FIGURA 50
Placa ateromatosa bulbar fibrocalcificada regular, com espessura de 0,27 cm (A). Estenose hemodinamicamente não significativa, menor que 50%, pois a VPS não ultrapassa 125 cm/s (B) e não há aumento de pelo menos 2 vezes em relação às VPS da carótida comum (C).

mum apresenta um nítido padrão de alta resistividade, que, quanto mais próximo da lesão, mais nitidamente passa a assumir um padrão em bate-estaca ou *staccato*, caracterizado por picos sistólicos isolados de baixa amplitude. O fluxo na carótida interna não será caracterizado no modo Doppler colorido e pulsado nem no modo amplitude, e a oclusão será ainda mais bem definida caso o restante da porção cervical da carótida interna se encontre difusamente afilado e trombosado. Secundariamente, caso o fluxo para o cérebro desvie pela carótida externa e pela artéria oftálmica, poderá ser caracterizado um padrão de internalização daquela artéria e fluxo invertido nesta (Figura 55).

Restando dúvidas sobre a perviedade da carótida interna, sugiro relatar a alteração como uma suboclusão/oclusão, ficando a critério do médico solicitante a necessidade de avaliação com exame contrastado, seja por ultrassonografia, seja por angiotomografia, ainda que o tratamento cirúrgico, tanto na suboclusão quanto na oclusão, seja indicado, em geral, apenas quando o paciente continua a sofrer de infartos por microembolização.

Avaliação anatômica

A avaliação anatômica de uma estenose carotídea se faz pela comparação do menor calibre interno na estenose com o calibre externo do vaso, podendo ser um método coadjuvante em caso de dúvida durante a análise hemodinâmica ou para confirmar uma suspeita. Os dois principais métodos de quantificação anatômica de estenose luminal são o método ECST (*European carotid surgery trial*) e NASCET (*North American symptomatic carotid endarterectomy trial*), estudos que foram realizados por angiografia digital (Figura 56).

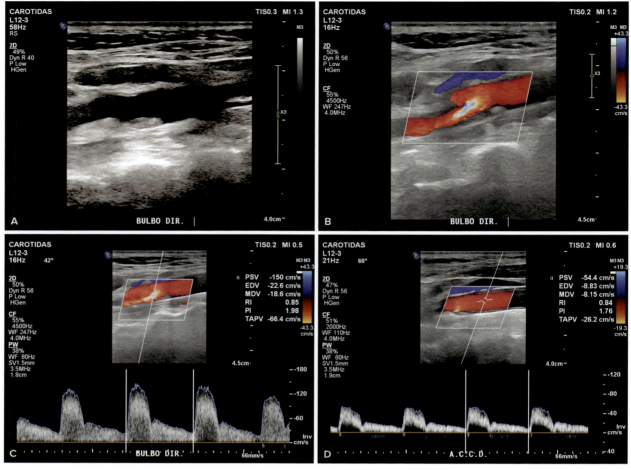

FIGURA 51
Placa ateromatosa na porção proximal da carótida interna, predominantemente hipoecogênica e irregular, com espessura de 0,30 cm (A). Ao Doppler colorido, observa-se *aliasing*, cujo trajeto em azul vai guiar o posicionamento do volume de amostragem (B). Estenose hemodinamicamente significativa, entre 50 e 69%, caracterizada por VPS entre 125 e 230 cm/s (C) e aumento entre 2 e 4 vezes em relação às VPS da carótida comum (D).

O ECST é o método local, enquanto o NASCET é o método distal. No método local, o calibre interno da estenose é comparado com o calibre externo bulbar; no método distal, o calibre interno da estenose é comparado com o calibre interno da carótida interna após a estenose. O método ECST tende a superestimar as estenoses abaixo de 80%, já que pode ocorrer remodelamento positivo pela placa ateromatosa, que é o aumento do calibre bulbar por expansão excêntrica da placa. Nas obstruções de até 80%, é preferível utilizar o método NASCET, comparando o local de obstrução com o calibre habitual esperado do vaso após a obstrução.

Há uma tabela que relaciona os valores de ECST e NASCET, permitindo que o grau de relação luminal seja avaliado pelo método ECST e, depois, recalculado para o NASCET, com base nas correlações dessa tabela. A Sociedade Brasileira de Cardiologia sugere que essas mensurações sejam feitas pelos calibres, mas, caso seja possível fazer um corte axial verdadeiro do vaso, particularmente prefiro mensurar pelas áreas (Figuras 57, 58 e 59).

Pitfalls

Infelizmente, os critérios hemodinâmicos podem falhar, levando a resultados equivocados, mesmo que utilizados ângulos de correção perfeitamente alinhados ao sentido do fluxo e parâmetros hemodinâmicos corretos. Essas condições devem ser de conhecimento do examinador e relatadas no laudo quando identificadas.

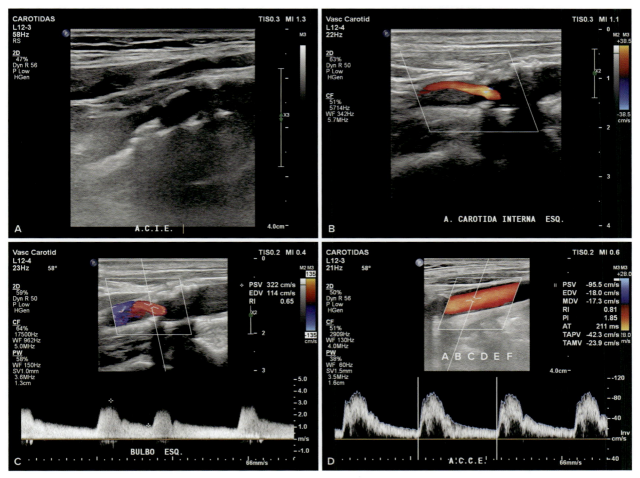

FIGURA 52
Placas ateromatosas contíguas na porção proximal da carótida interna, predominantemente calcificadas e irregulares, com espessura de até 0,32 cm (A). Ao Doppler colorido, observa-se melhor angulação para posicionamento do volume de amostragem (B). Estenose hemodinamicamente significativa, acima de 70%, caracterizada por VPS acima de 230 cm/s e velocidade diastólica maior que 100 cm/s – note que utilizei o pico exatamente anterior a uma extrassístole (C) e aumento pouco menor que 4 vezes em relação às VPS da carótida comum (D).

A primeira condição envolve o aumento basal das velocidades de fluxo no sistema carotídeo, em que pacientes jovens são o principal, mas não o único exemplo. Quando as velocidades na carótida comum já se encontram elevadas (p. ex., acima de 150 cm/s), é natural que as velocidades na carótida interna também estejam elevadas (p. ex., acima de 130 cm/s), o que prejudica a utilização de valores de corte para quantificar as estenoses. Nesse caso em particular, utilize a comparação das VPS nas carótidas interna e comum como primeiro critério diagnóstico (Figura 60).

Um segundo caso clássico é o de aumento compensatório do fluxo, que ocorre quando há uma estenose significativa de um lado, causando hipofluxo cerebral, e aumento da velocidade de fluxo do lado contralateral para tentar compensar o volume de fluxo cerebral. É por esse motivo que, em casos de estenoses significativas bilaterais, deve-se corrigir o lado com maior grau de estenose e realizar um novo exame após a cirurgia para reavaliar o grau de estenose do lado contralateral, que pode eventualmente reduzir (Figura 61).

Em casos de placas ateromatosas extensas e, particularmente, com sombra acústica posterior que impeça a análise velocimétrica subjacente, muitas vezes não é possível identificar as maiores velocidades da estenose e, portanto, quantificar, de maneira adequada, a faixa de estenose da lesão estenótica. Nesses casos, mencione no relatório que a quantificação da estenose pode ter sido subestimada pela dificuldade técnica causada pela placa (Figura 62).

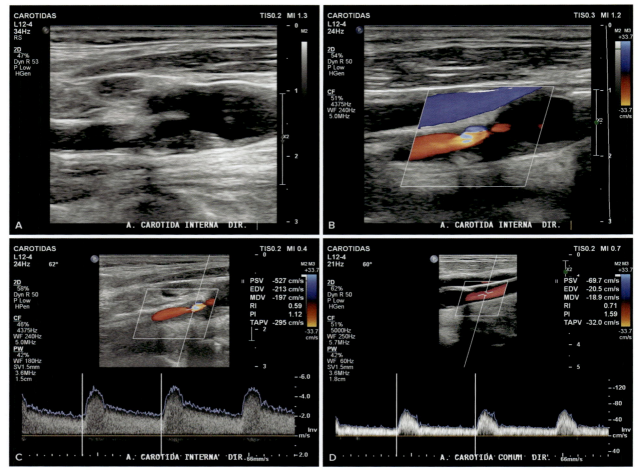

FIGURA 53
Placa ateromatosa bulbar hipoecogênica com área anecogênica interna e regular, com espessura de até 0,27 cm (A). Ao Doppler colorido, observa-se *aliasing*, cujo trajeto em azul vai guiar o posicionamento do volume de amostragem (B). Estenose hemodinamicamente significativa, acima de 90%, caracterizada por VPS maior que 400 cm/s e velocidade diastólica maior que 200 cm/s (C), além de aumento maior que 5 vezes em relação às VPS da carótida comum (D).

Em alguns casos com estenose crítica, também pode ocorrer redução paradoxal das velocidades. Em geral, isso é facilmente observado pela discrepância entre a análise das velocidades, que se encontram normais ou mesmo reduzidas, e o grau de estenose anatômica, que é nitidamente significativo. Apenas nesses casos, sugiro relatar a discrepância entre os dois métodos, sugerindo estudo contrastado para melhor averiguação (Figura 63).

ESTENOSE DAS CARÓTIDAS COMUM E EXTERNA

Na presença de placas ateromatosas em outros sítios que não a carótida interna, os parâmetros hemodinâmicos para a estratificação do grau de redução luminal devem ser os mesmos utilizados em artérias periféricas, ou seja, a relação entre as VPS pouco antes da lesão e no local da estenose. Se essa relação for maior que 2 vezes, a estenose é considerada moderada; se maior que 4 vezes, acentuada (Figura 64).

Nos casos de estenose da carótida interna tratados cirurgicamente com interposição de *stent*, lembre-se de que a velocidade da carótida externa ficará mais elevada. Isso é um achado normal relacionado à passagem de fluxo em meio à malha metálica e não deve ser citado no relatório como uma estenose (Figura 65).

ESTENOSE VERTEBRAL

Estenose vertebral ocorre principalmente por ateromatose, mas também por outras causas menos comuns,

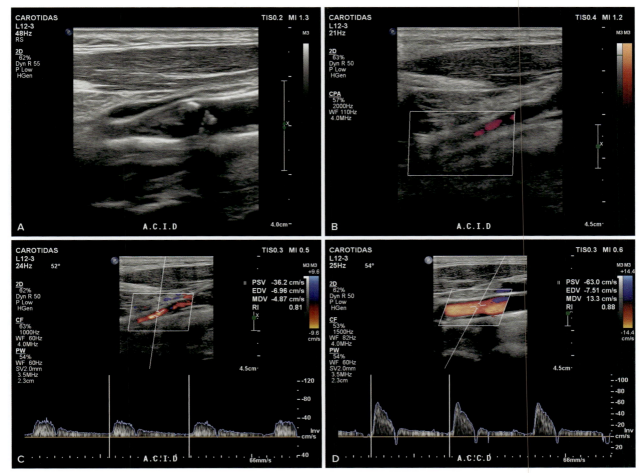

FIGURA 54
Placa ateromatosa bulbar predominantemente hipoecogênica e irregular (A). Ao Doppler colorido, observa-se afilamento difuso do restante do trajeto com fluxo filiforme – sinal do barbante – compatível com suboclusão (B). Ao modo pulsado, observa-se redução das velocidades e aumento do IR na carótida interna (C), além de padrão de alta resistividade na carótida comum, inclusive com protodiástole reversa (D).
IR: índice de resistividade.

como dissecção, arteriopatias, compressão extrínseca e até mesmo por acotovelamento significativo, levando a um quadro de insuficiência vertebrobasilar, que cursa com uma variedade de sintomas, sendo vertigem o mais comum, e elevando o risco de infarto isquêmico em 30% no ano seguinte ao diagnóstico. Os achados ao estudo Doppler dependem do segmento acometido.

Na estenose que acomete a origem da artéria vertebral, denominada segmento V0 por alguns autores, a Sociedade Brasileira de Cardiologia adotou os critérios já publicados desde 2009 e que eu particularmente considero adequados, já que não existe consenso bem definido. Para estenoses moderadas: VPS acima de 140 cm/s, relação das VPS entre o segmento foraminal e a origem maior que 2 vezes e VDF maior que 35 cm/s. Para estenoses acentuadas: VPS acima de 210 cm/s, relação das VPS entre o segmento foraminal e a origem maior que 4 vezes e VDF maior que 50 cm/s. Note que, neste caso, como a artéria vertebral se origina na artéria subclávia, que tem naturalmente maiores velocidades, a comparação se faz excepcionalmente com o segmento V2. Como parâmetro indireto, estenoses significativas podem estar associadas a fluxo de baixa resistividade, com redução do IR abaixo de 0,5 no restante da artéria, por vezes com padrão *tardus parvus* (Tabela 5 e Figuras 66 e 67).

Na estenose significativa focal do segmento V2, considere os mesmos parâmetros diretos de relação das VPS utilizados nas artérias periféricas, sendo estenoses moderadas caracterizadas por aumento das velocidades pré-estenose e na estenose maior que 2 vezes e estenoses acentuadas maior que 4 vezes (Figura 68).

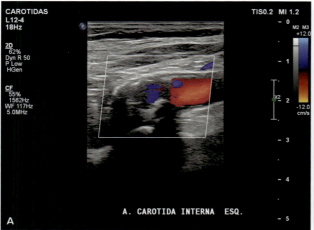
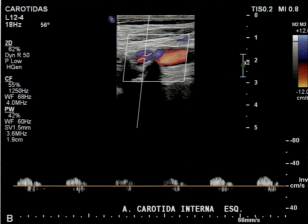
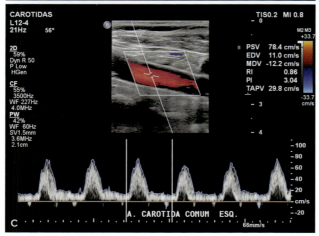

FIGURA 55
Volumosa placa heterogênea predominantemente calcificada na origem da carótida interna (A). Ao modo pulsado, observa-se padrão em *staccato* na carótida interna (B) e aumento dos IR na carótida comum (C).

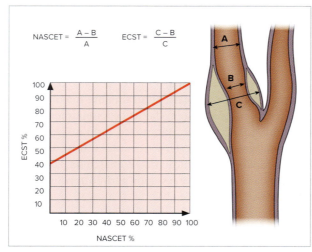

FIGURA 56
Esquema ilustrativo com critérios de ECST e NASCET e gráfico comparativo.
ECST: *European carotid surgery trial*; NASCET: *North American symptomatic carotid endarterectomy trial*.

Nas estenoses significativas do segmento V4, que não podem ser avaliadas diretamente pelo estudo Doppler, o fluxo nos segmentos caudais poderá se apresentar de alta resistividade, com IR maior que 0,8, principalmente se o sítio da estenose for inferior à origem da artéria cerebelar posteroinferior.

OCLUSÃO VERTEBRAL

Oclusão de artéria vertebral ocorre mais comumente por aterotrombose, mas também por outras causas, como embolia e dissecção, levando a um conjunto de síndromes, na dependência da área infartada, que apresentam morbimortalidade maior que a da circulação anterior, apesar de menos comuns. Em geral, apenas nas oclusões de artéria vertebral cervical o estudo Doppler tem algum papel, já que o acometimento de seu segmento intracraniano, bem como da artéria

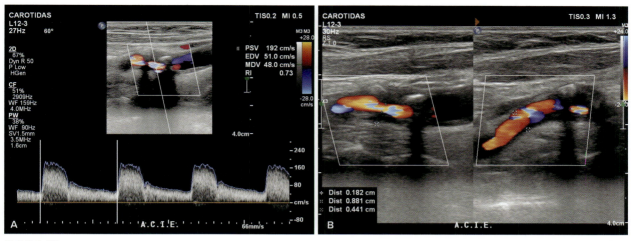

FIGURA 57
Estenose hemodinamicamente significativa, entre 50 e 69%, caracterizada por VPS entre 125 e 230 cm/s e VDF entre 40 e 100 cm/s (A). Realizada mensuração complementar pelos diâmetros local e distal – pelo critério de NASCET –, observa-se estenose anatômica de 58%, corroborando diagnóstico hemodinâmico.

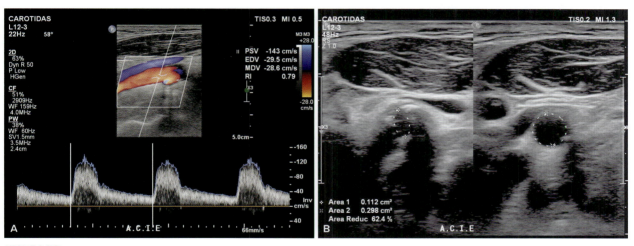

FIGURA 58
Estenose hemodinamicamente significativa, entre 50 e 69%, caracterizada por VPS entre 125 e 230 cm/s (A). Realizada mensuração complementar pelas áreas local e distal – pelo critério de NASCET –, observa-se estenose anatômica de 62%, corroborando diagnóstico hemodinâmico.

basilar, será avaliado por estudo contrastado em ambiente de atendimento terciário.

Aterotrombose ocorre mais comumente em pacientes idosos, que, em geral, apresentam episódios isquêmicos transitórios prévios; embolia ocorre geralmente em pacientes um pouco mais jovens, podendo ter origem cardíaca, aórtica ou vertebral proximal, caracteristicamente de início súbito; já dissecções vão acometer principalmente os segmentos livres da artéria vertebral, relacionadas com movimentos abruptos ou alguma arteriopatia subjacente, também de início súbito.

Nas oclusões dos segmentos cervicais, o fluxo não será caracterizado pelo modo colorido e pulsado nem pelo modo amplitude, sendo necessário, portanto, estudo angiográfico complementar para avaliação mais adequada. Cuidado para não confundir a artéria vertebral hipoplásica ou de difícil acesso por osteofitose em pacientes mais idosos com oclusão, lembrando que

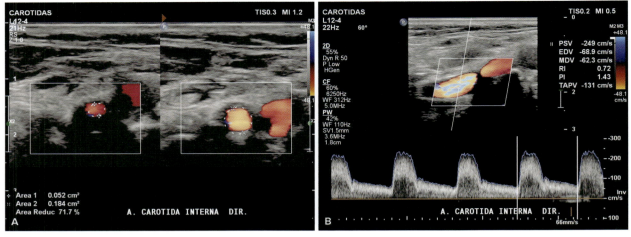

FIGURA 59
Estenose hemodinamicamente significativa, acima de 70%, caracterizada por VPS acima de 230 cm/s (A). Realizada mensuração complementar pelas áreas local e distal – pelo critério de NASCET –, observa-se estenose anatômica de 71%, corroborando diagnóstico hemodinâmico.

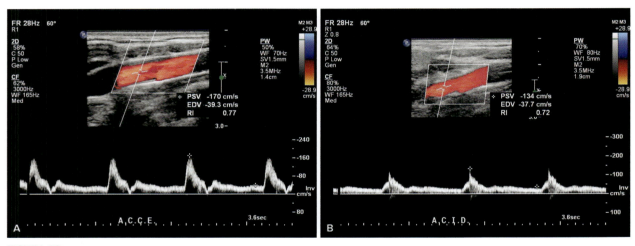

FIGURA 60
Paciente jovem com velocidades basais altas já caracterizadas na carótida comum, ao redor de 170 cm/s (A), e pouco elevadas na carótida interna, ao redor de 130 cm/s (B), o que se encaixaria equivocadamente em estenose entre 50 e 69%. No relatório, descreva apenas as velocidades normais para o grupo etário e, caso necessário, utilize o critério de comparação com as velocidades da carótida comum para pesquisar estenose.

a veia vertebral fica geralmente mais evidente, porém com fluxo invertido e padrão espectral característico (Figura 69).

OUTRAS AFECÇÕES CAROTÍDEAS

Algumas alterações não ateroscleróticas podem surpreender durante um exame de carótidas, às quais o examinador deve estar atento.

Paraganglioma

Paraganglioma é um tumor neuroendócrino de corpo carotídeo, um pequeno órgão arredondado junto à adventícia da bifurcação carotídea, que contém químio e barorreceptores. Já recebeu outras denominações, como tumor de corpo carotídeo, quemodectoma e glômus, atualmente em desuso. Pode ser familiar, bilateral e maligno em até 10% dos casos.

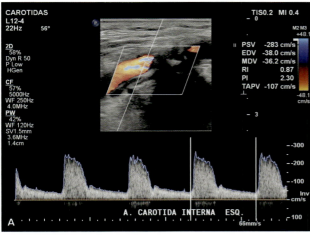 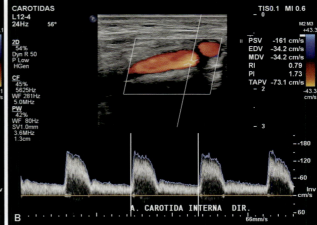

FIGURA 61
Estenose acima de 70% na carótida interna esquerda, caracterizada por aumento das VPS acima de 230 cm/s (A), e entre 50 e 69% na carótida interna direita, caracterizada por aumento das VPS entre 125 e 230 cm/s (B). O aumento de velocidade na carótida interna direita pode ser compensatório, devendo ser reavaliado após tratamento da carótida interna esquerda.

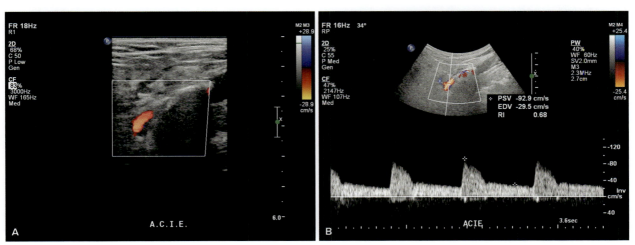

FIGURA 62
Placa densamente calcificada, produtora de sombra acústica posterior (A). Realizada avaliação com transdutor convexo para análise do fluxo distal, mas que pode subestimar eventual estenose subjacente à placa (B).

Ao estudo ultrassonográfico com Doppler, essas lesões são caracteristicamente sólidas, hipoecogênicas e hipervascularizadas, ocorrendo na bifurcação carotídea e alargando o espaço intercarotídeo (Figura 70).

Carotidínia

Carotidínia é uma condição caracterizada por hipersensibilidade e dor na região da carótida, eventualmente agravada por movimentos da cabeça e deglutição. Em 1988, o comitê de classificação da Sociedade Internacional de Cefaleias a reconheceu como uma entidade específica, entretanto alguns autores questionaram as evidências que sustentavam o conceito de carotidínia, o que gerou um debate sobre o substrato patológico dessa alteração. Uma série de artigos radiológicos vem mostrando, desde então, alterações morfológicas, tanto na ultrassonografia com Doppler quanto na angiorressonância magnética, que corroboram sua existência e que podem ser facilmente reconhecidas por esses métodos de imagem.

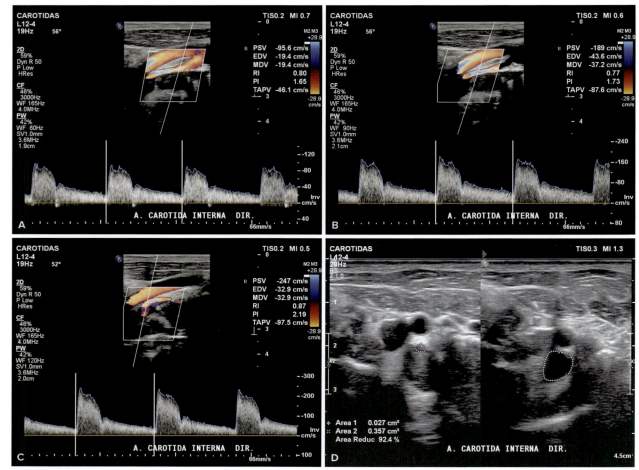

FIGURA 63
Volumosa placa bulbar vulnerável, predominantemente hipoecogênica e com remodelamento positivo, que, na análise velocimétrica ao longo do estreitamento luminal, causa, no máximo, uma estenose moderada (A, B e C). Realizada mensuração complementar pelas áreas local e distal – pelo critério de NASCET –, observa-se estenose anatômica de 92%, em discordância com o diagnóstico hemodinâmico e mais condizente com o grau de estreitamento luminal observado.

O critério diagnóstico ultrassonográfico de carotidínia é espessamento excêntrico da adventícia da carótida, em geral da porção distal da carótida comum, com manutenção do calibre da luz, sem determinar alterações no espectro de onda ao Doppler pulsado. Em casos positivos, o tratamento com corticoides leva à remissão da doença (Figura 71).

OUTRAS AFECÇÕES VERTEBRAIS

As artérias vertebrais também podem ser sede de uma série de alterações não ateroscleróticas.

DISSECÇÃO

Dissecção de artéria vertebral, em conjunto com dissecção carotídea, faz parte do grupo de doenças conhecidas como dissecções craniocervicais, podendo ser idiopáticas, associadas a trauma com mecanismo de rotação ou hiperextensão da coluna cervical ou associadas a uma série de arteriopatias, que incluem ateromatose, displasia fibromuscular e síndrome de Ehlers-Danlos, entre outras. Lesões espontâneas acometem principalmente os segmentos V2 e V3 da artéria vertebral extracraniana, enquanto lesões traumáticas atingem principalmente os segmentos livres V1 e V3, que não estão ancorados pelos forames vertebrais.

Entre os diversos métodos de imagem, o estudo Doppler tem menor acurácia diagnóstica, mas, quando presentes, dissecções podem ser caracterizadas pela presença de *flap* intimal, determinando luzes verdadeira e falsa com fluxo. Eventualmente, a luz falsa pode trombosar, determinando um padrão de imagem de espessamento em crescente subintimal, que se projeta

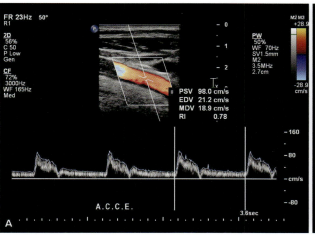
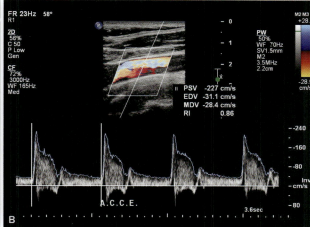

FIGURA 64
Estenose moderada na carótida comum, caracterizada pelo aumento das velocidades sistólicas acima de 2 vezes entre pouco antes (A) e no local da estenose (B).

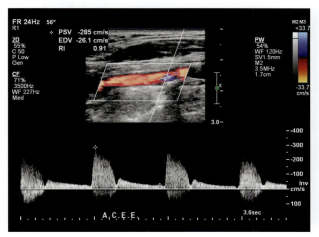

FIGURA 65
Aumento significativo das velocidades na artéria carótida externa em paciente com *stent*. Esse achado é normal e não deve ser mencionado no relatório.

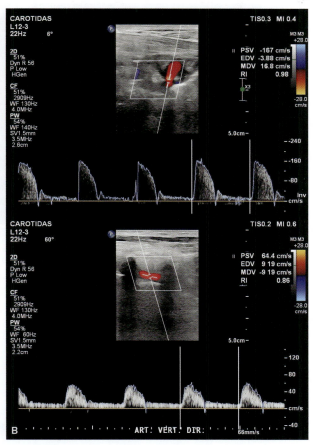

FIGURA 66
Estenose moderada na origem da artéria vertebral, caracterizada por VPS entre 140 e 210 cm/s (A) e relação das velocidades com o segmento V2 entre 2 e 4.

TABELA 5 Critérios hemodinâmicos de estenose vertebral em V0

	VPS	Relação	VDF
> 50%	140 cm/s	2	35 cm/s
> 70%	210 cm/s	4	50 cm/s

VDF: velocidade diastólica final; VPS: velocidade de pico sistólico.

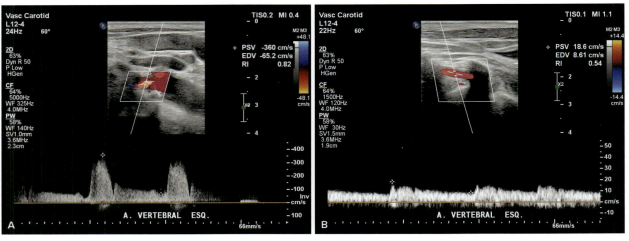

FIGURA 67
Estenose acentuada na origem da artéria vertebral, caracterizada por VPS acima de 210 cm/s (A) e relação das velocidades com o segmento V2 acima de 4, além de IR no limite inferior da normalidade.

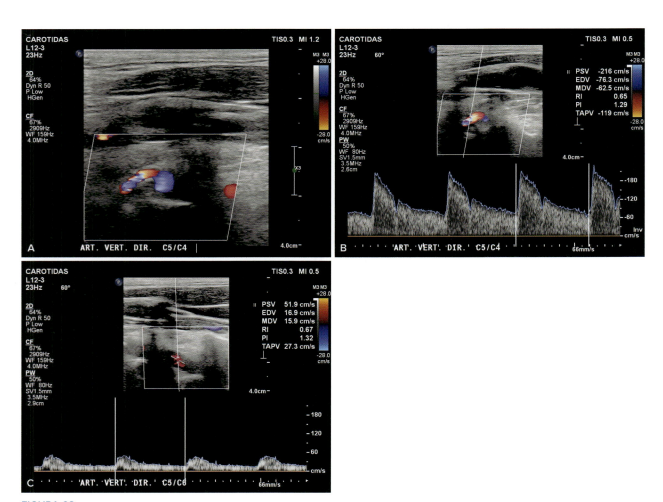

FIGURA 68
Placa ateromatosa calcificada determinando *aliasing* ao modo colorido (A), com aumento significativo das velocidades ao modo pulsado (B) e aumento de cerca de 4 vezes em relação ao segmento pregresso (C), indicando estenose hemodinamicamente significativa ao redor de 70%.

Fonte: caso gentilmente cedido pela Dra. Solange Munhoz.

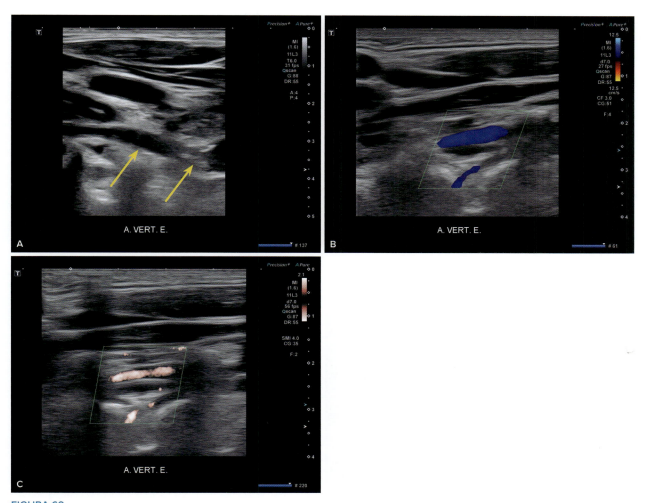

FIGURA 69
Placa ateromatosa densamente calcificada na origem da artéria vertebral (A) e restante do trajeto ocluído ao modo colorido (B) e de amplitude (C), notando-se apenas o fluxo da veia vertebral mais superficial.

no interior do vaso. Faz parte do diagnóstico diferencial o hematoma mural, que, na verdade, corresponde a um diferente espectro da mesma doença (Figuras 72 e 73).

ANEURISMAS

Aneurismas de artéria vertebral extracraniana são incomuns e, em geral, associados a dissecção ou trauma. Aneurismas primários são ainda mais raros. O critério diagnóstico é o mesmo de qualquer segmento arterial, o que compreende aumento do calibre em mais de 50% em relação ao calibre esperado para o vaso, eventualmente acompanhado de trombos murais (Figura 74).

PÓS-OPERATÓRIO

No pós-operatório, o Doppler é o principal método na análise da perviedade e na caracterização de algumas complicações, principalmente reestenose e oclusão. Idealmente, após intervenção cirúrgica, deveria ser realizado estudo Doppler em 3, 6 e 12 meses no período pós-operatório.

Principais técnicas cirúrgicas

As principais técnicas cirúrgicas empregadas no tratamento de estenose carotídea são endarterectomia e angioplastia com implantação de *stent*. Na evolução natural após a cirurgia, em que o complexo mediointimal é excluído, seja cirurgicamente, seja por interposição com *stent*, uma nova camada de revestimento neointimal começa a se formar. Como complicações, podem ocorrer espessamento neointimal em até 2 anos após o procedimento e formação de placas neoateromatosas após esse período, que podem ocasionar a reestenose (Figuras 75, 76 e 77).

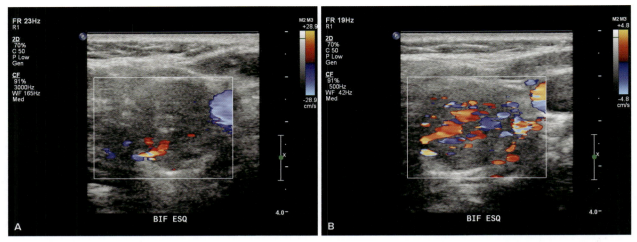

FIGURA 70
Nódulo sólido na bifurcação carotídea (A), com acentuada vascularização interna (B), compatível com paraganglioma.

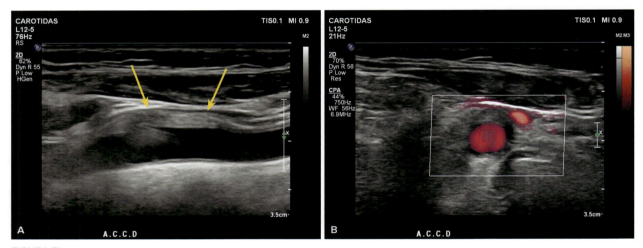

FIGURA 71
Quadro de dor com espessamento predominantemente excêntrico hiperecogênico da porção distal da carótida comum (A), sem redução do calibre luminal ao Doppler colorido (B), achados compatíveis com carotidínia.
Fonte: caso gentilmente cedido pelo Dr. Shri Krishna Jayanthi.

As principais opções de tratamento cirúrgico para estenoses moderadas sintomáticas e acentuadas assintomáticas de estenose vertebral são reimplante da artéria ou implantação de stent, apesar da eficácia em face de tratamento clínico ainda ser controversa. Nas oclusões, a fim de prevenir embolia intracraniana, as opções de tratamento cirúrgico são ponte vascular desde a subclávia ou implantação de *stent* na artéria basilar.

Reestenose carotídea

Apesar de reestenose ser definida como estenose tardia com mais de 50% de redução luminal, é importante tentar estratificá-la como moderada ou acentuada, já que novo tratamento corretivo está indicado tanto para pacientes com episódios isquêmicos recorrentes que apresentem reestenose acima de 50% quanto para pacientes assintomáticos que apresentem reestenose acima de 70%. Esses critérios são válidos particularmente nas endarterectomias, já que há controvérsias em relação à necessidade de reintervenção em *stents*. Para quantificar o grau de reestenose ao estudo ultrassonográfico com Doppler, são utilizadas as análises anatômica e hemodinâmica.

Em vasos com nítido espessamento neointimal ou placa neoateromatosa, a avaliação deve ser iniciada pelo critério anatômico de NASCET, comparando o local de maior estreitamento luminal com o calibre normal pós-

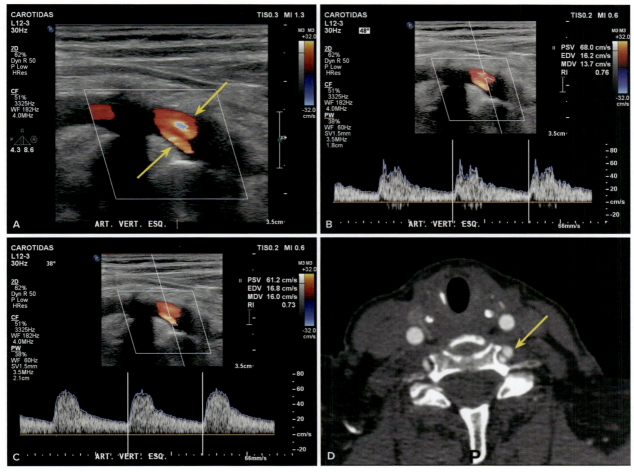

FIGURA 72
Dissecção espontânea em segmento V2 da artéria vertebral, caracterizada por *flap* intimal, dividindo as luzes verdadeira e falsa (A), com fluxo habitual em ambas as luzes (B e C). Angiotomografia do plano axial mostrando o *flap* intimal (D).

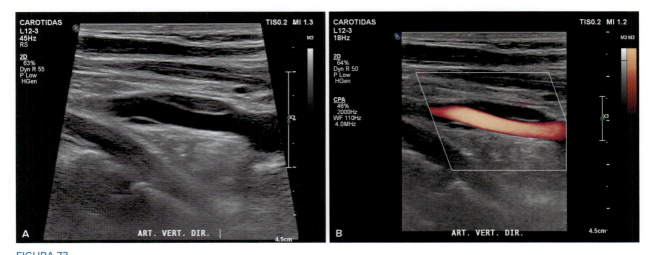

FIGURA 73
Espessamento hipoecogênico subintimal em crescente no segmento V1 após trauma violento cervical, com mecanismo de rotação (A) e sem redução da luz patente ao Doppler de amplitude (B), que pode representar luz falsa trombosada ou hematoma intramural.

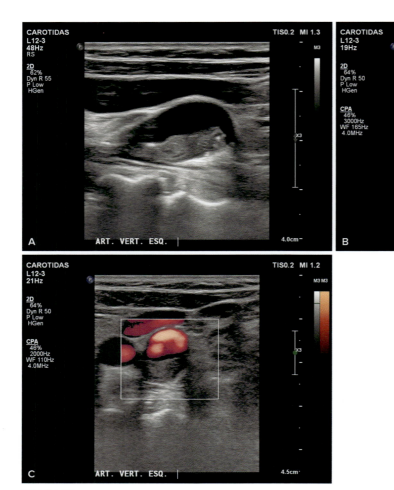

FIGURA 74
Aneurisma fusiforme com trombo mural no segmento V1 da artéria vertebral (A), com luz patente de calibre preservado ao Doppler de amplitude nos planos longitudinal (B) e axial (C).

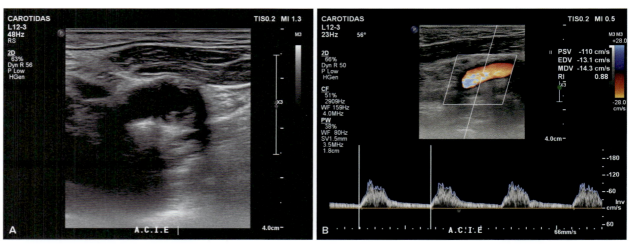

FIGURA 75
Controle tardio pós-endarterectomia. Placa neoateromatosa hipoecogênica na origem da carótida interna caracterizada ao modo B (A), porém sem determinar sinais hemodinâmicos de reestenose ao modo pulsado (B).

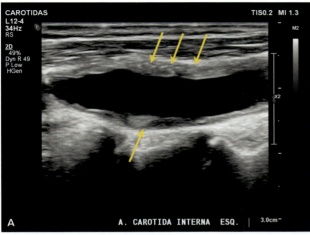
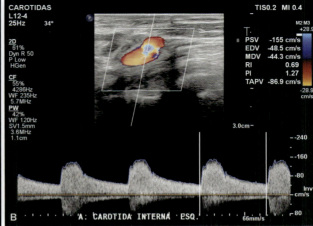

FIGURA 76
Controle tardio pós-endarterectomia. Sinais de endarterectomia na parede anterior e placa neoateromatosa hipoecogênica na parede posterior da carótida interna caracterizada ao modo B (A), porém sem determinar sinais hemodinâmicos de reestenose ao modo pulsado, apesar das velocidades elevadas em relação ao normalmente observado nas artérias nativas (B).

-estenótico. No caso de *stent*, deve-se comparar o local de maior estreitamento *intra-stent* com o de sua porção distal livre de alterações ou com a luz da carótida interna *pós-stent*, caso todo o *stent* esteja comprometido. Com isso, é possível aferir uma porcentagem de obstrução.

Não há consenso sobre os valores velocimétricos de corte para quantificar o grau de reestenose, mas os estudos apresentam uma tendência de valores pouco mais altos de VPS e semelhantes de relação das VPS entre as carótidas interna e comum em relação aos utilizados na estenose das artérias nativas. Para uma amostragem adequada, deve ser realizada análise de velocidades pelo menos nos terços proximal, médio e distal do *stent*. Para reestenoses moderadas: VPS acima de 220 cm/s e relação das VPS maior que 2 vezes. Para reestenoses acentuadas: VPS acima de 300 cm/s e relação das VPS maior que 4 vezes. Esses critérios são uma aproximação dos valores mais descritos na literatura, de modo a tornar o diagnóstico mais próximo do raciocínio utilizado na pesquisa de estenose de artérias nativas, já que não há uma maneira universalmente aceita de quantificar uma reestenose por estudo *Doppler*.

Como complicação tardia, reestenose pode raramente evoluir com oclusão do segmento operado. Em caso de dúvida, sugira exame contrastado complementar (Tabela 6 e Figuras 78 e 79).

Em resumo: ao modo B, compare o calibre de locais de estreitamento luminal com locais de calibre normal após o estreitamento; ao modo Doppler colorido e pulsado, observe as VPS e a relação das VPS entre a carótida comum e o local de estreitamento.

Reestenose vertebral

Reestenose de *stent* da artéria vertebral extracraniana pode ocorrer em até 30% dos casos, uma incidência maior que a observada nos *stents* intracranianos e mesmo nos carotídeos, o que é relacionado ao pequeno diâmetro do *stent* e ao ângulo entre as artérias subclávia e vertebral.

Como os *stents* vertebrais são muito finos, a ultrassonografia não tem resolução espacial adequada para calcular o grau de redução luminal pelos critérios anatômicos de NASCET, sendo utilizados, portanto, critérios hemodinâmicos.

Não há consenso sobre os valores velocimétricos de corte para quantificar o grau de reestenose, e os poucos estudos realizados costumam apresentar valores semelhantes aos utilizados na estenose das artérias nativas. Em reestenoses moderadas: VPS acima de 170 cm/s, relação das VPS entre o segmento foraminal e a origem maior que 2,7 vezes e VDF maior que 45 cm/s. Em reestenoses acentuadas: VPS acima de 220 cm/s, relação das VPS entre o segmento foraminal e a origem maior que 4,2 vezes e VDF maior que 55 cm/s (Tabela 7).

RELATÓRIO

O relatório das carótidas e vertebrais deve se iniciar com a avaliação morfológica das carótidas, indicando o valor da espessura média do complexo mediointimal da carótida comum distal bilateral e eventuais alterações de trajeto, calibre e paredes dos vasos estudados, com particular atenção para tortuo-

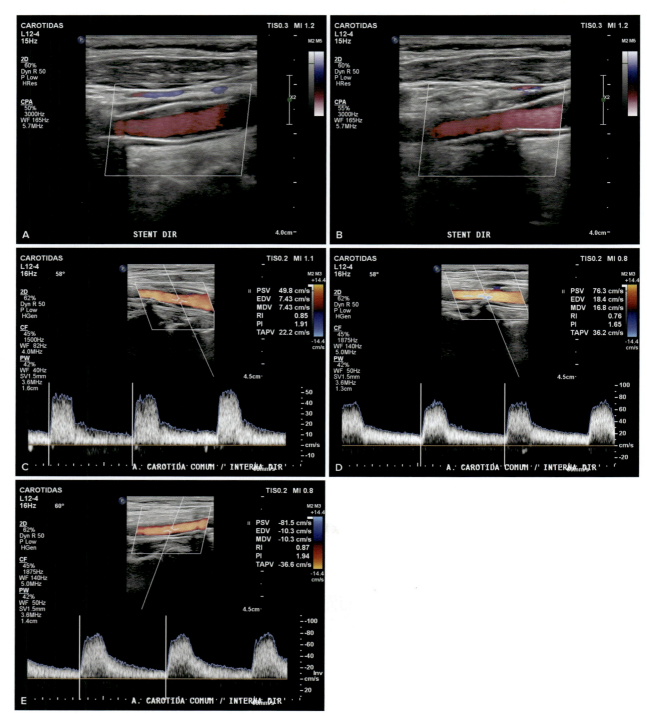

FIGURA 77

Controle tardio de *stent* na transição carótida comum/interna. Ao Doppler de amplitude, para melhor delimitação da luz e avaliação anatômica, observam-se espessamento neointimal segmentar na parede anterior do terço proximal (A) e discreta estenose residual por compressão extrínseca no terço médio (B), sem evidências de redução luminal significativa. Ao modo Doppler pulsado, foi realizada amostragem velocimétrica em cada terço, sem evidências hemodinâmicas de reestenose.

TABELA 6   Critérios de reestenose após endarterectomia e *stent* de carótida interna

	VPS	Relação CI/CC
> 50%	220 cm/s	Maior que 2 vezes
> 70%	300 cm/s	Maior que 4 vezes

CC: carótida comum; CI: carótida interna; VPS: velocidade de pico sistólico.

sidade significativa e placas ateromatosas, que devem ser descritas detalhadamente e mensuradas em relação a sua espessura. Lembre-se de que nos controles pós-operatórios não deve constar a mensuração da espessura do complexo mediointimal.

Na avaliação dopplerfluxométrica, descreva eventuais alterações de fasicidade e variações significativas de velocidade, apresentando uma tabela com as maiores VPS das carótidas comuns e internas e suas relações e a VDF das carótidas internas. É interessante constar, ainda, tabela com os valores de normalidade da espessura do complexo mediointimal por grupo etário e tabela com os parâmetros hemodinâmicos de estenose carotídea.

O relatório das vertebrais é a última parte do laudo das carótidas e pode ser bem sucinto, caso não haja alterações que expliquem alguma sintomatologia do paciente, sendo resumido à perviedade e ao sentido do fluxo. Em caso de achados positivos, devem constar as alterações caracterizadas durante o estudo, sejam morfológicas (como alterações de trajeto, calibre e paredes dos vasos estudados, com particular atenção para lesões endoluminais, como *flaps* intimais), sejam hemodinâmicas (como lesões que cursem com estenose significativa e síndrome do roubo da subclávia, se possível já com comprovação pela pesquisa da artéria subclávia correspondente).

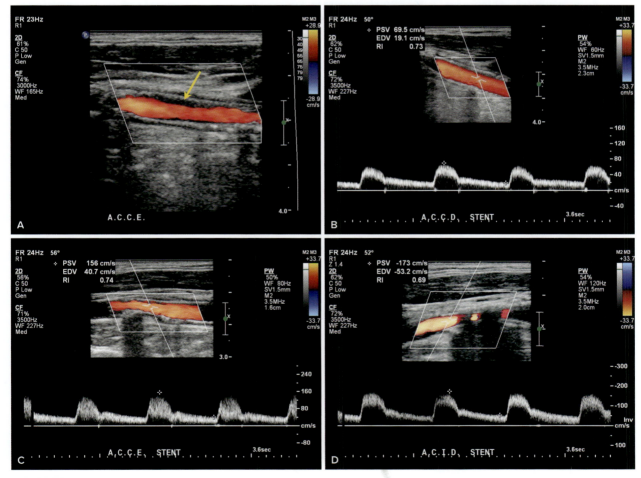

FIGURA 78
Controle tardio de *stent* na transição carótida comum/interna. Espessamento neointimal segmentar na parede anterior distal (A). Ao modo pulsado, observa-se aumento das velocidades na porção distal comparativamente à porção proximal (B). Apesar de não atingir os valores de pico sistólico, há um aumento maior que 2 vezes entre as porções proximal e distal do *stent*, sugerindo reestenose hemodinâmica moderada.

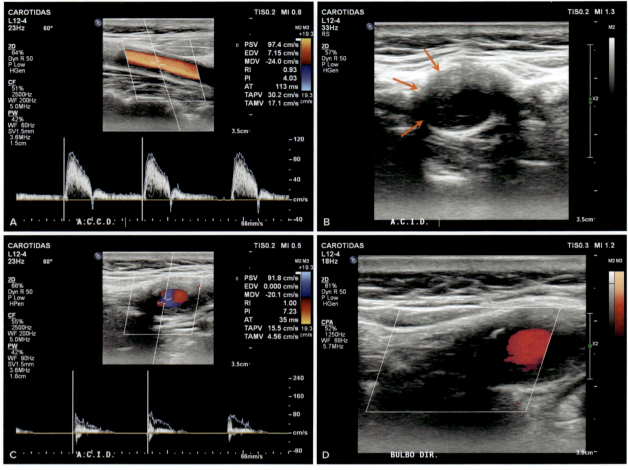

FIGURA 79
Controle tardio de endarterectomia, com sinais de oclusão da porção cervical da carótida interna. Ao modo pulsado, já se observa aumento dos IR na carótida comum (A). No bulbo, observa-se volumosa placa neoateromatosa hipoecogênica (B), com fluxo de padrão em *staccato* ao modo pulsado (C) e porção cervical difusamente estreitada e sem fluxo ao modo colorido (D).

TABELA 7 Critérios hemodinâmicos de reestenose de *stent* vertebral

	VPS	Relação	VDF
> 50%	170 cm/s	2,7	45 cm/s
> 70%	220 cm/s	4,2	55 cm/s

VDF: velocidade diastólica final; VPS: velocidade de pico sistólico.

Sugestão de frases normais

- Artérias carótidas com trajeto e calibre externo preservados.
- Espessura média do complexo mediointimal da carótida comum direita de ____ cm e esquerda de ____ cm.
- Ausência de placas ateromatosas nos segmentos estudados.
- Ao estudo Doppler colorido e pulsado, as artérias analisadas encontram-se pérvias, com fasicidade e velocidades normais ao longo de seu trajeto.
- Artérias vertebrais pérvias, com fluxo de sentido cranial.
- Tabela com velocidades de pico sistólico e diastólica final das carótidas comum e interna e relação entre as velocidades de pico sistólico interna e comum.
- Tabela com valores de normalidade do complexo mediointimal.

Sugestão de frases patológicas

- Artéria carótida interna com acotovelamento discreto/moderado/acentuado, sem/com sinais de aumento significativo das velocidades de pico sistólico ao longo de seu trajeto.

- Endarterectomia sem/com sinais de espessamento neointimal, associando-se/sem associação com placas neoateromatosas hipoecogênicas/fibrocalcificadas/calcificadas, de superfície regular/irregular e espessura de até ___ cm.
- *Stent* pérvio sem/com sinais de espessamento neointimal, associando-se/sem associação com placas neoateromatosas hipoecogênicas/fibrocalcificadas/calcificadas, de superfície regular/irregular e espessura de até ___ cm.
- Placas ateromatosas hipoecogênicas/fibrocalcificadas/calcificadas, de superfície regular/irregular e espessura de até ___ cm.
- Ao estudo Doppler colorido e pulsado, observa-se aumento significativo das velocidades na artéria ___, indicando estenose moderada/acentuada/crítica. Demais artérias analisadas encontram-se pérvias, com fasicidade e velocidades normais ao longo de seu trajeto.
- Artéria vertebral direita/esquerda com entrada no segmento V2 mais alta que o habitual, no plano de C5/C4/C3.
- Artéria vertebral direita/esquerda com tortuosidade difusa, destacando-se acotovelamento no plano de C6/C5/C4/C3, porém sem repercussão hemodinâmica significativa.
- Artéria vertebral direita/esquerda hipoplásica, porém pérvia e com fluxo de sentido cranial.
- Artérias vertebrais hipoplásicas, com volume de fluxo global estimado em ___ mL/minuto (normal > 100 mL/minuto).
- Artéria vertebral direita/esquerda com dilatação fusiforme/sacular/mista no segmento V1/V2/V3, com diâmetro transverso máximo de ___ cm, associando-se/sem associação com trombos murais e fluxo habitual na luz patente.
- Artéria vertebral direita/esquerda com incisura mesossistólica que se acentua durante as manobras provocativas, associando-se sinais de estenose significativa na porção proximal da artéria subclávia ipsilateral. Esses achados são indicativos de síndrome da artéria subclávia.
- Artéria vertebral esquerda/direita com fluxo invertido, associando-se sinais de estenose significativa na porção proximal da artéria subclávia ipsilateral. Esses achados são indicativos de síndrome da artéria subclávia.
- Artéria vertebral direita/esquerda pérvia, com aumento significativo das velocidades de pico sistólico na origem e fluxo de padrão pós-estenótico no restante do trajeto, achados compatíveis com estenose moderada/acentuada.
- Artéria vertebral direita/esquerda pérvia, com aumento significativo das velocidades de pico sistólico no segmento V1/V2, achado compatível com estenose moderada/acentuada.
- Artéria vertebral direita/esquerda pérvia e de calibre normal, com aumento dos índices de resistividade ao longo de seu trajeto, mais provavelmente relacionado a arteriolosclerose intracraniana.
- Artéria vertebral direita/esquerda com *flap* intimal no segmento V1/V2/V3, apresentando luzes verdadeira e falsa pérvias e sem sinais de estenose ou oclusão associados.

BIBLIOGRAFIA RECOMENDADA

1. dos Santos SN, de Alcantara ML, Freire CMV, Cantisano AL, Teodoro JAR, Porto CLL et al. Posicionamento de ultrassonografia vascular do Departamento de Imagem Cardiovascular da Sociedade Brasileira de Cardiologia – 2019. Arq Bras Cardiol. 2019;112(6):809-49.
2. Dungan DH, Heiserman JE. The carotid artery embryology, normal anatomy and physiology. Neuroim Clin of North America. 1996;6(4):789-99.
3. Fedak A, Ciuk K, Urbanik A. Ultrasonography of vulnerable atherosclerotic plaque in the carotid arteries: B-mode imaging. J Ultrason. 2020;20(81):135-45.
4. Freire CMV, de Alcantara ML, dos Santos SN, Amaral S, Veloso O, Porto CLL et al. Recomendação para a quantificação pelo ultrassom da doença aterosclerótica das artérias carótidas e vertebrais: Grupo de Trabalho do Departamento de Imagem Cardiovascular da Sociedade Brasileira de Cardiologia – DIC – SBC. Arq Bras Cardiol: Imagem Cardiovasc. 2015;28(n. esp.):e1-e64.
5. Grant EG, Benson CB, Moneta GL, Alexandrov AV, Baker JD, Bluth EI et al. Carotid artery stenosis: grayscale and Doppler ultrasound diagnosis: Society of Radiologists in Ultrasound Consensus Conference. Radiology. 2003;229(2):340-6.
6. Huang H, Wu L, Guo Y, Zhang Y, Zhao J, Yu Z et al. Treatment of the carotid in-stent restenosis: a systematic review. Front Neurol. 2021;12:748304.
7. Johri AM, Nambi V, Naqvi TZ, Feinstein SB, Kim ESH, Park MM et al. Recommendations for the assessment of carotid arterial plaque by ultrasound for the characterization of atherosclerosis and evaluation of cardiovascular risk: from the American Society of Echocardiography. J Am Soc Echocardiogr. 2020;33(8):917-33.
8. Naghavi M, Libby P, Falk E, Casscells SW, Litovsky S, Rumberger J et al. From vulnerable plaque to vulnerable patient: a call for new definitions and risk assessment strategies: part I. Circulation. 2003;108(14):1664-72.
9. Naylor R, Ricco JB, de Borst GJ, Debus S, de Haro J, Halliday A et al. Editor's choice – management of atherosclerotic carotid and vertebral artery disease: 2017 clinical practice guidelines of the European Society for Vascular Surgery (ESVS). Eur J Vasc Endovasc Surg. 2018;55(1):3-81.
10. Oates CP, Naylor AR, Hartshorne T, Charles SM, Fail T, Humprhries K et al. Joint recommendations for Reporting Carotid Ultrasound Investigations in the United Kingdom. Eur J Vasc Endovasc Surg. 2009;37(3):251-61.
11. Pignoli P, Tremoli E, Poli A, Oreste P, Paoletti R. Intimal plus medial thickness of the arterial wall: a direct measurement with ultrasound imaging. Circulation. 1986;74(6):1399-406.
12. Robbin ML, Lockhart ME. Carotid artery ultrasound interpretation using a pattern recognition approach. Ultrasound Clin. 2006;1(1):111-31.

13. Schäberle W. Sonographic grading of recurrent stenosis after carotid stenting and stented peripheral arteries "The stent as an incomprehensible entity" or "The art of measuring". Gefässchirurgie. 2019;24(Suppl 1):S40-S51.
14. Scoutta LM, Lin FL, Kliewer M. Waveform analysis of the carotid arteries. Ultrasound Clin. 2006;1(1):133-59.
15. Staikov IN, Arnold M, Mattle HP, Remonda L, Sturzenegger M, Baumgartner RW et al. Comparison of the ECST, CC, and NASCET grading methods and ultrasound for assessing carotid stenosis. J Neurol. 2000;247(9):681-6.
16. Stilo F, Montelione N, Calandrelli R, Distefano M, Spinelli F, Di Lazzaro V et al. The management of carotid restenosis: a comprehensive review. Ann Transl Med. 2020;8(19):1272.
17. Tahmasebpour HR, Buckley AR, Cooperberg PL, Fix CH. Sonographic examination of the carotid arteries. RadioGraphics. 2005;25(6):1561-75.
18. Touboul PJ, Hennerici MG, Meairs S, Adams H, Amarenco P, Bornstein N et al. Mannheim Carotid Intima-Media Thickness Consensus (2004-2006). An update on behalf of the Advisory Board of the 3rd and 4th Watching the Risk Symposium 13th and 15th European Stroke Conferences, Mannheim, Germany, 2004, and Brussels, Belgium, 2006. Cerebrovasc Dis. 2007;23(1):75-80.
19. Touboul PJ, Hennerici MG, Meairs S, Adams H, Amarenco P, Bornstein N et al. Mannheim Carotid Intima-Media Thickness and Plaque Consensus (2004-2006-2011): an update on behalf of the Advisory Board of the 3rd and 4th Watching the Risk Symposium 13th and 15th European Stroke Conferences, Mannheim, Germany, 2004, and Brussels, Belgium, 2006. Cerebrovasc Dis. 2012;34(4):290-6.
20. Von Reutern GM, Goertler MW, Bornstein NM, Del Sette M, Evans DH, Hetzel A et al. Grading carotid stenosis using ultrasonic methods. Stroke. 2012;43(3):916-21.
21. Yu J, Qu L, Xu B, Wang S, Li C, Xu X, et al. Current understanding of dolichoarteriopathies of the internal carotid artery: a review. Int J Med Sci. 2017;14(8):772-84.

7

Aorta e ilíacas

INTRODUÇÃO

Embora não seja o exame de escolha na avaliação da aorta e das artérias ilíacas, a ultrassonografia é uma ferramenta diagnóstica útil tanto no estudo de doenças crônicas dessas artérias, particularmente na avaliação de obstruções e aneurismas, por meio do estudo Doppler, quanto no seguimento de cirurgias endovasculares para tratamento de aneurisma, por meio do estudo com contraste ultrassonográfico. Importante ressaltar que, na avaliação de lesões aórticas traumáticas e na síndrome aórtica aguda, o exame de escolha é a angiotomografia, pois o tratamento não pode ser postergado pela utilização de métodos de menor acurácia diagnóstica, sob risco de óbito do paciente, já que a taxa de mortalidade aumenta a cada hora de espera nesses casos.

PROTOCOLO

Para adequada avaliação da aorta e das artérias ilíacas, é necessário preparo prévio ao estudo, a fim de reduzir a interferência de interposição gasosa intestinal. Uma sugestão é realizar o exame em jejum de pelo menos 6 horas, com ingestão de 30 gotas de antifisético na noite anterior e 1 hora antes do estudo.

O transdutor ideal para análise da aorta e artérias ilíacas é o convexo, que tem uma frequência mais adequada para órgãos profundos. Eventualmente, pode ser utilizado transdutor linear de frequência intermediária para avaliação das artérias ilíacas externas, que, pela sua localização mais superficial, são mais acessíveis, facilitando com isso a delimitação de suas paredes e de sua luz. Durante o estudo, procure exercer uma compressão gradativa com o transdutor, enquanto pede para o paciente relaxar a tensão no abdome, para se aproximar o máximo possível das estruturas a serem estudadas sem causar uma contração abdominal reflexa por parte do paciente.

O paciente deve ser posicionado em decúbito dorsal, porém, muitas vezes, é necessário mudança para decúbito lateral esquerdo e direito, a fim de facilitar a visualização, a mensuração do calibre e a angulação adequada dos vasos.

Inicialmente, realize a varredura axial da aorta até as artérias ilíacas para identificar alterações parietais, de calibre e de trajeto. É parte fundamental da análise ao modo B mensurar o calibre desses vasos, porém, muitas vezes, a aorta não é adequadamente visualizada em sua totalidade, seja por interposição gasosa, seja pelo biotipo do paciente. Nessas situações, tente interrogar essas artérias pela janela lateral em decúbitos laterais; caso não seja possível, mencione essa dificuldade em seu relatório (Figura 1).

Ao modo colorido, observe se os vasos se encontram pérvios e se há alguma alteração que sugira estenose significativa pela pesquisa de *aliasing*, enquanto ao modo pulsado observe a morfologia da onda e as velocidades de pico sistólico (VPS) em cada segmento arterial. Para garantir um estudo adequado, lembre-se de realizar manobra de báscula do transdutor, a fim de atingir uma angulação adequada da aorta, já que, com o transdutor convexo, não há possibilidade de se realizar *steer* do boxe colorido ou do volume de amostragem, como no transdutor linear (Figura 2).

Uma documentação mínima do estudo da aorta e das artérias ilíacas deve conter imagens, ao modo B, da aorta nos planos axial e longitudinal e das artérias ilíacas no plano longitudinal e, ao Doppler colorido e pulsado, pelo menos da aorta infrarrenal e de cada ilíaca comum e externa.

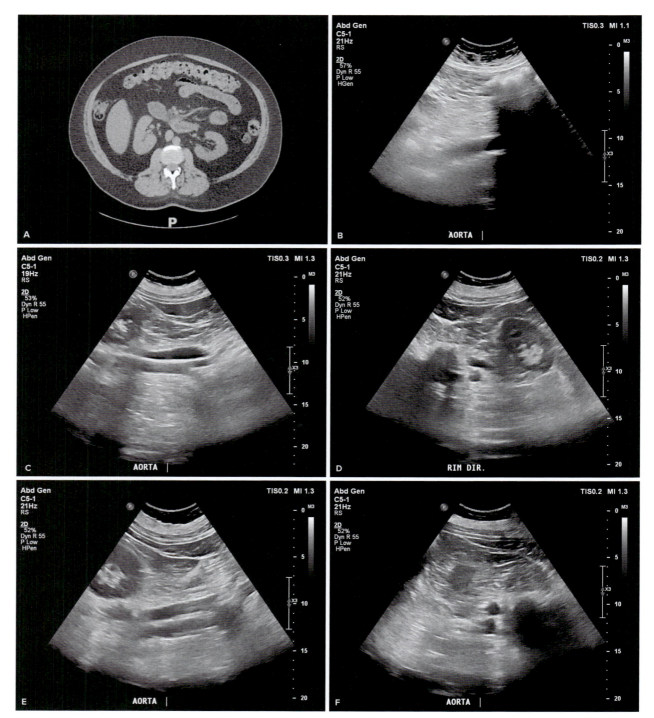

FIGURA 1
Paciente com avaliação da aorta prejudicada pelo biotipo e pela interposição do cólon transverso, conforme observado em tomografia de abdome (A) e na janela anterior ao modo B ultrassonográfico (B). Para adequada visualização da aorta, foi realizado estudo em decúbito lateral. Avaliação em decúbito lateral esquerdo da aorta infrarrenal nos planos longitudinal (C) e axial (D), com a veia cava inferior mais próxima ao transdutor e com a aorta mais distante. Avaliação em decúbito lateral direito da infrarrenal nos planos longitudinal (E) e axial (F).

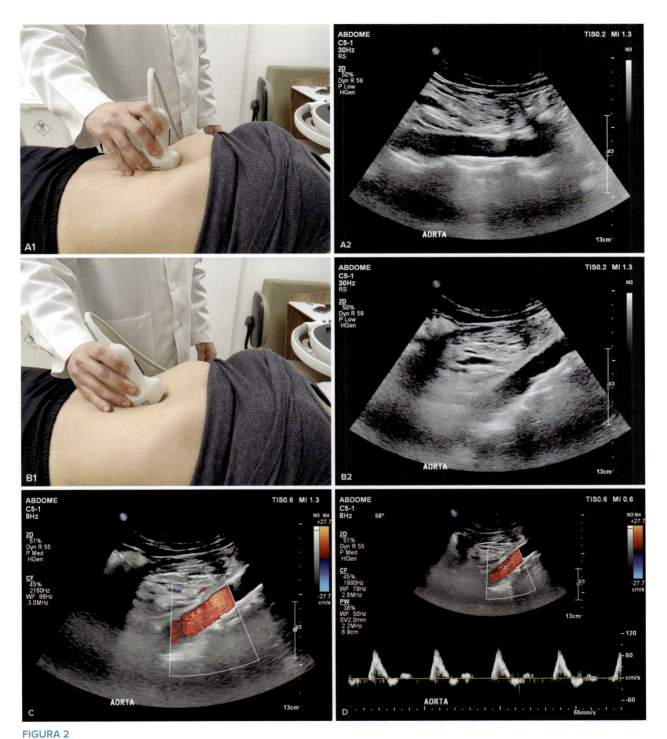

FIGURA 2
Aorta abdominal ortogonal ao transdutor, inadequada para avaliação ao Doppler (A). Realizada báscula do transdutor para angulação adequada da aorta de, no máximo, 60° (B), para avaliação aos modos colorido (C) e pulsado (D).

ANATOMIA

A aorta corre habitualmente à esquerda da veia cava inferior, desde que não haja inversão dessa relação por *situs inversus* ou variação anatômica da veia cava inferior. No plano da cicatriz umbilical, a aorta se bifurca em artérias ilíacas comuns, que, por sua vez, bifurcam-se em artérias ilíacas interna e externa (Figura 3).

O calibre desses vasos diminui gradativamente, sendo considerados normais valores de até 2,5 cm no segmento aórtico suprarrenal, 2 cm no segmento aórtico infrarrenal, 1,2 cm nas artérias ilíacas comuns em pacientes até 65 anos e 1,4 cm acima dessa idade, 1 cm nas artérias ilíacas externas e 0,7 cm nas artérias ilíacas internas. Como, por definição, aneurisma corresponde a um aumento maior que 50% do calibre esperado para o vaso, considera-se ectasia calibre da aorta infrarrenal entre 2 e 3 cm e aneurisma acima desse valor, ectasia das artérias ilíacas comuns entre 1,2 e 1,8 cm e aneurisma acima desse valor, e ectasia das artérias ilíacas externas calibre de até 1,5 cm e aneurisma acima desse valor (Figura 4).

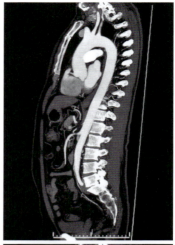

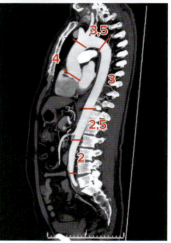

FIGURA 4
Calibres normais da aorta em pacientes adultos com até 65 anos de idade: no bulbo e porção tubular ascendente, o calibre é de até 4 cm; na crossa, até 3,5 cm; na porção tubular descendente, até 3 cm; na aorta abdominal suprarrenal, até 2,5 cm; e na aorta abdominal infrarrenal, até 2 cm.

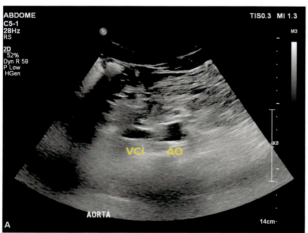

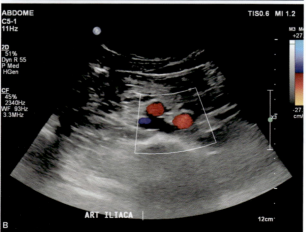

FIGURA 3
Aorta no plano axial à esquerda da veia cava inferior (A) e artérias ilíacas abaixo do plano da bifurcação aórtica (B).

Para ser adequada, a mensuração deve ser feita de parede externa a parede externa, portanto incluindo a adventícia, utilizando o diâmetro anteroposterior no plano longitudinal ou axial, pois uma fonte comum de erros é o alargamento artefatual que ocorre pela refração do feixe de ultrassom quando se utiliza o diâmetro laterolateral pela janela anterior. Certifique-se, entretanto, de que a medida está sendo feita no plano ortogonal verdadeiro do vaso, particularmente em vasos tortuosos. Em caso de dúvida, dificuldade técnica ou caso queira se certificar de uma medida, utilize uma abordagem lateral em decúbito lateral esquerdo ou direito (Figura 5).

Os principais ramos da aorta abdominal acessíveis ao estudo Doppler são, em ordem craniocaudal, o tronco celíaco, a artéria mesentérica superior, as artérias renais e a artéria mesentérica inferior, com inúmeras

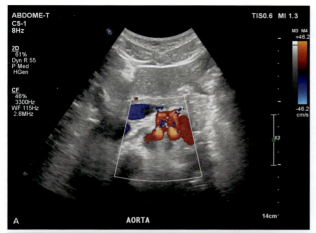
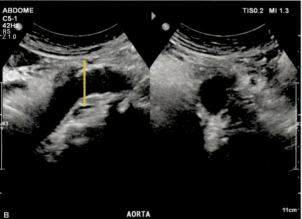
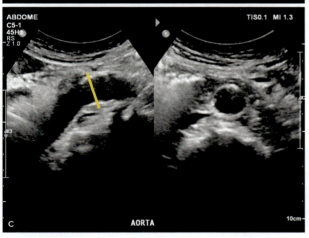

FIGURA 5
Pseudoduplicação da aorta e do tronco celíaco por artefato de refração, pela passagem do feixe de ultrassom na musculatura reto abdominal (A). Aorta com plano axial não ortogonal ao plano longitudinal, criando um diâmetro anteroposterior alongado (B). Correção da angulação com plano axial ortogonal ao maior eixo da aorta (C).

variações possíveis nesse padrão de ramificação, que incluem origem isolada dos ramos do tronco celíaco diretamente da aorta, origem única do tronco celíaco e artéria mesentérica superior e artérias renais supranumerárias, inclusive com origem na artéria ilíaca comum. Da bifurcação aórtica emerge a artéria sacral mediana.

Em geral, a artéria ilíaca comum não emite ramos, bifurcando-se em artérias ilíacas interna e externa. A artéria ilíaca interna é visualizada apenas na porção proximal de seu tronco, não sendo possível caracterizar suas divisões anterior e posterior, tampouco suas ramificações ao estudo Doppler. A artéria ilíaca externa emite na porção distal, pouco antes do ligamento inguinal, a artéria epigástrica inferior em sua face medial, que irá se anastomosar com a artéria epigástrica superior, e a artéria ilíaca circunflexa profunda em sua face lateral, que irá se anastomosar com o ramo ascendente da artéria femoral circunflexa lateral.

Em 2/3 dos casos, é observada também uma artéria epigástrica inferior superficial, que ou é ramo direto da artéria femoral comum, ou é ramo da artéria ilíaca circunflexa superficial, motivo pelo qual a artéria epigástrica inferior, que se origina na artéria ilíaca externa, também é denominada artéria epigástrica inferior profunda.

MORFOLOGIA DA ONDA

A aorta e as artérias ilíacas apresentam padrão de fluxo de alta resistividade. É caracterizado por rampa sistólica inicial íngreme, protodiástole reversa e telediástole anterógrada de baixa amplitude. Esse espectro pode ser denominado unidirecional, trifásico e de alta resistividade. Eventualmente, a telediástole não é caracterizada por perda da elasticidade da aorta relacionada a ateromatose ou senilidade, quando o espectro passa a ser unidirecional, bifásico e de alta resistividade (Figura 6).

Alterações morfológicas das ondas

As principais alterações hemodinâmicas que modificam a morfologia habitual da onda estão relacionadas a estenoses significativas proximais ou distais.

Quando há uma estenose significativa ou oclusão distal ao local da aferição, existe uma tendência de redução progressiva tanto das VPS quanto da velocidade diastólica final (VDF), culminando com padrão em *staccato* ou bate-estaca. Quando há uma estenose significativa ou oclusão proximal ao local da aferição, pode ocorrer um espectro de alterações relacionadas ao *status* dos vasos colaterais e da microcirculação, variando desde perda da diástole reversa até redução progressiva da inclinação da rampa sistólica, das VPS e do índice de resistividade (IR), culminando com padrão *tardus parvus*.

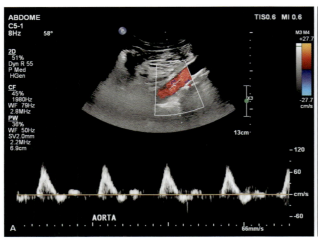
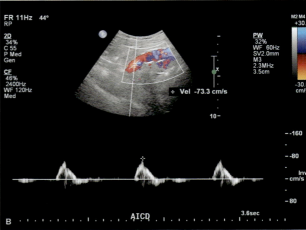

FIGURA 6
Doppler pulsado com padrões trifásico (A) e bifásico (B).

A amplitude da diástole pode variar, indicando que ainda há reserva para vasodilatação da microcirculação quando se encontra positiva e que já não há reserva quando ausente (Figura 7).

ALTERAÇÕES PARIETAIS

Uma série de alterações acomete as paredes do território aortoilíaco, como aterosclerose e trombos murais, além dos diversos tipos de arterite que serão tratados no capítulo correspondente.

Aterosclerose

A distribuição da aterosclerose na aorta abdominal não é uniforme, acometendo preferencialmente as paredes posterior infrarrenal, por conta do desvio de fluxo pelos ramos ventrais, e posterolateral na bifurcação, em virtude da perturbação do fluxo ocasionada pela geometria dessa região, onde o menor fluxo relativo e taxas menores de forças friccionais levam ao desenvolvimento de espessamento mediointimal e aterosclerose.

No relatório, é importante constar o grau de acometimento pela ateromatose, se discreta, moderada ou acentuada, e se o componente densamente cálcico das placas prejudica a visualização do fluxo subjacente. Além disso, é importante destacar placas possivelmente vulneráveis que possam cursar com fenômenos tromboembólicos, independentemente de existir associação com estenose luminal.

Trombo mural

Trombos aórticos podem ser divididos em primários ou secundários. Trombos primários acometem segmentos sadios ou com discreta ateromatose, sem

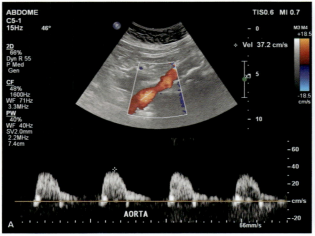
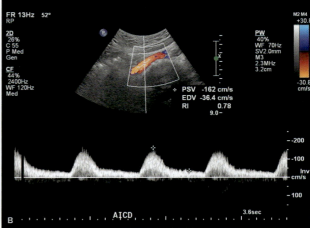

FIGURA 7
Doppler pulsado pré-estenótico de alta resistividade, com padrão monofásico com diástole zero (A), e pós-estenótico com perda da diástole reversa e leve redução da inclinação da rampa de aceleração (B).

etiologia definida ou associados a estados de hipercoagulabilidade, sendo, em geral, pedunculados, projetando-se para o interior da luz da aorta. Trombos secundários acometem segmentos doentes da aorta com ateromatose, dissecção, aneurisma, aortite e, também, enxertos, sendo murais e mais comuns na aorta torácica descendente e na aorta abdominal. Trombos aórticos podem necessitar de tratamento cirúrgico, particularmente se causarem embolização para territórios distais, determinando isquemia cerebral, visceral ou arterial periférica, ou, então, se causarem estreitamento significativo da luz patente (Figuras 8, 9 e 10).

DOENÇA OCLUSIVA AORTOILÍACA

A doença oclusiva aortoilíaca faz parte do espectro de alterações da doença arterial periférica e é caracterizada por obstrução luminal na aorta distal e nas artérias ilíacas.

A principal causa de doença oclusiva aortoilíaca é aterosclerose (ou ateromatose), definida como uma alteração inflamatória crônica complexa de médios e grandes vasos associada a vários fatores de risco, sendo o tabagismo uma associação bastante frequente nesse território, apresentando uma distribuição assimétrica ao longo da árvore arterial. Isso ocorre porque a aterosclerose é modulada por alterações hemodinâmicas, como baixo *shear stress* e fluxo oscilatório e turbulento, tornando-se mais evidente em áreas de grande curvatura ou bifurcações, como é o caso das bifurcações aórtica e ilíaca, sítios altamente suscetíveis para o seu desenvolvimento. Complicações evolutivas da ateromatose, como trombos murais, ulcerações e aneurismas, também podem ser caracterizadas por ultrassonografia com Doppler.

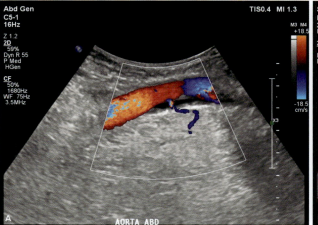 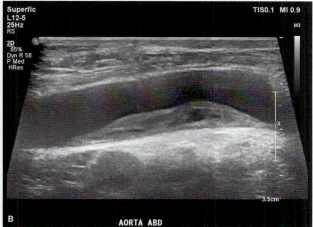

FIGURA 8
Trombo aórtico primário parcialmente liquefeito na parede posterior da aorta, junto ao óstio de ramo lombar ao modo colorido (A), e mais bem caracterizado com transdutor linear ao modo B (B).
Fonte: caso gentilmente cedido pelo Dr. Celso Kendy Igarachi.

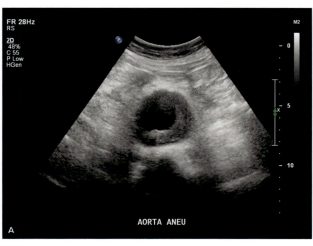 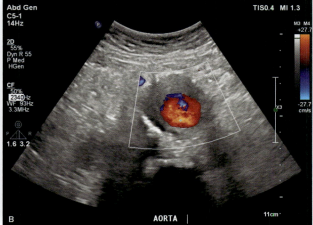

FIGURA 9
Dois casos de aorta ateromatosa e dilatada, com trombo hipoecogênico secundário associado, sendo o primeiro excêntrico (A) e o segundo concêntrico (B).

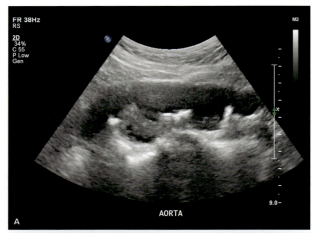
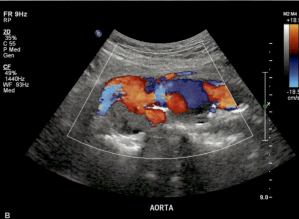
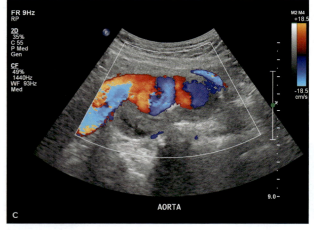

FIGURA 10
Aorta dilatada com trombo mural com calcificações e ulcerações associadas, caracterizada aos modos B (A) e colorido (B e C).
Fonte: caso gentilmente cedido pelo Dr. Alex Menezes Santana.

O quadro clínico depende da gravidade da obstrução e do grau de compensação da rede de colaterais, variando desde assintomático até sinais e sintomas relacionados a isquemia, definida pelo fluxo insuficiente de sangue para a manutenção das funções metabólicas teciduais.

A isquemia pode ser aguda, com sintomas de início súbito e progressivo, podendo ser causada por embolia ou trombose em segmento doente, ou crônica, quando a obstrução causa sintomas por aumento de demanda, ocasionando, principalmente, claudicação de grupamentos musculares distais à lesão; neste caso, glúteos, coxas e até panturrilha. Na isquemia crônica ameaçadora de membro, nova terminologia utilizada para substituir o termo "isquemia crítica de membro", a estenose severa evolui com dor em repouso, úlcera e gangrena. Um subgrupo específico de sinais e sintomas é denominado síndrome de Leriche e cursa com claudicação glútea, disfunção erétil e ausência de pulsos femorais.

Há inúmeras classificações anatômicas das obstruções no território aortoilíaco, cuja importância é fornecer ao cirurgião dados para escolha da melhor opção de tratamento cirúrgico. A mais atual, a Diretriz Global Vascular (*Global Vascular Guideline*) de 2019, reúne sociedades internacionais de cirurgia vascular e utiliza a classificação Glass, que veio para melhorar as classificações anteriores, como a Tasc II, estabelecida em 2007 e atualizada em 2015. As obstruções podem ser classificadas em relação à extensão proximal do trombo, se ultrapassam, atingem ou poupam as artérias renais, e em relação à localização, à extensão e à lateralidade das lesões no território aortoilíaco. Muitos desses parâmetros, entretanto, não são fornecidos com acurácia suficiente pela ultrassonografia com Doppler, motivo pelo qual o Doppler, quando pedido, serve principalmente para triar os pacientes que necessitam de angiotomografia.

Estenose

A estenose significativa do segmento aortoilíaco pode ser quantificada da mesma forma que as artérias periféricas: estenoses moderadas, se houver um aumento maior que 2 vezes entre o segmento pré-estenótico e o segmento estenótico; acentuadas, se houver um aumento maior que 4 vezes; e críticas, se houver um aumento maior que 5 vezes, podendo, a partir desse grau de obstrução, ocorrer eventualmente queda paradoxal das velocidades, associando-se sinal do barbante ao Doppler colorido ou de amplitude.

Eventualmente, pode se associar fluxo de padrão pós-estenótico, cujo espectro depende da capacidade de compensação dos vasos colaterais e do *status* da circulação distal, com perda do componente protodiastólico retrógrado e fluxo monofásico com componente diastólico variável, evoluindo para padrão *tardus parvus* quando mais proeminente (Figuras 11, 12 e 13).

Uma afecção extremamente rara que afeta a artéria ilíaca externa é denominada endofibrose da artéria ilía-

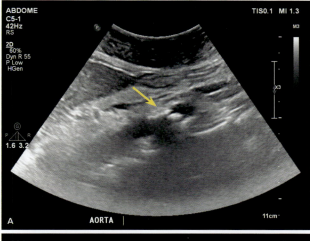
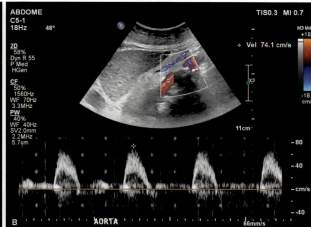
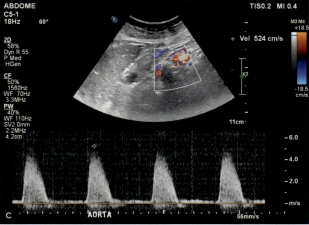

FIGURA 11
Placa ateromatosa calcificada concêntrica na aorta infrarrenal (A) determinando estenose acentuada, caracterizada por aumento maior que 4 vezes entre os segmentos pré-estenótico (B) e estenótico (C).

ca externa, ocorrendo em atletas de alta performance, particularmente ciclistas, cursando com espessamento intimal de causa desconhecida e atingindo principalmente, mas não exclusivamente, a artéria ilíaca externa, com quadro clínico de obstrução durante esforço máximo, resultando em dor e perda de força em quadril e coxa. Os exames de imagem mostram estreitamento segmentar da artéria ilíaca externa, mais bem visualizado quando comparado com o lado contralateral normal. Ao Doppler, a realização do exame após exercício pode mostrar alteração da morfologia da onda com padrão pós-estenótico no segmento distal à lesão.

Oclusão

A oclusão é caracterizada por material embólico ou trombótico, geralmente hipoecogênico, ocupando completamente a luz e ausência de fluxo ao Doppler colorido e de amplitude. O fluxo proximal à lesão tende a apresentar menores velocidades, com padrão monofásico e diástole ausente, em bate-estaca ou *staccato* quando mais proeminente. O fluxo distal à lesão vai depender da capacidade de compensação dos vasos colaterais e do *status* da circulação distal, porém mais comumente evolui com perda da protodiástole reversa, muitas vezes com padrão *tardus parvus*. Adicionalmente, a recanalização pós-oclusão pode ser proporcionada por ramos que apresentam fluxo de sentido invertido, como as artérias epigástrica inferior e ilíaca interna.

O fluxo para as porções distais à oclusão é fornecido por colaterais que apresentam quatro vias de *shunt* principais:

1. Entre artérias subclávia e ilíaca externa, via artéria torácica interna, artéria epigástrica superior e artéria epigástrica inferior (via de Winslow).
2. Entre ramos lombares da aorta e intercostais da artéria torácica interna com a artéria ilíaca circunflexa profunda.

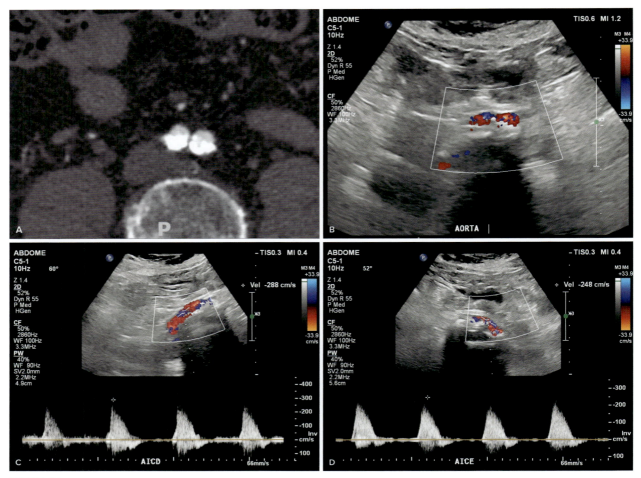

FIGURA 12
Ateromatose calcificada na origem das artérias ilíacas comuns caracterizada no plano axial da angiotomografia (A) e ao Doppler colorido (B), determinando estenose moderada, caracterizada por aumento maior significativo das velocidades na origem das artérias ilíacas comuns direita (C) e esquerda (D).

3. Entre ramos lombares e intercostais com a artéria iliolombar, ramo da artéria ilíaca interna.
4. Entre artéria sacral mediana e artéria sacral lateral, ramo da artéria ilíaca interna (Figuras 14, 15 e 16).

SÍNDROME AÓRTICA AGUDA

Embora não seja papel da ultrassonografia com Doppler avaliar úlcera aterosclerótica perfurante, dissecção aórtica e hematoma intramural, doenças relacionadas à síndrome aórtica aguda, eventualmente podemos ser surpreendidos em exames de rotina ou realizar seguimento dessas alterações. É importante, portanto, reconhecer suas características diagnósticas e eventuais complicações.

Úlcera aterosclerótica penetrante

Úlceras aórticas podem ser divididas em superficiais e penetrantes, divididas anatomicamente pela lâmina elástica interna, parte profunda da camada íntima que separa o endotélio da camada média. Úlceras superficiais estão comumente associadas a segmentos de aorta com ateromatose e trombos murais, são benignas e caracterizadas por não ultrapassar a lâmina elástica interna. Úlceras ateroscleróticas penetrantes tendem a acometer pacientes idosos com acentuada ateromatose aórtica, sendo caracterizadas por romper a lâmina elástica interna, podendo ocorrer isoladamente ou progredir para hematoma intramural, aneurisma sacular, dissecção e, até mesmo, rotura da parede aórtica. Muitas dilatações saculares observadas na aorta originam-se, na verdade, em úlceras penetrantes. Quando caracterizadas, é importante informar o diâmetro total do vaso na topografia da dilatação sacular causada pela úlcera, bem como a profundidade máxima da úlcera isoladamente, sendo considerados fatores de risco diâmetro maior que 2 cm e profundidade maior que 1 cm (Figuras 17, 18 e 19).

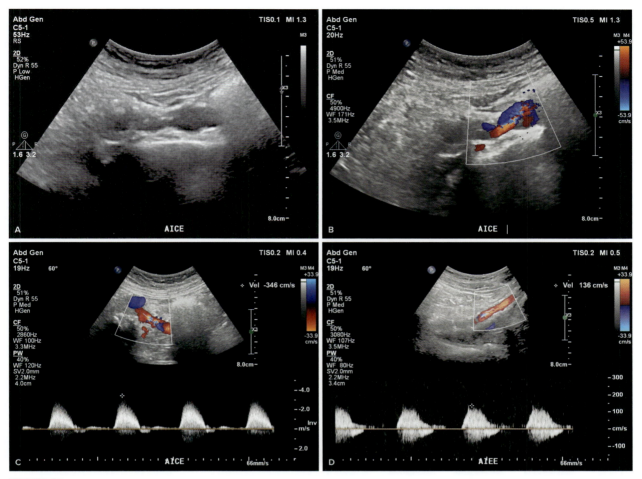

FIGURA 13
Artéria ilíaca comum esquerda com acentuada ateromatose calcificada, seguida de ectasia pós-estenótica aos modos B (A) e colorido (B). Ao Doppler pulsado, observa-se importante aumento das VPS na anastomose (C) e fluxo pós-estenótico de padrão monofásico na artéria ilíaca externa (D), indicando estenose hemodinamicamente significativa.

Dissecção

O diagnóstico se baseia na caracterização do *flap* intimal, linha hiperecogênica representada pela íntima e, eventualmente, por parte da camada média, que se destaca do restante da parede arterial por uma lesão que rompe a camada intimal e por onde entra sangue, dividindo a luz do vaso em dois compartimentos: as luzes verdadeira e falsa. É fundamental caracterizar o início do *flap* intimal, pois, caso ele se estenda desde a aorta torácica, é necessário realizar estudo angiotomográfico complementar para se certificar de que não se trata de uma dissecção do tipo A de Stanford, ou seja, que acomete a aorta ascendente.

A luz verdadeira tende a ser de menor calibre, expandir durante a sístole e apresentar fluxo anterógrado com maiores velocidades, enquanto a luz falsa tende a ser de maior calibre, expandir durante a diástole e apresentar fluxo variável entre ausente, reduzido e até mesmo retrógrado, o que induz a formação de trombos. Eventualmente, a luz falsa pode apresentar uma dissecção secundária, formando dois compartimentos – sinal da Mercedes-Benz – ou estrias hiperecogênicas compostas por remanescentes da camada média em seu interior – sinal da teia de aranha (Figuras 20, 21 e 22).

A dissecção pode cursar com complicações que podem ser, pelo menos parcialmente, avaliadas ao estudo Doppler. Na avaliação da perviedade de ambas as luzes, pode ocorrer trombose da luz falsa, caracterizada como um espessamento subendotelial hipoecogênico em crescente, quando o *flap* intimal não é mais reconhecido, achado que acaba se confundindo com o aspecto ultrassonográfico de hematoma intramural quando segmentar. O fluxo na luz falsa pode gerar uma grande pressão sobre o *flap* intimal e causar estenose e

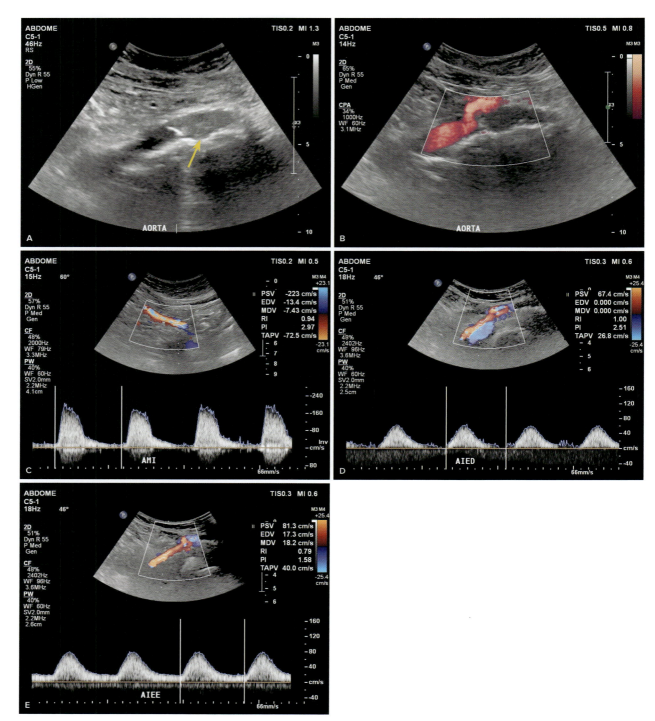

FIGURA 14
Oclusão da aorta abdominal com trombo oclusivo (A) abaixo da origem da artéria mesentérica inferior (B), que desvia o fluxo (C) para o território ilíaco, o qual apresenta padrão pós-estenótico de padrão monofásico (D e E).

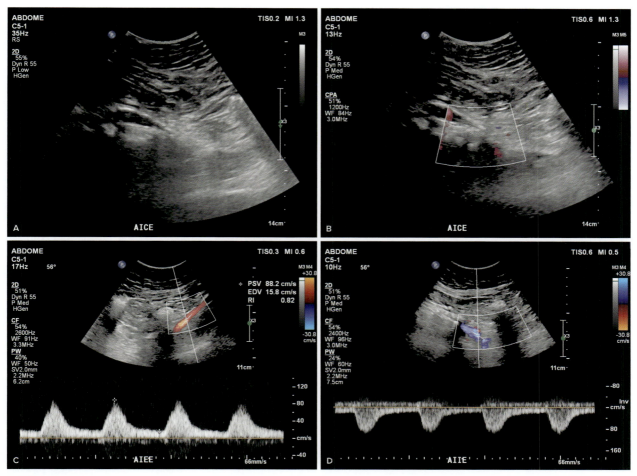

FIGURA 15
Ateromatose, afilamento e oclusão da artéria ilíaca comum esquerda aos modos B (A) e colorido (B). O fluxo é restabelecido na artéria ilíaca externa com padrão pós-estenótico de padrão monofásico (C) a partir da artéria ilíaca interna, que apresenta fluxo invertido (D).

até mesmo oclusão da luz verdadeira, que é uma das causas de lesões obstrutivas aortoilíacas.

A dissecção, muitas vezes, cursa com dilatação da luz do vaso, quando deve ser utilizado o termo "dissecção com dilatação associada", em vez do termo equivocado "aneurisma dissecante". Além disso, o *flap* intimal pode causar oclusão do óstio dos ramos da aorta, gerando síndrome má-perfusional no órgão acometido, o que pode ser avaliado ao estudo Doppler pela ausência de fluxo tanto na artéria quanto no órgão acometidos. Além disso, são considerados fatores de risco em dissecção do tipo B de Stanford dilatações da aorta maiores que 4 cm, aumento do diâmetro da aorta maior que 0,5 cm entre exames seriados e diâmetro da falsa luz maior que 2 cm, parâmetros que devem constar do relatório.

ANEURISMAS

Conforme sugerido pelo subcomitê de relatórios de aneurismas arteriais das Sociedades Internacionais de Cirurgia Vascular, de 1991, aneurisma é definido como uma dilatação permanente e localizada de uma artéria, tendo pelo menos 50% de aumento quando comparado ao seu diâmetro esperado, que deve incluir na mensuração as paredes externas.

Embora apresente fatores de risco semelhantes aos da aterosclerose, a histopatologia do aneurisma de aorta abdominal é distinta e caracterizada por degeneração da camada média, por vezes com desenvolvimento de trombos murais que contribuem para a degradação da parede arterial. É mais prevalente em homens com idade acima de 65 anos, tabagistas e com história fa-

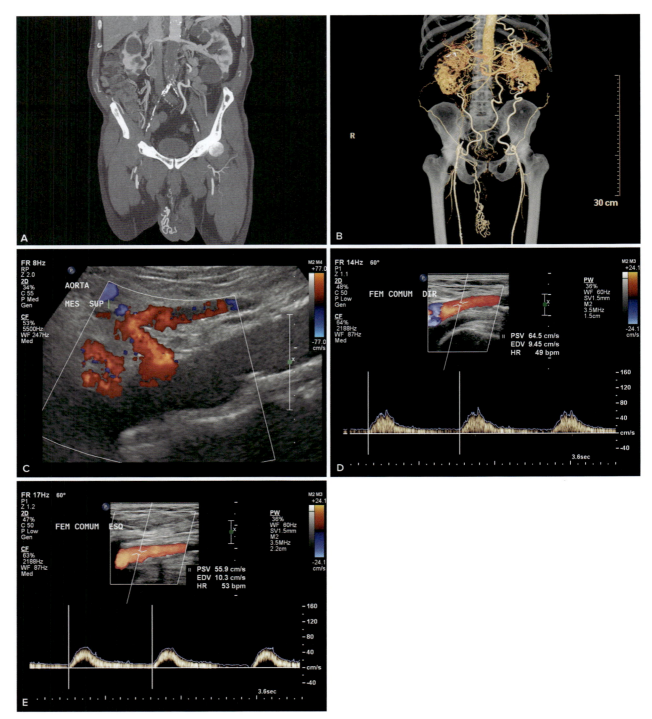

FIGURA 16
Angiotomografia reformatada coronal mostra oclusão aortobi-ilíaca (A) e reconstrução 3D com as vias de colaterais pelas epigástricas inferiores, ilíacas circunflexas profundas e artéria mesentérica superior (B). Ao Doppler colorido, observa-se o trombo oclusivo com fluxo no tronco celíaco e artéria mesentérica superior (C). Ao Doppler pulsado, observa-se recanalização distal por colaterais com fluxo pós-estenótico de padrão monofásico nas artérias femorais comuns (D e E).

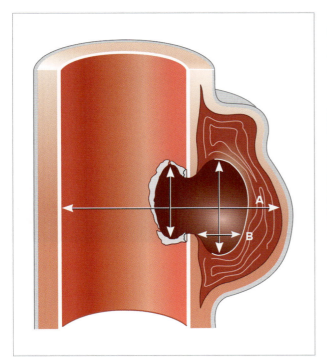

FIGURA 17
Esquema ilustrativo de uma úlcera penetrante e de como mensurar o diâmetro do vaso e a profundidade da úlcera.

miliar de aneurisma de aorta abdominal, o que indica tanto componentes ambientais quanto hereditários em sua etiologia. Por isso, recomenda-se realizar triagem anual preventiva por ultrassonografia em homens acima de 65 anos, mulheres tabagistas acima de 65 anos e parentes de primeiro grau de pacientes com histórico de aneurisma de aorta abdominal.

Como o calibre esperado da aorta abdominal infrarrenal é 2 cm, considera-se ectasiada com calibres de até 3 cm e aneurismática com calibres maiores que 3 cm. Além de identificar dilatações, a ultrassonografia pode contribuir caracterizando alterações associadas, como ateromatose, doença obstrutiva, trombos murais, dissecção, pseudoaneurisma, rotura contida e fístula aortocaval, além de acompanhar as dimensões de saco aneurismático residual após tratamento endovascular.

Em relação às artérias ilíacas, como o calibre esperado da artéria ilíaca comum varia entre 1,2 e 1,4 cm de acordo com o grupo etário do paciente, são consideradas aneurismáticas se o calibre for maior que 1,8 cm em pacientes de até 65 anos e 2,1 cm acima de 65 anos. Já as artérias ilíacas externas, por apresentarem calibre esperado de até 1 cm, são consideradas aneurismáticas se o calibre ultrapassar 1,5 cm.

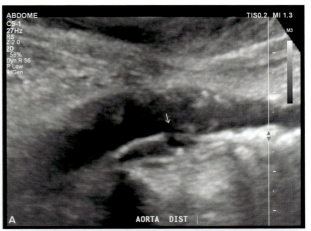
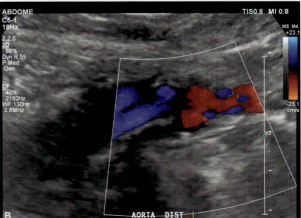
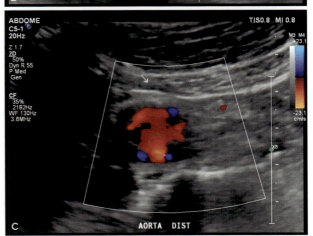

FIGURA 18
Aorta ateromatosa com úlceras penetrantes caracterizadas aos modos B (A) e colorido (B e C).
Fonte: caso gentilmente cedido pelo Dr. Alex Menezes Santana.

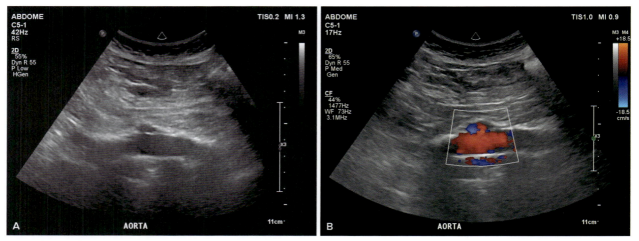

FIGURA 19
Úlcera aterosclerótica penetrante, causando ectasia sacular focal da aorta.

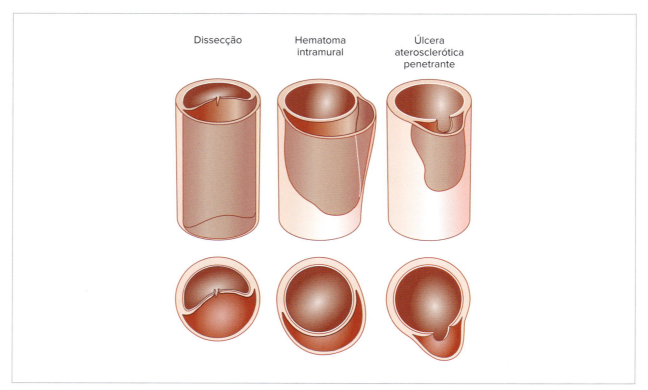

FIGURA 20
Esquemas ilustrativos de dissecção, hematoma intramural e úlcera aterosclerótica penetrante. Veja que, por se tratar de afecções que guardam muitas similaridades ou mesmo estágios evolutivos da mesma afecção, os aspectos de imagem podem se confundir.

7 AORTA E ILÍACAS 173

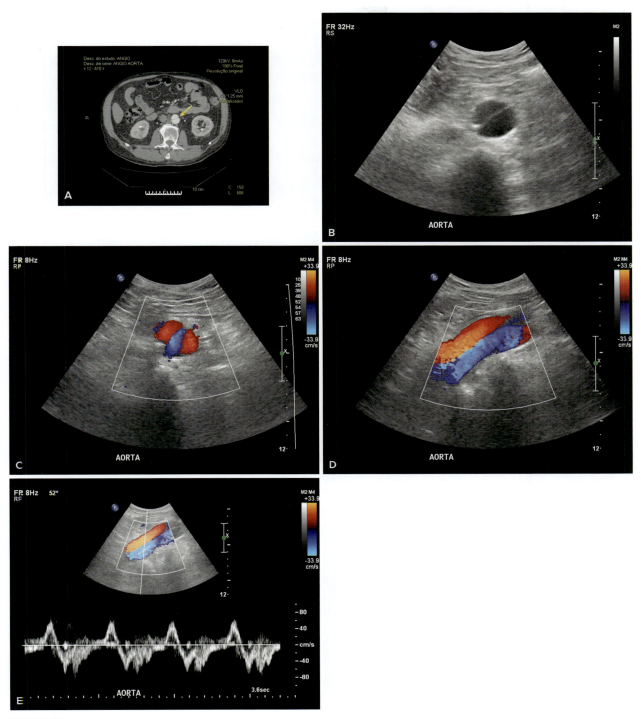

FIGURA 21
Dissecção tipo B de Stanford caracterizada por dilatação e *flap* intimal no eixo axial da aorta na angiotomografia (A) e ao modo B (B). Ao modo colorido, é caracterizado fluxo anterógrado na luz verdadeira e invertido na luz falsa nos planos axial (C) e longitudinal (D). Ao modo pulsado, é caracterizado o fluxo de aspecto bidirecional na luz falsa (E).

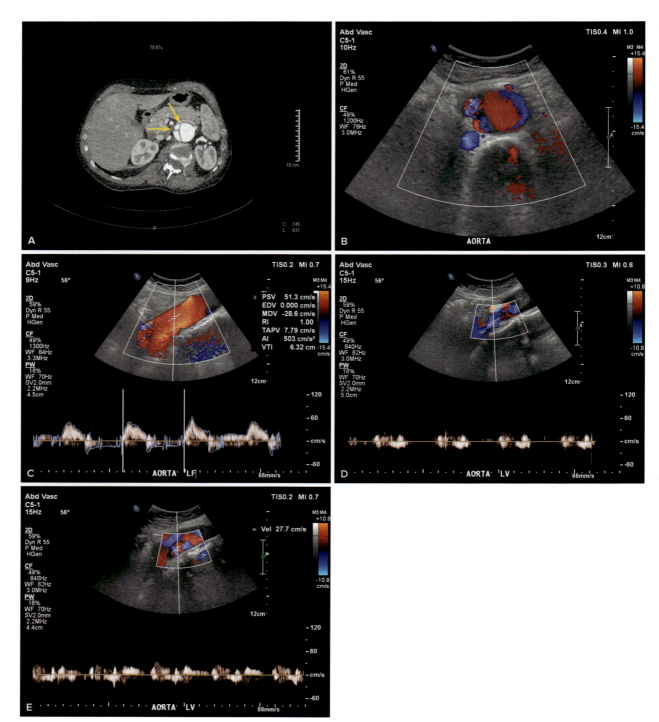

FIGURA 22
Dissecção tipo B de Stanford complexa em paciente com síndrome de Marfan, caracterizada por dilatação aórtica difusa e *flaps* intimais no plano axial na angiotomografia (A) e Doppler colorido (B). Neste caso, a luz verdadeira é mais calibrosa e a luz falsa está dividida em dois compartimentos de menor calibre, com sinal da Mercedes-Benz. No Doppler pulsado, é caracterizado fluxo anterógrado na luz verdadeira de maiores velocidades (C) e fluxo bidirecional e de baixas velocidades nas luzes falsas (D e E).

Descrição morfológica

A descrição do aneurisma pela ultrassonografia deve conter pelo menos sua localização, morfologia e maior diâmetro, além de achados associados. No que tange à localização, deve ser relatada sua relação com as artérias renais, se suprarrenal, infrarrenal ou ambas, além de eventual extensão para artérias ilíacas. A morfologia deve ser descrita detalhadamente, podendo ser fusiforme, sacular ou mista, quando é predominantemente fusiforme ou predominantemente sacular. O aneurisma fusiforme se apresenta como uma dilatação simétrica de toda a circunferência do vaso, enquanto o aneurisma sacular, como uma dilatação assimétrica de uma de suas paredes.

Aneurismas podem ser, ainda, bilobados, quando se apresentam como aneurismas fusiformes sequenciais. O principal descritor morfológico do aneurisma, entretanto, é o maior diâmetro, que deve ser caracterizado em plano axial verdadeiro do vaso, ortogonal ao seu eixo longitudinal, pois o tratamento é baseado no risco de rotura, que aumenta progressivamente com o aumento do diâmetro do vaso.

Achados adicionais, como presença de trombos murais, análise de eventual estreitamento da luz patente e associação com dissecção, devem constar do relatório. Eventualmente, podem ser detectados sinais de instabilidade do aneurisma, que incluem taxa de crescimento acima de 1 cm ao ano, descontinuidade focal da parede, alterações da ecogenicidade do trombo, presença de hematomas e fissuras, além de hematoma em localização intra ou retroperitonial (Figuras 23, 24, 25, 26, 27 e 28).

Lembre-se, entretanto, de que o exame utilizado para planejamento cirúrgico de aneurismas é a angiotomografia, não havendo motivo, portanto, para perder tempo descrevendo aspectos como distância da artéria renal mais caudal e dimensões dos colos proximal e distal.

Pseudoaneurismas

Nos pseudoaneurismas, ocorre rotura parcial ou total das camadas da artéria, porém a lesão é organizada e contida pela camada restante ou pelos tecidos vizinhos. As causas incluem complicações de lesões preexistentes, como úlcera aterosclerótica penetrante e aortite infecciosa, iatrogenia pós-cateterismo, ferimentos penetrantes ou aneurismas para-anastomóticos relacionados à colocação de próteses (Figuras 29 e 30).

A avaliação por ultrassonografia mostra coleção líquida junto à artéria, com fluxos de padrão *yin-yang* ao modo colorido e de padrão *to-and-fro* ao modo pulsado. Eventualmente, pode ocorrer trombose parcial ou total do pseudoaneurisma, quando não será obtido sinal ao estudo Doppler.

O relatório deve conter a localização do pseudoaneurisma, suas dimensões isoladamente e as dimensões do colo, além de presença e características de eventuais trombos e do padrão de fluxo.

PÓS-OPERATÓRIO

Apesar de a ultrassonografia com Doppler ser uma boa opção como ferramenta de triagem na avaliação dessas artérias, o estudo pré-operatório de eleição é a angiotomografia, que fornece os dados necessários para um adequado planejamento cirúrgico, o que inclui a análise da extensão das lesões estenosantes, sua relação com ramos viscerais e o estado morfofuncional das artérias ilíacas internas, no caso das doenças obstrutivas, além de avaliação de outros parâmetros, como extensão do aneurisma, sua situação em relação aos ramos viscerais e as condições do colo, no caso dos aneurismas.

Já no pós-operatório, o estudo Doppler é um método coadjuvante na análise da perviedade do substituto arterial utilizado e na caracterização de algumas complicações, principalmente reestenose, oclusão e *endoleak*. Idealmente, após intervenção cirúrgica, deveria ser realizada avaliação clínica, índice tornozelo-braquial e estudo Doppler no período pós-operatório precoce para servir de base, sendo posteriormente repetidos em 6 e 12 meses.

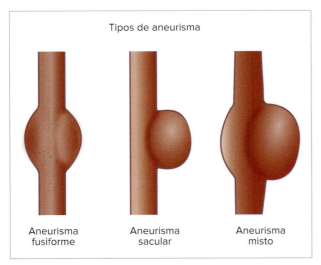

FIGURA 23
Esquema ilustrativo de aneurismas fusiforme, sacular e misto.

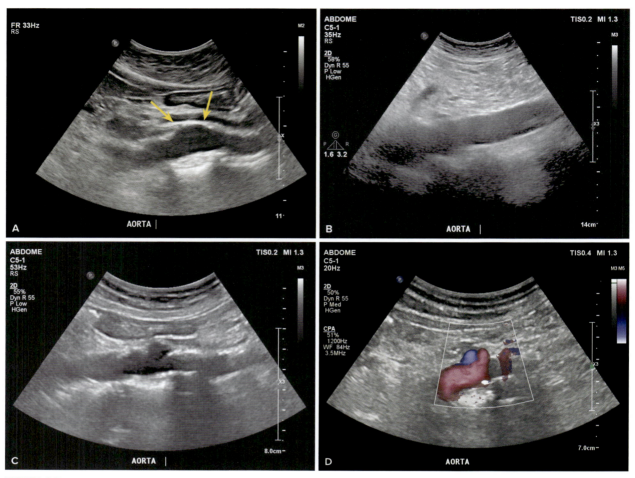

FIGURA 24
Exemplos de ectasia da aorta, caracterizados por calibre entre 2 e 3 cm. Ectasia fusiforme focal no plano longitudinal (A). Ectasia difusa no plano longitudinal (B). Ectasia sacular aos modos B (C) e de amplitude (D), provavelmente representando úlcera penetrante.

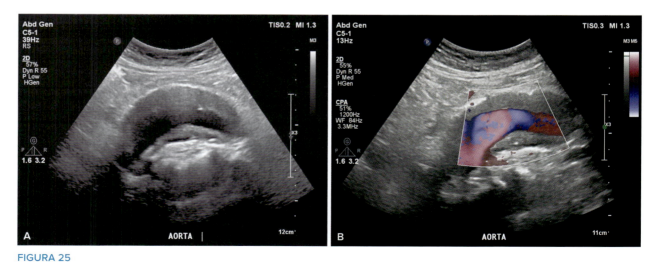

FIGURA 25
Aneurisma aórtico fusiforme com trombo circunferencial, caracterizado por diâmetro maior que 3 cm. Modo B no plano longitudinal (A) e ao Doppler de amplitude (B).

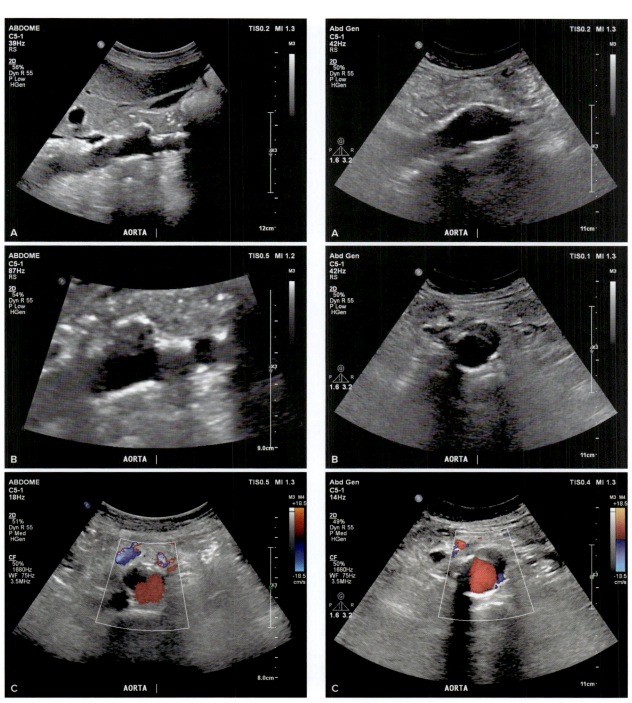

FIGURA 26
Aneurisma aórtico sacular trombosado, caracterizado por diâmetro maior que 3 cm e componente exofítico ocluído por material trombótico hipoecogênico. Modo B no plano longitudinal com a saculação (A), que está mais bem definida com *zoom*, no qual se observa o trombo no interior do aneurisma (B), sem fluxo ao estudo Doppler colorido, porém com luz patente pérvia (C).

FIGURA 27
Aneurisma aórtico de morfologia mista predominantemente fusiforme trombosado de aorta, caracterizado por diâmetro maior que 3 cm e componente exofítico ocluído por material trombótico hipoecogênico. Modo B no plano longitudinal com aspecto fusiforme (A) e sacular no plano axial (B), com trombo excêntrico sem fluxo ao Doppler colorido, porém com luz patente pérvia (C).

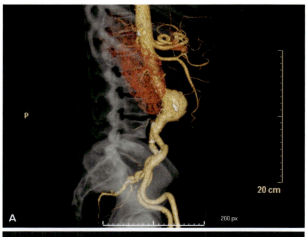
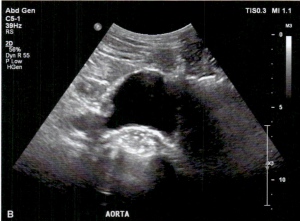
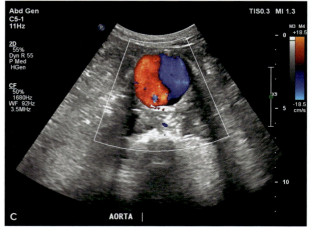

FIGURA 28
Aneurisma aórtico de morfologia mista predominantemente sacular, caracterizado por diâmetro maior que 3 cm. Angiotomografia 3D (A), modo B no plano longitudinal (A) e Doppler colorido com padrão de fluxo *yin-yang* (C).

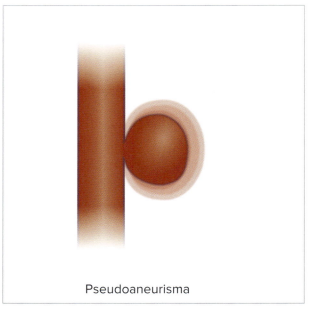

FIGURA 29
Esquema ilustrativo de pseudoaneurisma.

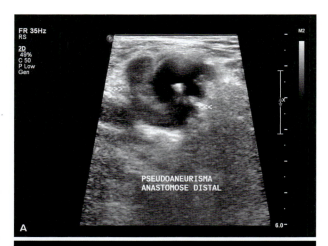
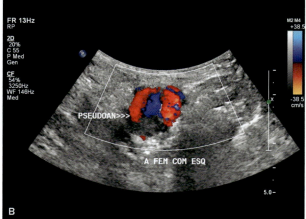

FIGURA 30
Pseudoaneurisma de boca anastomótica de enxerto aortoilíaco, caracterizado por coleção líquida junto à anastomose distal (A), com fluxo de padrão *yin-yang* ao modo colorido (B).

Fonte: caso gentilmente cedido pelo Dr. Roberto de Moraes Bastos.

Principais técnicas cirúrgicas

Na doença oclusiva aortoilíaca, técnicas abertas são consideradas ideais para o tratamento de lesões extensas, bilaterais e que envolvam as artérias renais, sendo utilizada derivação anatômica, por meio de *bypass* aortobifemoral com anastomose terminolateral, ou derivação extra-anatômica, mediante *bypass* axilo--bifemoral ou *bypass* femoral cruzado, associando, se necessário, reanastomose da veia renal esquerda e revascularização das artérias renais.

Já as técnicas endovasculares com implantação de *stents* são opções utilizadas em lesões estenosantes relativamente curtas de artérias ilíacas, em lesões de bifurcação aórtica com técnica de *kissing stents* ou mesmo como parte de técnicas híbridas, apesar de seu uso em lesões extensas ter crescido nos últimos anos, particularmente com a utilização de *stents* recobertos.

Nos aneurismas, a principal técnica utilizada atualmente é a cirurgia endovascular com implantação de endopróteses sequenciais aortobi-ilíacas, secundada por cirurgia aberta com interposição de prótese aortobi-ilíaca.

Reestenose e oclusão

Não há consenso sobre os valores velocimétricos de corte para quantificar o grau de reestenose, mas os estudos apresentam uma tendência de valores pouco mais altos de VPS e semelhantes de relação das VPS entre o segmento pré-estenótico e o estenótico utilizados na estenose das artérias nativas:

- Para reestenoses moderadas: VPS acima de 200 cm/s e relação das VPS maior que 2 vezes.
- Para reestenoses acentuadas: VPS acima de 300 cm/s e relação das VPS maior que 3,5 vezes.

Esses critérios são uma aproximação dos valores mais descritos na literatura, de forma a tornar o diagnóstico mais próximo do raciocínio utilizado na pesquisa de estenose de artérias nativas, já que não há uma maneira universalmente aceita de quantificar, por estudo Doppler, uma reestenose (Tabela 1 e Figuras 31, 32 e 33).

Adicionalmente, devem ser avaliadas as artérias proximais (*inflow*) e distais (*outflow*) ao segmento operado. Perda de função do substituto arterial pode ocorrer por progressão da obstrução na artéria nutridora do segmento operado, por isso é importante descartar estenose proximal. A análise do segmento distal é importante porque dá sinais de eficácia do tratamento, se houver melhora da morfologia e aumento das veloci-

TABELA 1 Critérios de reestenose após enxerto e *stent* aortoilíaco

	VPS	Relação
> 50%	180 cm/s	Maior que 2 vezes
> 70%	300 cm/s	Maior que 3,5 vezes

VPS: velocidade de pico sistólico.

dades em relação ao estudo pré-operatório, e sinais de reestenose, em caso de fluxo de padrão pós-estenótico.

Endoleak

No tratamento endovascular de aneurisma de aorta abdominal com implantação de endopróteses, podem ocorrer complicações, como migração, falha estrutural e estenose com redução do fluxo para os membros, além de *endoleak* ou extravasamento. A ultrassonografia com Doppler é uma ótima alternativa no controle evolutivo pós-tratamento para observar a posição, a perviedade e o padrão de fluxo da endoprótese.

A mensuração do saco aneurismático residual deve sempre fazer parte do relatório, pois o aumento evolutivo dos diâmetros é um sinal indireto de presença de algum tipo de *endoleak*, cuja detecção por estudo Doppler ou mesmo Doppler de amplitude apresenta baixa acurácia diagnóstica.

A ultrassonografia com contraste veio suprir essa carência, sendo uma excelente alternativa diagnóstica para a detecção desse tipo de complicação, particularmente em pacientes nefropatas ou em controles seriados semestrais, devendo ser alternada com a angiotomografia. Para o exame, deve ser realizada injeção de 1 mL de contraste ultrassonográfico (Sonovue) em veia periférica seguido de *flush* de 10 mL de soro fisiológico. O *software* irá captar o sinal do contraste na primeira passagem no interior da endoprótese e, logo na sequência, o enchimento do saco aneurismático residual, em caso de extravasamento, definido como persistência de fluxo sanguíneo para o interior do saco aneurismático residual, que pode continuar a crescer, com risco de rotura. O *endoleak* é classificado da seguinte maneira (Figura 34, 35 e 36):

- Tipo I: quando ocorre junto às extremidades, por oclusão inadequada do saco aneurismático. Pode ser dividido em subtipos A, proximal, e B, distal. Em geral, eleva muito o risco de rotura e necessita de reintervenção.
- Tipo II: quando o saco aneurismático é reperfundido por algum ramo (mais comumente, ramo lombar ou artéria mesentérica inferior) ou quan-

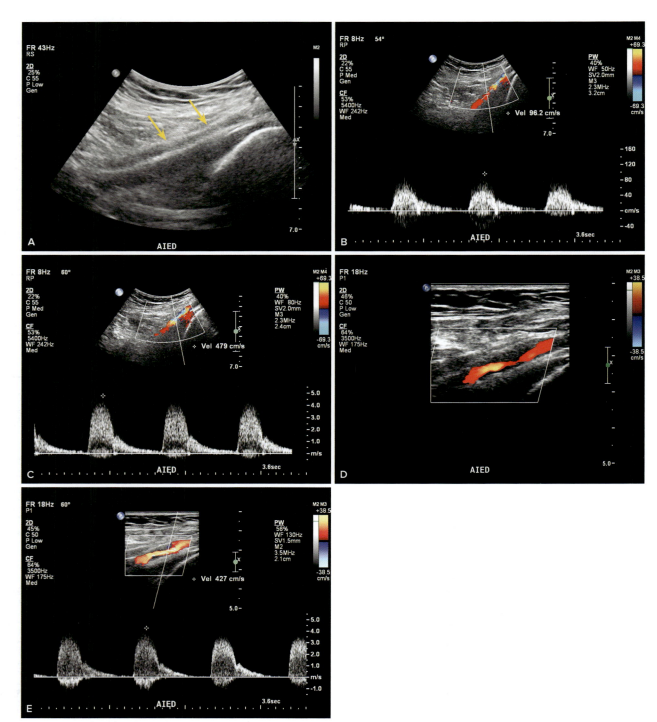

FIGURA 31
Stent em artéria ilíaca externa direita ao modo B (A), com aumento maior que 4 vezes entre os segmentos pré-estenose (B) e estenótico (C), caracterizando reestenose maior que 70%. Na avaliação com transdutor linear vascular, é mais bem observado o importante espessamento neointimal no terço médio do *stent* (D) e a VPS bastante aumentada (E).

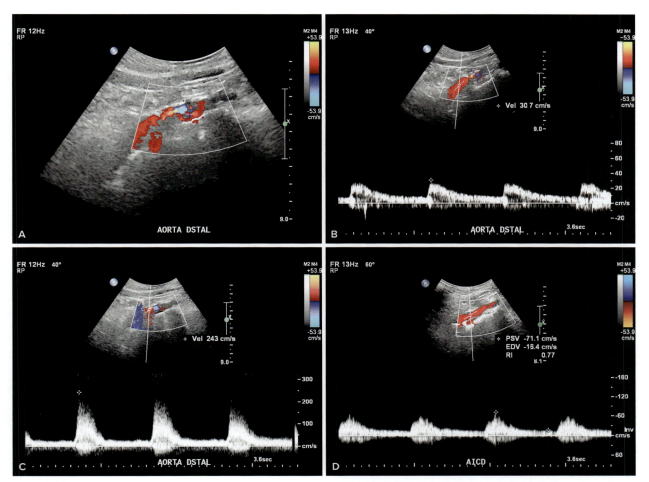

FIGURA 32
Stent aórtico com trombo mural hipoecogênico na parede posterior, causando *aliasing* ao modo colorido na luz patente (A). Ao Doppler pulsado, observa-se aumento maior que 4 vezes entre os segmentos pré-estenose (B) e estenótico (C), associando-se padrão de fluxo pós-estenótico em ilíaca, definido por perda da diástole reversa (D), caracterizando reestenose maior que 70%.

do o *stent* se estende até a artéria ilíaca externa, a própria artéria ilíaca interna. Nesse caso, o fluxo desses vasos inverte o sentido para reencher o saco aneurismático, apresentando ao estudo Doppler um padrão bidirecional, com holodiástole retrógrada do tipo *to-and-fro*. É o tipo mais comum e pode se resolver espontaneamente na maioria dos casos, principalmente quando as VPS são baixas, necessitando de controles seriados para avaliação da expansão do saco aneurismático residual.
- Tipo III: quando o vazamento ocorre por alguma falha da malha da prótese ou quando há separação dos componentes da prótese modular. Deve ter um seguimento parecido com o *endoleak* tipo I.
- Tipo IV: quando há porosidade através da malha da prótese. Ocorre no período intraoperatório ou pós-operatório mais precoce, até 30 dias, não necessitando de controles evolutivos.
- Tipo V: quando há endotensão, que não é um vazamento verdadeiro, mas, sim, a contínua expansão do saco aneurismático. Não há recomendações padronizadas para esse tipo de *endoleak*, devendo cada caso ser analisado individualmente.

RELATÓRIO

O relatório da aorta e das artérias ilíacas deve se iniciar com a avaliação de trajeto, calibre e paredes dos vasos estudados, com particular atenção para o calibre dos vasos, devendo constar pelo menos a medida do segmento aórtico infrarrenal. Lembre-se de que nos controles pós-operatórios de endoprótese deve constar a mensuração do maior diâmetro do saco aneurismático tratado. Na avaliação dopplerfluxométrica, observe se os vasos se encontram pérvios e descreva eventuais alterações de fasicidade e variações significativas de velocidade.

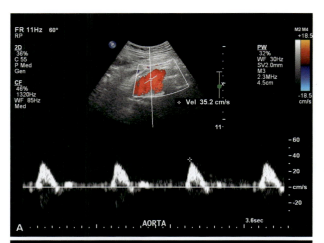

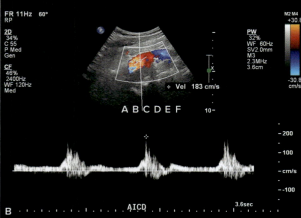

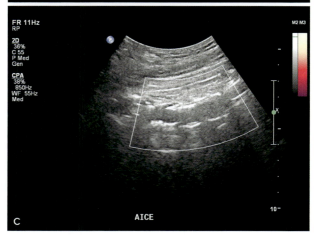

FIGURA 33
Stent aortobi-ilíaco com fluxo normal ao Doppler pulsado na aorta (A) e artéria ilíaca comum direita (B). Oclusão do módulo da artéria ilíaca comum esquerda, que não apresenta fluxo ao Doppler de amplitude (C).

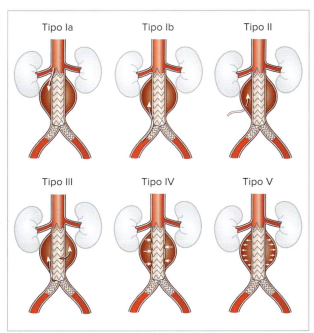

FIGURA 34
Esquema ilustrativo dos tipos de *endoleak*.

Sugestão de frases normais

- Aorta e artérias ilíacas com paredes regulares, sem sinais de ateromatose.
- Artérias analisadas com trajeto e calibre externo preservados. Calibres de até ___ cm na aorta infrarrenal (normal até 2 cm), ___ nas artérias ilíacas comuns (normal até 1,2 cm) e ___ cm nas artérias ilíacas externas (normal até 1 cm).
- Ao estudo Doppler colorido e pulsado, as artérias analisadas encontram-se pérvias, com fasicidade e velocidades normais ao longo de seu trajeto.
- Enxerto aortobi-ilíaco de arquitetura preservada, pérvio, com fluxo de fasicidade e velocidades normais ao longo de seu trajeto.
- Sequência de endopróteses aortobi-ilíacas pérvias, com fluxo de fasicidade e velocidades normais ao longo de seu trajeto. O saco aneurismático residual se encontra preenchido por trombos e apresenta diâmetro transverso máximo de ___ cm.

Sugestão de frases patológicas

- Discreto/moderado/acentuado processo ateromatoso difuso, caracterizado por placas ateromatosas predominantemente calcificadas esparsas, com/sem trombos murais associados.

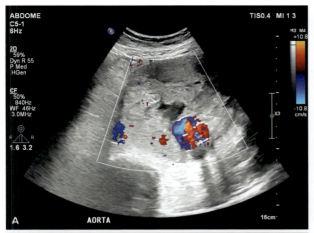
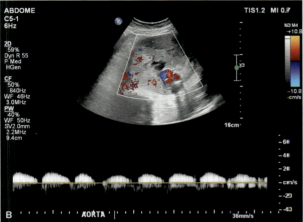
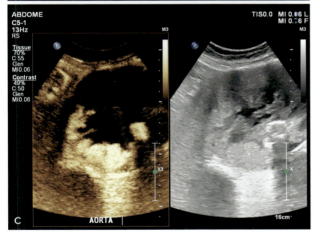

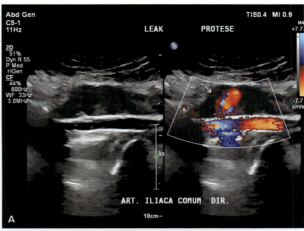
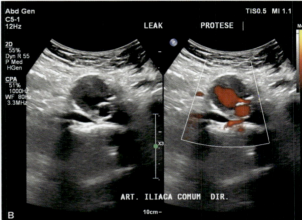
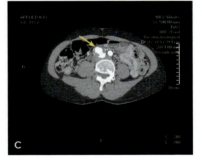

FIGURA 36
Endoleak tipo III caracterizado por fluxo ao Doppler colorido (A) e de amplitude (B). Correlação com estudo angiotomográfico (C).

FIGURA 35
Endoleak tipo II caracterizado em volumoso saco aneurismático, tratado com sinais de fluxo em seu interior já ao Doppler colorido (A) e pulsado com baixas velocidades (B). Ao contraste ultrassonográfico, observa-se volumoso extravasamento, com provável origem em ramo lombar (C).

- Ectasia/aneurisma fusiforme/sacular/mista do segmento aórtico infrarrenal, com diâmetro transverso máximo estimado em ___ cm (normal até 2 cm), associando-se trombo mural excêntrico, que não promove redução significativa da luz patente.
- Estenose hemodinamicamente significativa estimada em mais de 50/70% no terço ___ da aorta/artéria ilíaca comum/externa, caracterizada por aumento das velocidades de pico sistólico e relação entre o segmento pré-estenótico/estenótico maior que 2/4 vezes. Associa-se no segmento mais caudal fluxo pós-estenótico, caracterizado por perda da diástole reversa/redução das velocidades de pico sistólico/padrão *tardus parvus*.
- Oclusão do terço ___ da aorta/artéria ilíaca comum/externa, caracterizada por material hipoecogênico ocupando sua luz e ausência de fluxo ao Doppler, estendendo-se por ___ cm. O fluxo distal é recanalizado por colaterais e apresenta fluxo de padrão pós-estenótico, caracterizado por perda da diástole reversa/redução das velocidades de pico sistólico/padrão *tardus parvus*.
- Enxerto aortobi-ilíaco pérvio, com dilatação focal junto à anatomose proximal/distal, medindo ___ cm, com/sem trombos murais associados, compatível com aneurisma para-anastomótico.
- Enxerto aortobi-ilíaco pérvio, observando-se no terço ___ aumento das velocidades de pico sistólico para ___ cm/s e relação entre o segmento pré-estenótico/estenótico maior que 2/3,5 vezes, caracterizando reestenose acima de 50/70%.
- Sequência de endopróteses aortobi-ilíacas pérvias, com fluxo de fasicidade e velocidades normais ao longo de seu trajeto. O saco aneurismático residual apresentou aumento do diâmetro transverso máximo em relação ao exame anterior, estimado atualmente em ___ cm, sem nítidos sinais de extravasamento ao método. Conveniente estudo contrastado para avaliação mais adequada.
- Após injeção de contraste ultrassonográfico (Sonovue), foi observado *endoleak* do tipo Ia/Ib, caracterizado por extravasamento de contraste junto a sua anastomose proximal/distal.
- Após injeção de contraste ultrassonográfico (Sonovue), foi observado *endoleak* do tipo II, caracterizado por extravasamento de contraste com provável origem em ramo lombar/artéria mesentérica inferior/artéria ilíaca interna, com velocidade de pico sistólico estimado em ___ cm/s.
- Após injeção de contraste ultrassonográfico (Sonovue), foi observado *endoleak* do tipo IV, caracterizado por extravasamento de contraste entre os módulos das endopróteses.

BIBLIOGRAFIA RECOMENDADA

1. Alexander LF, Overfield CJ, Sella DM, Clingan MJ, Erben YM, Metcalfe AM et al. Contrast-enhanced US evaluation of endoleaks after endovascular *stent* repair of abdominal aortic aneurysm. Radiographics. 2022;42(6).
2. Hardman RL, Jazaeri O, Yi J, Yi J, Smith M, Gupta R et al. Overview of classification systems in peripheral artery disease. Semin Intervent Radiol. 2014;31:378-88.
3. Isselbacher EM, Preventza O, Black JH, et al. 2022 ACC/AHA Guideline for the Diagnosis and Management of Aortic Disease: A Report of the American Heart Association/American College of Cardiology Joint Committee on Clinical Practice Guidelines. Circulation. 2022 Dec 13;146(24):e334-e482.
4. Jaff MR, White CJ, Hiatt WR, Fowkes GR, Dormandy J, Razavi M et al. An update on methods for revascularization and expansion of the Tasc lesion classification to include below-the-knee arteries: a supplement to the Inter-society consensus for the management of peripheral arterial disease (Tasc II). Ann Vasc Dis. 2015;8(4):343-57.
5. Lucas ML, Deibler L, Erling Jr N, Lichtenfels E, Aerts N. Tratamento cirúrgico da oclusão crônica aortoilíaca. J Vasc Bras. 2015; 14(1):29-36.
6. Paisley MJ, Adkar S, Sheehan BM, Stern JR. Aortoiliac occlusive disease. Seminars in Vascular Surgery. 2022;35:162-71.
7. Sprynger M, Rigo F, Moonen M, Aboyans V, Edvarsen T, de Alcantara ML et al. Focus on echovascular imaging assessment of arterial disease: complement to the ESC guidelines (Partim 1) in collaboration with the Working Group on Aorta and Peripheral Vascular Diseases European Heart Journal. Cardiovascular Imaging. 2018;19(11):1195-221.
8. VanderLaan PA, Reardon CA, Getz GS. Site specificity of atherosclerosis site-selective responses to atherosclerotic modulators. Arterioscler Thromb Vasc Biol. 2004;24(1):12-22.
9. Venermo M, Sprynger M, Desormais I, Björck M, Brodmann M, Cohnert T et al. Follow-up of patients after revascularisation for peripheral arterial diseases: a consensus document from the European Society of Cardiology Working Group on Aorta and Peripheral Vascular Diseases and the European Society for Vascular Surgery. Eur J Prev Cardiol. 2019;26(18):1971-84.
10. Zierler RE, Jordan WD, Lal BK, Mussa F, Leers S, Fulton J et al. The Society for Vascular Surgery practice guidelines on follow-up after vascular surgery arterial procedures. J Vasc Surg. 2018;68(1):256-84.

8

Artérias esplâncnicas

INTRODUÇÃO

O estudo Doppler dos ramos aórticos envolve a avaliação do tronco celíaco, das artérias mesentéricas e das artérias renais, sendo uma boa opção tanto como primeiro exame de rastreamento quanto para o acompanhamento de uma série de afecções, desde que haja uma janela acústica adequada, particularmente em pacientes com alguma contraindicação para angiotomografia e angiorressonância.

PROTOCOLO

Para uma adequada avaliação das artérias esplâncnicas, é necessário preparo prévio ao estudo a fim de reduzir a interferência de interposição gasosa intestinal, semelhante ao utilizado para avaliação da aorta e artéria ilíacas. Uma sugestão é realizar o exame em jejum de pelo menos 6 horas com ingestão de 30 gotas de antifisético na noite anterior e 1 hora antes do estudo. No caso das artérias mesentéricas, eventualmente é necessário realizar o exame em duas etapas, em jejum e 30 minutos após alimentação, a fim de verificar mudança de perfil hemodinâmico do fluxo pela vasodilatação intestinal.

O transdutor ideal para análise é o convexo, que tem uma baixa frequência mais adequada para órgãos profundos. Durante o estudo, procure exercer uma compressão gradativa com o transdutor, enquanto pede para o paciente relaxar a tensão no abdome, para se aproximar o máximo possível das estruturas a serem estudadas sem causar uma contração abdominal reflexa por parte do paciente. O exame do tronco celíaco e artérias mesentéricas é realizado apenas com o paciente em decúbito dorsal e das artérias renais também em decúbitos laterais.

Inicialmente, realize uma avaliação completa da aorta aos modos B, colorido e pulsado, já que qualquer alteração que prejudique o fluxo desse vaso irá influenciar ou até mesmo impedir a análise de fluxo das artérias viscerais, por exemplo, ritmo cardíaco irregular, aneurismas que envolvam seus óstios e fluxo de padrão *tardus parvus* por alguma estenose cranial.

A avaliação das artérias esplâncnicas se inicia por seu reconhecimento topográfico e anatômico, que pode apresentar uma série de variações para as quais devemos estar atentos. Para tanto, realize uma varredura craniocaudal da aorta no plano axial ao modo B e, caso necessário, ao modo colorido, observando na sequência a emergência do tronco celíaco e da artéria mesentérica superior na parede anterior, das artérias renais principais na parede lateral e da artéria mesentérica inferior na parede anterolateral esquerda.

Após reconhecimento topográfico e considerando que apresentam padrão anatômico habitual, segue-se a análise de cada estrutura vascular aos modos B, colorido e pulsado. Ao modo B devemos estar atentos para alterações parietais e de calibre, particularmente aneurismas e espessamentos parietais. Ao modo colorido, realize o estudo no plano longitudinal dos vasos, observando perviedade e alterações endoluminais, como focos de dissecção. Ao modo pulsado, verifique os valores de velocidade de pico sistólico (VPS) para pesquisa de estenoses significativas, ajustando corretamente o ângulo de insonação. Como as VPS nessas artérias costumam ser mais altas que na aorta, eventualmente podem apresentar fenômeno de *aliasing*, sendo muitas vezes necessário reajustar o *preset* com aumento do pulse PRF mesmo em situações de normalidade.

O tronco celíaco e a artéria mesentérica superior devem ser analisadas em seus troncos proximais no plano sagital do abdome na topografia do epigástrio, sendo em geral facilmente reconhecidos. A artéria mesentérica inferior apresenta em geral um trajeto parassagital à esquerda da aorta, porém sua individualização pode ser particularmente desafiadora em pacientes com anatomia aórtica desfavorável e por seu fino calibre. Caso seja acessível, dê preferência para alocar o volume de amostragem em seu tronco no plano longitudinal, após a sua origem.

Em caso de pesquisa de síndrome do ligamento arqueado mediano, será necessário avaliar o tronco celíaco no plano longitudinal ao modo colorido durante manobras de inspiração e expiração máxima, com captação da maior VPS em expiração máxima. O estudo pode ser complementado com análise do padrão de fluxo na artéria hepática própria durante expiração máxima, a fim de avaliar repercussão hemodinâmica de estenose significativa no tronco celíaco, sendo em geral acessada por via intercostal no hilo hepático.

As artérias renais devem ser avaliadas sempre que possível ao longo de todo o seu trajeto, já que existem afecções que acometem preferencialmente sua porção proximal e outras sua porção média/distal, utilizando tanto uma janela anterior em decúbito dorsal quanto uma janela lateral em decúbito lateral. Pela janela anterior no plano axial do abdome, é possível avaliar a porção proximal e, eventualmente, a porção média das artérias renais, a direita em seu trajeto posterior às veias renal esquerda e cava inferior e à esquerda em seu trajeto posterior à veia renal esquerda, apenas angulando levemente o transdutor para a direita e para a esquerda. Perceba que a artéria renal direita e a veia renal esquerda após cruzar a aorta apresentam o mesmo sentido de fluxo, sendo a artéria caracterizada por sua posição e tom mais claro de vermelho, dada sua maior velocidade, enquanto a artéria renal esquerda e a veia renal esquerda apresentam sentido de fluxo e, portanto, cores opostas.

Em decúbito lateral esquerdo, a artéria renal direita e eventuais artérias supranumerárias podem ser caracterizadas desde a origem na aorta em seu plano axial, utilizando a veia cava inferior como janela, bastando alongá-las até o hilo após serem localizadas. Em decúbito lateral direito, a artéria renal esquerda pode ser localizada eventualmente desde a origem na aorta utilizando um corte coronal do abdome (Figura 1).

Na avaliação renal, inicie o estudo ao modo colorido ou de amplitude com o boxe ocupando toda a extensão do rim, a fim de caracterizar eventuais artérias acessórias polares e também para ter uma noção da vascularização global do rim. Na análise das artérias segmentares nos terços superior, médio e inferior, o boxe deve ser di-

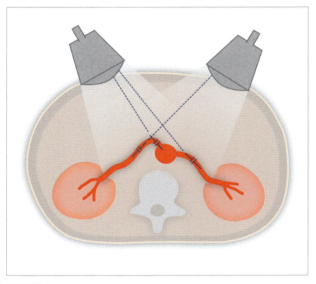

FIGURA 1
Esquema ilustrativo do posicionamento do transdutor para avaliar as porções proximal e média das artérias renais pela janela anterior em decúbito dorsal.

mensionado apenas para o local a ser avaliado, enquanto ao modo pulsado é fundamental ajustar o *preset* para uma velocidade de varredura que apresente no máximo 3 ciclos cardíacos e um PRF que englobe bem a VPS, desse modo facilitando a mensuração da rampa de aceleração, sem esquecer de ajustar o ângulo.

Uma documentação mínima do estudo das artérias viscerais deve conter pelo menos imagens aos modos B, colorido e pulsado da aorta e ao modo colorido e pulsado de cada vaso esplâncnico, com caracterização das VPS. Caso seja pedido ou seja caracterizado algum achado sugestivo de síndrome do ligamento arqueado mediano, devem constar ainda imagens ao modo colorido do tronco celíaco em inspiração e expiração máxima e da VPS durante expiração máxima. Caso o exame seja dirigido para as artérias renais, o exame deve documentar ainda os rins ao modo B e colorido e cada artéria segmentar ao modo pulsado.

ANATOMIA

O tronco celíaco é o primeiro ramo anterior da aorta abdominal, com emergência perpendicular junto ao ligamento arqueado mediano, apresentando calibre de até 0,9 cm e extensão ao redor de 2 cm. Mais comumente se divide em artérias esplênica, gástrica esquerda e hepática comum, representado à ultrassonografia pelo característico sinal da "gaivota". A artéria hepática comum se torna hepática própria após emitir o ramo gastroduodenal, em geral facilmente identificada ao estudo Doppler no plano do colo do pâncreas. A artéria hepática própria divide-se então em artérias hepáticas direita e esquerda, eventualmente emitindo também a artéria gástrica direita, e é facilmente reconhecida como um dos componentes da tríade portal no plano axial pelo sinal do "Mickey" (Figuras 2 e 3).

A artéria mesentérica superior é o segundo ramo anterior da aorta abdominal com origem cerca de 1 cm abaixo do tronco celíaco, apresentando calibre de até 0,9 cm. Seu tronco se dirige inferior e anteriormente em relação à aorta, conservando uma distância de pelo menos 1 cm e formando um ângulo sagital com a aorta de pelo menos 25°, denominado ângulo aortomesentérico (Figura 4).

A artéria mesentérica inferior origina-se da parede anterolateral esquerda da aorta abdominal, abaixo da origem das artérias renais principais, com calibre de

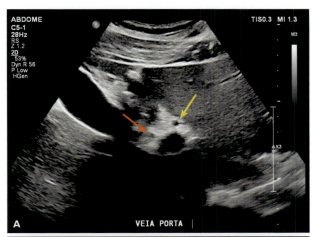

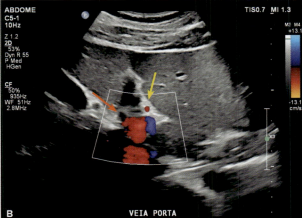

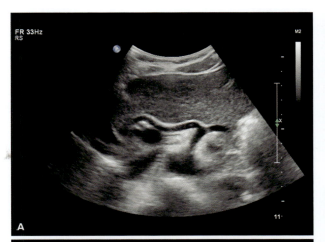

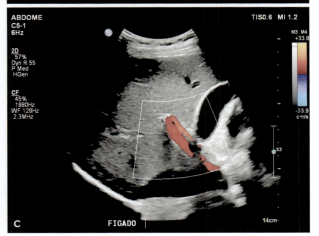

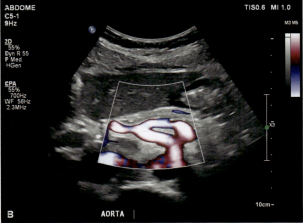

FIGURA 2
Tronco celíaco ao modo B (A) e ao Doppler de amplitude (B) com o sinal da gaivota correspondendo ao tronco e seus ramos, no caso a artéria hepática comum e a esplênica.

FIGURA 3
Artéria hepática própria na tríade portal no plano axial, a cabeça a veia porta, a orelha medial a artéria hepática e a orelha lateral o colédoco no sinal do Mickey ao modo B (A) e ao modo colorido (B). No plano longitudinal ao modo colorido no hilo portal, a artéria hepática própria localiza-se anteriormente à veia porta e é reconhecida pelo tom de cor mais claro, dadas as maiores velocidades em relação à veia porta (C).

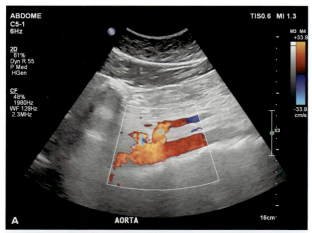
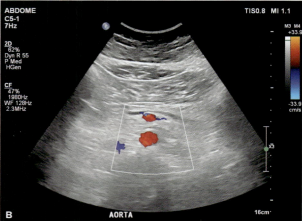

FIGURA 4
Artéria mesentérica superior ao modo colorido no plano longitudinal (A) e no plano axial em situação anterior à aorta (B).

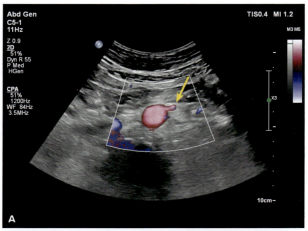
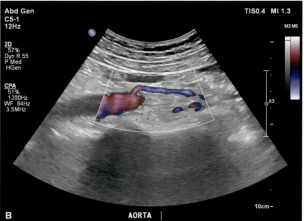

FIGURA 5
Artéria mesentérica inferior ao Doppler de amplitude no plano axial com óstio em posição 1 hora (A) e no plano longitudinal (B).

até 0,7 cm. Seu tronco se dirige inferiormente e à esquerda da aorta (Figura 5).

Há uma grande rede de anastomoses entre essas artérias que permite manutenção do fluxo intestinal mesmo diante de doença intestinal oclusiva. As anastomoses podem ocorrer por três vias principais:

1. Entre o tronco celíaco e a artéria mesentérica superior através das arcadas pancreatoduodenais superior e inferior.
2. Entre as artérias mesentéricas superior e inferior através da arcada de Riolan (comunicação entre as artérias cólica média e esquerda) e da artéria marginal de Drummond (confluência das artérias cólicas direita, média e esquerda).
3. Entre a artéria mesentérica inferior e artérias ilíacas internas através das artérias retais (Figura 6).

As artérias renais hilares emergem cerca de 1 cm abaixo da origem da artéria mesentérica superior. A

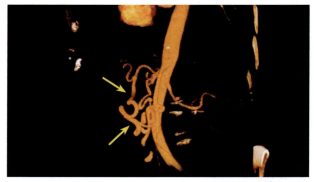

FIGURA 6
Reconstrução 3D de angiotomografia. Oclusão do tronco celíaco com recanalização de seus ramos por intensa circulação colateral da arcada pancreatoduodenal a partir da artéria mesentérica superior.

emergência da artéria renal direita é anterolateral, posição 10 horas, com curto trajeto ascendente seguido de deflexão, passando em sequência posteriormente às veias renal esquerda, cava inferior e renal direita. A emergência da artéria renal esquerda é lateral ou posterolateral, posição 3-4 horas, passando posteriormente à veia renal esquerda. As artérias renais dão origem às artérias segmentares localizadas no seio renal, que originam as artérias interlobares e, então, as artérias arqueadas (Figura 7).

Variações anatômicas

Uma série de variações anatômicas com diferentes combinações pode ocorrer com os vasos esplâncnicos. Não é papel do Doppler analisar e descrever variações anatômicas desse território arterial, porém é importante estar ciente de que a topografia dos vasos pode variar e, principalmente, que o padrão hemodinâmico do fluxo de determinada artéria pode apresentar uma morfologia diferente da esperada por conta do vaso que lhe dá origem e do território que será irrigado.

O tronco celíaco pode não trifurcar como esperado, mas sim bifurcar em alguma combinação entre as artérias esplênica, gástrica esquerda ou hepática comum, enquanto a artéria restante emerge diretamente da aorta, ou pode inclusive estar ausente, com origem das três artérias diretamente da aorta. Por outro lado, a artéria mesentérica superior pode emergir diretamente do tronco celíaco a partir de uma origem única (Figura 8).

A artéria mesentérica superior pode emitir a artéria hepática comum, própria ou uma das artérias hepáticas. Por outro lado, mais raramente a artéria mesentérica superior pode se originar de alguma artéria hepática (Figura 9).

As variações da artéria mesentérica inferior estão mais relacionadas a seu padrão de ramificação do que com sua origem e, por isso, são inacessíveis à ultrassonografia, mas são descritos também casos de agenesia ou duplicação de seu tronco.

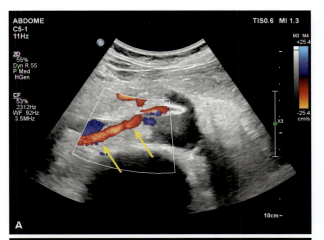
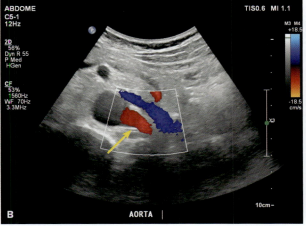

FIGURA 7
Origem das artérias renais no plano axial do abdome ao estudo Doppler colorido. Observe a artéria renal direita posterior à veia renal esquerda e a veia cava inferior (A) e artéria renal esquerda posterior à veia renal esquerda (B).

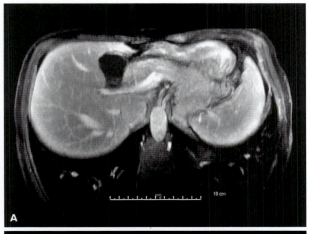
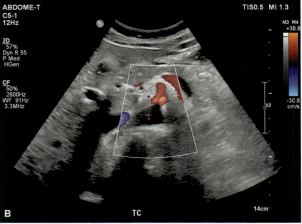

FIGURA 8
Agenesia de tronco celíaco, com origem de tronco hepatogástrico à direita e artéria esplênica à esquerda, demonstrado na ressonância magnética (A) e no estudo colorido (B).

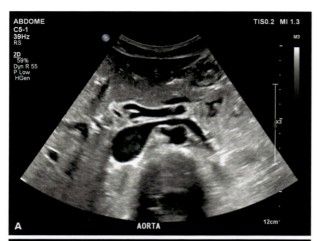

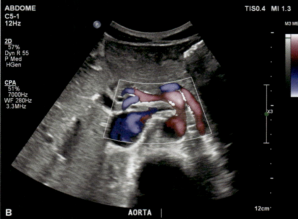

FIGURA 9
Artéria mesentérica superior originando a artéria hepática comum, demonstrada no plano axial ao modo B (A) e ao Doppler de amplitude (B).

A principal variação anatômica das artérias renais é a presença de artérias supranumerárias, que podem se originar ao longo do trajeto da aorta abdominal e até mesmo na artéria ilíaca comum. À direita, o modo mais fácil de reconhecê-las é observando seu trajeto posterior à veia cava inferior em decúbito lateral esquerdo. Elas podem ainda ser eventualmente reconhecidas quando adentram o parênquima renal, motivo pelo qual deve ser feita uma varredura ao modo colorido com o boxe englobando todo o rim. Outras variações relativamente comuns das artérias renais são sua bifurcação ou até mesmo trifurcação, que pode ocorrer em qualquer ponto de seu trajeto, porém esse é um achado mais difícil de observar à ultrassonografia (Figura 10).

MORFOLOGIA DA ONDA

O padrão espectral das artérias esplâncnicas depende do território nutrido e se o exame é realizado em jejum ou não, já que após a alimentação ocorre vasodilatação da microvasculatura intestinal.

O tronco celíaco apresenta fluxo monofásico de baixa resistividade, com fluxo anterógrado em todo o ciclo cardíaco, sem mudanças significativas após alimentação. As VPS são bastante variáveis, mas costumam se encontrar na faixa entre 50 e 150 cm/s (Figura 11).

As artérias mesentéricas superior e inferior apresentam fluxo de alta resistividade com incisura protodiastólica ou protodiástole reversa e telediástole baixa em jejum. As VPS são bastante variáveis, mas costumam se encontrar na faixa entre 80 e 200 cm/s. Cerca de 30 minutos após a refeição, o fluxo tende a perder o componente protodiastólico de alta resistividade com aumento das VPS e da velocidade diastólica final

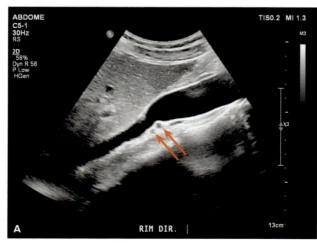
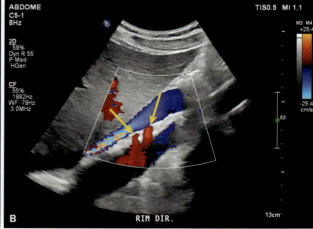

FIGURA 10
Artéria renal hilar direita duplicada, caracterizada em decúbito lateral esquerdo posterior à veia cava inferior ao modo B com duas pequenas imagens arredondadas (A) e ao modo colorido emergindo da aorta (B).

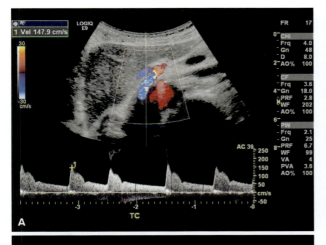
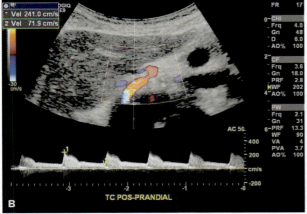

FIGURA 11
Tronco celíaco com fluxo de padrão monofásico de baixa resistividade (A), sem mudança significativa pós-prandial (B).

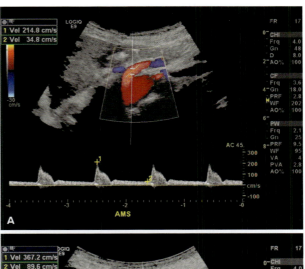
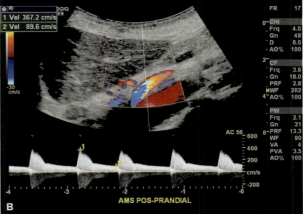

FIGURA 12
Artéria mesentérica superior com fluxo de alta resistividade (A), com perda da incisura protodiastólica e aumento significativo das velocidades pós-prandiais (B).

(VDF). Entretanto, a artéria mesentérica inferior, por irrigar porções mais distais do trato intestinal, pode não ser tão afetada pela refeição quanto a artéria mesentérica superior (Figuras 12 e 13).

As artérias renais e segmentares apresentam fluxo monofásico de baixa resistividade, com índices de resistividade (IR) variando entre 0,5 e 0,8, valores mais altos indicando nefroesclerose, que é a arterioloesclero-

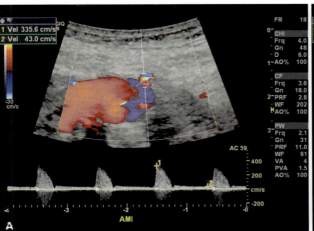
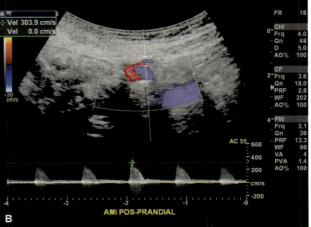

FIGURA 13
Artéria mesentérica inferior com fluxo de alta resistividade (A), sem mudança significativa pós-prandial (B).

se renal. As VPS nas artérias renais são variáveis, mas não costumam ultrapassar 120 cm/s, enquanto as das artérias segmentares dependem da velocidade nas respectivas artérias renais, mas não deve ocorrer um decaimento maior que 80% que sugira alguma obstrução significativa no meio do caminho (Figura 14).

ISQUEMIA MESENTÉRICA

A isquemia mesentérica é definida pela redução do fluxo sanguíneo que leva à perda da integridade da mucosa intestinal, com isso permitindo a entrada de microrganismos e produtos tóxicos da luz intestinal. As isquemias mesentéricas podem ser didaticamente divididas em agudas ou crônicas.

As isquemias mesentéricas agudas oclusivas estão relacionadas à obstrução abrupta do fluxo arterial ou venoso, sendo o exame de escolha a angiotomografia, por sua capacidade de avaliar adequadamente toda a parede intestinal, a vasculatura até os ramos mais finos e toda a rede de colaterais, bem como eventuais complicações, como pneumatose intestinal. As isquemias mesentéricas agudas não oclusivas, também denominadas colites isquêmicas, estão relacionadas à hipoperfusão em pacientes mais idosos com doença intestinal microvascular, cursando com a tríade hemorragia digestiva baixa, diarreia e dor abdominal, sendo o exame de escolha a colonoscopia. O estudo Doppler não está indicado para avaliar casos suspeitos não só pela pouca acurácia diagnóstica, mas porque a postergação do diagnóstico pode ser fatal em casos mais graves.

A isquemia mesentérica crônica é uma condição incomum causada por aterosclerose, displasia fibromuscular ou arterite de Takayasu, entre outras condições, que ocorre predominantemente em mulheres acima de 60 anos. Costuma ser sintomática em uma

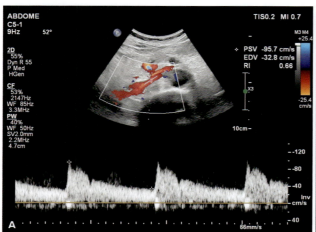
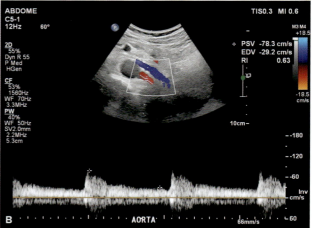
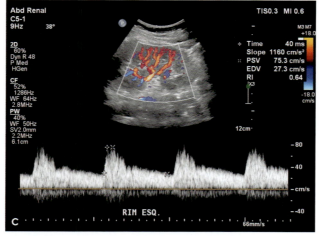

FIGURA 14
Artérias renais direita (A) e esquerda (B) com fluxo de baixa resistividade e IR normais. Artéria segmentar com velocidade, rampa de aceleração e padrão de resistividade normais (C). Perceba o ajuste do *preset* com poucos ciclos cardíacos, ângulo e PRF adequados para melhor definição dos parâmetros.
IR: índices de resistividade; PRF: *pulse repetition frequency*.

pequena porcentagem de pacientes porque em geral é necessário acometimento de pelo menos dois vasos, geralmente cursando com a tríade de angina intestinal, aversão à comida e perda ponderal. Casos mais graves podem evoluir para isquemia mesentérica aguda por trombose arterial, em geral acometendo a artéria mesentérica superior. O estudo Doppler pode ser usado em casos suspeitos como *screening* antes da utilização de angiotomografia, com o fim de caracterizar estenoses hemodinamicamente significativas nos segmentos acessíveis ao método, além de descartar outras possíveis causas para o quadro clínico.

Estenose

Não há consenso sobre os valores velocimétricos de corte para quantificar o grau de estenose nas artérias esplâncnicas, particularmente para a artéria mesentérica inferior, por isso procurei disponibilizar parâmetros de estudos que aumentem a acurácia do método, levando também em consideração que essas artérias apresentam valores basais elevados de VPS:

- Para o tronco celíaco: estenoses moderadas se VPS acima de 240 cm/s e VDF acima de 40 cm/s e acentuadas se VPS acima de 320 cm/s e VDF acima de 100 cm/s.
- Para a artéria mesentérica superior: estenoses moderadas se VPS acima de 300 cm/s e VDF acima de 45 cm/s e acentuadas se VPS acima de 400 cm/s e VDF acima de 70 cm/s.
- Para a artéria mesentérica inferior: estenoses moderadas se VPS acima de 250 cm/s e VDF acima de 90 cm/s.

É praticamente consenso na literatura que a relação de VPS entre a aorta e os vasos esplâncnicos não se mostrou um bom parâmetro para quantificação das estenoses, por isso não deve ser utilizada (Tabelas 1, 2 e 3 e Figura 15).

Critérios secundários que ainda podem caracterizar estenose significativa ou mesmo oclusão dependem do território afetado. No caso do tronco celíaco, presença de padrão *tardus parvus* em artéria hepática própria e fluxo invertido na artéria hepática comum ou artéria gastroduodenal pelo desvio de fluxo pela rede colateral. No caso de artérias mesentéricas, resposta hemodinâmica insatisfatória no teste pós-prandial e, eventualmente, aumento do calibre e do fluxo na artéria mesentérica superior em cenário de obstrução do tronco celíaco e da artéria mesentérica inferior em cenário de obstrução da artéria mesentérica superior (Figura 16).

TABELA 1 Critérios hemodinâmicos de estenose de tronco celíaco:

	VPS (cm/s)	VDF (cm/s)
> 50%	240	40
> 70%	320	100

VDF: velocidade diastólica final; VPS: velocidade de pico sistólico.

TABELA 2 Critérios hemodinâmicos de estenose da artéria mesentérica superior

	VPS (cm/s)	VDF (cm/s)
> 50%	300	45
> 70%	400	70

VDF: velocidade diastólica final; VPS: velocidade de pico sistólico.

TABELA 3 Critérios hemodinâmicos de estenose da artéria mesentérica inferior

	VPS (cm/s)	VDF (cm/s)
> 50%	250	90

VDF: velocidade diastólica final; VPS: velocidade de pico sistólico.

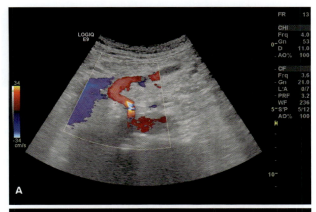
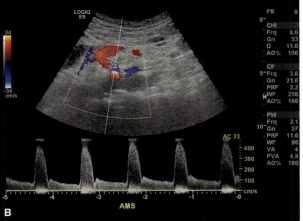

FIGURA 15
Estenose hemodinamicamente significativa da artéria mesentérica superior caracterizada por *alising* ao modo colorido (A) e VPS maior que 400 cm/s ao modo pulsado (B).

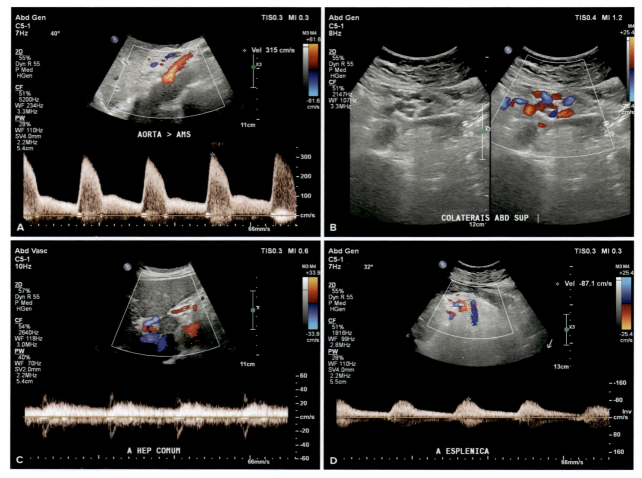

FIGURA 16
Oclusão do tronco celíaco. Artéria mesentérica com aumento do volume de fluxo caracterizado ao modo pulsado (A), nutrindo colaterais caracterizadas ao modo colorido (B) que reenche artéria hepática com padrão *tardus parvus* (C) e artéria esplênica com redução da amplitude da rampa de aceleração (D).
Fonte: caso gentilmente cedido pelo Dr. Shri Krishna Jayanti.

HIPERTENSÃO RENOVASCULAR

As causas mais frequentes de hipertensão renovascular são ateromatose e displasia fibromuscular. Outras causas menos frequentes são dissecção, trombose e arterites. A ateromatose acomete indivíduos com mais de 50 anos e, geralmente, os 2 cm proximais da artéria renal. Já a displasia fibromuscular acomete mais frequentemente os terços médio e distal das artérias renais e artérias segmentares de mulheres jovens.

Estenose

O Doppler das artérias renais é o método de escolha para o rastreamento de estenose das artérias renais, por não ser invasivo e por permitir uma avaliação hemodinâmica adequada, além de identificar pacientes com menor chance de recidiva após revascularização pela caracterização de IR menor que 0,8, o que indica ausência de nefroesclerose. Por outro lado, por ser um exame extremamente dependente do operador, por nem sempre ser possível avaliar à ultrassonografia toda a extensão das artérias renais e por reconhecer possíveis artérias supranumerárias, sua acurácia diagnóstica é menor perante a angiotomografia e a angiorressonância. O diagnóstico de estenose de artérias renais se dá por critérios diretos e indiretos (Tabela 4 e Figura 17).

TABELA 4 Critérios hemodinâmicos de estenose da artéria renal

	VPS (cm/s)	VDF (cm/s)	RRA	RRS
> 50%	> 200	< 150	> 3,5x	> 5x
> 70%	> 200	> 150	> 3,5x	> 5x

VDF: velocidade diastólica final; VPS: velocidade de pico sistólico.

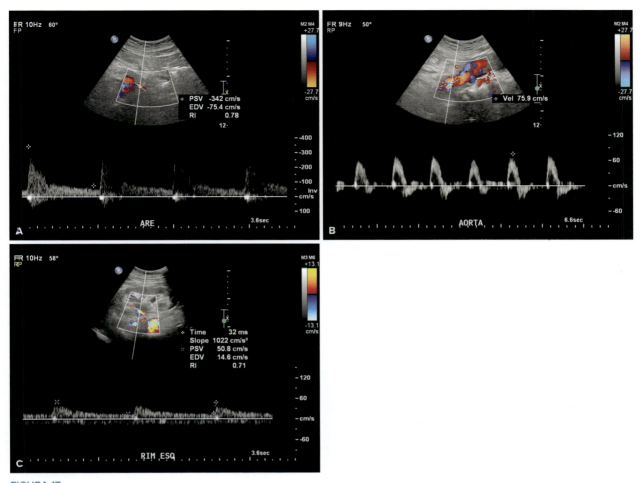

FIGURA 17
Estenose hemodinamicamente significativa da artéria renal esquerda caracterizada por aumento significativo da VPS na artéria renal estimada em 342 cm/s (A), da relação renal/ aorta estimada em 4,5 (B) e da relação renal/segmentar estimada em 6,7 (C).

O principal critério direto é o aumento da VPS da artéria renal, entretanto não há consenso sobre os valores de corte, que variam entre 150 e 300 cm/s na literatura, cujos extremos tornam o exame respectivamente mais sensível ou mais específico. Para uma acurácia maior, a VPS para caracterizar estenose ao menos moderada deve ser de pelo menos 200 cm/s. Alguns estudos ainda sugerem o valor de corte de VDF acima de 150 cm/s para caracterizar estenose acentuada. O segundo critério direto é a relação entre os picos de velocidade sistólica na artéria renal e na aorta (RRA), considerada alterada quando há aumento maior que 3,5 vezes das velocidades sistólicas renais em relação às da aorta (RRA > 3,5).

Os critérios indiretos referem-se à avaliação das artérias segmentares, em que são observadas as alterações pós-estenóticas. Os valores considerados alterados das artérias segmentares são rampa de aceleração menor que 300 cm/s² e tempo de aceleração maior que 70 ms. O segundo critério indireto é a relação entre os picos de velocidade sistólica na artéria renal e nas artérias segmentares superior, média e inferior, consideradas alteradas quando há aumento maior que 5 vezes das velocidades sistólicas renais em relação às segmentares (RRS > 5).

ANEURISMAS

Os aneurismas das artérias esplâncnicas são pouco frequentes, porém clinicamente importantes por conta da alta incidência de rotura. Aneurismas verdadeiros são degenerativos na maioria dos casos, em geral relacionados à aterosclerose, displasia fibromuscular e a distúrbios do colágeno. Pseudoaneurismas podem se desenvolver como resultado de processo inflamatório/infeccioso, como nas pancreatites, e eventos traumáticos, incluindo procedimentos intervencionistas. Em virtude da variação dos valores de calibre normal das artérias esplâncnicas encontrados na literatura, costumo descrever como dilatação calibres de até 1,5 cm e como aneurismas apenas se o calibre ultrapassar esse limite.

O aneurisma da artéria esplênica é o aneurisma visceral mais frequente, correspondendo a até 80% dos casos, sendo 4 vezes mais comum em mulheres do que em homens. Geralmente são pequenos, assintomáticos, solitários, saculares e localizados nos segmentos médio e distal. A rotura é um evento gravíssimo, manifestando-se com dor e hipotensão, e, caso ocorra durante a gravidez, leva à mortalidade materna e fetal em até 70 e 90% dos casos, respectivamente. Devem ser tratados todos os pseudoaneurismas, aneurismas com mais de 3 cm e qualquer aneurisma em mulheres grávidas (Figura 18).

O aneurisma da artéria hepática é o segundo mais frequente, chegando a 20% dos casos, sendo 2 vezes mais comum em homens do que em mulheres. A maioria dos aneurismas é solitária e extra-hepática. Os aneurismas dos ramos intra-hepáticos decorrem mais frequentemente de traumatismo, lesão iatrogênica por biópsia ou intervenção, infecção ou vasculite. Apesar de descobertos por acaso, muitos são sintomáticos. A tríade de Quincke, caracterizada por dor epigástrica, hemobilia e icterícia obstrutiva, é identificada em 1/3 dos casos. Devem ser tratados todos os aneurismas sintomáticos, com mais de 2 cm e com crescimento de mais de 0,5 cm ao ano (Figura 19).

Aneurismas de artéria renal não são tradicionalmente incluídos em revisões de aneurismas viscerais, porém correspondem ao segundo ou terceiro tipo mais comum. Geralmente são saculares e não calcificados, com predileção para bifurcação da artéria renal principal. A displasia fibromuscular é uma causa comum, mas podem ser degenerativos ou relacionados à vasculite e ao trauma. Os sintomas podem se desenvolver a partir de rotura, embolização ou trombose arterial. Devem ser tratados todos os aneurismas sintomáticos, com mais de 3 cm e qualquer aneurisma em mulheres grávidas, pacientes com hipertensão refratária e com estenose de artéria renal associados (Figura 20).

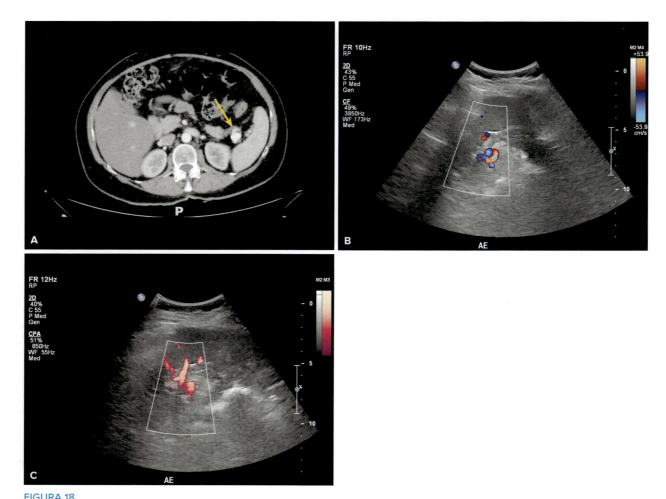

FIGURA 18

Aneurisma sacular da porção distal da artéria esplênica, caracterizado à angiotomografia (A), ao modo colorido (B) e ao Doppler de amplitude (C).

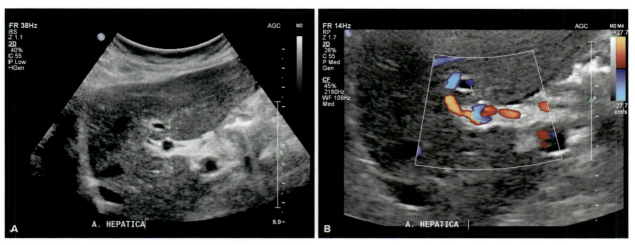

FIGURA 19
Aneurisma sacular da artéria hepática própria no hilo portal, caracterizado ao modo B (A) e ao modo colorido (B).
Fonte: caso gentilmente cedido pelo Dr. Lory Dean Couto de Brito.

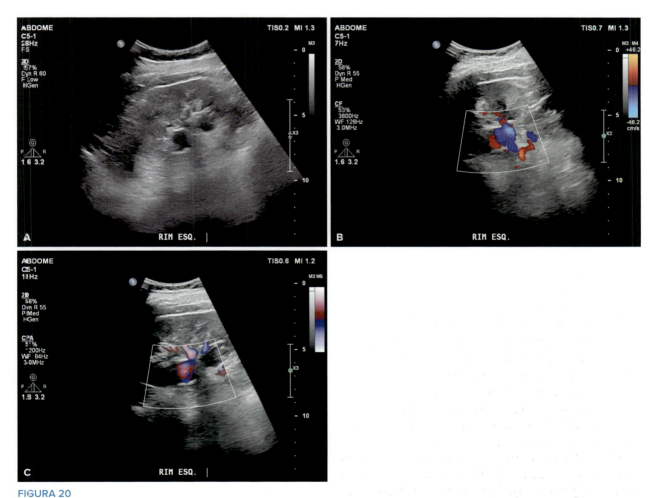

FIGURA 20
Aneurisma sacular da artéria renal esquerda no seio renal, caracterizado ao modo B (A), ao modo colorido (B) e ao Doppler de amplitude (C).

Os demais aneurismas viscerais são menos frequentes. Os aneurismas do tronco celíaco são mais comumente degenerativos e associados a aneurismas da aorta. Podem, ainda, fazer parte do fenômeno de compressão do ligamento arqueado mediano, pela dilatação pós-estenótica. Os aneurismas da artéria mesentérica superior são mais comuns no sexo masculino e geralmente acometem os 5 cm proximais da artéria. Muitas vezes são sintomáticos, manifestando-se com dor em cólica aguda no abdome superior, náuseas ou vômitos, por conta de embolização do território vascular periférico ou estreitamento da luz arterial.

Os aneurismas da artéria mesentérica inferior são a forma mais rara de aneurisma visceral, representando menos de 1% de todos os casos, motivo pelo qual não há diretrizes de tratamentos definidos. Devem ser tratados todos os pseudoaneurismas e aneurismas com mais de 2 cm de tronco celíaco e todos os aneurismas de artéria mesentérica superior, independentemente do tamanho (Figura 21).

Os aneurismas viscerais podem ser tratados com cirurgias abertas, incluindo aneurismorrafia, aneurismectomia isolada ou em combinação com algum tipo de *bypass*, ou procedimentos endovasculares com implante de endopróteses e embolização, no caso de pseudoaneurismas.

SÍNDROME DO LIGAMENTO ARQUEADO MEDIANO

O ligamento arqueado mediano, um arco fibroso que conecta a crura diafragmática, é caracterizado à ultrassonografia como uma estrutura alongada hipoecogênica junto à face lateral direita na origem do tronco celíaco e que pode causar sua compressão extrínseca. O principal componente diagnóstico é a dilatação da porção distal do tronco celíaco que ocorre pela compressão extrínseca em sua origem, mas também pode cursar com dissecção pela rotura da camada intimal durante a torção do vaso. Inicialmente tal dilatação só ocorre de maneira intermitente durante expiração, por conta do turbilhonamento do fluxo relacionado à estenose proximal, mas com o passar dos anos a dilatação se mantém mesmo durante inspiração (Figuras 22 e 23).

Quando essa compressão é sintomática, pode levar à síndrome do ligamento arqueado mediano, que cursa com dor epigástrica durante refeições e perda ponderal. Muitas vezes, entretanto, é uma alteração silenciosa que será diagnosticada durante exames de angiotomografia por qualquer motivo, na eventualidade da dilatação e/ou dissecção se manter mesmo em inspiração. A grande contribuição da ultrassonografia com Doppler é sua capacidade de avaliar em tempo

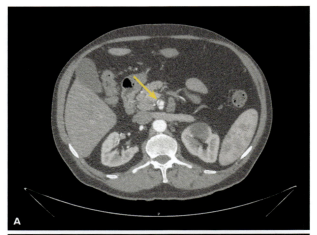
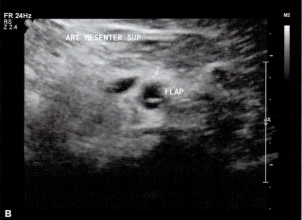
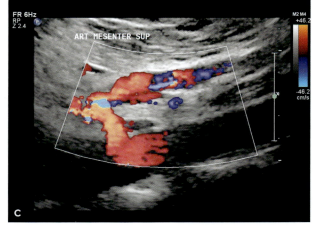

FIGURA 21
Dissecção associada a dilatação do tronco da artéria mesentérica superior à angiotomografia (A), ao modo B com delimitação do *flap* intimal (B) e ao modo colorido (C).

real a alteração de trajeto, calibre e fluxo do tronco celíaco causado pelo ligamento arqueado durante manobras de inspiração e expiração (Assista ao vídeo 1 no material complementar).

Os critérios diagnósticos diretos envolvem a avaliação do tronco celíaco no plano longitudinal ao modo colorido, pedindo para o paciente inspirar e

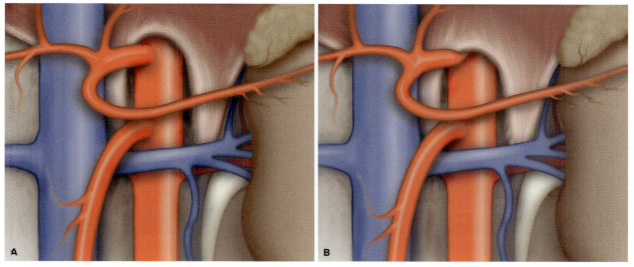

FIGURA 22
Esquema ilustrativo da posição do ligamento arqueado mediano em relação ao tronco celíaco em repouso (A) e durante expiração máxima (B).

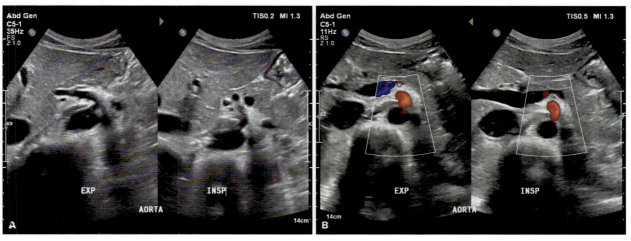

FIGURA 23
Tronco celíaco no plano axial, com o pilar diafragmático caracterizado como uma estrutura hipoecogênica alongada logo à sua direita durante expiração e inspiração (A), nesse caso sem causar compressão significativa de sua luz (B).

expirar profundamente. Em casos positivos ocorrerá uma grande deflexão do tronco durante expiração máxima, com *aliasing* no local da compressão na porção proximal e eventualmente dilatação da porção distal, e alongamento do tronco e retorno para um calibre habitual durante inspiração máxima. Ao modo pulsado, é possível capturar a maior VPS durante expiração máxima, que estará bastante elevada em relação à velocidade basal, mais que o dobro pelo menos e com velocidades acima de 350 cm/s quando positiva. Como achado indireto, costumo observar o fluxo da artéria hepática durante as manobras, sendo positivo quando o IR reduz para menos de 0,5 durante expiração máxima, o mesmo raciocínio de um padrão *tardus parvus* pós-estenose significativa nas artérias periféricas (Figuras 24, 25 e 26).

SÍNDROME DA ARTÉRIA MESENTÉRICA SUPERIOR

Também conhecida como síndrome de Wilkie, esta síndrome é caracterizada pela compressão da terceira porção do duodeno no espaço aortomesentérico e que cursa com plenitude pós-prandial, náuseas e vômito, levando a perda ponderal.

Apesar de não ser o exame de escolha para seu diagnóstico, a ultrassonografia pode caracterizar como parâmetros indiretos da síndrome uma redução do ân-

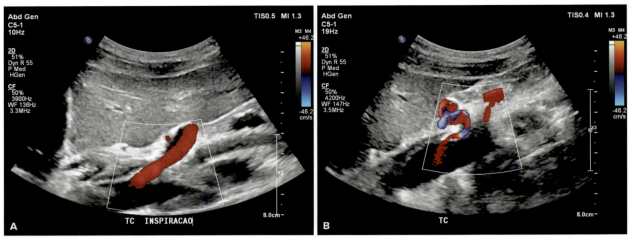

FIGURA 24
Tronco celíaco no plano longitudinal ao modo colorido durante inspiração (A) e durante expiração máxima, com estreitamento e *aliasing* proximal e dilatação e turbilhonamento do fluxo distal (B), caracterizando síndrome do ligamento arqueado mediano.

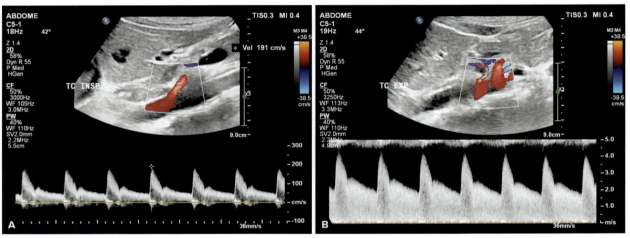

FIGURA 25
Tronco celíaco no plano longitudinal ao modo pulsado durante inspiração (A) e durante expiração máxima, com aumento significativo das velocidades de pico sistólico e diastólica final, acima de 400 e 200 cm/s, respectivamente (B), caracterizando síndrome do ligamento arqueado mediano.

gulo aortomesentérico para menos de 25° e da distância aortomesentérica para menos de 1 cm, eventualmente se associando compressão significativa da veia renal esquerda (Figura 27).

PÓS-OPERATÓRIO

O tratamento utilizado para estenoses significativas de tronco celíaco e artérias mesentéricas sempre foi *bypass* cirúrgico, com anastomose proximal na aorta supracelíaca ou infrarrenal na dependência da artéria alvo, mas nos últimos anos tratamento endovascular com implantação de *stent* tornou-se a primeira escolha para um número crescente de pacientes, não só em casos de estenose, mas também em conjunto com cirurgias de implante de endopróteses para aneurisma de aorta, a fim de garantir a permeabilidade desses vasos. Nenhum dos métodos, entretanto, está isento de problemas, apesar da redução da morbidade e do tempo de internação de procedimentos endovasculares, que ainda estão associados a taxas elevadas de reestenose, recorrência de sintomas e necessidade de reintervenção. Por isso, e porque seguimento clínico não é eficiente na detecção de falha do tratamento, exames de imagem são necessários para acompanhamento pós-operatório, sendo o estudo Doppler a primeira opção diagnóstica.

Já a revascularização de estenose significativa das artérias renais tem sido objeto de debate. Estudos multicêntricos não têm mostrado real benefício do tra-

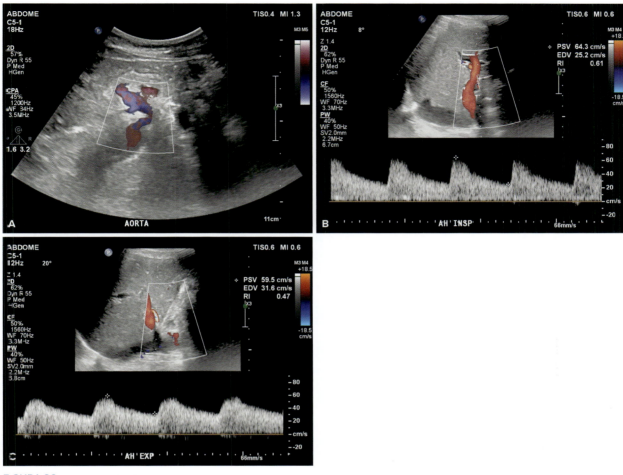

FIGURA 26
Tronco celíaco no plano longitudinal ao Doppler de amplitude durante expiração máxima (A), com compressão extrínseca proximal e dilatação distal. A análise da artéria hepática própria no hilo hepático mostra redução do IR entre a inspiração máxima (B) e a expiração máxima (C), indicando repercussão hemodinâmica de estenose significativa pela síndrome do ligamento arqueado mediano.

tamento cirúrgico em relação ao melhor tratamento clínico, exceto em casos específicos, como pacientes com displasia fibromuscular, hipertensão refratária a tratamento, edema pulmonar e insuficiência renal aguda oligo anúrica. Quando realizado implante de *stent*, estudo Doppler tem sido o primeiro método de acompanhamento, seguido de angiotomografia, quando necessário, já que angiorressonância é afetada pelos artefatos metálicos da malha do *stent*.

Reestenose

Não há critérios abalizados para diagnóstico de reestenose em cirurgias abertas com enxerto, entretanto o estudo Doppler pode ser útil para caracterizar a perviedade do substituto arterial e eventuais locais de estreitamento mais significativo (Figura 28).

Em relação aos *stents*, não há consenso sobre os valores velocimétricos de corte para quantificar o grau de reestenose, mas os estudos apresentam uma tendência de valores mais altos de VPS no segmento estenótico em relação às estenoses nas artérias nativas. Para o tronco celíaco: reestenose moderada se VPS acima de 270 cm/s e acentuada se VPS acima de 370 cm/s. Para a artéria mesentérica superior: reestenose moderada se VPS acima de 320 cm/s e acentuada se VPS acima de 420 cm/s. Para reestenose da artéria mesentérica inferior não há critérios validados, sendo considerados VPS muito maiores em relação aos valores captados logo após o procedimento, não sendo definido nos textos, entretanto, o exato significado de "muito maiores". Para artéria renal: reestenose acentuada se VPS acima de 390 cm/s e aumento de mais de 5 vezes na VPS entre a aorta e a artéria

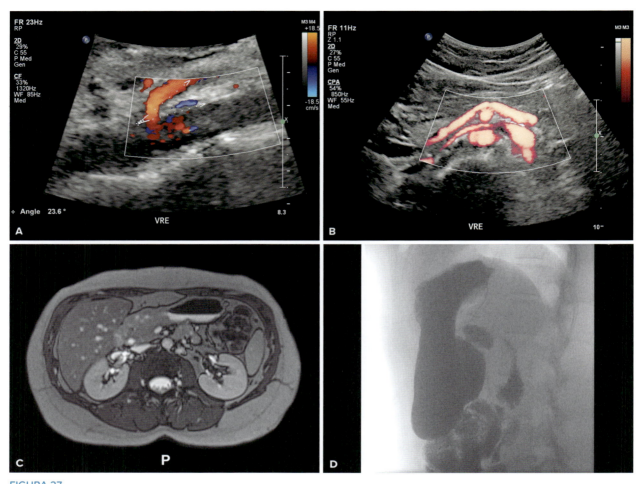

FIGURA 27
Estudo Doppler no espaço aortomesentérico com redução da angulação (A) e estreitamento significativo da veia renal esquerda (B). A avaliação por ressonância magnética (C) e trânsito intestinal (D) mostra compressão parcial da terceira porção do duodeno e distensão gástrica, em paciente com história clínica condizente.

renal (RRA > 5). Esses critérios são uma aproximação dos valores mais descritos na literatura, já que não há uma única maneira universalmente aceita de quantificar por estudo Doppler uma reestenose (Tabelas 5 e 6 e Figuras 29, 30 e 31).

RELATÓRIO

Antes de iniciar a descrição da aorta e das artérias viscerais, mencione qualquer dificuldade técnica em acessar alguma de suas porções ao método, e de forma alguma calcule valores de velocidade sem ter conseguido visualizar o trajeto do vaso, para ajustar de forma adequada o ângulo. Um dos principais motivos de discrepância entre estudo Doppler e métodos seccionais é uma avaliação velocimétrica equivocada pelo examinador.

O relatório das artérias esplâncnicas deve se iniciar com a descrição anatômica e hemodinâmica da aorta, destacando-se qualquer alteração que por ventura prejudique ou cause alguma repercussão sobre a avaliação das artérias esplâncnicas, como presença de aneurismas e obstruções.

As artérias esplâncnicas são avaliadas sob o ponto de vista da morfologia e do padrão de fluxo. Devem constar do relatório variações anatômicas, como origem única do tronco celíaco e artéria mesentérica superior e artérias renais supranumerárias, e eventuais alterações de trajeto, calibre e paredes dos vasos estudados, particularmente aneurismas. Na avaliação dopplerfluxométrica, descreva eventuais alterações de fasicidade e variações significativas de velocidade, que indiquem estenoses significativas. Disponibilize os valores de VPS e uma tabela com os valores de corte

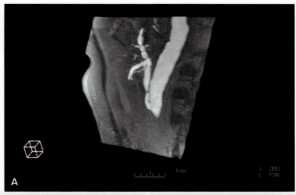
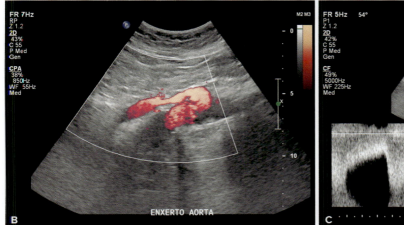
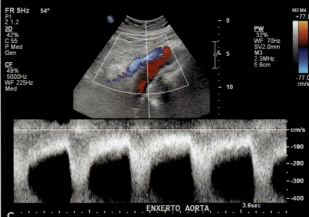

FIGURA 28
Ponte de safena da aorta distal para artéria hepática comum, após cirurgia de aneurisma da aorta, apresentando sinais de degeneração ateromatosa tanto na angiorressonância (A) quanto ao Doppler de amplitude (B). Ao Doppler pulsado o substituto arterial encontra-se pérvio, porém com locais de estreitamento luminal que aumentam acentuadamente as VPS (C). Apesar de não haver valores de referência de consenso, os achados indicam estenose hemodinamicamente significativa.

TABELA 5 Critérios hemodinâmicos de reestenose de artérias esplâncnicas

	Tronco celíaco (cm/s)	Artéria mesentérica superior (cm/s)
> 50%	270	320
> 70%	370	420

TABELA 6 Critérios hemodinâmicos de reestenose de artéria renal

	VPS (cm/s)	RRA
> 70%	390	> 5x

de estenoses hemodinamicamente significativas para consulta.

Em caso de estenose significativa do tronco celíaco de qualquer natureza, descreva achados que sugiram padrão pós-estenótico na artéria hepática, como redução da rampa de aceleração e do IR, e, em caso de pesquisa de síndrome do ligamento arqueado mediano, descreva eventuais mudanças de trajeto, calibre e fluxo encontradas às manobras provocativas realizadas em inspiração e expiração, sendo necessário, ainda, constar os valores de VPS durante expiração máxima.

Em caso de estenose significativa nas artérias mesentéricas, pode ser realizado teste pós-prandial, com descrição do padrão de fluxo resultante, apesar

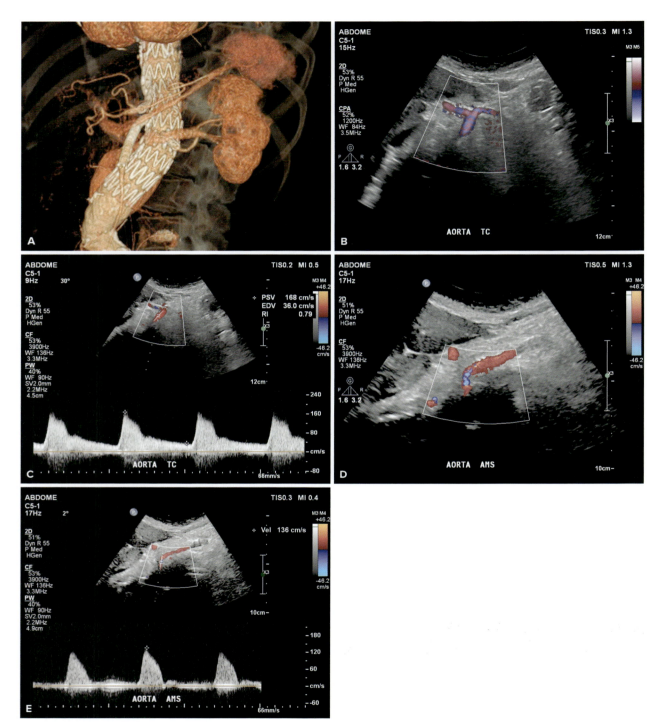

FIGURA 29
Angiotomografia com reconstrução 3D mostrando *stents* para correção de aneurisma aórtico toracoabdominal (A). *Stent* de tronco celíaco pérvio e sem sinais de estenose significativa ao Doppler de amplitude (B) e pulsado (C), não ultrapassando VPS de 270 cm/s. *Stent* de artéria mesentérica superior pérvia e sem sinais de estenose significativa aos modos colorido (D) e pulsado (E), não ultrapassando VPS de 370 cm/s.

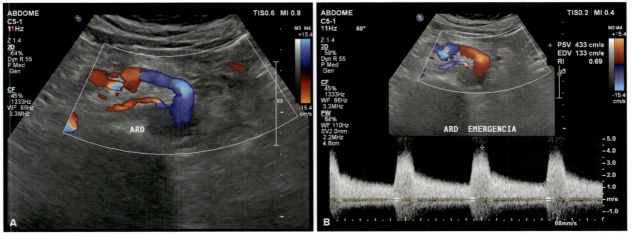

FIGURA 30
Stent na origem da artéria renal direita, pérvio ao modo colorido (A), porém com sinais de reestenose acentuada, caracterizada pela VPS estimada em 433 cm/s ao modo pulsado (B).
Fonte: caso gentilmente cedido pelo Dr. Alex Menezes Santana.

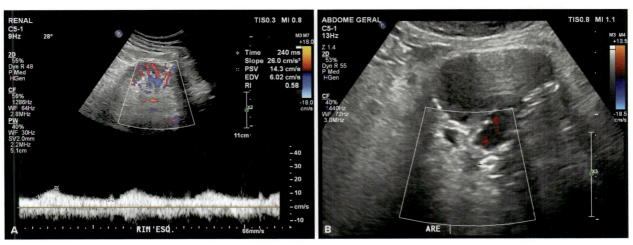

FIGURA 31
Stent na origem da artéria renal esquerda em tratamento de aneurisma de aorta, ocluído ao modo colorido (A). O fluxo intrarrenal, proveniente presumivelmente de alguma artéria acessória, encontra-se com padrão *tardus parvus*, caracterizado pelas baixas velocidades e pela redução da amplitude da rampa de aceleração (B).

de ser um dado coadjuvante. Na pesquisa de estenose significativa das artérias renais, descreva os valores das relações velocimétricas entre a aorta, artéria renal e artérias segmentares, bem como o padrão morfológico da onda das artérias segmentares em cada terço renal.

Nos controles pós-operatórios, o relatório precisa confirmar a perviedade do enxerto ou *stent* utilizado, com análise do padrão de fasicidade e VPS. Disponibilize os valores de VPS e uma tabela com os valores de corte de reestenose para consulta.

Sugestão de frases normais

- Exame realizado em jejum (e 30 minutos após refeição).
- Aorta de trajeto, calibre e paredes conservados.
- Ao estudo Doppler, apresenta fluxo de fasicidade e velocidades normais.
- Artéria ___ não foi adequadamente visualizada na porção ___ devido à interposição gasosa intestinal.
- Tronco celíaco e artérias mesentéricas de trajeto, calibre e paredes conservados.

- Ao estudo Doppler, apresentam fluxo de fasicidade e velocidades normais.
- Velocidades de pico sistólico: Ao = ___ cm/s, TC = ___ cm/s, AMS = ___ cm/s e AMI = ___ cm/s.
- Na avaliação pós-prandial foi caracterizada mudança satisfatória de fasicidade e velocidades nas artérias mesentéricas.
- Realizada pesquisa de síndrome do ligamento arqueado mediano no tronco celíaco, que não mostrou alterações significativas de trajeto, calibre ou velocidade do fluxo durante manobras de inspiração e expiração profunda.
- Artérias renais de trajeto e calibre conservados.
- Ao estudo Doppler, apresentam fluxo de fasicidade e velocidades normais.
- Velocidades de pico sistólico: Ao = ___ cm/s, ARD = ___ cm/s e ARE = ___ cm/s.
- Relação das velocidades de pico sistólico entre as artérias renais e a aorta estimada ___ em vezes (normal até 3,5 vezes) e entre as artérias renais e as artérias segmentares estimada em ___ vezes (normal até 5 vezes).
- Artérias segmentares com aceleração sistólica inicial e índices de resistividade dentro dos limites da normalidade.
- *Stent* pérvio e sem sinais dopplerfluxométricos de reestenose no tronco celíaco/na artéria ___.

Sugestão de frases patológicas

- Tronco celíaco/artéria mesentérica superior/artéria mesentérica inferior pérvio(a), com sinais de estenose acima de 50/70% em sua origem, caracterizada por aumento de velocidades de pico sistólico de até ___ cm/s. Demais artérias esplâncnicas pérvias, sem sinais de estenose hemodinamicamente significativas.
- Tronco celíaco ocluído na porção proximal. Caracterizado fluxo na artéria hepática própria com padrão *tardus parvus*, a partir de colaterais. Demais artérias esplâncnicas pérvias, sem sinais de estenose hemodinamicamente significativas.
- Artéria mesentérica ___ ocluída na porção proximal. Demais artérias esplâncnicas pérvias, notando-se aumento compensatório do volume de fluxo na artéria mesentérica ___, sem sinais de estenose hemodinamicamente significativa.
- Tronco celíaco avaliado durante manobras de expiração e inspiração máxima, sendo caracterizados importante acotovelamento da porção proximal, dilatação pós-estenótica que atinge calibre de ___ cm e velocidade de pico sistólico de ___ cm/s,

achados compatíveis com síndrome do ligamento arqueado mediano.
- Tronco celíaco/artéria mesentérica superior/artéria mesentérica inferior com *stent* pérvio na porção proximal, porém com aumento significativo das velocidades de pico sistólico que atingem ___ cm/s, indicando reestenose.
- Tronco celíaco / artéria mesentérica superior/artéria mesentérica inferior com *stent* ocluído na porção proximal. É caracterizado fluxo de padrão *tardus parvus* em ramos distais presumivelmente a partir de colaterais.
- Artéria renal ___ com sinais de estenose hemodinamicamente significativa, caracterizada por aumento das velocidades de pico sistólico na porção ___, da relação entre a aorta e artéria renal para ___ vezes e entre artéria renal e as artérias segmentares para ___ vezes. O fluxo nas artérias segmentares apresenta velocidades e fasicidade normais/padrão *tardus parvus*.
- Artéria renal ___ ocluída na porção proximal. Caracterizado fluxo intrarrenal presumivelmente a partir de artérias acessórias com padrão *tardus parvus*.
- Artéria renal ___ com *stent* pérvio na porção proximal, porém com aumento significativo das velocidades de pico sistólico que atingem ___ cm/s, indicando reestenose. O fluxo nas artérias segmentares apresenta velocidades e fasicidade normais/padrão *tardus parvus*.
- Artéria renal ___ com *stent* ocluído na porção proximal. É caracterizado fluxo intrarrenal presumivelmente a partir de artérias acessórias com fluxo de padrão *tardus parvus*.

REFERÊNCIAS

1. Aboyans V, Ricco JP, Bartelink MLEL, Björck M, Brodmann M, Cohnert T, et al. 2017 ESC guidelines on the diagnosis and treatment of peripheral arterial diseases, in collaboration with the European Society for Vascular Surgery (ESVS). European Heart Journal. 2017;00:1-60.
2. AbuRahma AF, Mousa AY, Stone PA, Hass SM, Dean LS, Keiffer T. Duplex velocity criteria for native celiac/superior mesenteric artery stenosis vs in-stent stenosis. J Vasc Surg. 2012;55:730-8.
3. AbuRahma AF, Stone PA, Srivastava M, Dean LC, Keiffer T, Hass SM, et al. Mesenteric/celiac duplex ultrasound interpretation criteria revisited. J Vasc Surg. 2012;55:428-36.
4. Alcântara ML, Santos SN, Freire CMB, Cantisano AL, Teodoro JAR, Porto CLL, et al. Recomendações para avaliação ultrassonográfica da aorta abdominal e ramos: Grupo de Trabalho do Departamento de Imagem Cardiovascular da Sociedade Brasileira de Cardiologia – DIC – SBC. Arq Bras Cardiol: Imagem Cardiovasc. 2016;29:1-68.
5. Chaer RA, Abularrage CJ, Coleman DM, Eslami MH, Kashyap VS, Rockman C, et al. The Society for Vascular Surgery clinical practice guidelines on the management of visceral aneurysms. J Vasc Surg. 2020;72:3S-39S.

5. Green J, Ryer E, Borden N, Ali B, Garvin R, Yang A, et al. Defining duplex ultrasound criteria for in-stent restenosis of the superior mesenteric artery. Annals of Vascular Surgery. 2021;74:294-300.

6. Gruber H, Loizides A, Peer S, Gruber I. Ultrasound of the median arcuate ligament syndrome: a new approach to diagnosis. Medical Ultrasonography. 2012;14(1): 5-9.

7. Moneta GL, Yeager RA, Antonovic R, Hall LD, Porter JM. Duplex ultrasound criteria for diagnosis of splanchnic artery stenosis or occlusion. J Vasc Surg. 1991; 14:511-20.

8. Oliva IB, Davarpanah AH, Rybicki FJ, Desjardins B, Flamm SD, Francois CJ, et al. ACR appropriateness criteria imaging of mesenteric ischemia. Abdom Imaging. 2013;38:714-9.

9. Prince M, Tafur JD, White CJ. When and how should we revascularize patients with atherosclerotic renal artery stenosis? J Am Coll Cardiol Intv. 2019;12:505-17.

11. Santos SN, Alcantara ML, Freire CMV, Cantisano AL, Teodoro JAR, Porto CLL, et al. Posicionamento de ultrassonografia vascular do Departamento de Imagem Cardiovascular da Sociedade Brasileira de Cardiologia – 2019. Arq Bras Cardiol. 2019;112(6):809-49.

12. Sjekavica I, Barbaric-Babic V, Krznaric Z, Molnar M, Cukovic-Cavka S, Stern-Padovan R . Assessment of Crohn's disease activity by Doppler ultrasound of superior mesenteric artery and mural arteries in thickened bowel wall: cross-sectional study. Croat Med J. 2007; 48:822-30.

13. Soult MC, Wuamett JC, Ahanchi SS, Stout CL, Larion S, Panneton JM . Duplex ultrasound criteria for in-stent restenosis of mesenteric arteries. J Vasc Surg. 2016; 64(5):1366-72.

14. Zierler RE, Jordan WD, Lal BK, Mussa F, Leers S, Fulton J, et al. The Society for Vascular Surgery practice guidelines on follow-up after vascular surgery arterial procedures. J Vasc Surg. 2018; 68:256-84.

9

Arterial periférico

INTRODUÇÃO

Ao contrário da avaliação das artérias abdominais, o estudo Doppler das artérias periféricas é uma excelente opção diagnóstica mesmo comparado com angiotomografia e angiorressonância, particularmente na análise de artérias mais distais de menor calibre, por conta da excelente resolução espacial dos transdutores atuais, e na avaliação de síndromes compressivas, pela maior capacidade de realizar manobras provocativas.

PROTOCOLO

Não é necessário preparo prévio ao estudo.

O transdutor ideal para a análise das artérias periféricas é o linear de frequência intermediária, podendo ser utilizado, ainda, transdutor linear de alta frequência para avaliação de vasos distais, particularmente dos ramos digitais, e até mesmo transdutor convexo de baixa frequência, caso alguma artéria se encontre muito profunda pelo biótipo do paciente. As artérias são avaliadas sequencialmente em cada segmento aos modos B, colorido e pulsado.

Ao modo B, observe trajeto, calibre e paredes dos vasos. Diferentemente da avaliação da aorta, com o transdutor linear praticamente não ocorre artefato de refração, portanto a mensuração do calibre pode ser feita tanto no eixo anteroposterior quanto no laterolateral, mas costumo utilizar o diâmetro anteroposterior no plano longitudinal do vaso.

Ao modo colorido, analise perviedade e sentido do fluxo, varrendo todo o trajeto das artérias no plano longitudinal, para observar eventual fenômeno de *aliasing* que indique aumento focal das velocidades e consequente estenose significativa, guiando, assim, o

melhor local de alocação do volume de amostragem durante aferição de velocidades ao modo pulsado.

Ao modo pulsado, observe a morfologia das ondas e os valores de velocidade. Caso não haja possíveis focos de estenose significativa caracterizados ao modo colorido, a avaliação pelo modo pulsado pode ser feita por amostragem única em cada segmento e em pelo menos dois pontos nas artérias mais extensas, como a femoral superficial, a tibial posterior e a tibial anterior. Lembre-se, entretanto, de que um espectro normal não garante ausência de estenose significativa pregressa, motivo pelo qual não faz sentido avaliar apenas o espectro da porção mais distal dos membros.

Para os membros superiores, costumo realizar o estudo com o paciente sentado na maca de frente para mim, com os antebraços apoiados sobre um travesseiro e as mãos em posição supina. O estudo também pode ser realizado com o paciente em decúbito dorsal, com os braços ao lado do corpo, mas a análise do membro superior esquerdo fica desconfortável. A artéria subclávia deve ser avaliada na fossa supraclavicular e na região infraclavicular, e a artéria axilar, pelo menos na região retropeitoral. A artéria braquial é avaliada em plano longitudinal por via medial e as artérias radial e ulnar, em plano longitudinal por via anterior, pelo menos próximo ao punho (Figuras 1, 2, 3, 4 e 5).

Para os membros inferiores, costumo iniciar o estudo com o paciente em decúbito dorsal com leve abdução e flexão do quadril. As artérias femorais são avaliadas por via anteromedial, e a artéria poplítea, por via posterior. As artérias tibial posterior e fibular são caracterizadas preferencialmente por via medial; a primeira, entre os músculos sóleo e tibial posterior, e a segunda, junto à cortical da fíbula. A artéria tibial an-

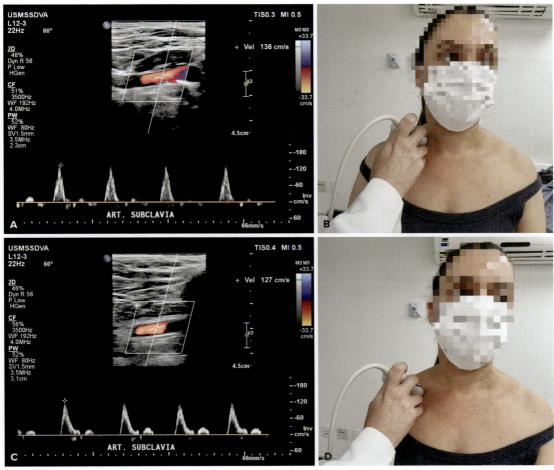

FIGURA 1
Artéria subclávia direita na fossa supraclavicular, em topografia posterior ao escaleno anterior (A), e na região infraclavicular, logo após a clavícula (C). Posicionamento do transdutor (B e D).

terior é avaliada por via anterior com flexão do joelho, sendo facilmente caracterizada desde a porção proximal, onde perfura a membrana interóssea. O tronco tibiofibular pode ser caracterizado por via posterior na sequência da análise da artéria poplítea, logo após a emergência da artéria tibial anterior; por via medial, seguindo retrogradamente o trajeto das artérias fibular e tibial posterior até elas se encontrarem; ou mesmo por via anterior com transdutor convexo, logo após a origem da artéria tibial anterior. Sua avaliação é particularmente importante quando as artérias fibular e tibial posterior apresentam fluxo de padrão pós-estenótico, mas a artéria tibial anterior não, indicando estenose significativa nesse segmento arterial (Figuras 6, 7, 8, 9 e 10).

Uma documentação mínima do estudo das artérias periféricas deve conter imagens aos modos B, colorido e pulsado de cada segmento arterial avaliado. Em caso de estenoses significativas, documente, em modo colorido, os locais com *aliasing* e eventuais segmentos de fluxo invertido; em modo pulsado, os segmentos pré-estenótico e estenótico.

ANATOMIA

A ultrassonografia apresenta excelente resolução espacial, o que permite avaliar toda a árvore arterial com eficácia. As artérias são facilmente distinguidas das veias contíguas por apresentarem, em geral, morfologia arredondada, menor calibre, paredes distintas, em particular se calcificadas, e incompressibilidade. É comum ocorrer certa confusão quanto ao local exato de transição entre alguns segmentos arteriais, por exemplo, entre as artérias subclávia e axilar e entre as artérias ilíaca externa e femoral comum, o que será explicado a seguir.

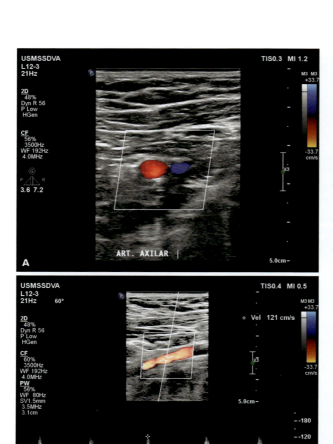
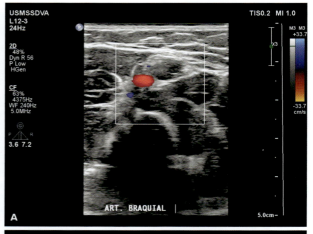
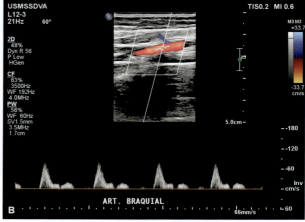
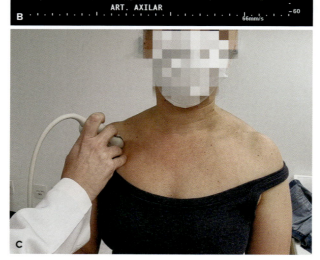

FIGURA 2
Artéria axilar direita na região infraclavicular posterior ao peitoral menor, no plano axial ao modo colorido (A) e no plano longitudinal ao modo pulsado (B). Posicionamento do transdutor (C).

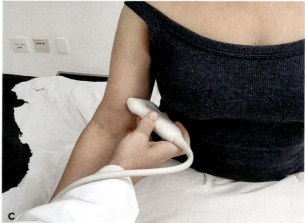

FIGURA 3
Artéria braquial direita no plano axial ao modo colorido (A) e no plano longitudinal ao modo pulsado (B). Posicionamento do transdutor (C).

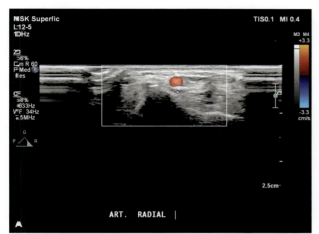
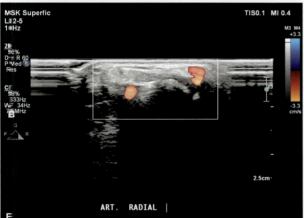
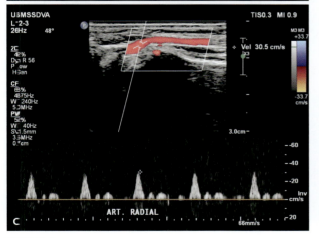

FIGURA 4
Artéria radial direita no punho distal no plano axial ao modo colorido (A), logo após se bifurcar em ramos superficial e profundo, que passa posterior ao tendão flexor radial do carpo (B), e no plano longitudinal ao modo pulsado (C).

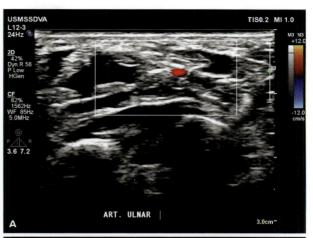
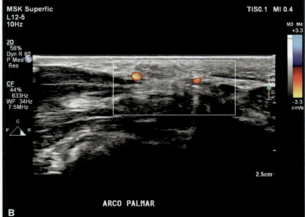
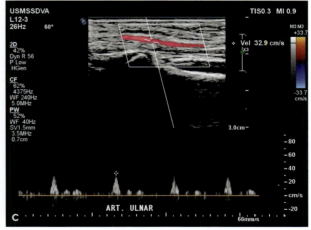

FIGURA 5
Artéria ulnar direita no punho distal no plano axial ao modo colorido (A), logo antes de se juntar com o ramo superficial da artéria radial para formar o arco palmar (B), e no plano longitudinal ao modo pulsado (C).

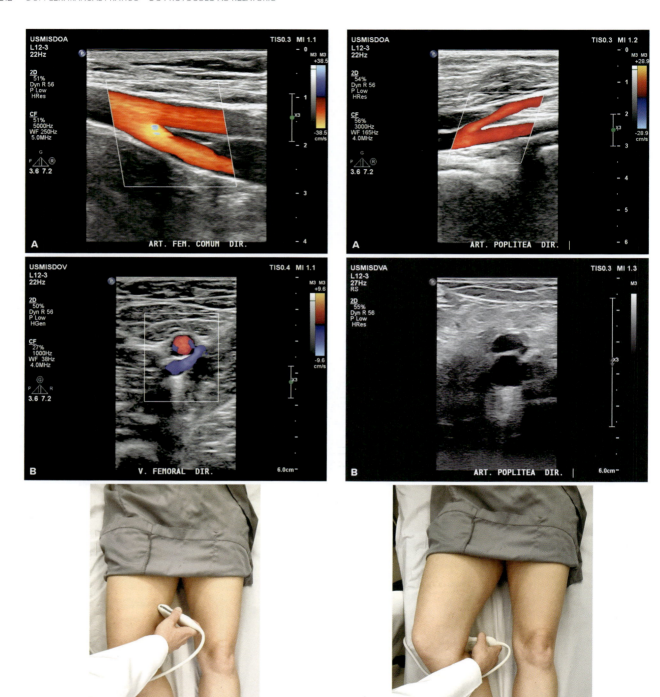

FIGURA 6
Bifurcação femoral com imagem típica de "Y caído" (A). Artéria femoral superficial em vermelho, no canal dos adutores, e sua relação com a veia femoral em azul, que se encontra mais profunda (B). Observe que a artéria femoral superficial direita se encontra ladeada pelo vasto medial lateralmente, pelo sartório anteriormente e pelo adutor magno medialmente. Posicionamento do transdutor (C).

FIGURA 7
Artéria poplítea emitindo a artéria sural (A). Artéria poplítea na fossa poplítea e sua relação com a veia poplítea, que se encontra mais superficial (B). Posicionamento do transdutor com o paciente em decúbito dorsal (C).

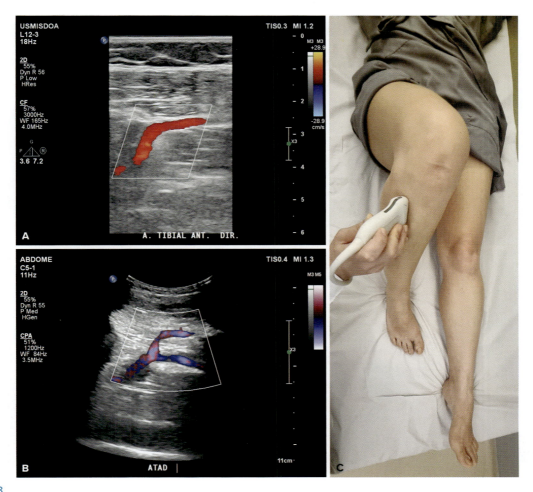

FIGURA 8
Artéria tibial anterior caracterizada por via anterior após perfurar a membrana interóssea, com transdutor linear (A) e com transdutor convexo (B). Posicionamento do transdutor (C).

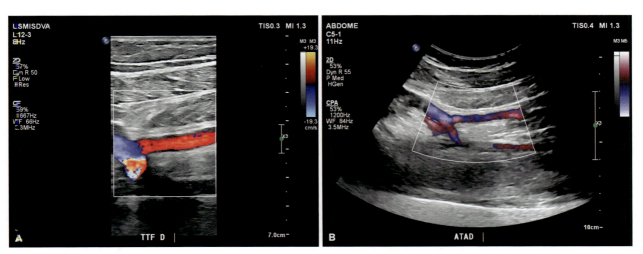

FIGURA 9
Tronco tibiofibular logo após a emergência da artéria tibial anterior, caracterizado por via posterior com transdutor linear (A) e com transdutor convexo (B).

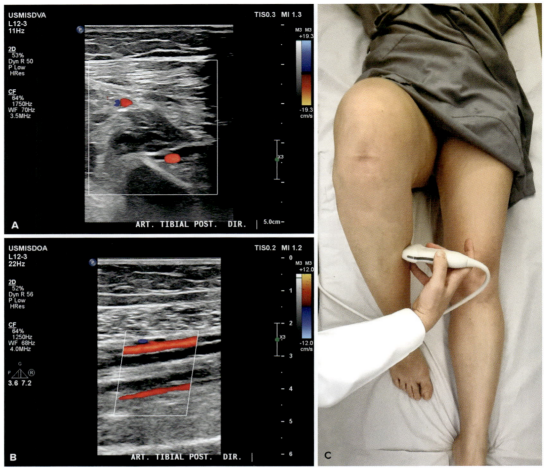

FIGURA 10
Artérias tibial posterior e fibular caracterizadas no plano axial (A) e no plano sagital (B). Posicionamento do transdutor (C).

Membros superiores

O estudo arterial do membro superior se inicia na artéria subclávia, que mais comumente se origina do tronco braquiocefálico à direita e diretamente da crossa da aorta à esquerda, apresentando os seguintes segmentos:

1. Pré-escaleno: da origem até a margem medial do músculo escaleno anterior.
2. Interescaleno: entre os músculos escalenos médio e anterior.
3. Costoclavicular: da margem lateral do músculo escaleno anterior até a margem lateral da primeira costela.

Seus ramos mais importantes originam-se no segmento pré-escaleno: artéria vertebral, artéria torácica interna, tronco tireocervical e tronco costocervical (Figura 11).

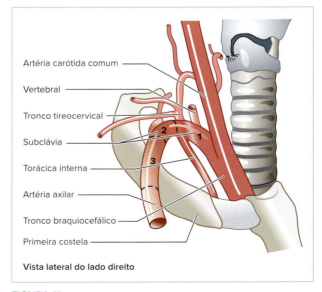

FIGURA 11
Esquema ilustrativo da segmentação da artéria subclávia.

A artéria subclávia torna-se artéria axilar após cruzar a margem lateral da primeira costela, apresentando os seguintes segmentos:

1. Suprapeitoral: entre a margem lateral da primeira costela e o músculo peitoral menor.
2. Retropeitoral: posterior ao músculo peitoral menor.
3. Infrapeitoral: entre os músculos peitoral menor e a margem inferior do redondo maior.

Seu ramo mais importante, a artéria subescapular, origina-se no segmento infrapeitoral e, por sua vez, ramifica-se em artérias escapular circunflexa e toracodorsal (Figura 12).

A artéria axilar torna-se a artéria braquial na margem inferior do músculo redondo maior, corre no sulco entre o tríceps e o bíceps e se divide, em geral, cerca de 1 cm acima da prega do cotovelo, nas artérias radial e ulnar.

A artéria radial é a continuação da artéria braquial. Segue na face anterolateral do antebraço e se bifurca no punho em ramo profundo, que corre posterior ao tendão flexor radial do carpo, para nutrir o arco palmar profundo, e em ramo superficial, que nutre o arco palmar superficial.

A artéria ulnar passa profundamente ao músculo pronador redondo e segue até o punho, onde se conecta diretamente com os arcos palmares superficial e profundo. A artéria interóssea é seu ramo proximal e, em alguns indivíduos, continua até o punho.

As artérias digitais palmares comuns se originam do arco palmar superficial e se dividem nas artérias próprias lateral e medial dos dedos, que se unem na extremidade (Figura 13).

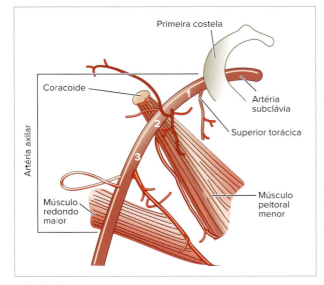

FIGURA 12
Esquema ilustrativo da segmentação da artéria subclávia.

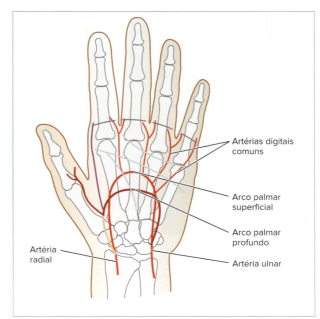

FIGURA 13
Esquema ilustrativo da segmentação da artéria subclávia.

Variações anatômicas

As variações anatômicas mais comuns no membro superior são a divisão precoce da artéria braquial, a origem alta da artéria radial e a duplicação das artérias braquial e radial. Variações mais raras incluem persistência da artéria mediana, em geral associada a nervo mediano bifurcado, artéria ulnar ou radial, originando-se diretamente da artéria axilar, origem mais distal da artéria ulnar e duplicidade das artérias axilar e braquial. O arco palmar superficial também apresenta variações divididas entre ausência completa e incompleta. Quando completo, pode ser formado:

1. Por ramos superficiais das artérias radial e ulnar.
2. Totalmente pela artéria ulnar.
3. Pela artéria ulnar e mediana.
4. Pelas artérias ulnar, mediana e radial.
5. Por ramo profundo da artéria radial.

Essas condições são de particular importância no planejamento pré-operatório de fístulas arteriovenosas e nas cirurgias vasculares de mão (Figura 14).

Membros inferiores

O estudo arterial do membro inferior se inicia na artéria femoral comum, uma continuação da artéria ilíaca externa que se origina abaixo do ligamento inguinal e se encontra lateral à veia femoral comum. Os últimos

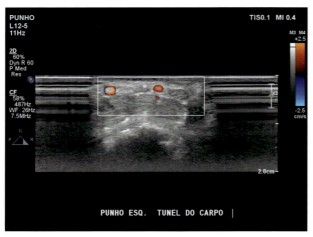

FIGURA 14
Punho esquerdo com artéria mediana, ladeada por nervo mediano bifurcado e com a artéria ulnar em posição medial.

ramos da artéria ilíaca externa são mais comumente as artérias epigástrica inferior profunda (medialmente) e ilíaca circunflexa profunda (lateralmente), enquanto os primeiros ramos da artéria femoral comum são mais comumente as artérias epigástrica inferior superficial (medialmente) e ilíaca circunflexa superficial (lateralmente). A artéria femoral comum divide-se em artérias femorais profunda e superficial, cuja bifurcação é facilmente reconhecida pela forma de "Y caído" em corte longitudinal. A artéria femoral profunda, em geral, só é avaliada em seu tronco proximal ao estudo Doppler, de onde emite a artéria femoral circunflexa lateral. A artéria femoral superficial corre na face medial da coxa e atravessa todo o canal dos adutores, em posição superficial à veia femoral, caso esta não seja duplicada.

A melhor forma de caracterizar sua transição com a artéria poplítea é seguir a artéria femoral superficial no plano axial, no sentido craniocaudal, e observar o adutor magno, que se encontra medialmente, até ele desaparecer, indicando o local exato da transição.

A artéria femoral superficial torna-se a artéria poplítea após a inserção femoral do músculo adutor magno, apresentando segmento P1 desde o canal dos adutores até a borda superior da patela, segmento P2 até a interlinha articular do joelho e segmento P3 até a origem da artéria tibial anterior. Os principais ramos da artéria poplítea são as artérias geniculares e as artérias surais medial e lateral. A artéria poplítea bifurca-se e origina a artéria tibial anterior e o tronco tibiofibular (Figura 15).

A artéria tibial anterior perfura a membrana interóssea na porção proximal da perna e corre superficialmente à membrana interóssea até o tornozelo, onde continua como artéria dorsal do pé e segue até a base do primeiro espaço intermetatársico, onde se aprofunda para se conectar com o arco plantar (Figura 16).

O tronco tibiofibular bifurca-se nas artérias tibial posterior e fibular. A artéria tibial posterior pode ser considerada uma continuação da artéria poplítea junto ao aspecto medial da tíbia até o plano do maléolo medial, onde se bifurca em artérias plantares medial e lateral. A artéria plantar lateral é mais calibrosa e forma o arco plantar, enquanto a artéria plantar medial é mais fina e origina a artéria digital do hálux. A artéria fibular está localizada profundamente na panturrilha e corre junto ao aspecto medial da fíbula, afilando-se gradativamente até o plano do maléolo lateral, sendo uma importante fonte de colaterais para as artérias tibiais (Figura 17).

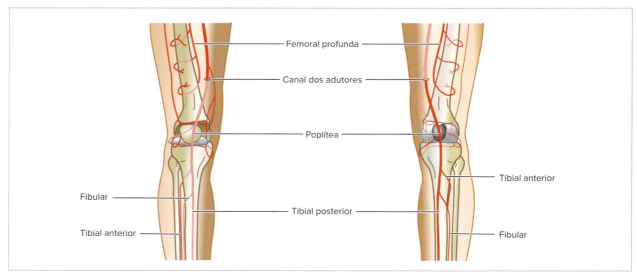

FIGURA 15
Esquema ilustrativo da anatomia da artéria poplítea.

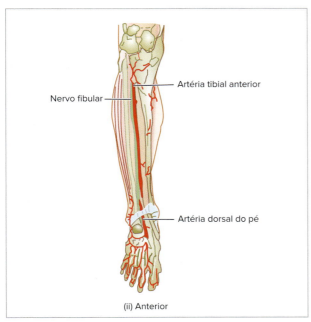

FIGURA 16
Esquema ilustrativo da anatomia da artéria tibial anterior.

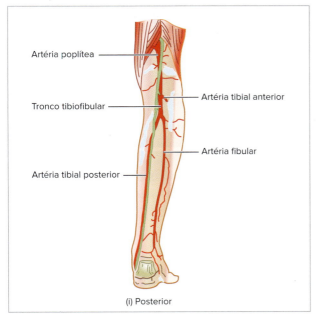

FIGURA 17
Esquema ilustrativo da anatomia do tronco tibiofibular e das artérias tibial posterior e fibular.

O arco plantar apresenta anastomoses com a artéria dorsal do pé e forma as artérias metatarsais plantares, que se dividem em artérias digitais plantares (Figura 18).

Variações anatômicas

A artéria poplítea e a artéria fibular são formadas embriologicamente a partir da artéria isquiática e são

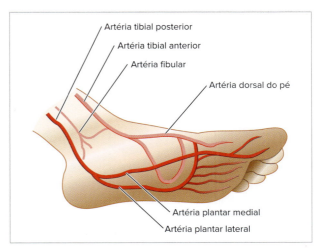

FIGURA 18
Esquema ilustrativo da anatomia das artérias do arco plantar.

extremamente constantes, não havendo descrição, por exemplo, de agenesia da artéria fibular. Já as artérias tibiais anterior e posterior derivam da artéria femoral primitiva e apresentam eventuais variações anatômicas associadas ao seu desenvolvimento embriológico.

As variações anatômicas mais comuns no membro inferior são: origem alta das artérias tibiais, ausência de tronco tibiofibular, com trifurcação da artéria poplítea diretamente em artérias tibiofibulares, e estreitamento congênito da porção distal das artérias tibiais anterior e/ou posterior, cujo reconhecimento é fundamental para evitar um diagnóstico equivocado de oclusão. Há quatro maneiras de reconhecer um estreitamento congênito tibial anterior e/ou posterior, para distingui-lo de uma oclusão (Figuras 19, 20 e 21):

1. No estreitamento, o vaso afila gradualmente de calibre.
2. Não é observada a calcificação ateromatosa ao longo de seu trajeto, característica de pacientes com doença arterial periférica que evoluem com oclusão.
3. No estreitamento congênito tibial anterior, a artéria dorsal do pé se origina da artéria fibular após perfurar a membrana interóssea próximo ao tornozelo; já no estreitamento congênito tibial posterior, as artérias plantares originam-se diretamente da porção distal da artéria fibular.
4. A artéria fibular fica mais calibrosa e pode ser reconhecida até a porção distal da perna.

A persistência da artéria isquiática é uma variação rara que predispõe a degeneração ateromatosa precoce, aneurisma, tromboembolismo distal e oclusão arterial, sendo uma continuação da artéria ilíaca interna que

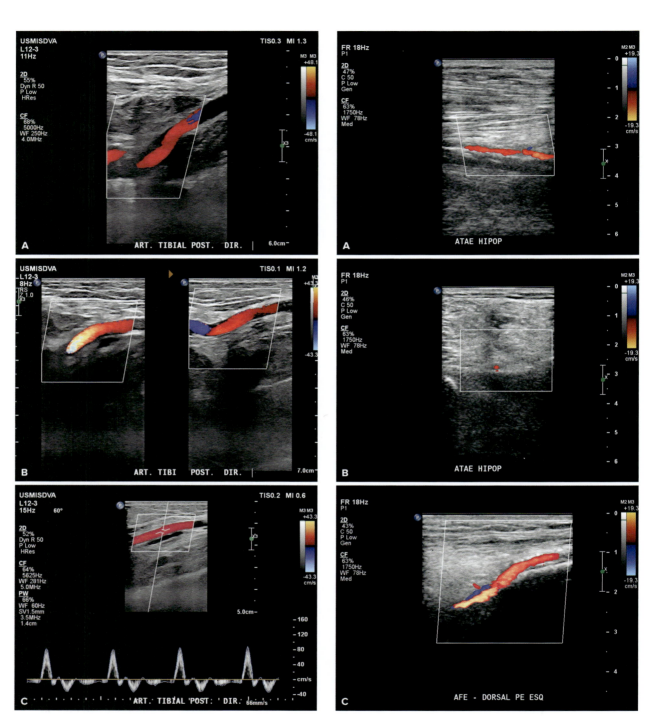

FIGURA 19
Origem alta da artéria tibial posterior, diretamente da artéria poplítea, 5 cm acima da prega poplítea.

FIGURA 20
Hipoplasia da artéria tibial anterior. Observe a artéria bem afilada junto à membrana interóssea nos planos longitudinal (A) e axial (B). Distalmente, a artéria dorsal do pé origina-se da artéria fibular, que perfura a membrana interóssea junto ao tornozelo (C).

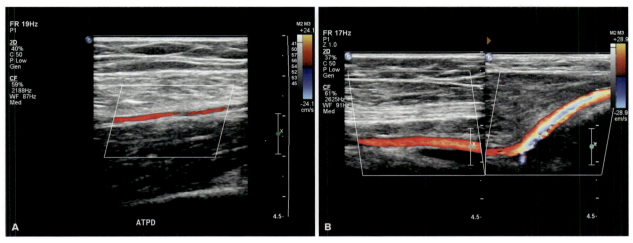

FIGURA 21
Hipoplasia da artéria tibial posterior. Observe a artéria bem afilada no plano longitudinal (A). Distalmente, as artérias plantares se originam da artéria fibular (B).

corre profundamente ao glúteo máximo e continua pela face posterior do músculo adutor magno até originar a artéria poplítea. Apresenta duas formas:

1. Completa, caracterizada por uma artéria isquiática de calibre normal associada à hipoplasia da artéria femoral superficial.
2. Incompleta, caracterizada por uma artéria isquiática hipoplásica associada à artéria femoral superficial de calibre normal (Figura 22).

MORFOLOGIA DE ONDA

Assim como na aorta e nas artérias ilíacas, as artérias periféricas apresentam padrão de fluxo de alta resistividade, caracterizado por rampa sistólica inicial íngreme, protodiástole reversa e telediástole anterógrada de baixa amplitude. Esse espectro pode ser denominado unidirecional, trifásico e de alta resistividade. Eventualmente, a telediástole não é caracterizada por perda da elasticidade da aorta, em geral relacionada à aterosclerose, quando o espectro passa a se chamar unidirecional, bifásico e de alta resistividade (Figura 23).

Alterações morfológicas das ondas

As principais alterações hemodinâmicas que modificam a morfologia habitual da onda estão relacionadas a estenoses significativas proximais ou distais.

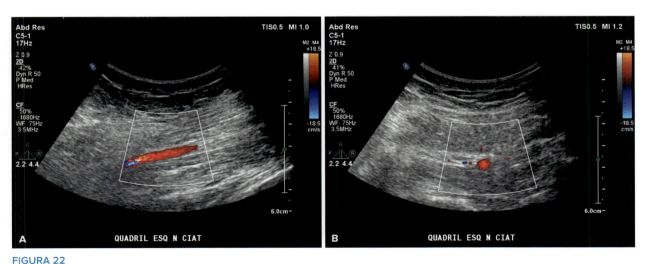

FIGURA 22
Persistência de artéria isquiática caracterizada profundamente na face posterior da coxa, com transdutor convexo nos planos longitudinal (A) e axial (B).

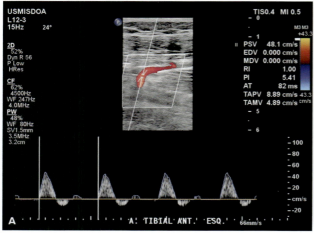 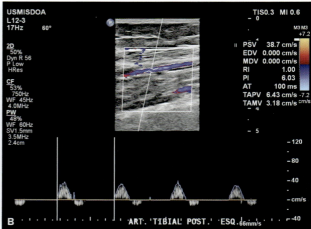

FIGURA 23
Doppler pulsado com padrões trifásico (A) e bifásico (B).

Quando há uma estenose significativa ou oclusão distal ao local da aferição, há uma tendência de redução progressiva tanto das velocidades de pico sistólico (VPS) quanto da velocidade diastólica final, culminando com padrão em *staccato* ou bate-estaca. Quando há uma estenose significativa ou oclusão proximal ao local da aferição, pode ocorrer um espectro de alterações relacionadas ao *status* dos vasos colaterais e da microcirculação, variando desde a perda da diástole reversa até a redução progressiva da inclinação da rampa sistólica, das VPS e do índice de resistividade (IR), culminando com padrão *tardus parvus*. A amplitude da diástole pode variar, indicando que ainda há reserva para vasodilatação da microcirculação, quando se encontra positiva, ou que já não há reserva quando ausente (Figura 24).

Além de alterações relacionadas à obstrução, também podem ser encontradas morfologias de onda características de outras afecções vasculares. Pseudoaneurismas cursam com típico fluxo bidirecional holodiastólico, conhecido como padrão *to-and-fro*. Fístulas arteriovenosas caracterizam-se por fluxo arterial de altas velocidades, tanto sistólicas quanto diastólicas, e fluxo venoso arterializado pulsátil (Figuras 25 e 26).

Alteração do sentido do fluxo

As artérias dos membros superiores e inferiores sempre apresentam sentido de fluxo do centro para a periferia. Nas artérias periféricas, a inversão do sentido do fluxo é um sinal que sempre deve ser valorizado, fazendo parte do espectro de alterações hemodinâmicas relacionadas a quadro oclusivo com recanalização distal por colaterais. No ponto de reentrada, a colateral geralmente fornece fluxo apenas para a porção mais distal do vaso reperfundido, porém, eventualmente, o fluxo também flui para a porção mais proximal do vaso em virtude da menor pressão em seu interior. Esse achado deve ser documentado em cor azul ao Doppler colorido e com espectro negativo ao Doppler pulsado (Figura 27).

ALTERAÇÕES PARIETAIS

Uma série de alterações acomete as paredes do território arterial periférico, como aterosclerose e trombos murais, além dos diversos tipos de arterite que serão tratados no capítulo correspondente.

Ateromatose

No membro inferior, a ateromatose acomete as artérias difusamente, porém sua distribuição varia de acordo com os diversos fatores de risco, por exemplo, acentuando-se de proximal para distal em pacientes mais idosos e diabéticos e de distal para proximal em pacientes tabagistas e com hipercolesterolemia. No membro superior, a ateromatose afeta principalmente o tronco braquicefálico e as artérias subclávias, sendo mais rara e menos significativa nos segmentos periféricos. É importante constar do relatório o grau de ateromatose e destacar segmentos com placas que tenham sinais ultrassonográficos de instabilidade ou cuja densidade cálcica possa prejudicar a acurácia do método na quantificação de obstrução luminal (Figura 28).

Outro tipo de arteriosclerose que pode afetar artérias periféricas é a esclerose medial de Monckeberg,

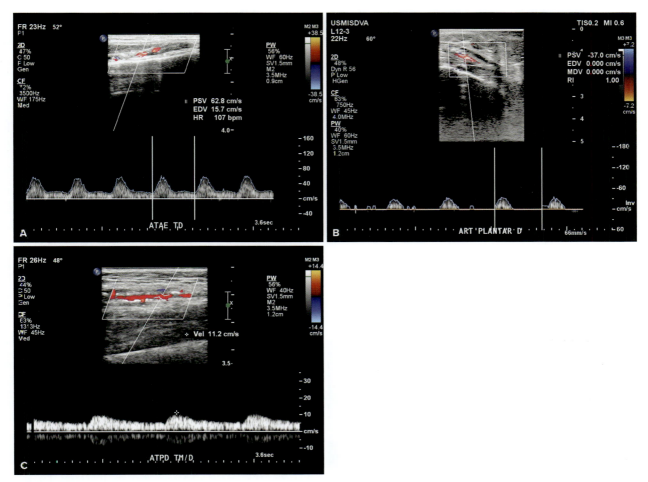

FIGURA 24
Doppler pulsado com padrões variados após estenose significativa. Perda da diástole reversa com rampa e velocidade sistólica preservada (A), onda monofásica com diástole zero, indicando ausência de reserva para vasodilatação (B), e padrão *tardus parvus*, caracterizado por redução da rampa sistólica, da velocidade sistólica e do IR (C).

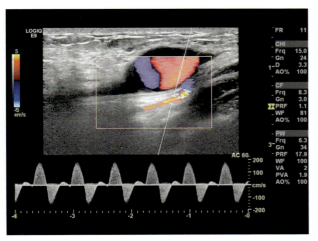

FIGURA 25
Pseudoaneurisma com fluxo característico *to-and-fro* ao modo pulsado.

doença de etiologia desconhecida caracterizada por calcificações que acometem apenas a camada média da parede arterial, poupando a camada intimal, sendo mais comum em pacientes acima de 50 anos, diabéticos e nefropatas em estágio final. O aspecto ultrassonográfico mais característico é o de colar de contas, com múltiplos pontos hiperecogênicos sequenciais, que pode evoluir para calcificação em porcelana da parede e até mesmo ossificação, mas que pode estar associado a calcificação intimal.

DOENÇA ARTERIAL PERIFÉRICA

A doença arterial periférica apresenta alta prevalência na população geral, em particular em indivíduos acima dos 65 anos e diabéticos, cursando com

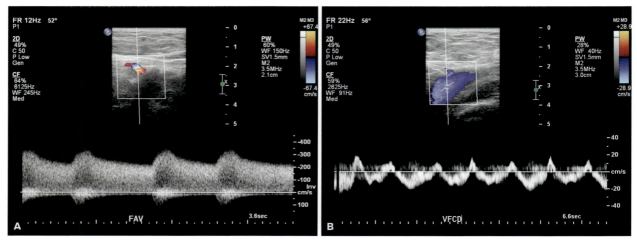

FIGURA 26
Fístula arteriovenosa pós-punção na artéria femoral comum. Doppler pulsado com aumento importante das artérias sistólicas e diastólicas (A) e fluxo venoso arterializado pulsátil (B).

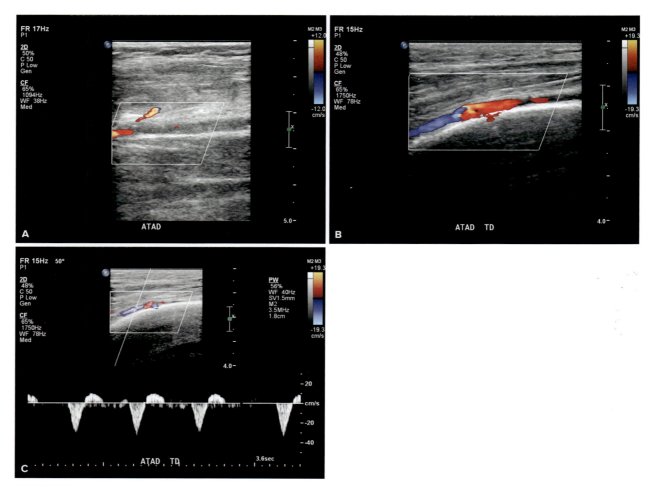

FIGURA 27
Fluxo de sentido invertido. Ao modo colorido, observa-se oclusão segmentar da artéria tibial anterior (A). O fluxo é restabelecido por colaterais, sendo caracterizado o exato ponto de recanalização, com fluxo tanto no sentido distal normal, em vermelho, quanto no proximal invertido, em azul (B). O fluxo invertido também é caracterizado ao modo pulsado (C).

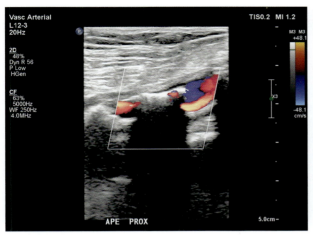

FIGURA 28
Placa densamente calcificada, impossibilitando a avaliação do fluxo subjacente.

redução da perfusão dos tecidos periféricos, que causa deterioração da qualidade de vida e aumento do risco de perda de membro, estando muitas vezes associada a infarto agudo do miocárdio e acidente vascular cerebral e evoluindo até mesmo para óbito do paciente. A causa mais frequente é a aterosclerose, mas outras etiologias também podem estar envolvidas e incluem aneurisma da artéria poplítea, arterites e síndromes compressivas.

Inicialmente, os pacientes são assintomáticos, mas, com a evolução do quadro e a redução da luz vascular, o paciente passa a apresentar isquemia crônica, caracterizada por dor típica, conhecida como claudicação intermitente, que aparece quando existe aumento da demanda metabólica muscular ao exercício físico. O quadro de dor em repouso e desenvolvimento de lesões ulcerosas indica estágio final de doença arterial periférica, conhecido atualmente como isquemia crônica ameaçadora de membro. Esse termo veio substituir os antigos termos "isquemia crítica" ou "isquemia aguda de membro", pois abrange todo o espectro da doença relacionada à isquemia crônica avançada, que pode evoluir com feridas, neuropatia e infecções, geralmente avaliadas e tratadas por especialistas em cirurgia vascular.

O *screening* em paciente assintomáticos ou suspeitos se faz pelo teste índice tornozelo-braquial, no qual se mensura a pressão arterial sistólica no braço e no tornozelo, sendo esperado que a pressão arterial sistólica no tornozelo corresponda, no mínimo, a 90% da pressão arterial sistólica no braço, fenômeno relacionado à amplificação sistólica que ocorre do centro para a periferia da circulação. Uma relação entre as pressões arteriais sistólicas menor que 0,9 indica obstrução em algum ponto do trajeto arterial desde o coração, sendo necessário um teste adicional para identificar o local da obstrução e quantificá-la, sendo o estudo Doppler mais utilizado em um primeiro momento, direcionando para angiotomografia ou angiorressonância, particularmente se for necessário realizar um mapeamento pré-operatório. Um fator de falso positivo no índice tornozelo-braquial é a presença de calcinose média de Monckeberg, que causa rigidez da parede arterial e dificuldade técnica de mensurar a pressão sistólica arterial no tornozelo.

Há várias diretrizes que tentam estabelecer critérios para direcionar o melhor tratamento, sendo a mais atual a Diretriz Global Vascular (*Global Vascular Guideline*) de 2019, que reúne sociedades internacionais de cirurgia vascular e utiliza as classificações Wifi e Glass, que vieram para melhorar as classificações anteriores, como a Tasc II, estabelecida em 2007 e atualizada em 2015. Wifi é o acrônimo em inglês para ferida (*wound*, W), isquemia (*ischemia*, i) e infecção do pé (*foot infection*, fi), parâmetros que levam em conta não só a perfusão, mas as características da ferida e a gravidade de eventual infecção para definir o melhor tratamento, o que é particularmente interessante no contexto de pacientes diabéticos. Glass se refere ao Sistema Global de Estadiamento Anatômico dos Membros, que estratifica os padrões de doença arterial obstrutiva no membro afetado, a partir da análise dos territórios aortoilíaco (*inflow*), femoropoplíteo, infrapoplíteo e inframaleolar (*outflow*), a fim de reconhecer o melhor trajeto arterial para restabelecer a perfusão desde a virilha até o pé (inline). Pacientes com Glass I apresentam falha técnica menor que 10% e patência em 1 ano maior que 70% após intervenção cirúrgica; Glass II, falha técnica menor que 20% e patência em 1 ano entre 50 e 70%; e Glass III, falha técnica maior que 20% e patência em 1 ano menor que 50%.

Estenose

A obstrução arterial periférica significativa é tradicionalmente classificada em: estenoses moderadas, se ocorrer um aumento maior que 2 vezes entre o segmento pré-estenótico e o segmento estenótico; acentuadas, se ocorrer um aumento maior que 4 vezes; e críticas, se ocorrer um aumento maior que 5 vezes, podendo, a partir desse grau de obstrução, ocorrer queda paradoxal das velocidades, associando-se sinal do barbante ao Doppler colorido ou de amplitude. Eventualmente, pode se associar fluxo de padrão pós-estenótico, cujo espectro vai depender da capacidade de compensação dos vasos colaterais e do *status* da circulação distal, com perda do componente protodiastólico retrógrado e fluxo monofásico com componente diastólico variável, evoluindo para padrão *tardus parvus* quando mais proeminente (Figuras 29, 30, 31 e 32).

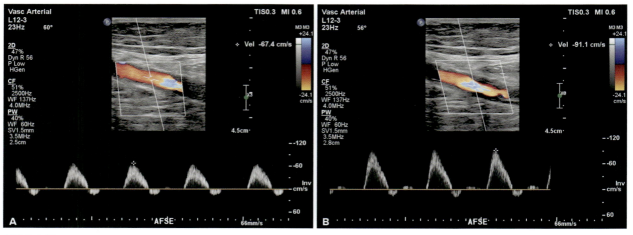

FIGURA 29
Estenose discreta na artéria femoral superficial, caracterizada por aumento da VPS entre o segmento pré-estenótico e o estenótico, porém ainda menor que 2 vezes.

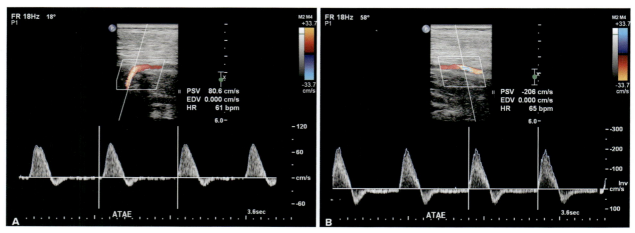

FIGURA 30
Estenose moderada na artéria tibial anterior, caracterizada por aumento da VPS entre 2 e 4 vezes entre o segmento pré-estenótico e o estenótico.

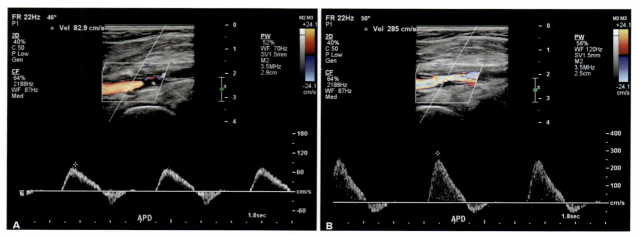

FIGURA 31
Estenose acentuada na artéria poplítea, caracterizada por aumento da VPS acima de 4 vezes entre o segmento pré-estenótico e o estenótico.

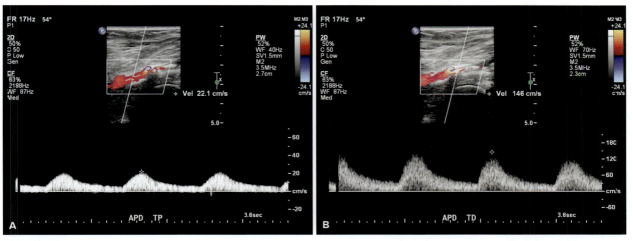

FIGURA 32
Estenose acentuada na artéria poplítea, caracterizada por aumento da VPS acima de 4 vezes entre o segmento pré-estenótico e o estenótico. Perceba que, no segmento proximal, o fluxo já tem padrão *tardus parvus* por uma estenose pregressa significativa, mas isso não impede a avaliação hemodinâmica de estenoses mais distais.

Oclusão

A oclusão é caracterizada por material embólico ou trombótico, geralmente hipoecogênico, ocupando completamente a luz e ausência de fluxo ao Doppler colorido e de amplitude. O fluxo proximal à lesão tende a ser de menores velocidades, apresentando padrão monofásico com diástole ausente, em bate-estaca ou *staccato* quando mais proeminente. O fluxo distal à lesão vai depender da capacidade de compensação dos vasos colaterais e do *status* da circulação distal, porém, mais comumentem evolui com perda da protodiástole reversa, muitas vezes com padrão *tardus parvus*. Adicionalmente, pode ser observado fluxo de sentido invertido na porção distal da artéria obstruída, a partir do ponto de recanalização por ramos colaterais (Figuras 33, 34, 35 e 36).

O fluxo para as porções distais à oclusão é fornecido por colaterais que apresentam como vias de *shunt* principais:

1. Artéria femoral profunda a partir da artéria ilíaca circunflexa lateral e ramos comunicantes com a artéria femoral superficial.
2. Ramos geniculares da artéria poplítea.
3. Ramos comunicantes da artéria fibular para as artérias tibiais.

Síndrome do dedo azul

Síndrome do dedo azul (*blue toe syndrome*) refere-se ao quadro abrupto e doloroso que cursa com dedo de coloração roxa na ausência de trauma, lesão associada ao frio ou distúrbios que induzam cianose generalizada. A microembolia periférica com oclusão arterial distal é um dos mecanismos subjacentes mais frequentes da doença e consiste em material rompido de trombos ou placas ateromatosas, que pode se originar desde o átrio esquerdo ou mesmo do átrio direito, em caso de *shunt* intracardíaco da direita para a esquerda.

O estudo Doppler pode ser utilizado para avaliar o trajeto arterial nos segmentos acessíveis do membro envolvido, para pesquisa de placas ateromatosas e trombos que justifiquem o quadro e, eventualmente, das artérias digitais com transdutor linear de alta frequência, para caracterizar a trombose pela ausência de fluxo (Figura 37).

SÍNDROMES COMPRESSIVAS

Em alguns locais, as artérias periféricas passam por espaços relativamente estreitos, suscitando compressão extrínseca, particularmente durante alguns movimentos específicos ou quando alguma alteração estrutural reduz ainda mais o espaço anatômico.

Síndrome do desfiladeiro torácico

A síndrome do desfiladeiro torácico arterial é caracterizada por compressão extrínseca da artéria subclávia ou da artéria axilar na transição cervicotoracobraquial, determinando sinais e sintomas de insuficiência arterial que provocam dor e parestesia, iniciadas ou exacerbadas com manobras que provoquem compressão em algum

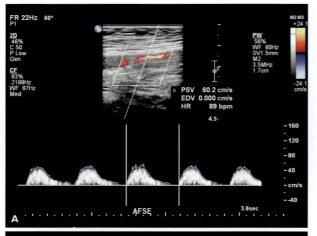
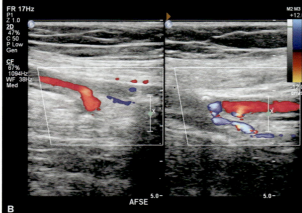
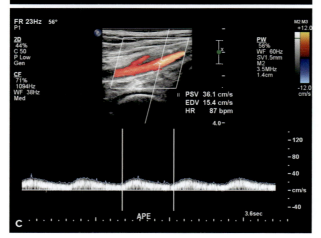

FIGURA 33
Oclusão segmentar da artéria femoral superficial. Ao modo pulsado, padrão de alta resistividade no segmento pré-oclusivo (A). Segmento ocluído ao modo colorido, notando-se as colaterais de saída em vermelho e de reentrada em azul (B). Padrão *tardus parvus* ao modo pulsado pós-oclusivo (C).

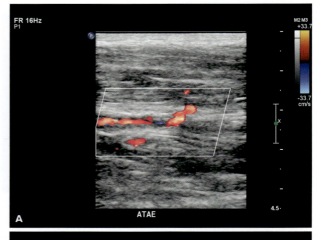
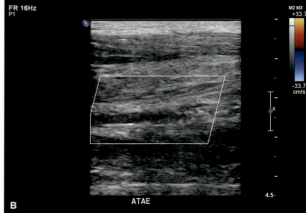
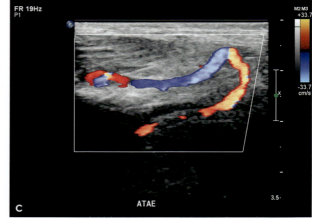

FIGURA 34
Oclusão segmentar da artéria tibial anterior. Segmento pré-oclusivo ao modo colorido, notando-se as colaterais de saída em vermelho (A). Segmento ocluído ao modo colorido (B). Recanalização distal por colateral, com provável origem em artéria fibular em vermelho, promovendo fluxo invertido em azul na artéria tibial anterior distal (C).

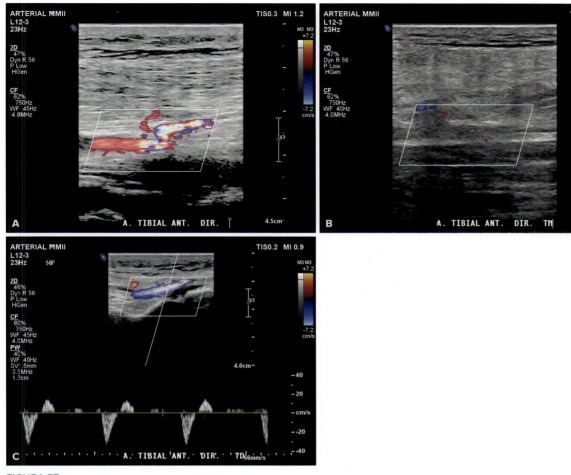

FIGURA 35
Oclusão segmentar da artéria tibial anterior. Segmento pré-oclusivo ao modo colorido, notando-se as colaterais de saída em vermelho (A). Segmento ocluído ao modo colorido (B). Recanalização distal por colateral, com fluxo invertido em azul, e espectro negativo na artéria tibial anterior distal (C).

compartimento anatômico. Além de sintomas relacionados à obstrução intermitente postural, também podem ocorrer fenômenos vasculares funcionais, como Raynaud, obstrução trombótica com eventual embolização periférica e aneurisma pós-estenótico.

Pela capacidade de realizar múltiplas e amplas manobras provocativas, o estudo Doppler apresenta grande vantagem em relação a métodos seccionais, como angiotomografia e angiorressonância, que, em geral, realizam o exame apenas em repouso e com elevação do braço. Em contraponto, a ultrassonografia perde na caracterização de eventuais causas patológicas da compressão, como costelas cervicais e calos ósseos, além de não caracterizar alterações no plexo braquial.

Os compartimentos anatômicos do desfiladeiro torácico são divididos em (Figuras 38, 39, 40 e 41):

1. Espaço interescaleno, entre o escaleno anterior e o médio, por onde passa a artéria subclávia.
2. Espaço costoclavicular, entre a clavícula e a primeira costela, por onde passa a artéria subclávia.
3. Espaço retropeitoral menor ou subcoracoide, posterior ao músculo peitoral menor, por onde passa a artéria axilar.

De todos os compartimentos, é muito mais comum observar estreitamento significativo no espaço costoclavicular.

Para realizar o estudo, posiciono o paciente sentado em uma cadeira alta ao lado do aparelho de ultrassonografia de frente para mim e fico em pé ao seu lado. As manobras utilizadas na pesquisa são:

1. Manobra de Adson modificado, em que o paciente estende o braço ao lado do corpo, com a mão virada para a frente, enquanto roda a cabeça para o lado contralateral e para trás.

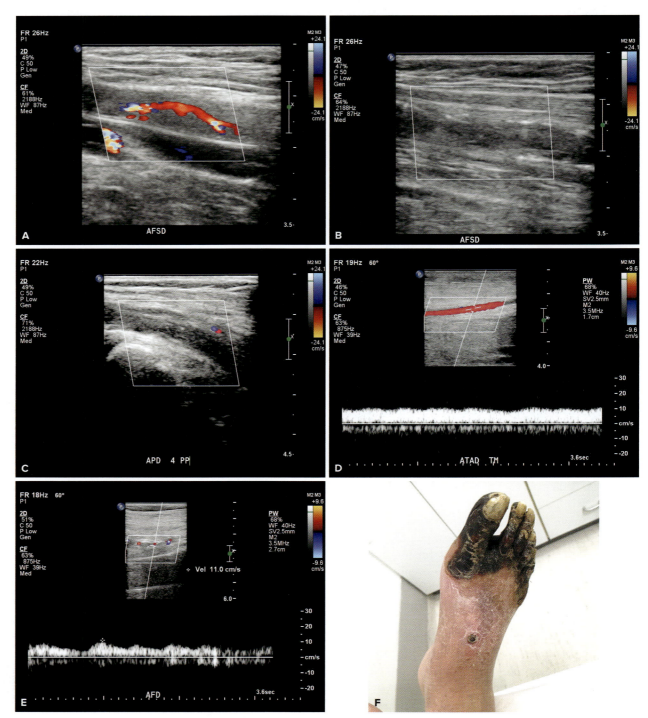

FIGURA 36
Oclusão extensa de artéria femoral superficial e poplítea. Segmento pré-oclusivo ao modo colorido, notando-se fino fluxo residual proximal em vermelho (A). Segmentos ocluídos ao modo colorido em artérias femoral superficial (B) e poplítea (C). Recanalização distal por colaterais, com fluxo de padrão *tardus parvus* em artérias tibial anterior (D) e fibular (E). Imagem do pé com sinais de necrose distal (F).

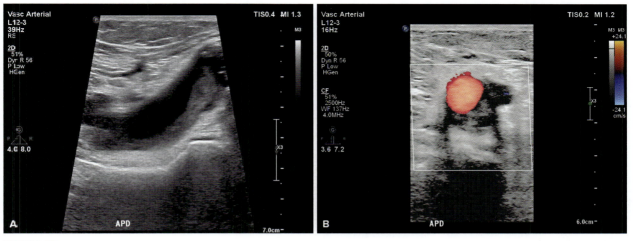

FIGURA 37
Paciente com quadro embólico distal. Na pesquisa de fonte embólica, foi caracterizada dilatação associada a trombose mural da artéria poplítea ao modo B (A) e colorido (B), porém sem causar estenose luminal.

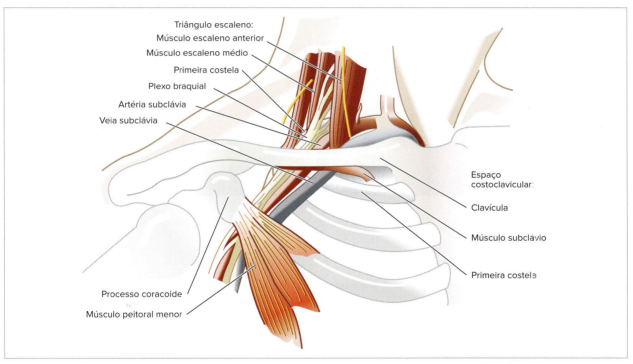

FIGURA 38
Esquema ilustrativo dos compartimentos anatômicos da transição toracocervicobraquial.

2. Manobra de Wright, em que o paciente abduz o braço, dobra o cotovelo e hiperestende o ombro para trás enquanto roda a cabeça para o lado contralateral e para trás.
3. Manobra de elevação do braço, em que o paciente eleva o braço enquanto roda a cabeça para o lado contralateral e para trás.
4. Manobra costoclavicular ou "militar com mochila", em que o paciente coloca os ombros para baixo e para trás e o tórax para a frente.

Para acentuar as manobras, peço ainda para o paciente inspirar profundamente durante cada manobra (Figura 42).

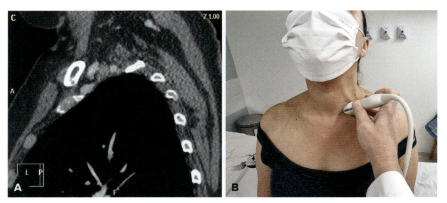

FIGURA 39
Corte sagital angiotomográfico, com alocação respectiva do transdutor no compartimento interescaleno.

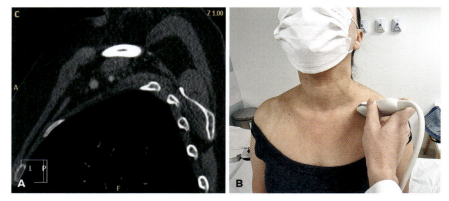

FIGURA 40
Corte sagital angiotomográfico, com alocação respectiva do transdutor no compartimento costoclavicular.

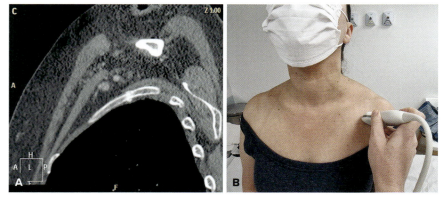

FIGURA 41
Corte sagital angiotomográfico, com alocação respectiva do transdutor no compartimento retropeitoral menor.

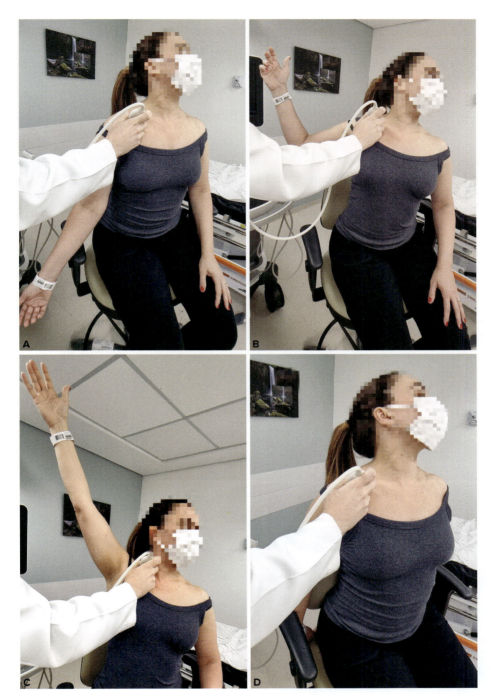

FIGURA 42
Manobra de Adson modificada (A), manobra de Wright (B), elevação do braço (C) e "militar com mochila" (D).

O exame deve começar com análise morfológica e velocimétrica das artérias subclávia e axilar em cada compartimento em repouso. Na sequência, realizo as manobras de Adson modificado, Wright e elevação do braço em cada espaço anatômico continuamente, finalizando com a manobra "militar com mochila" apenas no espaço costoclavicular. Em caso de dúvida, ainda observo o padrão de fluxo na artéria axilar ou braquial durante a manobra provocativa que considerei positiva.

O diagnóstico se dá tanto por achados diretos no espaço em que ocorre o estreitamento quanto por achados indiretos distais ao local de estreitamento. Os achados diretos são caracterizados durante manobra provocativa ao modo colorido por redução significativa do calibre e até mesmo interrupção do fluxo da artéria no compartimento avaliado; ao modo pulsado, são caracterizados por eventual perda da diástole reversa e aumento significativo das velocidades comparativamente ao estudo em repouso. Já os achados indiretos são caracterizados por fluxo de padrão pós-estenótico e até mesmo *tardus parvus* em segmentos arteriais distais ao local de estreitamento. Um dado que deve fazer parte do relatório é se houve gatilho de sintomatologia do paciente durante a execução da manobra (Figuras 43 e 44).

Síndrome do aprisionamento poplíteo

A síndrome do aprisionamento poplíteo resulta de uma compressão anormal da artéria poplítea pelo músculo gastrocnêmio medial, por uma banda fibrosa anômala ou pelo músculo poplíteo. As variantes anatômicas são (Figura 45):

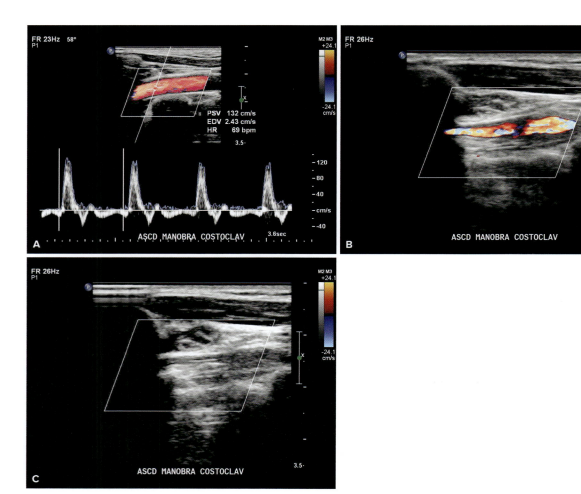

FIGURA 43
Estreitamento significativo da artéria subclávia durante manobra costoclavicular, compatível com síndrome do desfiladeiro torácico. Ao modo pulsado, espectro e velocidade normais em repouso (A). Estreitamento luminal e *aliasing* durante parte da manobra ao modo colorido (B). Fluxo ausente, com gatilho de sintomas durante manobra total (C).

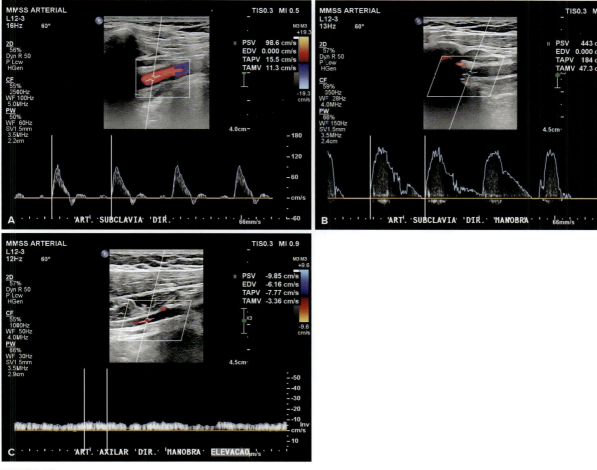

FIGURA 44
Estreitamento significativo da artéria subclávia durante manobra de Wright, compatível com síndrome do desfiladeiro torácico. Ao modo pulsado, espectro e velocidade normais em repouso (A), com perda da diástole reversa e aumento significativo das velocidades durante a manobra (B). Na artéria axilar, observa-se padrão *tardus parvus* durante a manobra (C).

- Tipo I: quando a artéria poplítea sofre compressão da cabeça do gastrocnêmio medial de origem normal.
- Tipo II: quando a artéria poplítea sofre compressão da cabeça do gastrocnêmio medial com origem mais lateral.
- Tipo III: quando a artéria poplítea é comprimida por uma banda anormal do músculo gastrocnêmio medial.
- Tipo IV: quando a artéria poplítea é aprisionada por uma banda fibrosa ou pelo músculo poplíteo.
- Tipo V: quando há comprometimento conjunto da veia poplítea.
- Tipo VI: quando a artéria poplítea sofre compressão "funcional" em pacientes com músculo hipertrófico.

Os pacientes tipicamente são homens jovens e sadios. Em geral, os sintomas clínicos são a claudicação da panturrilha, e raramente há isquemia relacionada com fenômenos tromboembólicos. A maioria dos casos de atletas com claudicação na panturrilha está relacionada com síndrome do aprisionamento poplíteo, sendo o envolvimento bilateral comum. A longo prazo, se não tratada, quase invariavelmente progride para uma estenose permanente pelos microtraumas repetitivos, com subsequente fibrose, tornando o vaso mais suscetível à trombose. É importante lembrar dessa hipótese diagnóstica, porque o estudo em repouso em geral é normal, sendo necessário realizar manobras provocativas para caracterizar as alterações hemodinâmicas.

O estudo Doppler tem eficácia semelhante à angiotomografia e à angiorressonância na caracterização das alterações hemodinâmicas dessa síndrome, desde que as manobras sejam realizadas de maneira correta. No entanto, assim como na síndrome do desfiladeiro torácico, é menos eficiente na caracterização de seus padrões anatômicos causais.

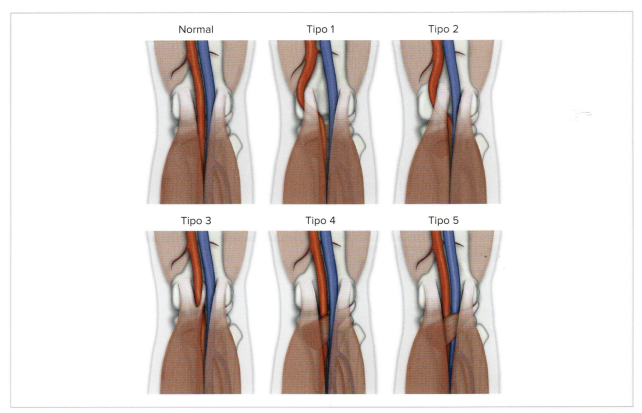

FIGURA 45
Esquema ilustrativo dos tipos de aprisionamento poplíteo.

O exame deve ser iniciado com avaliação normal de todas as artérias dos membros inferiores, conforme protocolo de estudo habitual, para descartar causas de outra natureza e também para capturar as velocidades basais da artéria poplítea. Na sequência, deve ser realizada avaliação apenas da artéria poplítea durante manobras provocativas, que podem ser feitas em decúbito ventral com flexão plantar e dorsal, preferivelmente contra alguma resistência, que pode ser a mão livre do examinador ou até mesmo um lençol: o próprio paciente segura uma ponta e envolve a planta do pé com a outra. Particularmente, prefiro realizar as manobras com o paciente em pé na escada do Doppler venoso, pedindo que ele se apoie apenas na ponta do pé do lado que será avaliado, realizando ampla flexão e extensão, de modo a tornar a manobra mais eficiente (Figura 46).

O diagnóstico se dá tanto por achados diretos no espaço em que ocorre o estreitamento quanto por achados indiretos distais ao local de estreitamento. Os achados diretos são caracterizados durante manobra provocativa ao modo colorido por redução significativa do calibre e até mesmo interrupção do fluxo da artéria no compartimento avaliado; ao modo pulsado, por eventual perda da diástole reversa e aumento significativo das velocidades comparativamente ao estudo em repouso. Os achados indiretos são caracterizados por fluxo de padrão pós-estenótico e até mesmo *tardus parvus* em segmentos arteriais distais ao local de estreitamento. Um dado que deve fazer parte do relatório é se houve gatilho de sintomatologia do paciente durante a execução da manobra (Figuras 47 e 48).

Síndrome do canal adutor

Semelhante à síndrome do aprisionamento poplíteo, porém muito mais rara, sendo descrita em relatos de caso. Nessa síndrome, ocorre estreitamento luminal não ateromatoso da artéria femoral superficial no canal dos adutores por compressão extrínseca, que pode ser causada por hipertrofia do adutor magno ou do vasto medial ou, então, por banda anômala na inserção do adutor magno, cursando com sintomas de isquemia particularmente aos exercícios em pacientes jovens.

Doença cística da artéria poplítea

A doença cística da adventícia é caracterizada por cistos com conteúdo mucoso na adventícia, que podem comprimir o vaso. A artéria poplítea é a lo-

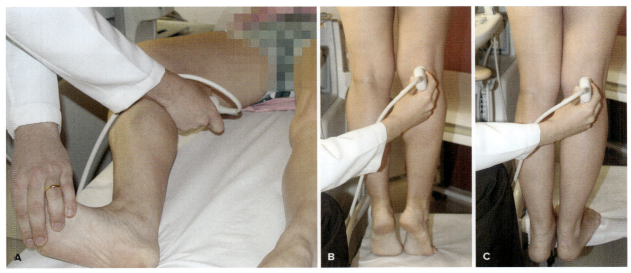

FIGURA 46
Manobras para pesquisa de síndrome do aprisionamento poplíteo. Em decúbito dorsal, flexão e extensão plantar contra a mão livre do examinador (A). Em ortostase na escada do Doppler venoso, em flexão plantar e dorsal do pé (B e C).

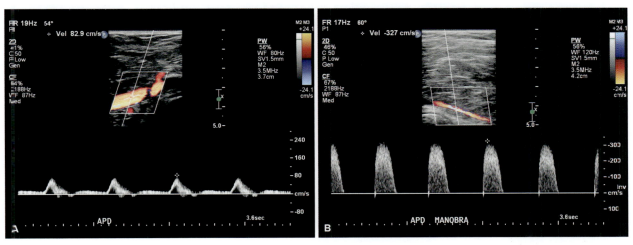

FIGURA 47
Estreitamento significativo da artéria poplítea durante manobra provocativa, compatível com síndrome do aprisionamento poplíteo. Ao modo pulsado, espectro e velocidade normais em repouso (A), e com perda da diástole reversa e aumento significativo das velocidades durante manobra (B).

calização mais comum, compreendendo 85% dos casos, mas há relatos de envolvimento das artérias ilíacas, femoral comum, radial e ulnar, em geral próximo às articulações.

Há quatro teorias que tentam explicar sua causa:

1. Degeneração mixomatosa associada a uma doença sistêmica.
2. Trauma repetitivo.
3. Cisto sinovial que migrou para a adventícia.
4. A teoria mais aceita: células mesenquimais produtoras de mucina e incorporadas durante o desenvolvimento embriológico.

É uma afecção rara, acometendo geralmente homens com idade ao redor dos 40 anos e que apresentam claudicação intermitente. A claudicação pode ter instalação aguda, mas raramente se manifesta como dor em repouso.

A ultrassonografia com Doppler caracteriza a artéria poplítea rodeada por formações císticas parietais sem fluxo em seu interior, que podem causar estenose mesmo em repouso. Avaliação de compressão extrínseca pode ser caracterizada com manobra provocativa com flexão do joelho, denominada manobra de Ishikawa, que pode provocar ou acentuar o grau de estenose ou mesmo interromper o fluxo ao Doppler colorido e pro-

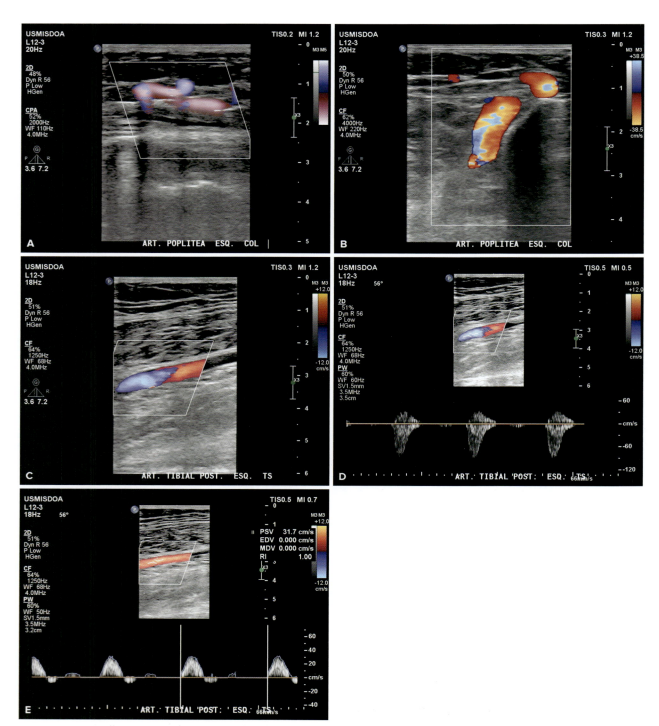

FIGURA 48
Oclusão da artéria poplítea por aprisionamento poplíteo. Ao Doppler de amplitude, a artéria poplítea encontra-se difusamente afilada e ocluída, com colaterais em seu leito (A) que conectam a artéria femoral superficial até a origem das artérias tibiofibulares (B). Ponto de reentrada das colaterais na artéria tibial posterior ao modo colorido (C), com fluxo cranial de sentido invertido em azul e espectro negativo (D) e fluxo caudal anterógrado em vermelho e espectro positivo (E).

vocar eventual perda de diástole reversa e aumento significativo das velocidades ao Doppler pulsado. Os achados indiretos são caracterizados por fluxo de padrão pós-estenótico e até mesmo *tardus parvus* em segmentos arteriais distais ao local de estreitamento (Figura 49).

ANEURISMAS

Conforme sugerido pelo subcomitê de relatórios de aneurismas arteriais das Sociedades Internacionais de Cirurgia Vascular, em 1991, aneurisma é definido como uma dilatação permanente e localizada de uma artéria, tendo pelo menos 50% de aumento quando comparado ao seu diâmetro esperado, que deve incluir na mensuração as paredes externas.

Aneurismas podem ser verdadeiros, quando presentes todas as três camadas da parede arterial, ou pseudoaneurismas, quando há descontinuidade de uma ou mais camadas, sendo o sangue contido pelas camadas média e/ou adventícia do vaso ou pelas estruturas perivasculares.

Os aneurismas devem ser classificados quanto a sua morfologia em fusiformes, quando há dilatação simétrica de toda a sua circunferência; saculares, quando há dilatação assimétrica do vaso, envolvendo apenas parte de sua parede; ou mistos, quando ambos os componentes estão presentes.

Dos aneurismas periféricos verdadeiros, o aneurisma poplíteo é o mais frequente, correspondendo a cerca de 70% do total e sendo mais comum em homens acima de 60 anos, associado a aneurisma da aorta abdominal em até 50% dos pacientes e bilateral em até 70% deles, o que torna mandatória a pesquisa de aneurismas abdominais e contralaterais quando detectados. Além disso, quando se associam trombos murais, pode evoluir com complicações tromboembólicas, que cursam com sinais e sintomas de isquemia.

Na artéria poplítea, o calibre não é uniforme ao longo de seu trajeto, sendo semelhante nos segmentos P1 e P2, ambos maiores que no segmento P3. Como seu calibre limítrofe varia na literatura entre 0,7 e 0,9

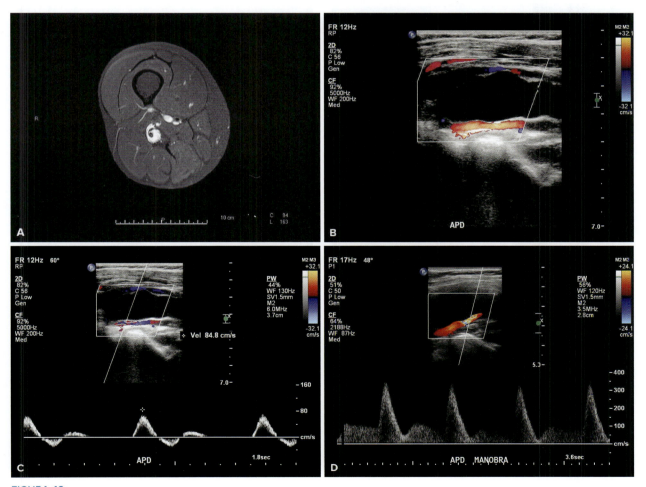

FIGURA 49
Doença cística da artéria poplítea, caracterizada por formação cística volumosa junto à parede anterior, à ressonância magnética (A) e ao Doppler colorido (B). Ao modo pulsado, espectro e velocidade normais em repouso (C), com perda da diástole reversa e aumento significativo das velocidades durante manobra (D).

cm, o calibre mínimo para ser considerado aneurisma também varia entre 1 e 1,5 cm, considerando um aumento de 50%. Para não ocorrer confusão na terminologia, sugiro que entre 1 e 1,5 cm a artéria poplítea seja descrita como dilatada e acima de 1,5, como aneurismática. Em geral, apenas acima de 2 cm está indicado tratamento cirúrgico, particularmente se associado a doença tromboembólica (Figuras 50 e 51).

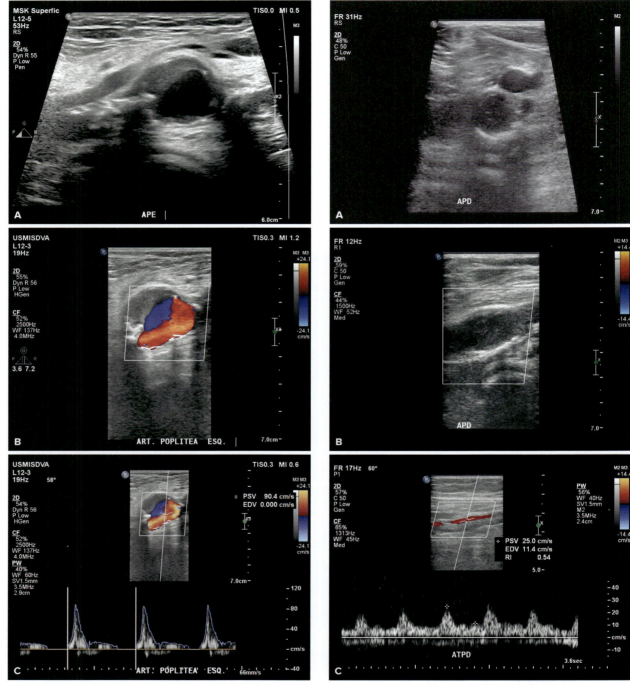

FIGURA 50
Aneurisma de artéria poplítea predominantemente sacular, com trombo e calcificações murais aos modos B (A) e colorido (B). Ao modo pulsado, a luz patente não apresenta sinais de estenose (C).

FIGURA 51
Aneurisma de artéria poplítea fusiforme trombosado, no plano axial ao modo B (A) e no plano longitudinal ao modo colorido (B). Ao modo pulsado, observa-se recanalização de artérias tibiofibulares, com perda da diástole reversa e redução das VPS (C).

O segundo aneurisma periférico verdadeiro mais frequente é o de artéria femoral comum, que também apresenta associação com aneurismas em outras localizações, como aorta e artéria poplítea, podendo ainda ser bilateral. Tanto a artéria femoral comum quanto a artéria femoral superficial apresentam calibre normal de até 1 cm, sendo consideradas aneurismáticas quando o calibre for maior que 1,5 cm (Figura 52).

Pseudoaneurismas

Pseudoaneurismas são mais comumente caracterizados na artéria femoral comum por conta de punção de procedimentos endovasculares ou anastomose de próteses vasculares, onde podem se formar aneurismas de boca anastomótica.

A avaliação por ultrassonografia mostra coleção líquida junto à artéria, com fluxo de padrão *yin-yang* ao modo colorido e de padrão *to-and-fro* ao modo pulsado. Eventualmente, pode ocorrer trombose parcial ou total do pseudoaneurisma, casos em que não será obtido sinal ao estudo Doppler (Figura 53).

O relatório deve conter a localização do pseudoaneurisma, suas dimensões isoladamente e as dimensões do colo, além da presença e das características de eventuais trombos e o padrão de fluxo.

PÓS-OPERATÓRIO

O estudo Doppler tem um importante papel tanto no pré-operatório quanto no pós-operatório no âmbito

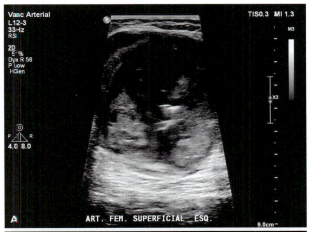
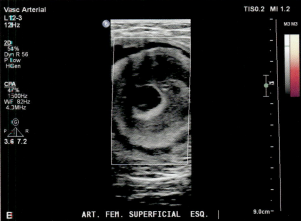
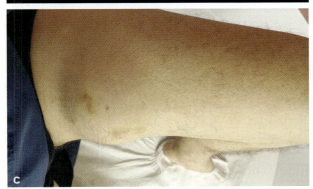

FIGURA 52
Volumoso aneurisma fusiforme trombosado de artéria femoral superficial, no plano axial ao modo B (A) e no plano longitudinal ao Doppler de amplitude (B). Imagem do abaulamento na coxa do paciente causado pelo aneurisma (C).

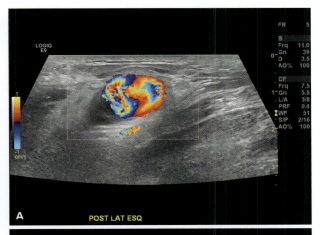
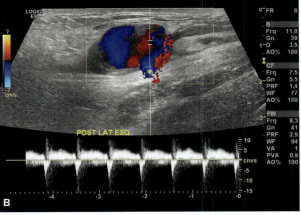

FIGURA 53
Pseudoaneurisma de artéria pós-procedimento ao Doppler colorido (A) e pulsado (B).

da doença arterial periférica e também dos aneurismas periféricos. No pré-operatório, dependendo da extensão e da gravidade do caso, pode ser requerido um estudo adicional, em geral uma angiotomografia. No pós-operatório, o Doppler é um método coadjuvante na análise da perviedade do substituto arterial utilizado e na caracterização de algumas complicações, principalmente reestenose e oclusão. Idealmente, após intervenção cirúrgica, deveria ser realizados avaliação clínica, índice tornozelo-braquial e estudo Doppler no período pós-operatório precoce para servir de base, sendo posteriormente repetidos pelo menos em 6 e 12 meses.

Principais técnicas cirúrgicas

Na doença arterial periférica, tanto cirurgias abertas quanto endovasculares são boas opções terapêuticas atualmente, e a melhor estratégia cirúrgica vai se basear na complexidade do padrão anatômico e no grau de obstrução das artérias acometidas.

As cirurgias abertas apresentam altas taxas de perviedade a longo prazo. Por outro lado, há maior morbidade e necessidade de constante vigilância, muitas vezes com necessidade de reintervenções. A primeira escolha nesse tipo de cirurgia é o enxerto venoso autólogo, que, em geral, apresenta anastomose proximal em artéria femoral comum ou superficial e distal em artéria poplítea, tibial e até mesmo no arco plantar, de preferência pela safena magna, a chamada ponte de safena, sendo imprescindível que o paciente tenha um segmento venoso de qualidade. Próteses são uma opção razoável apenas em pacientes com anatomia desfavorável para intervenção endovascular ou falha endovascular prévia, com bom escoamento da artéria receptora, e em pacientes capazes de tolerar terapia antitrombótica.

As cirurgias endovasculares apresentam baixas taxas de morbidade e redução do tempo cirúrgico e de internação, além de preservar substitutos arteriais em caso de necessidade de reintervenção, porém podem ser contraindicadas dependendo da extensão e localização das lesões. As diversas técnicas incluem angioplastia, aterectomia e implantação de *stents* recobertos ou não. Reestenose está relacionada com proliferação neointimal, que ocorre, em geral, em até 2 anos após o procedimento ou mais tardiamente, com a formação de placas neoateromatosas, como em qualquer outro território arterial.

Nos aneurismas arteriais, particularmente da artéria poplítea, são opções terapêuticas enxertos venosos autólogos com exclusão cirúrgica do aneurisma por ligadura proximal e distal, tendo crescido, entretanto, a utilização de cirurgia endovascular com implantação de endopróteses, quando existe a possibilidade de complicação com *endoleak*.

Reestenose e oclusão

Não há consenso sobre os valores velocimétricos de corte para quantificar o grau de reestenose, mas os estudos apresentam uma tendência de valores pouco mais altos de VPS e semelhantes de relação das VPS entre o segmento pré-estenótico e o estenótico utilizados na estenose das artérias nativas. Para reestenoses moderadas: VPS acima de 180 cm/s e relação das VPS maior que 2 vezes. Para reestenoses acentuadas: VPS acima de 300 cm/s e relação das VPS maior que 3,5 vezes. Além disso, substitutos arteriais com baixas velocidades, menores que 45 cm/s, apresentam elevado risco de evoluir com trombose. Esses critérios são uma aproximação dos valores mais descritos na literatura, que, em geral, baseiam-se nos estudos envolvendo enxertos venosos autólogos, de forma a tornar o diagnóstico mais próximo do raciocínio utilizado na pesquisa de estenose de artérias nativas, já que não há uma maneira universalmente aceita de quantificar por estudo Doppler uma reestenose (Tabela 1 e Figuras 54, 55, 56, 57, 58 e 59).

Adicionalmente, devem ser avaliadas as artérias proximais (*inflow*) e distais (*outflow*) ao segmento operado. Perda de função do substituto arterial pode ocorrer por progressão da obstrução na artéria nutridora do segmento operado, por isso é importante descartar estenose proximal. A análise do segmento distal é importante porque dá sinais de eficácia do tratamento, se houver melhora da morfologia e aumento das velocidades em relação ao estudo pré-operatório e sinais de reestenose em caso de fluxo de padrão pós-estenótico.

TABELA 1 Critérios de reestenose após enxerto e *stent* arterial periférico

	VPS	Relação
> 50%	180 cm/s	Maior que 2 vezes
> 70%	300 cm/s	Maior que 3,5 vezes

VPS: velocidades de pico sistólico.

Endoleak

Na eventualidade de complicações de endopróteses para tratamento de aneurisma com *endoleak*, os critérios e padrões de extravasamento são os mesmos do *endoleak* aórtico (Figura 60).

RELATÓRIO

O relatório das artérias periféricas deve iniciar com a avaliação do trajeto, calibre e paredes dos vasos estudados. Nos membros inferiores, deve constar pelo menos a medida da artéria poplítea. Na avaliação

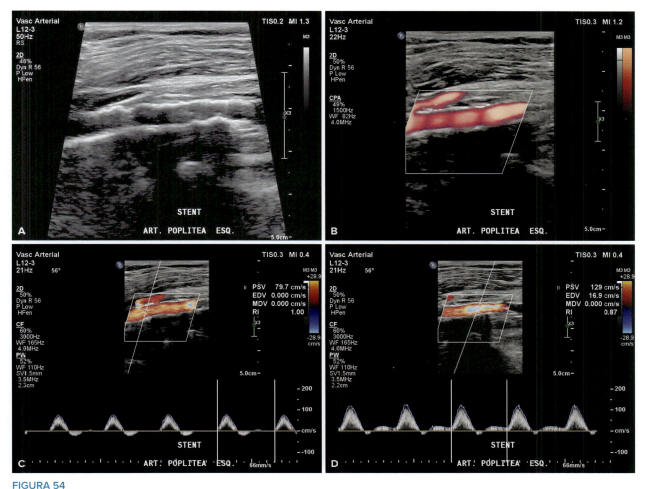

FIGURA 54
Stent poplíteo para tratamento de estenose, observado no plano longitudinal ao modo B (A) e ao Doppler de amplitude, sem sinais de espessamento neointimal (B). Ao modo pulsado, a varredura velocimétrica ao longo do trajeto do *stent* não mostrou achados sugestivos de reestenose (C e D).

dopplerfluxométrica, observe se os vasos se encontram pérvios e descreva eventuais alterações de fasicidade e variações significativas de velocidade.

Sugestão de frases normais

- Paredes regulares, sem sinais de ateromatose.
- Artérias analisadas com trajeto e calibre externo preservados. Calibres de até ___ cm na artéria femoral superficial e ___ cm na artéria poplítea (valor normal até 1 cm).
- Ao estudo Doppler colorido e pulsado, as artérias analisadas encontram-se pérvias, com fasicidade e velocidades normais ao longo de seu trajeto.
- Enxerto femoropoplíteo/femorotibial pérvio, com fluxo de fasicidade e velocidades normais ao longo de seu trajeto.
- Endoprótese femoral/femoropoplítea/poplítea pérvia, com fluxo de fasicidade e velocidades normais ao longo de seu trajeto.

Sugestão de frases patológicas

- Discreto/moderado/acentuado processo ateromatoso difuso.
- Ectasia/aneurisma fusiforme/sacular/misto do terço ___ da artéria ___, com diâmetro transverso máximo estimado em ___ cm, associando-se trom-

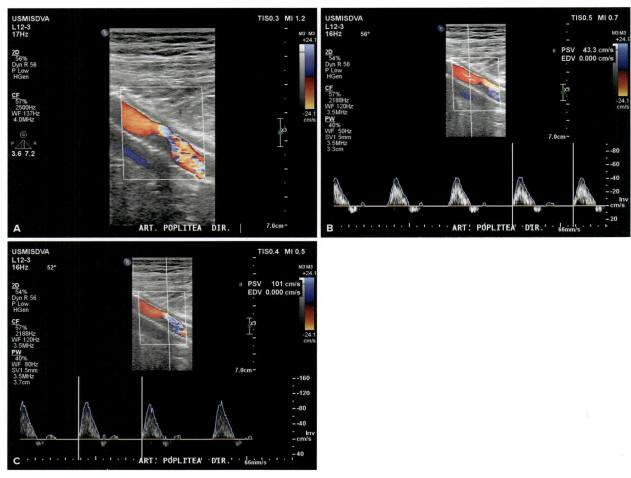

FIGURA 55
Stent poplíteo para tratamento de estenose. Ao modo colorido, observam-se sinais de importante espessamento neointimal focal no segmento médio (A). Ao modo pulsado, observa-se aumento das VPS entre 2 e 3,5 vezes, sem ultrapassar 300 cm/s de VPS, indicando reestenose entre 50 e 69% (C).

bo mural excêntrico que não promove redução significativa da luz patente.

- Estenose hemodinamicamente significativa estimada em mais de 50/70% no terço ___ da artéria ___, caracterizada por aumento das velocidades de pico sistólico e relação entre o segmento pré-estenótico/estenótico maior que 2/4 vezes. Associa-se no segmento mais caudal fluxo pós-estenótico, caracterizado por perda da diástole reversa/redução das velocidades de pico sistólico/padrão *tardus parvus*.
- Oclusão do terço ___ da artéria ___, caracterizada por material hipoecogênico ocupando sua luz e ausência de fluxo ao Doppler, estendendo-se entre ___ e ___ cm da prega poplítea/face plantar. O fluxo distal é recanalizado por colaterais e apresenta fluxo de padrão pós-estenótico, caracterizado por perda da diástole reversa/redução das velocidades de pico sistólico/padrão *tardus parvus*.
- Enxerto femoropoplíteo/femorotibial pérvio, observando-se no terço ___ aumento das velocidades de pico sistólico para ___ cm/s e relação entre o segmento pré-estenótico/estenótico maior que 2/3,5 vezes, caracterizando reestenose acima de 50/70%. No segmento distal ao substituto arterial, observa-se fluxo pós-estenótico, caracterizado por perda da diástole reversa/redução das velocidades de pico sistólico/padrão *tardus parvus*.
- Endoprótese femoral/femoropoplítea/poplítea pérvia, observando-se no terço ___ aumento das ve-

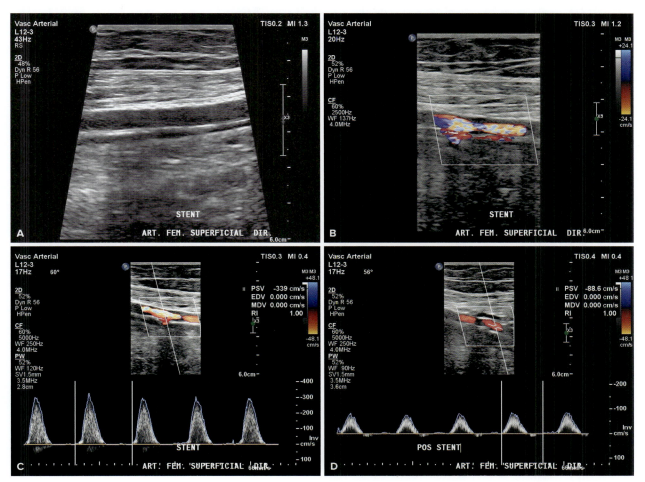

FIGURA 56
Stent femoral superficial para tratamento de estenose, observado no plano longitudinal ao modo B (A) e ao modo colorido, com sinais de espessamento neointimal e *aliasing* no segmento médio (B). Ao modo pulsado, observa-se aumento significativo das VPS, indicando reestenose acima de 70% (C). Na análise dos vasos distais, observa-se fluxo de padrão bifásico, porém com redução da rampa de aceleração sistólica (D).

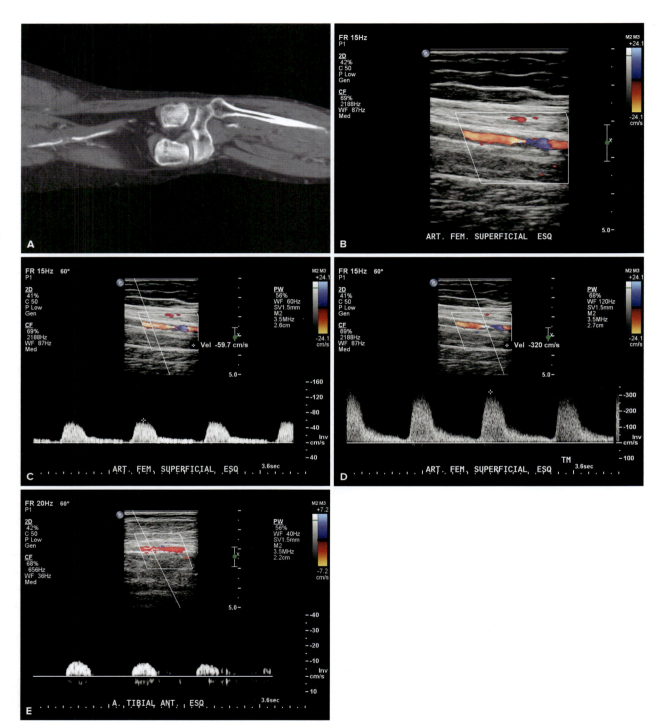

FIGURA 57
Stent femoral superficial para tratamento de estenose, observado no plano longitudinal na angiotomografia (A) e ao modo colorido (B), com sinais de espessamento neointimal e *aliasing* no segmento médio (C). Ao modo pulsado, observa-se aumento significativo das VPS acima de 3,5 vezes, ultrapassando 300 cm/s de VPS e indicando reestenose acima de 70% (D). Na análise dos vasos distais, observa-se fluxo de padrão monofásico de baixas velocidades (E).

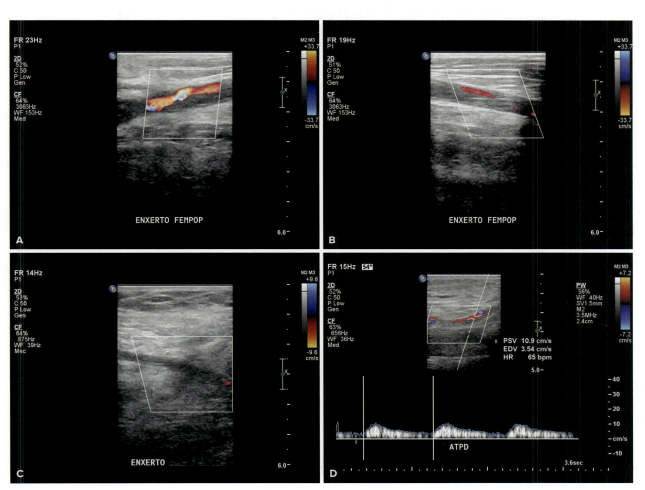

FIGURA 58
Enxerto femoropoplíteo. Ao modo colorido, observam-se, sequencialmente, estenose significativa na origem (A), suboclusão na porção média (B) e oclusão da porção por material trombótico hipoecogênico (C), determinando perda do enxerto, com fluxo de padrão *tardus parvus* em artérias infrageniculares (D).

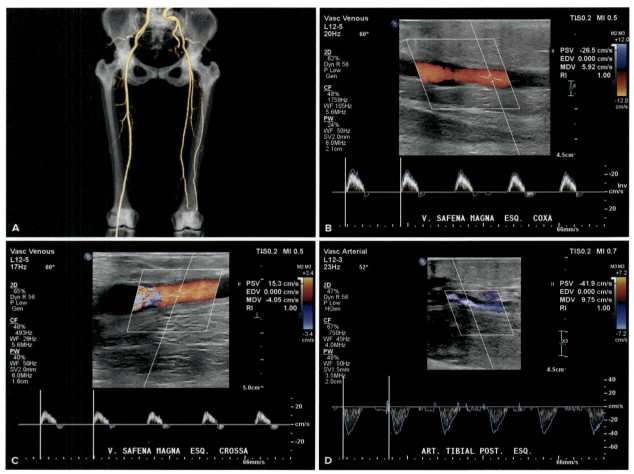

FIGURA 59
Reconstrução 3D de angiotomografia pré-operatória mostra persistência de artéria isquiática com oclusão de sua porção proximal e da artéria poplítea (A). Pós-operatório de ponte de safena *in situ* femoroplantar mostra fluxo com velocidades difusamente reduzidas, menor que 45 cm/s, indicando maior probabilidade de perda do enxerto (B e C). Fluxo em artérias infrageniculares com sentido invertido, pois a irrigação ocorre a partir do arco plantar (D).

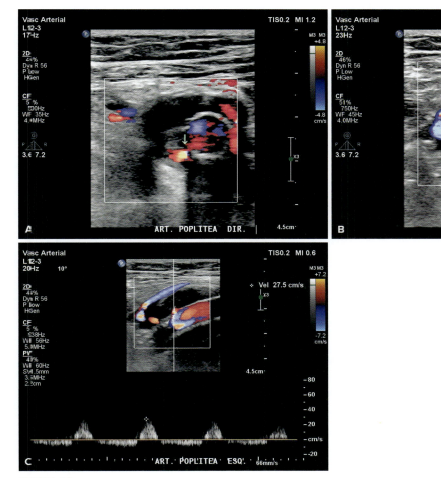

FIGURA 60
Endoprótese poplítea para tratamento de aneurisma. Ao modo colorido, observam-sinais de extravasamento tipo III nos planos axial (A) e longitudinal (B), caracterizado por fluxo em foco de rotura da malha. Ao modo pulsado, observa-se padrão *to-and-fro* (C).

locidades de pico sistólico para ___ cm/s e relação entre o segmento pré-estenótico/estenótico maior que 2/3,5 vezes, caracterizando reestenose acima de 50/70%. No segmento distal ao substituto arterial, observa-se fluxo pós-estenótico, caracterizado por perda da diástole reversa/redução das velocidades de pico sistólico/padrão *tardus parvus*.

- Enxerto/endoprótese femoropoplíteo/femorotibial ocluído. Segmento distal ao substituto arterial recanalizado por colaterais com fluxo de padrão *tardus parvus*.

BIBLIOGRAFIA RECOMENDADA

1. Conte MS, Bradbury AW, Kolh P, White JV, Dick F, Fitridge R et al. Global vascular guidelines on the management of chronic limb--threatening ischemia. J Vasc Surg. 2019;69(6S):3S-125S.
2. Gerhard-Herman MD, Gornik HL, Barrett C, Barshes NR, Corriere MA, Drachman DE et al. 2016 AHA/ACC guideline on the management of patients with lower extremity peripheral artery disease. Circulation. 2017;135(12):e726-e779.
3. Hardman RL, Jazaeri O, Yi J, Smith M, Gupta R. Overview of classification systems in peripheral artery disease. Semin Intervent Radiol. 2014;31(4):378-88.
4. Hwang JY. Doppler ultrasonography of the lower extremity arteries: anatomy and scanning guidelines. Ultrasonography. 2017;36(2):111-9.
5. Jaff MR, White CJ, Hiatt WR, Fowkes GR, Dormandy J. Razavi M et al. An update on methods for revascularization and expansion of the Tasc lesion classification to include below-the-knee arteries: a supplement to the Inter-society consensus for the management of peripheral arterial disease (Tasc II). Ann Vasc Dis. 2015;8(4):343-7.
6. Jarraya M, Simmons S, Farber A, Teytelbom O, Naggara N, Guermazi A. Uncommon diseases of the popliteal artery: a pictorial review. Insights Imaging. 2016;7(5):679-88.
7. Lanzer P, Boehm M, Sorribas V, Thiriet M, Janzen J, Zeller T et al. Medial vascular calcification revisited: review and perspectives. Eur Heart J. 2014;35(23):1515-25.
8. Lorbeer R, Grotz A, Dörr M, Volkze H, Lieb W, Kühn J-P et al. Reference values of vessel diameters, stenosis prevalence, and arterial variations of the lower limb arteries in a male population sample using contrast-enhanced MR angiography. PLoS One. 2018;13(6):e0197559.

9. Norgren L, Hiatt WR, Dormandy JA, Nehler MR, Harris KA, Fowkes FGR et al. Inter-society consensus for the management of peripheral arterial disease (Tasc II). Eur J Vasc Endovasc Surg. 2007;33(1):S1-S75.

10. Schäberle W. Sonographic grading of recurrent stenosis after carotid stenting and stented peripheral arteries "The stent as an incomprehensible entity" or "The art of measuring". Gefässchirurgie. 2019;24(Suppl 1):S40-S51.

11. Venermo M, Sprynger M, Desormais I, Björck M, Brodmann M, Cohnert T et al. Follow-up of patients after revascularisation for peripheral arterial diseases: a consensus document from the European Society of Cardiology Working Group on Aorta and Peripheral Vascular Diseases and the European Society for Vascular Surgery. Eur J Prev Cardiol. 2019;26(18):1971-84.

12. Wolf YG, Kobzantsev Z, Zelmanovich L. Size of normal and aneurysmal popliteal arteries: a duplex ultrasound study. J Vasc Surg. 2006;43(3):488-92.

13. Zhong H, Liang Y, Shao G, Qi H, Zhao Y, Wang M et al. Doppler ultrasound evaluation of patients with popliteal vascular entrapment syndrome. J Heart Health. 2021;7(2):1-8.

14. Zierler RE, Jordan WD, Lal BK, Mussa F, Leers S, Fulton J et al. The Society for Vascular Surgery practice guidelines on follow-up after vascular surgery arterial procedures. J Vasc Surg. 2018;68(1):256-84.

10

Cava inferior e ilíacas
Incluídas desordens venosas pélvicas

INTRODUÇÃO

O estudo Doppler é uma ótima primeira opção diagnóstica no estudo venoso abdominal e pélvico, pela capacidade de caracterizar variações anatômicas, perviedade e padrão de fluxo desses vasos, desde que haja uma janela acústica adequada, além de caracterizar achados associados a síndromes obstrutivas e refluxivas muitas vezes tão bem quanto estudos angiográficos.

PROTOCOLO

O protocolo do estudo varia na dependência da indicação clínica, em geral direcionado para a pesquisa de síndromes trombóticas, compressivas ou refluxivas.

Para a adequada avaliação da veia cava inferior e suas tributárias, é necessário preparo prévio ao estudo, a fim de reduzir a interferência de interposição gasosa intestinal. Uma sugestão é realizar o exame em jejum de pelo menos 6 horas com ingestão de 30 gotas de antifisético na noite anterior e 1 hora antes do estudo. É interessante também o paciente estar bem hidratado para manter uma volemia adequada no sistema venoso, garantindo uma boa distensão.

O transdutor ideal para a análise das veias abdominais e pélvicas é o convexo, que tem uma frequência baixa mais adequada para órgãos profundos. Durante o estudo, procure exercer uma compressão gradativa com o transdutor, enquanto pede para o paciente relaxar a tensão no abdome, para se aproximar o máximo possível das estruturas a serem estudadas sem causar uma contração abdominal reflexa por parte do paciente. Eventualmente, pode ser utilizado transdutor linear de frequência intermediária para a avaliação das veias ilíacas externas, as quais, pela sua localização mais su-

perficial, são mais acessíveis, facilitando com isso a delimitação de sua luz.

O exame deve ser feito em decúbito dorsal, porém, a mudança para decúbitos laterais pode facilitar a visualização da veia cava inferior e das veias ilíacas e renais. O decúbito lateral esquerdo é particularmente interessante para a avaliação da veia cava inferior, pela maior proximidade com o transdutor e por criar uma zona praticamente livre de alças intestinais interpostas, além de trazer informações adicionais sobre o padrão de compressão sobre a veia renal esquerda e da veia ilíaca comum esquerda.

Antes de iniciar o exame, lembre-se de que, em qualquer estudo venoso, independentemente do território analisado e da suspeita clínica, o examinador deve sempre pesquisar ativamente sinais de trombose, pois sua presença pode mudar a conduta terapêutica. Como não é possível caracterizar incompressibilidade desses vasos, o *preset* deve estar bem ajustado, a fim de individualizar o trombo intravascular ao modo B e a ausência de fluxo no segmento acometido ao modo colorido, por exemplo reduzindo o PRF.

Inicialmente, realize a varredura axial da veia cava inferior para identificar eventuais variações anatômicas e trombos murais. Ao modo colorido, interrogue o vaso no plano longitudinal, lembrando-se de avaliar todos os seus segmentos, o que inclui a porção hepática. Ao modo pulsado, registre o padrão de fasicidade em pelo menos um segmento, preferencialmente na sua porção mais proximal, onde o espectro é mais característico.

O estudo das veias ilíacas pode se iniciar tanto a partir da sua confluência na veia cava inferior e seguir caudalmente, quanto a partir de alguma veia ilíaca externa e prosseguir cranialmente, sempre descartando trombose ao modo B pela individualização do trombo, ao modo colorido pela ausência de fluxo e ao modo pulsado pela perda de fasicidade caudal ao segmento acometido.

Na suspeita de compressão significativa proximal da veia ilíaca comum esquerda, é importante avaliar a presença de *aliasing* ao modo colorido na sua porção proximal e mensurar as velocidades em suas porções proximal e distal ao modo pulsado, tomando cuidado para não pressionar exageradamente o transdutor e simular uma compressão extrínseca. Ainda dentro do contexto de desordens venosas pélvicas, é fundamental observar o sentido de fluxo nas veias ilíacas internas, que deve ser o oposto do sentido do fluxo na artéria ilíaca interna adjacente quando normal. A veia ilíaca interna é caracterizada no plano longitudinal da sua junção com a veia ilíaca externa – neste caso, podendo-se exercer uma maior pressão com o transdutor para afastar alças intestinais, sem causar compressão extrínseca que prejudique sua análise. O estudo é complementado com a avaliação das veias ilíacas externas, observando a simetria dos seus calibres e padrão de fluxo, o que sugere ausência de obstrução significativa cranial em um dos lados (Figura 1).

As veias renais são facilmente reconhecidas realizando-se uma varredura caudal no plano axial da veia cava inferior, originando-se pouco abaixo do início da artéria mesentérica superior, junto ao começo das artérias renais hilares. A veia renal direita é curta e drena diretamente na veia cava inferior, sendo caracterizada ao modo colorido no seu plano longitudinal em decúbito dorsal ou lateral esquerdo. A veia renal esquerda é longa e pode ser analisada em decúbito dorsal, lateral esquerdo ou lateral direito em seu plano longitudinal, primeiramente na sua porção proximal no espaço aortomesentérico e depois na porção distal até o hilo renal.

Na pesquisa de compressão significativa da veia renal esquerda, o estudo Doppler deve incluir a caracterização de *aliasing* na sua porção proximal ao modo colorido e a mensuração das velocidades nas

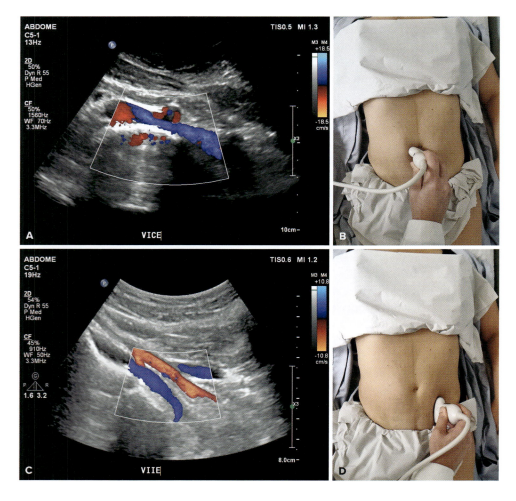

FIGURA 1
Veia ilíaca comum esquerda (A) e respectivo posicionamento do transdutor (B). Veia ilíaca interna esquerda (C) e respectivo posicionamento do transdutor (D).

porções proximal e distal ao modo pulsado, ajustando adequadamente o ângulo, além de ser documentada no plano sagital a distância e ângulo entre a aorta e a artéria mesentérica superior. O exame deve ser complementado com pesquisa ativa de desvio de fluxo por veias aferentes. A veia gonadal esquerda é localizada com o transdutor no plano sagital, partindo da veia cava inferior para a esquerda até encontrar o ponto em que ela se conecta na veia renal esquerda. Em geral, ela costuma ser mais acessível próximo à sua desembocadura na veia renal devido à interposição gasosa intestinal, onde é possível mensurar seu calibre e sentido do fluxo ao modo colorido, considerado invertido quando se direciona para a pelve. A veia renolombar só é reconhecida quando dilatada, individualizada no plano longitudinal da veia renal esquerda, antes do cruzamento com a aorta, aprofundando-se junto ao contorno lateral esquerdo da coluna, onde é possível observar o sentido do fluxo ao modo colorido, considerado invertido quando se direciona para a veia lombar ascendente, que não é caracterizada à ultrassonografia (Figura 2).

Em casos de desordens venosas pélvicas, a complementação do estudo por via endovaginal poderá fornecer informações de maior acurácia, caracterizando o calibre e o sentido de fluxo em veias gonadais distais, ilíacas internas e de eventuais varizes pélvicas. As veias gonadais podem ser caracterizadas se dilatadas na porção distal junto ao plexo ovariano, entre o útero e o ovário, no seu plano longitudinal em posição anterior na pelve. As veias ilíacas internas são caracterizadas em posição mais posterior, lateral e angulada na pelve, sendo o sentido de fluxo normal o contrário da artéria ilíaca interna adjacente. Varizes pélvicas são particularmente acessíveis no plexo parauterino, apenas deslocando o transdutor para a lateral do útero em plano parassagital. As veias arqueadas que conectam as veias parauterinas através do miométrio são visualizadas em corte coronal do corpo uterino, sendo possível observar o sentido do fluxo, em geral da esquerda para

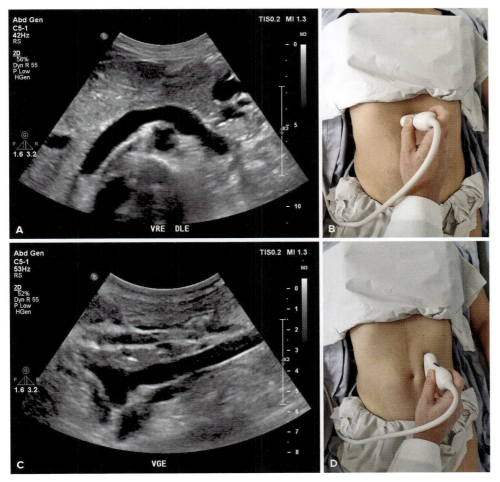

FIGURA 2

Veia renal esquerda (A) e respectivo posicionamento do transdutor (B). Veia gonadal esquerda (C) e respectivo posicionamento do transdutor (D).

a direita na presença de varizes pélvicas. Os plexos venosos pélvicos acessíveis ao estudo endovaginal, como os plexos vaginal, periuretral e retal, são caracterizados apenas deslocando o transdutor levemente para frente e para trás em relação ao colo do útero.

Uma documentação mínima do estudo deve conter imagens ao modo B no plano axial da veia cava inferior em posição habitual à direita da aorta, além de imagens ao modo colorido e espectros ao modo pulsado de cada segmento cavoilíaco no plano longitudinal. Caso o exame seja direcionado para a pesquisa de síndromes compressivas e/ou refluxivas, a veia renal esquerda e a veia ilíaca comum esquerda devem ser documentadas ao modo B, colorido e pulsado no seu plano longitudinal nas porções proximal e distal. Além disso, cada segmento venoso que apresente desvio de fluxo e cada compartimento que apresente varizes devem ser documentados com a cor vermelha ao modo colorido.

ANATOMIA

A veia cava inferior é formada pela confluência das veias ilíacas comuns que drenam sangue tanto da pelve, através das veias ilíacas internas, quanto dos membros inferiores, através das veias ilíacas externas. Em seu percurso, habitualmente à direita da aorta, recebe uma série de tributárias viscerais, sendo as mais importantes as veias hepáticas e renais, atravessando para a cavidade torácica pelo forame da veia cava inferior, e desembocando no átrio direito após curto trajeto de 2 a 3 cm. Anatomicamente é dividida em porções: (1) infrarrenal ou pós-renal da junção das veias ilíacas até as veias renais; (2) renal, onde drenam as veias renais; (3) suprarrenal ou pré-renal, entre as veias renais e o fígado; (4) hepática ou retro-hepática, onde drenam as veias hepáticas. A única valva da veia cava inferior se localiza na junção com o átrio direito, é denominada valva de Eustáquio e não é funcionante, motivo pelo qual toda a variação de pressão intra-atrial é repassada para a veia cava e tributárias (Figura 3).

O calibre máximo da veia cava inferior é variável e pode ser mensurado tanto ao modo B quanto ao modo M. Em geral, considera-se calibre normal com até 1,6 cm, dilatada entre 1,7 e 2,5 cm e muito dilatada quando ultrapassa esse valor, medido em decúbito dorsal na porção suprarrenal, abaixo da junção das veias hepáticas. Entretanto, tanto o calibre máximo quanto o grau de colapso calculado pelo gradiente de calibre entre inspiração e expiração máxima variam com a pressão atrial direita, a pressão venosa central e o volume intravascular, indicadores indiretos do *status* hemodinâmico do paciente. Como exemplo, veia cava inferior com diâmetro menor que 2,1 cm e grau de colapso

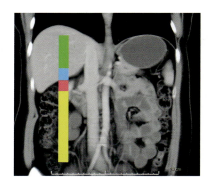

FIGURA 3
Divisões da veia cava inferior em porções hepática, suprarrenal, renal e infrarrenal.

maior que 50% indicam pressão atrial direita normal, enquanto diâmetro maior que 2,1 cm e grau de colapso menor que 50%, indicam aumento da pressão atrial direita. Estudos ainda mostram que pacientes em choque hipovolêmico com veias colapsáveis menores que 0,9 cm se beneficiam de hidratação, ao contrário de veias maiores que 2,3 cm e índice de colapso < 10%. Já a veia cava inferior infrarrenal mede em geral até 2,3 cm de diâmetro, sendo considerada dilatada quando maior que 2,8 cm, com implicações na escolha do diâmetro de filtro de veia cava quando necessário (Figura 4).

As veias ilíacas externas originam-se das veias femorais comuns no plano do ligamento inguinal e recebem como principais tributárias as veias epigástricas inferiores e ilíacas circunflexas profundas, correndo em posição medial às artérias ilíacas externas. As veias ilíacas internas (antes denominadas veias hipogástricas) recebem uma série de tributárias viscerais, sendo seu tronco proximal formado principalmente pelas veias glúteas e pudenda interna, e comunicam-se com o plexo venoso uterino e, consequentemente, com as veias gonadais. Podem ser visualizadas tanto por via abdominal quanto endovaginal ao lado das respectivas artérias ilíacas internas. As veias ilíacas comuns originam-se da junção das veias ilíacas externas e internas, recebem como tributárias as veias iliolombar e sacral mediana e originam a veia lombar ascendente, consequentemente comunicando-se com a veia renal. A veia ilíaca comum esquerda passa entre a artéria ilíaca comum direita e a coluna, local onde pode sofrer compressão extrínseca (Figura 5).

É fundamental conhecer a anatomia das veias renais e gonadais, que também podem ser denominadas veias ováricas nas mulheres e testiculares nos homens. A veia renal direita é curta e drena na veia cava inferior no plano da artéria renal hilar principal. A veia gonadal direita drena em geral na veia cava inferior de 1 a 2 cm abaixo da veia renal direita, em posição 10 horas, mas pode eventualmente drenar diretamente

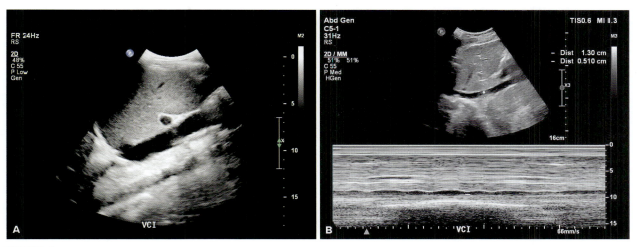

FIGURA 4
Veia cava inferior na porção hepática ao modo B (A) e ao modo M realizado durante inspiração e expiração (B).

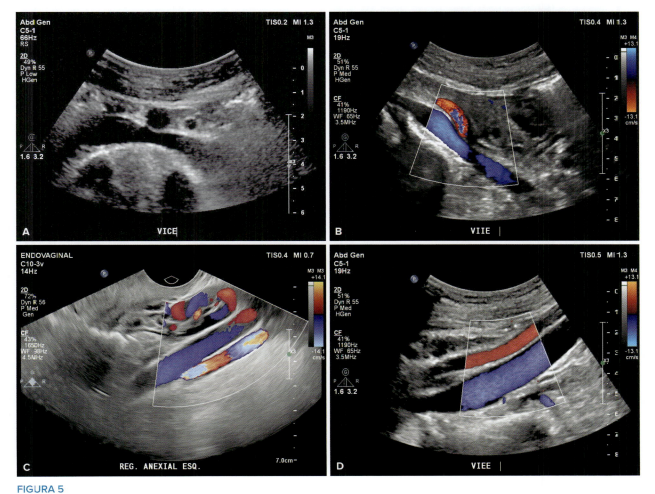

FIGURA 5
Veia ilíaca comum no plano longitudinal passando posterior à artéria ilíaca comum direita (A), veia ilíaca interna em azul com a respectiva artéria em vermelho por via abdominal (B) e endovaginal (C), e veia ilíaca externa em azul com a respectiva artéria em vermelho (D).

na veia renal ipsilateral. A veia renal esquerda é longa e habitualmente única, percorrendo um trajeto entre a aorta e a artéria mesentérica superior antes de drenar na veia cava inferior. O ângulo aortomesentérico deve ser maior que 25°, e a distância aortomesentérica, maior que 1,0 cm, medida no plano do cruzamento da veia renal esquerda. A veia renal esquerda recebe como principais tributárias a veia suprarrenal, gonadal esquerda e renolombar. A veia suprarrenal drena a glândula adrenal e está sempre presente, mas dificilmente é visualizada à ultrassonografia. A veia gonadal esquerda também está sempre presente e mais comumente é única, ascendendo desde o plexo venoso ovariano na face anteromedial do músculo psoas na pelve e na sua face anterior no abdome, com calibre normal de até 0,7 cm. A veia renolombar ou veia renoazigolombar, quando presente, conecta a veia lombar ascendente com a veia renal esquerda no plano axial do abdome, sendo um marco anatômico que deve sempre ser pesquisado dentro do contexto de compressão da veia renal esquerda (Figura 6).

As veias pélvicas em geral não apresentam valvas funcionantes, estão interconectadas tanto com as demais veias do mesmo lado quanto com as suas contrapartes contralaterais por plexos venosos retal, uterino, vaginal e periuretral, entre outros, formando uma rede interconectada incontinente e potencialmente refluxiva. Em regime de hipertensão, elas podem alimentar refluxo de veias inguinocrurais, genitais e superficiais da coxa através de pontos de escape, que desempenham papel semelhante ao das veias perfurantes que alimentam refluxo de veias superficiais dos membros inferiores. Os principais pontos de escape anatomicamente superficiais e mais facilmente acessíveis ao Doppler são: (1) ponto perineal, que conecta as veias pudendas interna e externa, causando varizes na região crural e labial; (2) ponto inguinal, alimentado pela veia do ligamento redondo nas mulheres, causando varizes

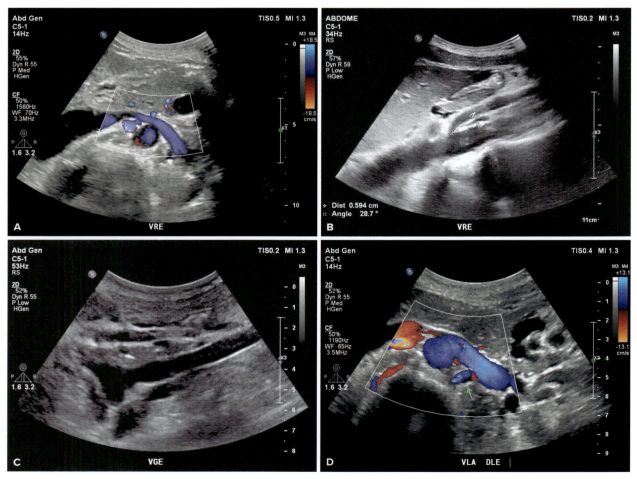

FIGURA 6
Veia renal esquerda em azul, cruzando o espaço aortomesentérico no seu plano longitudinal (A), plano sagital da aorta na emergência da artéria mesentérica superior com mensuração do ângulo e distância (B), veia gonadal esquerda dilatada no seu plano longitudinal drenando na veia renal esquerda (C) e veia renolombar em azul com a seta verde drenando na veia renal esquerda, caracterizada no plano axial do abdome (D).

na região crural e labial e pelo plexo pampiniforme nos homens causando varicoceles. Os principais pontos de escape mais profundos anatomicamente e, portanto, mais difíceis de acessar ao Doppler, são: (1) ponto glúteo superior, que alimenta varizes glúteas; (2) ponto glúteo inferior, que conecta a veia glútea inferior e alimenta varizes do nervo ciático; (3) ponto obturador, que comunica a veia obturatória com a veia circunflexa medial que drena em veia femoral, veia femoral profunda ou, ainda, pode alimentar refluxo pré-terminal da crossa da safena magna (Figura 7).

Além da drenagem principal pelo sistema cavoilíaco, há um sistema venoso, centrado nas veias lombares ascendentes e que serve como importante rota de desvio de fluxo, conectando a pelve e o abdome até a veia cava superior. As veias lombares ascendentes são veias longitudinais que se originam nas veias ilíacas comuns e correm anteriormente aos processos transversos da coluna lombar, recebendo fluxo das veias lombares ao longo do trajeto e se conectando com a veia renal esquerda através da veia renolombar. Elas se tornam veia ázigos à direita e hemiázigos à esquerda após se juntarem com as veias subcostais. A veia hemiázigos então se junta à veia ázigos no tórax, antes de drenar na veia cava superior (Figura 8).

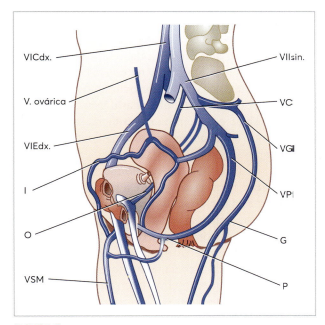

FIGURA 7
Principais pontos de escape de varizes pélvicas (VII – veia ilíaca interna, VO – veia obturatória, VGI – veia glútea inferior, VPI – veia pudenda interna, VSM, veia safena magna, I – ponto inguinal, O – ponto obturatório, G – ponto glúteo inferior).

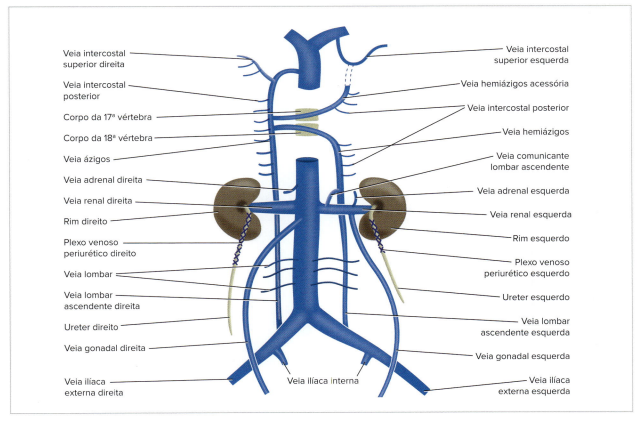

FIGURA 8
Esquema ilustrativo de drenagem venosa do abdome e pelve.

Variações anatômicas

A formação embriológica da veia cava inferior é bastante complexa e baseada na regressão ou persistência das múltiplas veias embrionárias. Muitas dessas variações podem ser reconhecidas durante estudo ultrassonográfico e podem não só influenciar o resultado do estudo como alterar um planejamento cirúrgico, por exemplo (Figura 9).

As principais variações anatômicas reconhecidas por ultrassonografia são: (1) veia cava inferior à esquerda da aorta, drenando diretamente na veia renal esquerda, que então se junta à veia renal direita para formar a porção suprarrenal à direita da aorta; (2) veia cava inferior infrarrenal duplicada, com segmento à esquerda drenando na veia renal esquerda e de menor calibre; (3) veia cava inferior interrompida com continuação pelo sistema ázigos, em que a porção renal drena pela veia ázigos e a porção hepática drena diretamente no átrio direito; (4) veia renal esquerda circum-aórtica, onde é observada veia renal cranial de posição habitual e outra mais caudal em posição retroaórtica; (5) veia renal esquerda retroaórtica, em que só é observada uma veia renal com trajeto posterior à aorta; (6) veia cava marsupial, em que a confluência das veias ilíacas comuns ocorre em posição anterior à bifurcação aórtica (Figuras 10, 11 e 12).

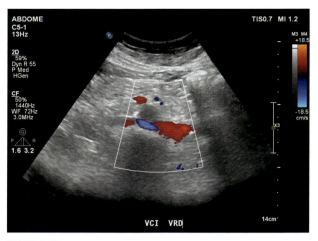

FIGURA 10
Veia cava inferior em vermelho à esquerda da aorta com veia renal direita retroaórtica em azul.

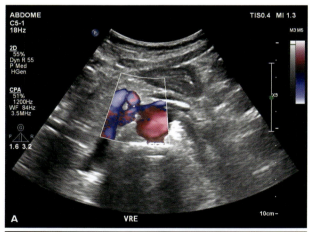

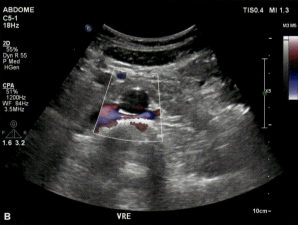

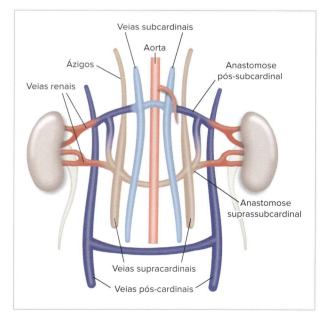

FIGURA 9
Esquema ilustrativo da formação embriológica da veia cava inferior e veias renais.

FIGURA 11
Doppler de amplitude da veia renal circum-aórtica com a porção anterior (A) e posterior à aorta (B).

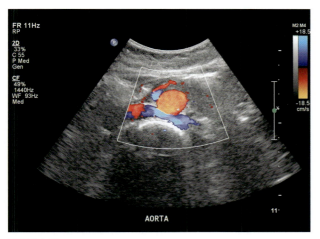

FIGURA 12
Veia renal esquerda retroaórtica em azul.

As veias renais, assim como as artérias renais, podem ser supranumerárias, mais comumente a direita do que a esquerda, apresentando-se duplicadas ou até mesmo triplicadas. As veias gonadais também podem ser supranumerárias, em parte ou em toda a sua extensão, mas é um achado mais difícil de caracterizar à ultrassonografia.

MORFOLOGIA DA ONDA

A morfologia da onda nas veias abdominais é fásica, com o ciclo cardíaco e respiratório, sendo tão mais proeminente quanto mais próximo do átrio direito. Há uma tendência ao fluxo anterógrado ser facilitado durante a expiração, particularmente nas veias ilíacas (Figura 13).

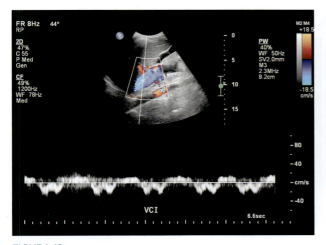

FIGURA 13
Doppler pulsado de veia cava inferior com fasicidade preservada.

Alterações morfológicas das ondas

A principal variação morfológica observada nas veias abdominais é a perda da fasicidade cardíaca e respiratória, quando o fluxo se torna monofásico, em geral condicionado a alguma obstrução proximal que dificulta a transmissão da variação de pressão cardíaca e torácica. Eventualmente pode ser caracterizado fluxo de padrão pulsátil arterializado, quando se deve investigar a possibilidade de alguma comunicação arteriovenosa (Figura 14).

OBSTRUÇÃO DO SISTEMA CAVOILÍACO

As alterações obstrutivas da veia cava inferior e das veias ilíacas podem ser divididas em não tumorais e tumorais.

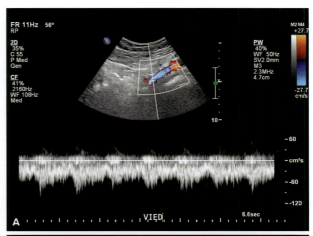

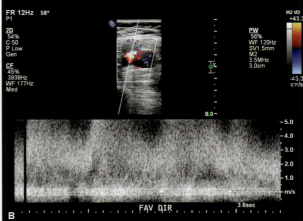

FIGURA 14
Veia ilíaca externa com fluxo de padrão pulsátil (A), consequência de fístula arteriovenosa causada por uma angioplastia 1 ano antes, caracterizada por velocidades sistólicas e diastólicas acentuadamente elevadas em território femoral comum (B).

Obstruções não tumorais

A trombose é a principal causa de obstrução não tumoral da veia cava inferior, seja por extensão direta de trombose venosa profunda dos membros inferiores ou da pelve, seja secundária a condições tais quais desidratação, sepse e coagulopatia. Uma das principais causas de trombose no sistema cavoilíaco é compressão significativa da veia ilíaca comum esquerda, particularmente em mulheres e durante a gestação, cursando com trombose iliacofemoral esquerda que pode se estender cranial ou caudalmente. É conhecida, ainda, a relação entre anomalias de desenvolvimento da veia cava inferior e trombose, pela estase relacionada à restrição do volume do retorno venoso.

O aspecto ultrassonográfico do trombo é o mesmo do que o observado nas veias periféricas. Na fase aguda o trombo é hipoecogênico e pode ocupar totalmente e distender a luz do segmento acometido ou ocupar só o centro do vaso, com aspecto em "trilho de trem" no plano longitudinal e "bala de menta" no plano axial, com ausência de fluxo ao modo colorido e perda da fasicidade cardíaca e respiratória distal ao trombo. Com o tempo, o trombo se torna cada vez mais retraído e hiperecogênico, e a luz é continuamente recanalizada. A sequela de trombose pode evoluir com alterações fibrocicatriciais caracterizadas por espessamento parietal e septações internas com fluxo permeando a sua luz. Lembre-se de não descrever trombose "crônica" como sinônimo para "sequela" de trombose, pois pode dar impressão de trombo residual, o que não é o caso (Figura 15).

Além disso, a obstrução não tumoral pode ser resultado de compressão extrínseca determinada por linfonodomegalias, compressão de lesões tumorais como miomas volumosos e compressão de órgãos adjacentes, como hipertrofia do lobo caudado (Figura 16).

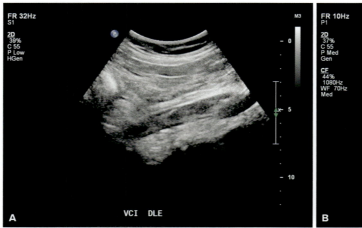
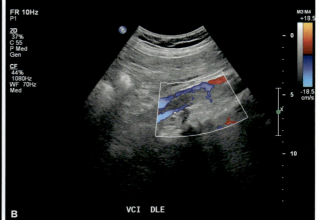

FIGURA 15
Trombose aguda de veia cava inferior com trombo hipoecogênico central "em trilho de trem" ocupando quase totalmente a sua luz (A), com passagem mínima de fluxo na periferia (B).

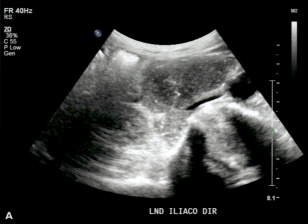
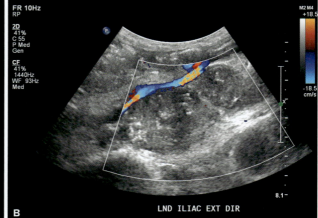

FIGURA 16
Paciente com história de edema de membros inferiores bilateral, apresentando múltiplas linfonodomegalias abdominais que comprimem o sistema cavoilíaco, caracterizado ao modo B (A) e ao modo colorido (B).

Obstruções tumorais

Os tumores de origem vascular correspondem a 2% do total e acometem cinco vezes mais as veias. Apresentam maior prevalência entre mulheres, com idade entre 40 e 60 anos, e com massa palpável ao exame físico.

O tumor maligno primário de veia cava inferior é extremamente raro, sendo leiomiossarcoma o mais comum entre eles. Entre os tumores que cursam com invasão vascular, o mais comum é o carcinoma de células renais, que se estende para a veia cava pelas veias renais, seguido do hepatocarcinoma, que se estende pelas veias hepáticas. Apesar de poder ser caracterizada à ultrassonografia como uma lesão sólida lobulada hipoecogênica intraluminal hipervascularizada, os exames de escolha são a angiotomografia e a angiorressonância (Figura 17).

Rotas colaterais

Com a obstrução ao fluxo na veia cava inferior, as principais rotas de desvio de fluxo para o retorno venoso são: (1) rota profunda por veias lombares ascendentes e o sistema ázigos; (2) rota intermediária pelo plexo periureteral bilateral e veia gonadal esquerda; (3) rota superficial pelas veias epigástricas inferiores até veias epigástricas superiores; (4) rota portal com fluxo retrógrado nas veias ilíacas internas até o plexo hemorroidário, ascendendo pela veia mesentérica superior.

No caso de obstrução de veias ilíacas, a drenagem do território afetado pode ocorrer por desvio de fluxo entre os lados ou transpassando o segmento trombosado cranialmente, formando varizes ao longo do trajeto. Exemplos clássicos incluem a formação de varizes nos plexos venosos pélvicos com desvio de fluxo entre as veias ilíacas internas e de varizes pré-púbicas entre a crossa das safenas magnas na trombose ilíaca esquerda, desviando o fluxo da esquerda para a direita (Figura 18).

DESORDENS VENOSAS PÉLVICAS

Em 2021, foi publicado por um painel multidisciplinar, liderado pela American Vein & Lymphatic Society, o primeiro consenso com diretrizes sobre nomenclatura, classificação e diagnóstico de síndromes obstrutivas e refluxivas venosas do abdome e pelve, que passaram a ser denominadas em conjunto como desordens venosas pélvicas.

Pela circulação venosa abdominal e pélvica ser muito complexa e inter-relacionada, apresentações clínicas semelhantes podem ter mecanismos fisiopatológicos diversos, enquanto o mesmo mecanismo fisiopatológico pode ter diversas apresentações clínicas, motivo pelo qual o painel sugeriu abandonar termos históricos como síndrome de *nutcracker*, síndrome de May-Thurner ou Cockett e síndrome de congestão pélvica, em detrimento de uma caracterização mais precisa da apresentação clínica, incluindo sintomas, sinais (varizes) e o seu substrato anatômico e fisiopatológico.

Foi elaborado então um sistema de classificação denominado SVP (classificação de sintomas, varizes e patofisiologia de desordens venosas pélvicas) aos moldes da classificação CEAP (classificação etiológica, anatômica e patológica de varizes de membros inferiores), com o intuito de homogeneizar conceitos, facilitando com isso não apenas a publicação e consulta de estudos na literatura, como também o acompanhamento e tratamento dos pacientes. Os sintomas são classificados em: (S1) sintomas renais de origem venosa, (S2) dor pélvica crônica de origem venosa e (S3) sintomas extrapélvicos de origem venosa, que podem estar relacionados a varizes na genitália externa (vulva ou escroto), varizes no membro inferior (coxa posteromedial e nervo ciático) ou claudicação venosa (obstrução cavoilíaca). As varizes são classificadas em: (V1) varizes hilares renais, (V2) varizes pélvicas

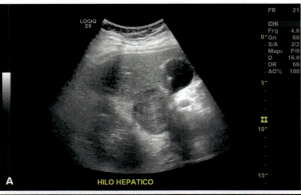
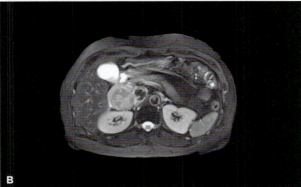

FIGURA 17
Lesão tumoral intravascular primária da porção suprarrenal da veia cava inferior ao modo B (A) e à angiorressonância (B).

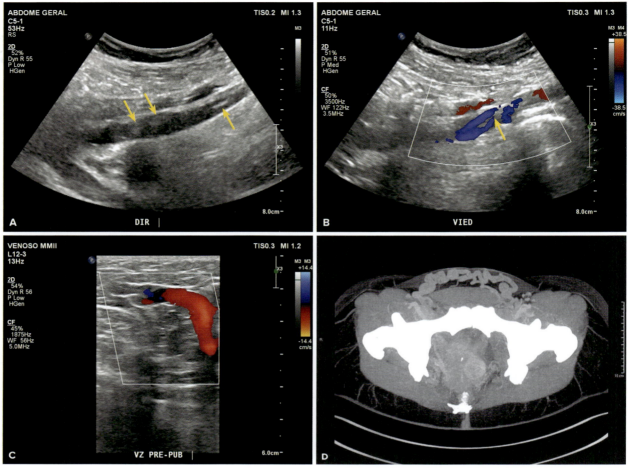

FIGURA 18
Sequela de trombose antiga de veia ilíaca externa direita caracterizada por espessamento parietal e septações ao modo B (A), mais bem caracterizadas ao modo colorido dividindo a luz (B). O fluxo é parcialmente desviado para a veia ilíaca externa esquerda por colaterais pré-púbicas, caracterizadas ao modo colorido (C) e à angiotomografia (D).

e (V3) varizes extrapélvicas de origem pélvica através dos pontos de escape. A patofisiologia é classificada em (A) anatomia (veia acometida), (H) hemodinâmica (obstrutiva trombótica, obstrutiva compressiva ou refluxiva) e (E) etiologia (trombótica, não trombótica ou congênita).

Em resumo, desordens venosas pélvicas podem ser decorrentes tanto de obstrução, mais comumente envolvendo as veias renal e ilíaca comum esquerdas, quanto de refluxo, mais comumente envolvendo as veias gonadal e ilíaca interna esquerdas. Esses padrões hemodinâmicos estão associados a quatro apresentações clínicas mais amplas: (1) dor no flanco esquerdo e hematúria, por compressão na veia renal esquerda; (2) dor pélvica crônica, por varizes associadas à obstrução de veia renal e ilíaca comum esquerdas ou refluxo primário de veia gonadal e ilíaca interna esquerdas; (3) claudicação venosa por obstrução ilíaca; (4) varizes sintomáticas dos membros inferiores em locais atípicos (vulva, escroto, coxa posteromedial ou nervo ciático).

A ultrassonografia com Doppler pode contribuir com a classificação SVP da mesma maneira que com a classificação CEAP, identificando o segmento anatômico acometido e o mecanismo fisiopatológico das varizes, viabilizando um tratamento adequado. Por exemplo, se o problema principal é um refluxo primário de uma veia gonadal esquerda, de nada adiantará descomprimir a veia de renal, pois as varizes continuarão a ser alimentadas e o problema persistirá.

Compressão significativa da veia renal esquerda

Antes denominada fenômeno ou síndrome de *nutcracker* ou quebra-nozes, a compressão significativa da veia renal esquerda pode ocorrer no ângulo aortomesentérico ou, mais raramente, entre a aorta e coluna em casos de veia renal esquerda retroaórtica ou circum-aórtica. O diagnóstico se baseia em critérios diretos e indiretos (Figura 19).

Os critérios diagnósticos diretos são baseados na redução do calibre e aumento da velocidade na porção proximal da veia renal esquerda em relação à porção distal peri-hilar. É considerada significativa uma redução do calibre e um aumento das velocidades em mais de 5 vezes na porção proximal em relação à porção distal. Eventualmente, caso seja possível caracterizar a veia renal no seu plano axial verdadeiro, pode ser mensurada a relação entre as áreas proximal e distal para melhor definição do grau de estreitamento luminal (Figura 20).

Os critérios diagnósticos indiretos são anatômicos e hemodinâmicos. Anatomicamente, pode ser aferido o ângulo e a distância aortomesentéricos, sendo considerados reduzidos se menores que 25° e 1,0 cm, respectivamente. A repercussão hemodinâmica vai depender do compartimento anatômico mais afetado. Caso não haja desvio para afluentes da veia renal esquerda, pode ocorrer dilatação venosa apenas no hilo renal, em geral com hematúria como repercussão clínica, mas varizes hilares não são facilmente caracterizadas à ultrassonografia. Mais comumente, entretanto, o estreitamento significativo da veia renal causará desvio de fluxo para algum vaso afluente, gerando dilatação e fluxo de sentido invertido no segmento afetado. A veia gonadal esquerda é considerada dilatada se o calibre for maior que 0,7 cm e o fluxo invertido se direcionado para a pelve, independentemente do tempo de refluxo, em geral contínuo quando a compressão renal é significativa, sem modulação pela respiração. Desvio de fluxo pode também ocorrer para a veia renolombar, sendo caracterizado por fluxo direcionado para a veia lombar ascendente. Distensão e refluxo para veia suprarrenal dificilmente são caracterizados à ultrassonografia (Figuras 21, 22, 23).

Entretanto, há um *pitfall* a que devemos estar atentos. Quando há refluxo primário significativo na veia gonadal, pode ocorrer fenômeno de sucção, em que o desvio de fluxo é tão intenso que sobra pouco volume para distender a veia renal esquerda no espaço aortomesentérico, que se apresenta estreitada, gerando uma pseudocompressão. Para tirar qualquer dúvida, analise a veia renal esquerda e a veia gonadal esquerda em decúbito lateral esquerdo; se ocorrer uma distensão da veia renal e o fluxo se mantiver invertido na veia gonadal, a causa principal se encontra no refluxo primário da veia gonadal; caso o refluxo da veia gonadal cesse e o fluxo fique anterógrado, então a causa principal é mesmo a veia renal. O estudo pode também ser complementado em ortostase, quando a compressão e o refluxo na gonadal esquerda tendem a piorar, a causa primária é compressão da veia renal. Já com relação à veia renolombar, não há descrição de efeito de sucção, então sua caracterização com sinais de refluxo indica com segurança que a causa principal é a compressão da veia renal esquerda (Figura 22).

Compressão significativa da veia ilíaca comum esquerda

Antes denominada síndrome de May-Thurner ou Cockett-Thomas, a compressão da veia ilíaca comum esquerda ocorre na sua porção proximal entre a artéria ilíaca comum esquerda e a coluna, apesar de poder ocorrer em outros pontos, na dependência de tortuosidade dos vasos e lesões extrínsecas que promovam compressão significativa sobre algum outro segmento ilíaco. O diagnóstico se baseia em critérios diretos e indiretos (Figura 25).

Os critérios diagnósticos diretos são baseados na redução do calibre e aumento da velocidade na porção proximal da veia ilíaca comum esquerda em relação à porção distal. É considerada significativa uma redução do calibre de mais de 50% e um aumento das velocidades em mais de 2,5 vezes na porção proximal em relação à porção distal (Figura 26).

Os critérios indiretos são primordialmente hemodinâmicos. O principal critério hemodinâmico é desvio de fluxo para a veia ilíaca interna esquerda, que apresenta sentido de fluxo invertido, ou seja, na direção da pelve. O segundo critério está relacionado à dificuldade da transmissão do fluxo pela veia ilíaca comum esquerda, causando aumento do calibre, perda

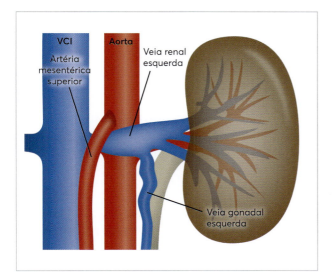

FIGURA 19
Esquema ilustrativo da compressão da veia renal esquerda no espaço aortomesentérico com dilatação da veia gonadal.

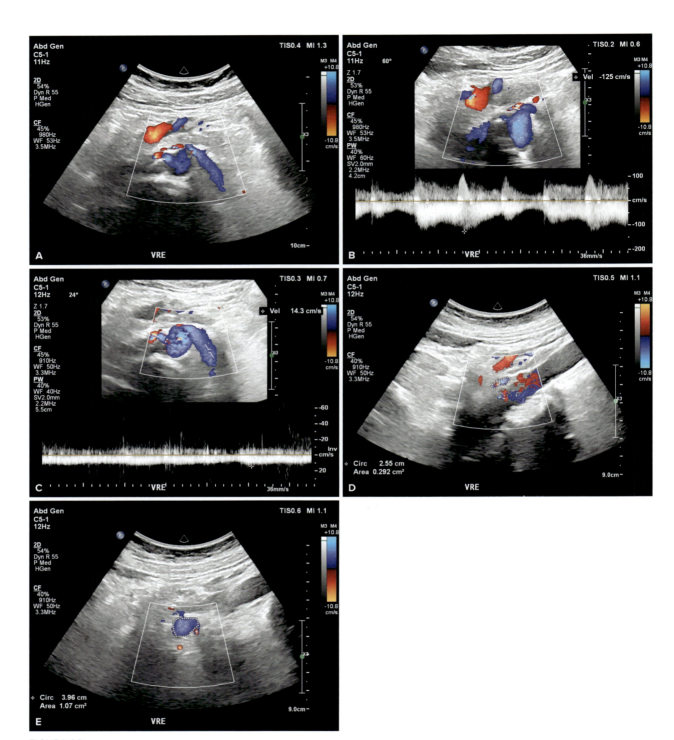

FIGURA 20
Compressão significativa da veia renal esquerda, caracterizada por afilamento importante com *aliasing* no espaço aortomesentérico (A). Ao modo pulsado, observa-se aumento de quase 10 vezes da velocidade máxima da porção proximal (B) em relação à distal (C). Nesse caso, calculei ainda a área da veia renal no plano axial nas porções proximal (D) e distal (E), resultando em uma redução de cerca de 70%.

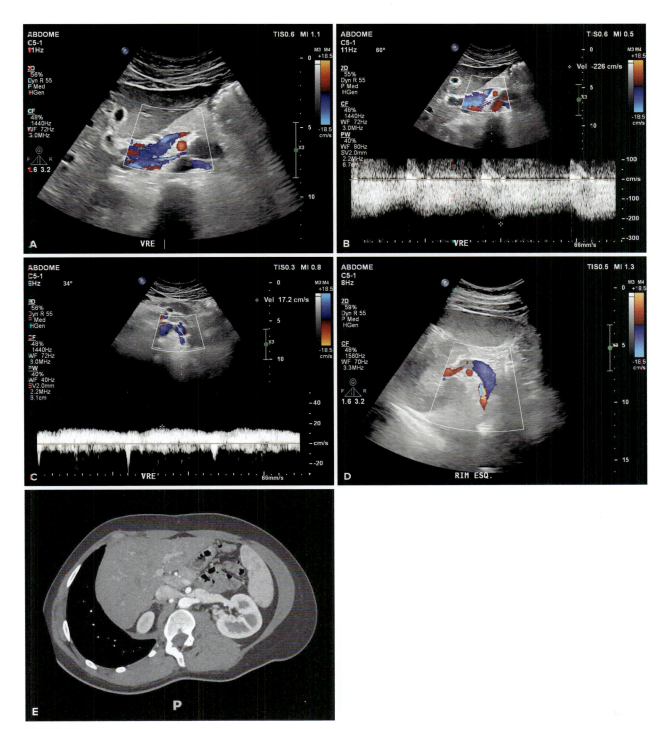

FIGURA 21
Compressão significativa da veia renal esquerda (A), com aumento significativo das velocidades entre as porções proximal (B) e distal (C). Não há desvio de fluxo para veias aferentes, apenas dilatação mais significativa da veia renal distal, caracterizada ao Doppler (D) e à angiotomografia (E), que ainda mostra pequenas varizes hilares, justificando quadro de hematúria.

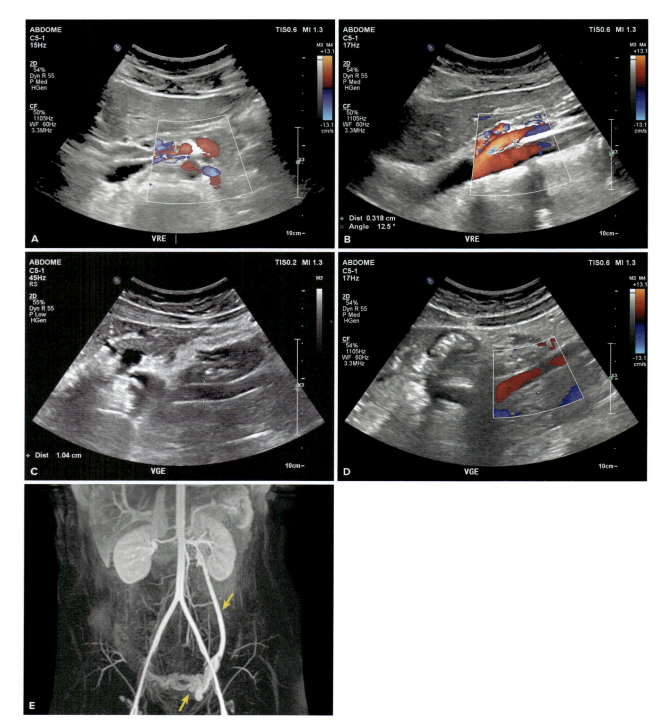

FIGURA 22
Compressão significativa da veia renal proximal (A) com redução do ângulo e distância aortomesentérica (B). Veia gonadal esquerda dilatada para 1,0 cm (C) e com refluxo contínuo ao modo colorido (D). Imagem da angiorressonância com a veia gonadal esquerda dilatada determinando varizes pélvicas (E).

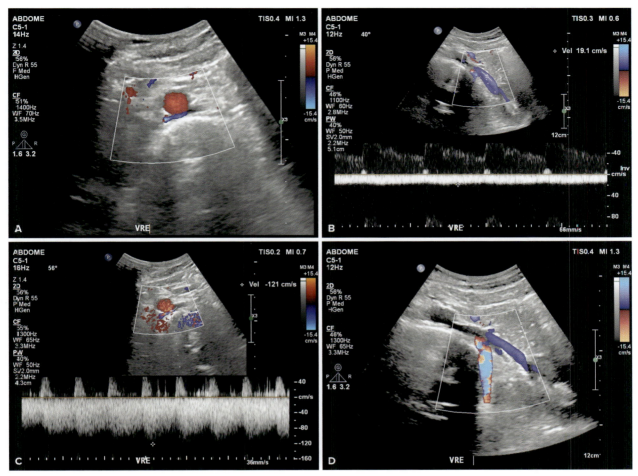

FIGURA 23
Compressão significativa de veia renal esquerda retroaórtica, caracterizada por afilamento com *aliasing* entre a aorta e a coluna (A). Ao modo pulsado, observa-se aumento de quase 10 vezes da velocidade máxima da porção proximal (B) em relação à distal (C). Associa-se desvio de fluxo por veia renolombar.

da fasicidade e redução das velocidades das veias ilíaca externa esquerda em relação ao lado contralateral – embora esse seja um critério de menor acurácia, pois as velocidades de fluxo são habitualmente maiores do lado direito (Figuras 27 e 28).

Refluxo primário de veias gonadal e ilíaca interna esquerdas

O refluxo primário da veia gonadal esquerda é mais comum em mulheres e em geral associado à multiparidade. O diagnóstico se baseia na caracterização de dilatação acima de 0,7 cm de calibre e refluxo da veia gonadal ao estudo Doppler, em geral espontâneo e contínuo, mas modulado pela respiração, porém, sem achados associados que sugiram compressão significativa da veia renal esquerda. Assim como na compressão da veia renal esquerda, não há um limite mínimo de refluxo para o diagnóstico. Já refluxo primário isolado da veia ilíaca interna esquerda é ainda mais incomum que na veia gonadal, e só deve ser parte da hipótese diagnóstica na ausência de achados que sugiram compressão significativa da veia ilíaca comum esquerda. Há ainda relatos de casos de refluxo primá-

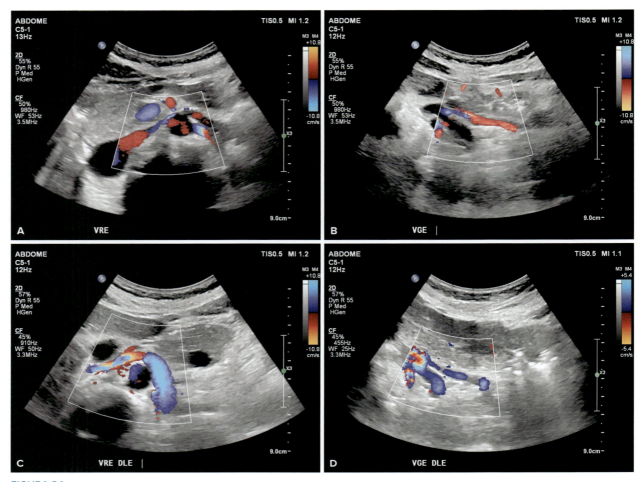

FIGURA 24
Em decúbito dorsal, compressão significativa da veia renal esquerda (A) com refluxo na veia gonadal esquerda (B). Em decúbito lateral esquerdo, ocorrem descompressão da veia renal esquerda (C) e retorno do fluxo cranial na veia gonadal esquerda (D), comprovando a compressão da veia renal como causa do refluxo.

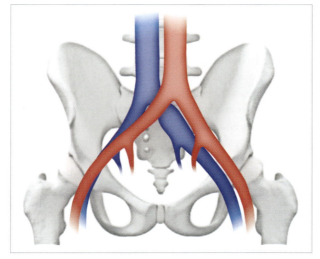

FIGURA 25
Ilustração da compressão da veia ilíaca comum esquerda entre a aorta e a coluna.

rio também na veia gonadal direita e veia ilíaca interna direita, mas são causas extremamente raras de varizes pélvicas (Figura 29).

Varizes pélvicas

Caso haja refluxo na veia gonadal ou na veia ilíaca interna, independentemente de a causa ser primária ou secundária à compressão significativa cranial, é praticamente certo que haverá formação de varizes no compartimento pélvico, que poderá ou não se tornar um quadro sintomático (mais comumente não é). Entretanto, a forma como todo o sangue acumulado nas varizes pélvicas retorna para o átrio direito é muito variável, dada a intrincada anatomia dos plexos venosos pélvicos. Pode ocorrer um *shunt* mais simples da esquerda para a direita, como entre as veias gonadais ou entre as veias ilíacas in-

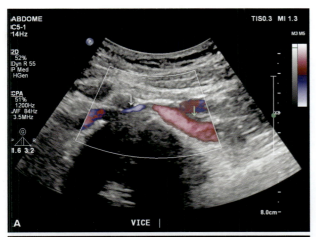
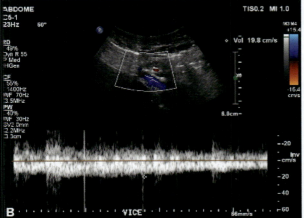
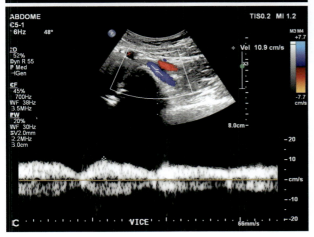

FIGURA 26
Compressão significativa de veia ilíaca comum esquerda proximal, caracterizada por afilamento entre a aorta e a coluna (A). Ao modo pulsado, observa-se aumento de quase 9 vezes da velocidade máxima da porção proximal (B) em relação à distal (C).

ternas; um retorno pelo sistema ázigos-hemiázigos até a veia cava superior, a partir das veias lombares ascendentes, ou ainda pelo sistema venoso superficial dos membros inferiores, através dos pontos de escape pélvicos. Os achados pélvicos são em geral mais facilmente observados por via endovaginal ou, eventualmente, transperineal.

O padrão mais comum de varizes pélvicas é de veias parauterinas dilatadas, em geral associado a refluxo na veia gonadal esquerda, mas também por refluxo na veia ilíaca interna esquerda. As veias parauterinas esquerdas são consideradas dilatadas se o calibre for maior que 0,5 cm, em geral com refluxo contínuo ao modo colorido. Caso não seja caracterizado refluxo contínuo, em casos suspeitos pode ser feita manobra de Valsalva ou manobra de Kegel, que consiste em pedir para o paciente elevar o quadril enquanto deitada, contraindo o glúteo, o que simula uma compressão distal. Mais comumente é observado um desvio de fluxo das veias parauterinas esquerdas para as veias parauterinas direitas através de veias arqueadas miometriais e, menos comumente, por algum outro plexo venoso pélvico. Ao Doppler, as veias parauterinas direitas apresentam sentido de fluxo cranial, drenando na veia gonadal direita que também apresenta fluxo cranial até drenar na veia cava inferior, encontrando-se dilatadas em caso de sobrecarga volumétrica (Figura 30).

Em caso de refluxo de veia ilíaca interna esquerda, mais comumente se originam varizes em plexos venosos pélvicos como o plexo retal, vaginal ou periuretral, que podem drenar na veia ilíaca interna contralateral, em veias lombares ascendentes ou menos comumente em veias gonadais, que podem dilatar em caso de sobrecarga volumétrica, embora o sentido do fluxo nesse caso seja cranial. É possível ainda que o refluxo na veia ilíaca interna esquerda gere dilatação e refluxo em suas principais tributárias, como as veias glúteas, eventualmente repercutindo em varizes extrapélvicas.

Varizes extrapélvicas

O fluxo das varizes pélvicas pode ser desviado para varizes extrapélvicas por pontos de escape, sendo mais importantes os pontos inguinal, perineal e glúteo inferior, determinando varizes na região genital, crural e do nervo ciático. Para estudar essas regiões, é necessário fazer o exame com transdutor linear de alta frequência e em ortostase, durante manobras de Valsalva. Além disso, sempre que houver algum grupo de varizes em

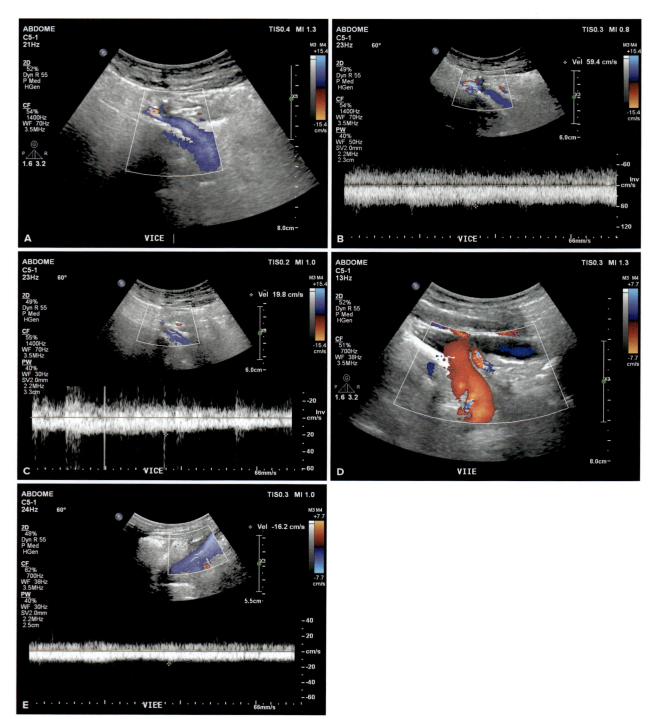

FIGURA 27
Compressão significativa de veia ilíaca comum esquerda proximal, caracterizada por afilamento entre a aorta e a coluna (A). Ao modo pulsado, observa-se aumento de quase 9 vezes da velocidade máxima da porção proximal (B) em relação à distal (C). Como repercussão hemodinâmica, observam-se refluxo em veia ilíaca interna em vermelho (D) e redução de velocidade e fasicidade em veia ilíaca externa esquerda (E).

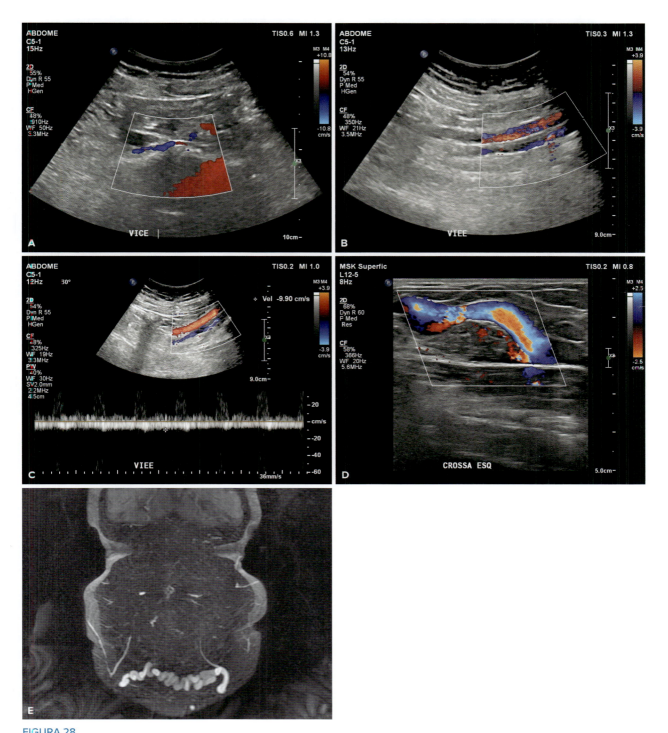

FIGURA 28
Afilamento importante da veia ilíaca comum esquerda proximal ao modo colorido (A), causando trombose parcialmente recanalizada (B) e redução do fluxo ao longo da veia ilíaca externa (C). O fluxo é desviado da esquerda para a direita por varizes pré-púbicas entre as crossas das safenas magnas caracterizadas ao Doppler (D) e à angiorressonância (E).

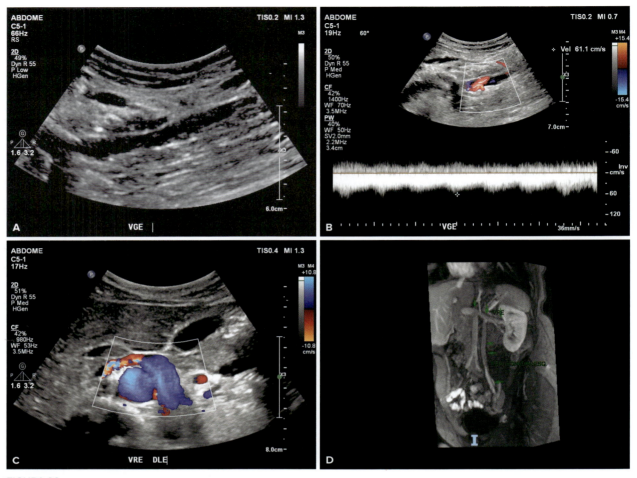

FIGURA 29
Veia gonadal esquerda dilatada (A) e com refluxo contínuo ao modo pulsado (B), sem sinais de compressão da veia renal esquerda (C), caracterizando refluxo primário de veia gonadal, confirmado por angiorressonância (D).

localizações extraordinárias como essas, o examinador deve ao menos levantar a hipótese de ser um achado associado a desordens venosas pélvicas, e continuar a investigação na pelve e no abdome (Figura 31).

Varicoceles são as correspondentes nos homens das varizes extrapélvicas, com origem no ponto de escape inguinal. Apesar de não haver consenso sobre os critérios diagnósticos, considera-se plexo pampiniforme dilatado se o calibre for maior que 0,25 cm e refluxo maior que 0,5 segundo, analisados em ortostase durante manobras de Valsalva. Na maior parte das vezes, a drenagem do plexo pampiniforme é feita pela veia gonadal, mas pode também ocorrer por outros sistemas, como pela veia pudenda externa até a crossa da safena magna. Pacientes jovens com o biotipo longilíneo habitualmente relacionado à compressão de veia renal esquerda devem ter o exame estendido até o abdome para avaliação de eventual causa compressiva das varicoceles, sob o risco de recidiva caso a cirurgia corretiva foque apenas na retirada das varicoceles (Figura 32).

PÓS-OPERATÓRIO

As cirurgias venosas abdominais são em geral direcionadas para a prevenção de tromboembolismo pulmonar e para o tratamento de síndromes trombóticas, compressivas e refluxivas. As opções de tratamento envolvem utilização de filtro de veia cava, implantação de *stents*, embolização de vias de desvio de fluxo e até reimplante venoso em segmentos livres de obstrução.

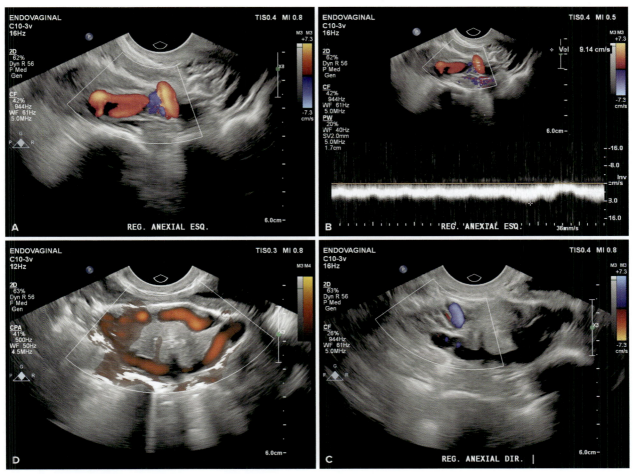

FIGURA 30
Estudo endovaginal com varizes parauterinas esquerdas, caracterizadas por dilatação e refluxo em vermelho ao modo colorido (A) e com inversão contínua ao modo pulsado (B). O fluxo é desviado pelas veias arqueadas miometriais (C) para veias parauterinas direitas que apresentam sentido cranial em azul (D).

Filtro de veia cava inferior

Quando o paciente apresenta contraindicações ao uso de medicamentos anticoagulantes para o tratamento de trombose venosa de membros inferiores, é indicada a implantação de filtro de veia cava inferior, cuja principal função é prevenir a migração de trombos para a circulação pulmonar, podendo ser permanentes ou removíveis. Em geral eles são posicionados na cava infrarrenal, mas eventualmente podem ser alocados em posição suprarrenal, quando devem ter um diâmetro maior para se fixarem melhor. Mais recentemente, começaram a ser utilizados também na veia cava superior, para casos de trombose de membros superiores e de território cervical (Figura 33).

As principais complicações relacionadas aos filtros da veia cava são: (1) trombose da veia cava inferior que ocorre em até cerca de 1/3 dos pacientes em 10 anos, independentemente do uso de anticoagulação; (2) penetração das pontas do filtro na parede da veia cava inferior; (3) fratura da malha metálica; (4) migração com embolia pelo próprio filtro.

A ultrassonografia com Doppler está indicada em dois momentos: (1) como método de imagem para guiar a alocação do filtro, principalmente em pacientes graves à beira do leito e com alguma contraindicação ao uso de contraste endovenoso de radioscopia; (2) para a pesquisa de trombose associada. Para verificar a localização do filtro, o exame de escolha é a angiotomografia, pela maior capacidade de identificar sua malha metálica.

Cirurgia endovascular

Cirurgia endovascular com implantação de *stent* é uma opção cada vez mais utilizada para tratamento de

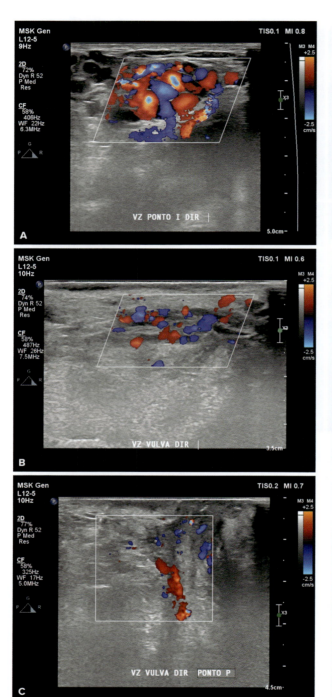

FIGURA 31
Paciente gestante evoluindo com varizes inguinais a partir de ponto inguinal (A) e com varizes vulvares (B) a partir de ponto perineal (C).

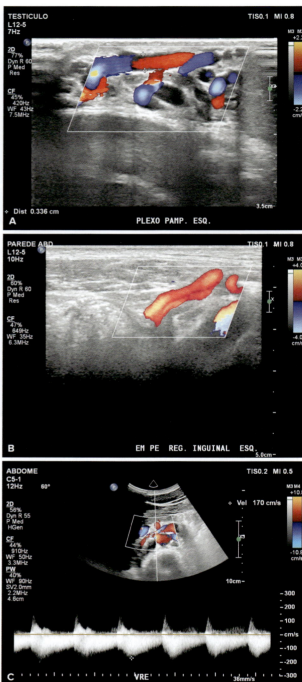

FIGURA 32
Paciente jovem com varicoceles caracterizadas por dilatação e refluxo espontâneo em ortostase (A), alimentadas por veia gonadal refluxiva observada na porção distal no ponto inguinal (B) e causadas por compressão significativa da veia renal esquerda (C).

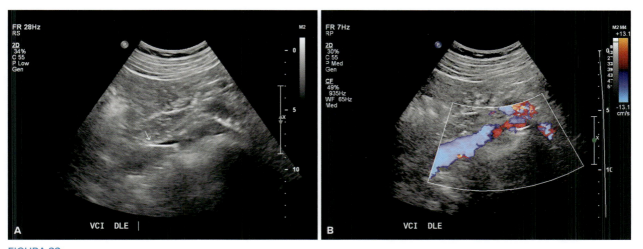

FIGURA 33
Filtro de veia cava inferior normolocado, caracterizado apenas pela ponta hiper-refringente (A), sem sinais de trombose ao modo colorido, onde a malha metálica não é mais acessível (B).

síndromes compressivas, particularmente em veias renal e ilíaca comum esquerdas (Figura 34).

O estudo Doppler apresenta ótima acurácia para controlar a perviedade, sinais de espessamento neointimal e presença de trombos em *stents*, tanto aqueles utilizados para o tratamento de compressão de veia renal esquerda e ilíaca comum esquerda nos casos de compressão, quanto para o tratamento de trombose iliacofemoral, além de observar redução de rotas de desvio de fluxo e colaterais associadas.

Outra opção endovascular utilizada em conjunto com a implantação de *stent* ou isoladamente é a embolização com agentes esclerosantes como molas, espuma, cola e líquido esclerosante. Em geral, é uma boa opção para ocluir rotas de desvio de fluxo, como veia gonadal esquerda refluxiva.

Cirurgia aberta

Entre as cirurgias abertas para tratamento de afecções venosas, uma das mais utilizadas é o reimplante em segmento livre de obstruções, como o reimplante da veia renal esquerda em topografia abaixo do ângulo aortomesentérico, ou também para redirecionar rotas de desvio de fluxo, como reimplantar a veia gonadal esquerda diretamente na veia cava inferior (Figura 35).

Mais recentemente, surgiu uma nova modalidade de tratamento, que utiliza uma prótese vascular implantada por via aberta envolvendo a veia renal esquerda, evitando complicações como trombose e migração. Para tanto, o cirurgião faz um corte longitudinal na prótese, para poder encaixá-la posteriormente ao redor da veia (Figura 36).

O estudo Doppler é uma ótima ferramenta diagnóstica para observar a perviedade da veia reimplantada e garantir que não haja qualquer estenose no plano da anastomose cirúrgica.

RELATÓRIO

O relatório deve ser direcionado para responder o questionamento clínico, sendo em termos gerais relacionado à pesquisa de quadros obstrutivos ou refluxivos, mais comumente focado para a trombose ou desordem venosa pélvica.

Independentemente do questionamento do médico solicitante, o relatório deve negar ou confirmar sinais que sugiram trombose. Em caso de presença de varizes pélvicas ou extrapélvicas, o relatório deve indicar onde está a alteração primária que as origina.

Sugestão de frases normais

- Realizada avaliação das veias cava inferior e ilíacas.
- Realizada avaliação das veias cava inferior, ilíacas e renais.
- Veias analisadas com trajeto, paredes e calibre habituais, sem evidências de trombos intraluminais.
- Ao estudo Doppler colorido, as veias encontram-se pérvias, com fluxo anterógrado de fasicidade conservada.

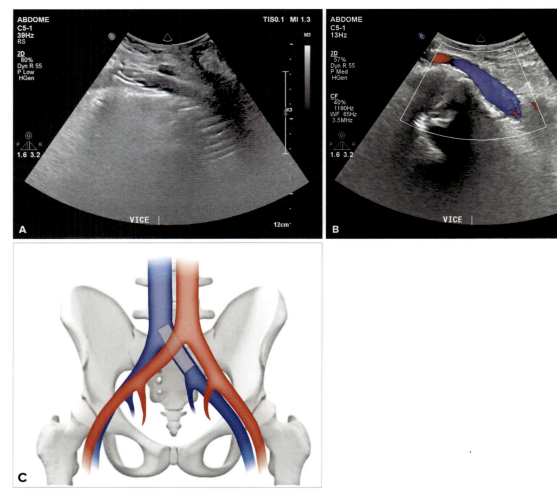

FIGURA 34
Stent de veia ilíaca comum esquerda normolocado, caracterizado pela malha metálica hiper-refringente (A), sem sinais de trombose ao modo colorido (B). Esquema ilustrativo (C).

- Veia renal esquerda pérvia, sem sinais de compressão extrínseca significativa no espaço aortomesentérico.
- Veia ilíaca comum esquerda pérvia, sem sinais de compressão extrínseca significativa entre a artéria ilíaca comum direita e a coluna.
- Filtro de veia cava inferior normoposicionado, pérvio e com fluxo anterógrado ao estudo Doppler.

Sugestão de frases patológicas

- Veia cava inferior à esquerda da aorta/duplicada no segmento infrarrenal (variação anatômica), com paredes e calibre habituais.
- Veia renal esquerda circum-aórtica/retroaórtica (variação anatômica).
- Trombose aguda de veia ___ se estendendo até a veia ___, caracterizada por trombo hipoecogênico ocupando totalmente a sua luz, sem fluxo no segmento acometido e com perda da fasicidade e redução das velocidades no segmento distal. Demais segmentos cavoilíacos pérvios, com fluxo fornecido por colaterais.
- Trombose subaguda de veia ___ se estendendo até a veia ___, caracterizada por trombo levemente hipoecogênico ocupando parte da sua luz, com sinais de recanalização parcial e perda da fasicidade e redução das velocidades no segmento distal. Demais segmentos cavoilíacos pérvios, com fluxo anterógrado de fasicidade conservada.
- Sequela de trombose na veia ___, caracterizada por espessamento parietal e septações internas no seg-

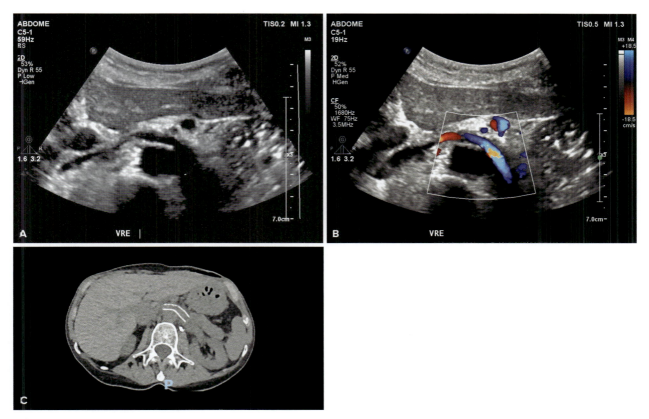

FIGURA 35
Cirurgia aberta com colocação de prótese ao redor da veia renal esquerda, caracterizada pela malha hiperecogênica ao modo B (A), notando-se calibre e fluxo normal da veia renal esquerda (B). A tomografia sem contraste mostra a localização adequada da prótese (C).

mento acometido, com fluxo anterógrado de permeio, porém com perda da fasicidade e redução das velocidades. Demais segmentos cavoilíacos pérvios, com fluxo anterógrado de fasicidade conservada.
- Veia renal esquerda pérvia, com sinais de moderada/acentuada compressão extrínseca no espaço aortomesentérico, caracterizada por redução do calibre para ___ cm e aumento das velocidades para ___ cm/s na porção proximal, contra um calibre de ___ cm e velocidade de ___ cm/s na porção distal peri-hilar.
- Ângulo aortomesentérico reduzido para ___° (normal > 25°) e distância reduzida para ___ cm (normal até 1,0 cm).
- Veia gonadal esquerda dilatada para ___ cm (normal até 0,7 cm) com sinais de refluxo contínuo ao estudo Doppler colorido.
- Associam-se varizes pélvicas caracterizadas por dilatação de veias parauterinas esquerdas para ___ cm (normal até 0,5 cm) e refluxo contínuo ao estudo Doppler colorido, parcialmente drenado para veias parauterinas direitas por veias arqueadas miometriais.
- Veia ilíaca comum esquerda pérvia, com sinais de moderada/acentuada compressão extrínseca entre a artéria ilíaca comum direita e a coluna, caracterizada por redução do calibre para ___ cm e aumento das velocidades para ___ cm/s na porção proximal, contra um calibre de ___ cm e velocidade de ___ cm/s na porção distal.
- Veia ilíaca interna esquerda com sinais de refluxo contínuo ao estudo Doppler colorido.
- Veia ilíaca externa pérvia, com discreto aumento do calibre e redução da fasicidade e velocidades à esquerda em relação ao lado direito.
- Filtro de veia cava inferior com extremidade em porção infra/suprarrenal, associando-se sinais de trombose aguda/subaguda na porção infrarrenal, sem fluxo/com fluxo parcial no segmento acometido ao estudo Doppler.

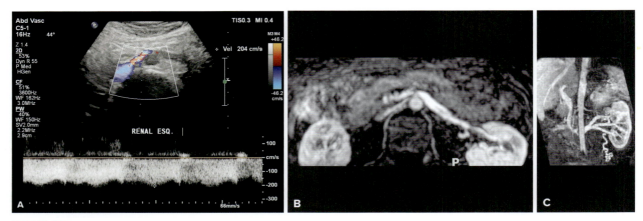

FIGURA 36
Cirurgia de reimplante da veia renal esquerda para tratamento de compressão significativa com sinais de reestenose na anastomose, caracterizada por *aliasing* e aumento das velocidades ao Doppler (A), confirmado por angiorressonância no plano longitudinal da veia renal esquerda e na reconstrução coronal, onde se observa sua posição mais baixa que o habitual com estreitamento luminal na junção com a veia cava inferior e recidiva de refluxo em veia gonadal esquerda (B e C).

REFERÊNCIAS

1. Bass JE, Redwine MD, Kramer LA, Huynh PT, Harris JH. Spectrum of congenital anomalies of the inferior vena cava: Cross-sectional imaging findings. Radiographics. 2000;20(3):639-52.
2. Delfrate R. Anatomy of Pelvic leak points in the context of varicose veins. Phlebologie. 2021;50:42-50.
3. Francheschi C, Bahnini A. Treatment of Lower Extremity Venous Insufficiency Due to Pelvic Leak Points in Women. Ann Vasc Surg. 2005;19(2):284-88.
4. Hartman DS, Hayes WS, Choyke P, Tibbetts GP. Leiomyosarcoma of the retroperitoneum and inferior vena cava: Radiologic-pathologic correlation. Radiographics. 1992;12(6):1203-220.
5. Kutsenko O, Salazar G. Treatment Strategies for Varying Patterns and Presentations of Pelvic Venous Disorder. Endovasc Today. 2020;19(4):66-71.
6. Labropoulos N, Jasinski PT, Adrahtas D. A standardized ultrasound approach to pelvic congestion syndrome. Phlebology. 2017;32(9):608-19.
7. Meissner MH, Khilnani NM, Labropoulos N, Gasparis AP, Gibson K, Greiner M, et al. The Symptoms-Varices-Pathophysiology classification of pelvic venous disorders: A report of the American Vein & Lymphatic Society International Working Group on Pelvic Venous Disorders. J Vasc Surg Venous Lymphat Disord. 2021;9(3):568-84.
8. Sonin AH, Mazer MJ, Powers TA. Obstruction of the inferior vena cava: A multiple-modality demonstration of causes, manifestations, and collateral pathways. Radiographics. 1992;12(2):309-22.

11

Veias esplâncnicas

INTRODUÇÃO

O estudo Doppler é a primeira opção diagnóstica na avaliação da circulação esplâncnica, caracterizando o padrão anatômico e de fluxo das veias componentes do sistema porta e hepático, além de apresentar uma boa capacidade de avaliar o padrão morfológico hepático e esplênico, importante na compreensão dos principais achados patológicos correlatos.

PROTOCOLO

Para a adequada avaliação do sistema porta e hepático, é necessário o preparo prévio ao estudo, a fim de reduzir a interferência de interposição gasosa intestinal, particularmente na análise das veias esplenomesentéricas e suas tributárias. Uma sugestão é realizar o exame em jejum de pelo menos 6 horas, com ingestão de 30 gotas de antifisético na noite anterior e 1 hora antes do estudo. É interessante também o paciente estar bem hidratado para manter uma volemia adequada no sistema venoso, garantindo uma boa distensão.

O transdutor ideal para a análise das veias abdominais é o convexo, que tem uma frequência baixa mais adequada para órgãos profundos. O exame deve ser realizado em decúbito dorsal, porém, a mudança para decúbito lateral esquerdo pode facilitar a visualização das veias porta e hepática direita.

Antes de iniciar o exame, lembre-se de que, em qualquer estudo venoso, independentemente do território analisado e da suspeita clínica, o examinador deve sempre pesquisar ativamente sinais de trombose, porque sua presença pode mudar a conduta terapêutica. Como não é possível caracterizar a incompressibilidade desses vasos, o *preset* deve estar bem ajustado, a fim de individualizar o trombo intravascular ao modo

B e ausência de fluxo no segmento acometido ao modo colorido, por exemplo, reduzindo o PRF.

A avaliação do sistema porta deve conter, necessariamente, a análise das veias esplênica, mesentérica superior e porta, bem como de seus ramos direito e esquerdo, e em casos de hipertensão portal de eventuais tributárias dilatadas, sendo as mais acessíveis ao método as veias mesentérica inferior e gástrica esquerda e a junção esplenomesentérica. A veia esplênica é caracterizada, no seu eixo longitudinal, no plano axial do abdome, sendo melhor visualizada na porção retropancreática, onde devem ser avaliados seu calibre e sentido do fluxo. A veia mesentérica inferior drena na porção distal da veia esplênica, em um plano parassagital esquerdo do abdome, correndo em posição anterior à veia gonadal esquerda, que drena na veia renal esquerda e com a qual não pode ser confundida. A veia mesentérica superior é facilmente reconhecida na sua porção distal na junção esplenomesentérica, junto ao processo uncinado do pâncreas, e avaliada no seu eixo longitudinal em plano parassagital direito do abdome, onde corre junto à artéria mesentérica superior, devendo ter seu calibre e sentido do fluxo avaliados pouco abaixo da junção esplenomesentérica (Figura 1).

A veia porta origina-se na junção esplenomesentérica e recebe como tributária a veia gástrica esquerda, que apresenta um trajeto descendente junto ao segmento lateral do fígado. O tronco da veia porta é caracterizado no seu eixo longitudinal no hilo portal, por via subcostal ou intercostal, em decúbito dorsal ou lateral esquerdo, devendo ter seu calibre e sentido do fluxo avaliados junto à borda hepática. No interior do fígado devem ser caracterizados perviedade e sentido de fluxo nos ramos da veia porta, que apresenta uma série de variações anatômicas, que se divide mais comumente em ramos direito e esquerdo. Em casos de

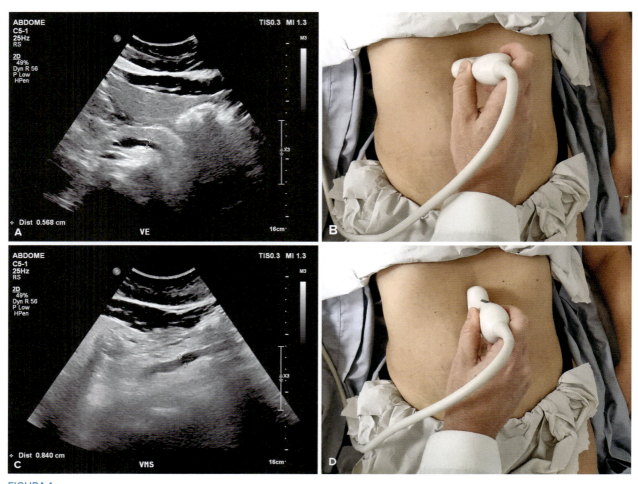

FIGURA 1
Veia esplênica no eixo longitudinal com mensuração do calibre na porção retropancreática (A) e respectivo posicionamento do transdutor (B). Veia mesentérica superior no eixo longitudinal com mensuração do calibre próximo à junção esplenomesentérica (C) e respectivo posicionamento do transdutor (D).

hipertensão portal, o segmento anterior do ramo portal esquerdo pode se alimentar e dilatar a veia ou veias paraumbilicais, reconhecidas junto à fissura do ligamento redondo (Figura 2).

A avaliação das veias hepáticas esquerda e média é mais facilmente feita por via subxifoide no seu plano longitudinal em decúbito dorsal, dimensionando o boxe adequadamente para englobar apenas a veia analisada, de modo a evitar artefato *bleeding* do movimento cardíaco, enquanto a veia hepática direita é mais adequadamente visualizada por subcostal ou intercostal, desse modo conseguindo naturalmente uma angulação ideal, tanto em decúbito dorsal quanto lateral esquerdo. Apenas ao modo colorido já é possível caracterizar a fasicidade cardíaca característica desses segmentos venosos, alternando as cores vermelha e azul, enquanto o modo pulsado permite registrar o ciclo cardíaco com as ondas A, S, V e D habituais. O exame deve ser complementado com a avaliação da veia cava inferior hepática, onde drenam as veias hepáticas, em decúbito dorsal ou lateral esquerdo, pois pode tanto ser sede de alterações que envolvem secundariamente as veias hepáticas, quanto o contrário. A veia cava pode ser avaliada no seu plano longitudinal aos modos B e colorido, tanto em decúbito dorsal quanto lateral esquerdo (Figura 3).

Uma documentação mínima do estudo deve conter imagens ao modo colorido das veias esplênica e mesentérica superior no eixo longitudinal; em azul quando o sentido do fluxo é anterógrado; em vermelho se invertido. A veia porta deve ser documentada ao modo B no hilo portal no eixo longitudinal, ao modo colorido em vermelho, quando o sentido do fluxo é anterógrado, e em azul se invertido, e ao modo pulsado com espectro positivo se o fluxo for anterógrado e negativo se invertido – já que se trata de uma veia de irrigação, como a artéria hepática. Cada veia hepática deve ser documentada aos modos colorido e pulsado, e a porção hepática da veia cava inferior, aos modos B e colorido nos seus eixos longi-

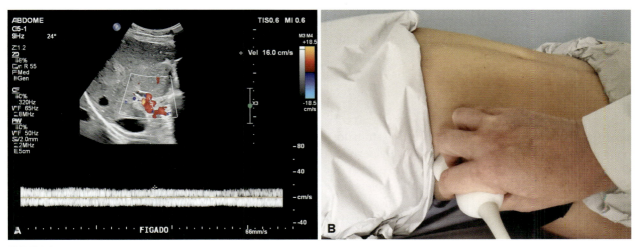

FIGURA 2
Veia porta no eixo longitudinal (A) e respectivo posicionamento do transdutor por via intercostal, com eixo no sentido do espaço intercostal (B).

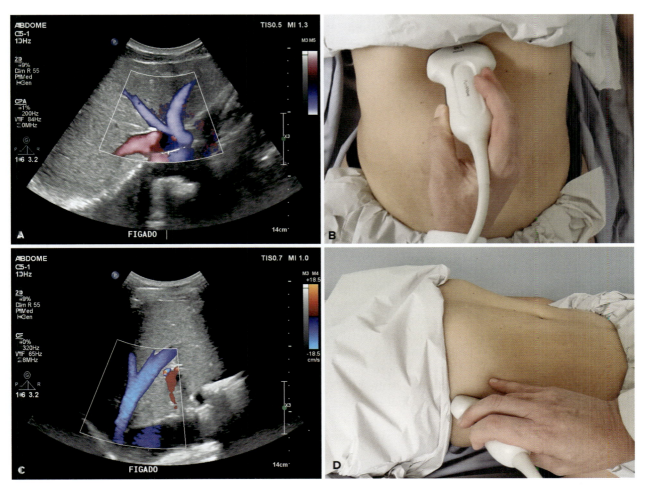

FIGURA 3
Veias hepáticas esquerda e média no eixo longitudinal (A) e respectivo posicionamento do transdutor por via subxifoide (E). Veia hepática direita no eixo longitudinal (C) e respectivo posicionamento do transdutor por via intercostal com eixo no sentido do coração (D).

tudinais. Além disso, cada colateral dilatada deve ser documentada com a cor vermelha ao modo colorido, em caso de fluxo invertido.

ANATOMIA

A veia esplênica apresenta trajeto posterior ao corpo do pâncreas, onde seu calibre e fluxo são estudados, enquanto a veia mesentérica superior é caracterizada entre as alças de delgado, tendo seu calibre e fluxo estudados quando se aproxima da junção esplenomesentérica. O calibre das veias esplênica e mesentérica superior não deve ultrapassar 0,9 cm. A veia gástrica esquerda localiza-se no ligamento hepatogástrico e drena na porção extra-hepática da veia porta, apresentando calibre normal de até 0,5 cm e sentido de fluxo normal em direção à veia porta.

A veia porta apresenta curto trajeto extra-hepático, onde deve ser mensurado o calibre, cujo valor de normalidade varia na literatura entre 1,2 e 1,5 cm, aquele mais descrito em ultrassonografia e este em métodos seccionais. Após entrar no parênquima hepático, a veia porta se divide em ramos direito e esquerdo. O ramo portal direito divide o lobo direito em segmentos inferiores (V e VI) e superiores (VII e VIII), enquanto o ramo esquerdo divide o lobo esquerdo em segmentos inferiores (III e IVB) e superiores (IVA e II). O ramo portal direito divide-se em sub-ramos anterior e posterior. O ramo portal esquerdo, por sua vez, apresenta porções horizontal e umbilical, este com trajeto na fissura do ligamento redondo entre os segmentos medial e lateral do fígado, e pode se conectar com a veia paraumbilical em casos de hipertensão portal.

A drenagem do parênquima hepático é realizada pelas veias hepáticas direita, média e esquerda, além das veias do lobo caudado, e não apresenta valvas. A veia hepática direita divide o lobo direito no plano vertical em segmentos anteriores (V e VIII) e posteriores (VI e VII), a veia hepática média divide o lobo direito do esquerdo, e a veia hepática esquerda divide o lobo esquerdo no pano vertical em segmentos laterais (II e III) e mediais (IVA e IVB). O calibre normal das veias hepáticas deve ser medido a 1 cm da junção com a veia cava inferior e não deve ultrapassar o limite de 1,0 cm. A drenagem do lobo caudado é feita por uma veia única ou múltiplas diretamente na veia cava inferior, podendo ficar proeminentes em casos de obstrução de veias hepáticas (Figura 4).

Variações anatômicas

A principal variação anatômica da veia porta está no padrão de divisão intra-hepático, como trifurca-

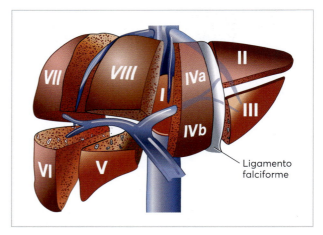

FIGURA 4
Esquema ilustrativo da segmentação hepática definida pelas veias porta e hepáticas.

ção ou ausência de um dos ramos, cujo parênquima correspondente é irrigado pelo ramo contralateral. As principais variações anatômicas das veias hepáticas são a veia acessória do segmento VIII e o ramo inferior direito, que drena o segmento VI diretamente na veia cava inferior (Figura 5).

MORFOLOGIA DA ONDA

Em geral, não há necessidade de avaliar o espectro das veias esplênica e mesentérica superior, a não ser para deixar registrado ao modo pulsado o sentido do fluxo, já que velocidade e padrão de fasicidade têm pouca importância do ponto de vista prático, ao contrário do calibre e sentido do fluxo, cuja avaliação é fundamental. Durante inspiração profunda, pode ser observada ainda leve dilatação das veias esplênica e mesentérica superior, cujo calibre pode aumentar em até 50%.

O fluxo na veia porta deve ser hepatopetal durante todo o ciclo cardíaco, ou seja, direcionado para o fígado, que deve ser disponibilizado em cor vermelha ao modo colorido. Por conta do leve alargamento da porção intra-hepática de algumas veias portas, pode ser observado um padrão de fluxo perturbado nesse segmento, relacionado à delaminação do fluxo, achado normal que não deve ser confundido com turbilhonamento e que não deve ser citado no relatório. Ao modo pulsado, o fluxo portal apresenta fasicidade cardíaca caracterizada pelas fases sistólica e diastólica transmitidas desde o átrio direito, cuja interrelação é denominada índice de pulsatilidade e deve ser maior que 0,5, ou seja, o menor pico deve ter pelo menos a metade do valor do maior pico. Há ainda leve modulação do espectro pela respiração, que pode acarretar em leve dilatação da veia porta durante inspiração máxima,

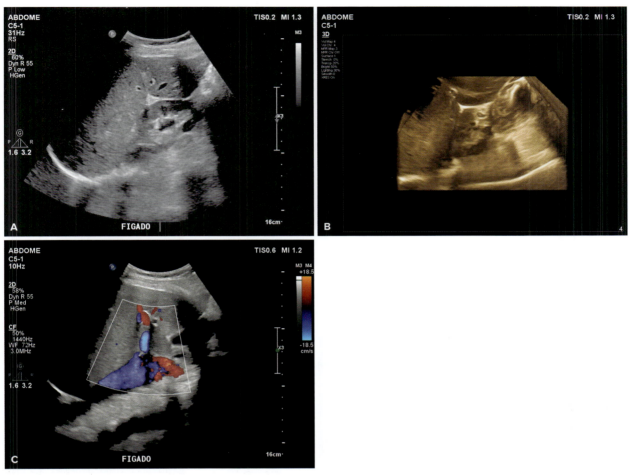

FIGURA 5
Fissura acessória entre os segmentos VI e VII caracterizada ao modo B (A) e tridimensional (B), com drenagem por veia hepática acessória (C).

motivo pelo qual a mensuração do calibre deve ser feita durante pausa respiratória tranquila, sem inspiração profunda ou durante manobra de Valsalva. A velocidade considerada normal no tronco da veia porta é maior que 15 cm/s e menor que 40 cm/s, cuja avaliação requer um ângulo adequadamente posicionado, o que é facilitado por uma avaliação intercostal (Figuras 6 e 7).

O padrão espectral das veias hepáticas é determinado por variações de pressão das câmaras cardíacas direitas, que determinam ondas S (sístole ventricular), V (diástole atrial), D (diástole ventricular) e A (sístole atrial). O fluxo é prioritariamente hepatofugal, ou seja, saindo do fígado em direção à veia cava inferior, em que as ondas S, D e V são anterógradas e apenas a onda A tem pequeno componente retrógrado (Figura 8).

Alteração morfológica da onda

Na veia porta, fluxo de padrão pulsátil é caracterizado por grande variação entre os picos sistólico e diastólico e pode ocorrer em situações como insuficiência tricúspide, insuficiência cardíaca direita e fístulas arteriovenosas, enquanto perda da fasicidade cardíaca é caracterizada por achatamento do espectro e pode ocorrer em situações como hipertensão portal e trombose portal parcial, indicando comprometimento da transmissão das variações pressóricas desde o átrio direito. Associadamente, pode ocorrer perda da distensibilidade durante respiração, achado normalmente relacionado ao aumento de pressão parenquimatosa e consequente perda da transmissão ao longo do eixo vascular, achado particularmente mais visível na veia mesentérica superior (Figura 9).

Nas veias hepáticas, as variações estão relacionadas à redução ou perda da fasicidade, determinadas por doenças que cursam com aumento da rigidez hepática ou restrição da drenagem, como cirrose, doença veno-oclusiva e síndrome de Budd-Chiari, ou aumento da pulsatilidade, determinada por alterações cardíacas que exacerbam as ondas anterógradas e retrógradas,

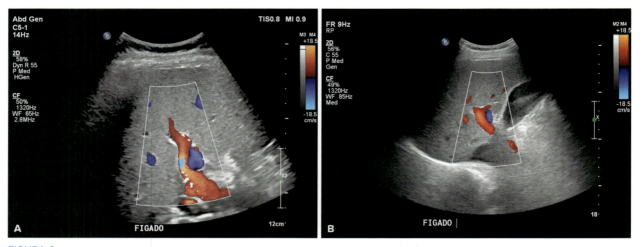

FIGURA 6
Dois pacientes diferentes com fluxo portal intra-hepático perturbado, caracterizado por padrão em rodamoinho na periferia do vaso em azul, aspecto que deve ser considerado normal.

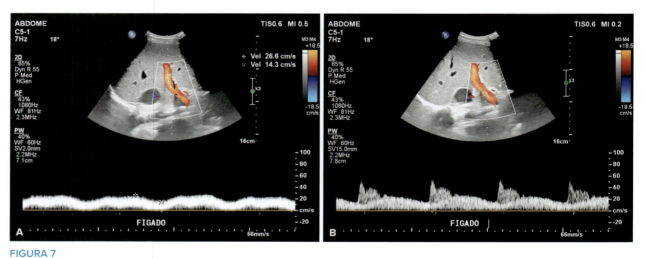

FIGURA 7
Veia porta com espectro habitual com índice de pulsatilidade normal, em que a velocidade da fase diastólica é maior que a metade da sistólica (A). A velocidade da veia porta é maior que a velocidade diastólica da artéria hepática, caracterizada nessa avaliação com volume de amostragem englobando ambos os vasos (B).

como insuficiência tricúspide e insuficiência cardíaca direita (Figura 10).

REGULAÇÃO DO FLUXO HEPÁTICO

O fígado apresenta demanda que chega a 25% do débito cardíaco, suprido tanto pela veia porta quanto pela artéria hepática, que são autorreguláveis. Enquanto o sistema avalvulado portal é um circuito de baixa pressão e resistência, dependente, por um lado, do grau de constrição das arteríolas esplâncnicas e, por outro, da resistência intra-hepática, a artéria hepática representa um circuito de alta pressão média, similar àquela observada na aorta, e cujo fluxo é mediado por uma série de fatores humorais. Se o fluxo portal reduz, há efeito vasodilatador na artéria hepática que passa a aumentar a demanda para o fígado, efeito denominado resposta arterial hepática tampão, do termo em inglês *hepatic arterial buffer response* (Figura 11).

Em situações que cursam com cirrose, há redução progressiva do fluxo portal e, por conta da resposta arterial hepática tampão, ocorre arterialização do fluxo hepático, que leva a aumento do calibre e do volume de fluxo na artéria hepática, favorecendo o fluxo arterial para o órgão.

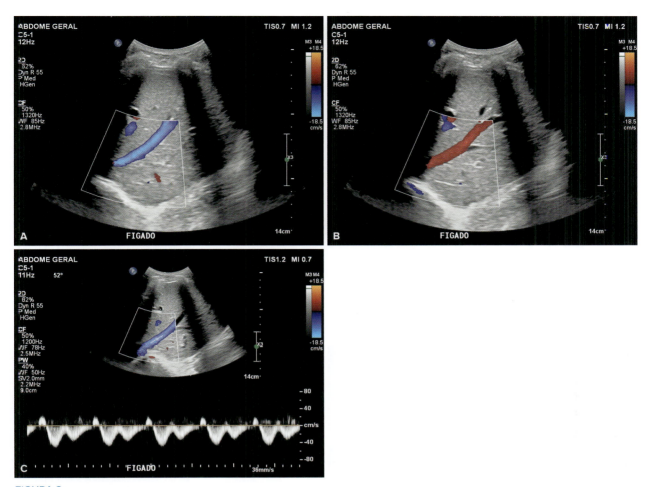

FIGURA 8
Veia hepática com fasicidade normal, caracterizada por alternância entre fluxo anterógrado em azul (A) e retrógrado em vermelho (B) ao modo colorido e morfologia de onda bidirecional habitual ao modo pulsado (C).

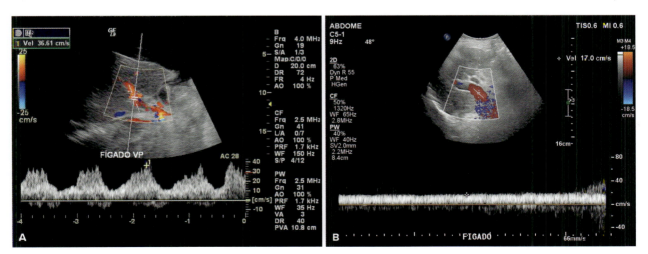

FIGURA 9
Veia porta com fluxo de padrão pulsátil, apresentando grande variação entre as fases sistólica e diastólica, cuja velocidade é menor que a metade da velocidade sistólica (A), e com perda da fasicidade caracterizada por achatamento da curva (B).

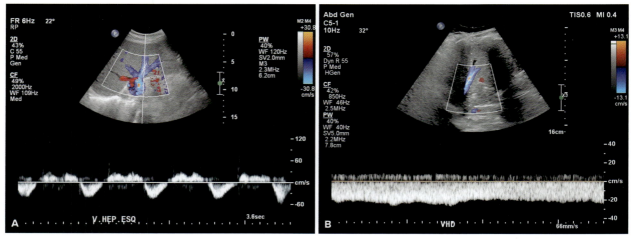

FIGURA 10
Veia hepática com fluxo de padrão pulsátil, apresentando complexo ASV retrógado (A), e com perda da fasicidade caracterizada por achatamento da curva (B).

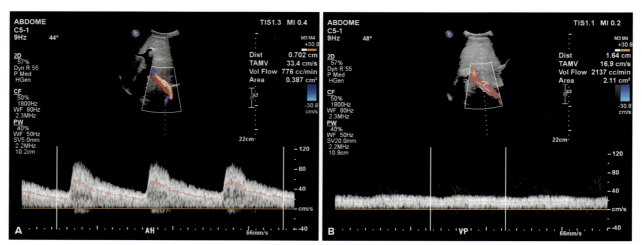

FIGURA 11
Cirrose hepática por colangite esclerosante. Aumento do volume de fluxo na artéria hepática para mais de 30% do volume de fluxo global, caracterizado na comparação entre a artéria hepática (A) e a veia porta (B).

Já em situações como hepatectomia parcial e transplante intervivos, pode ocorrer o oposto, com muito volume de fluxo portal para a massa hepática, determinando síndrome *small for size*. Nesse caso, a resposta arterial hepática tampão leva à de-arterialização funcional, que pode determinar colestase, colangite isquêmica, infartos parenquimatosos e até perda do enxerto.

Além disso, quando há aumento da resistência vascular ao fluxo hepático com hipertensão portal estabelecida, independentemente da etiologia, ocorre um sistema de retroalimentação por vasodilatação da microcirculação esplâncnica mediada por uma série de fatores vasodilatadores, o mais importante, o óxido nitroso, que aumenta a vazão para o sistema porta sobrecarregando ainda mais o sistema. Essa sobrecarga pode cursar com circulação hiperdinâmica que aumenta o fluxo esplênico e leva à esplenomegalia significativa secundária, inclusive promovendo formação de aneurismas de artéria esplênica.

HIPERTENSÃO PORTAL

A hipertensão portal é definida como um gradiente de pressão entre a veia porta e veias hepáticas maior que 5 mmHg, sendo considerada clinicamente significativa quando maior que 10 mmHg. É a principal causa de descompensação hepática em pacientes com doença hepática crônica avançada, que pode levar a complicações como ascite, sangramento de varizes, encefalopatia hepática e hepatocarcinoma, aumentando a taxa de mortalidade.

A pressão no sistema porta pode aumentar tanto por aumento da vazão quanto por aumento da resistência vascular. Aumento da vazão está mais comumente associado à esplenomegalia importante. As causas de hipertensão portal por aumento da resistência vascular são divididas topograficamente em relação aos sinusoides hepáticos, capilares especializados que conectam as vênulas portais localizadas no espaço porta na periferia do lóbulo hepático, com a vênula hepática terminal localizada no centro do lóbulo, e que passam por entre placas de hepatócitos. São então divididas em causas pré-sinusoidais, sinusoidais e pós-sinusoidais (Figura 12).

O padrão-ouro do seu diagnóstico é a mensuração do gradiente venoso hepático, que compara a pressão na veia porta com uma veia hepática ou com a veia cava inferior, mas pouco utilizado por ser invasivo, motivo pelo qual é feita uma série de testes não invasivos. Entre os testes não invasivos, a ultrassonografia pode contribuir por meio da elastografia hepática e da ultrassonografia com Doppler.

Elastografia hepática

Um dos principais testes não invasivos para identificar pacientes com hepatopatia crônica avançada, hipertensão portal clinicamente significativa e até predizer risco de desenvolvimento de varizes é a elastografia hepática, que avalia o parênquima hepático por uma série de métodos, entre os quais elastografia por ARFI (*acoustic radiation force impulse*). Nesse método, o transdutor do aparelho de ultrassonografia emite feixes acústicos focais que criam ondas de cisalhamento (*shear wave*) no parênquima hepático cuja velocidade pode ser mensurada em m/s. Quanto maiores esses valores, maior o grau de rigidez do parênquima e, portanto, maior a chance de o paciente apresentar hepatopatia crônica.

Atualmente não se utiliza mais um padrão de estadiamento histopatológico, como o escore METAVIR, para classificar o grau de fibrose aferido pela elastografia, mas sim uma estimativa de desenvolvimento de doença hepática crônica avançada compensada, termo mais atual que reflete o processo contínuo e dinâmico da evolução da fibrose avançada para cirrose. De acordo com o consenso atual, valores de velocidade de propagação da onda de cisalhamento de até 1,7 m/s excluem, entre 1,7 e 2,1 m/s sugerem, e acima de 2,1 m/s indicam doença hepática crônica avançada compensada. Valores acima de 2,4 m/s sugerem hipertensão portal clinicamente significativa (Figuras 13 e 14).

Estudo Doppler

A ultrassonografia com Doppler tem um importante papel como teste não invasivo tanto no diagnóstico quanto no acompanhamento de tratamento clínico e cirúrgico de pacientes com doença hepática crônica, particularmente por identificar alterações na circulação mesentérica que indicam de maneira indireta o aumento da pressão no sistema porta, bem como o padrão de desvio de fluxo por colaterais para a circulação venosa central. Para reduzir a variação intra e interobservadores, motivo de falha diagnóstica e variações em exames controle além do limite do aceitável, é importante seguir corretamente o protocolo de estudo e atentar para ajustes de *preset*, tirando o maior proveito do método e aumentando sua confiabilidade.

Antes de iniciar o estudo, lembre-se de sempre pensar "tromboticamente", pois trombos podem ser causa ou complicação de hipertensão portal. Eu gosto desse termo porque ele explica de maneira simples a importância dessa afecção, que pode facilmente passar despercebida caso não estejamos atentos.

Outro ponto importante, que vale para qualquer situação semelhante descrita ao longo deste livro e para a Radiologia em geral: valores de normalidade são apenas guias que mostram como se comporta a maioria da

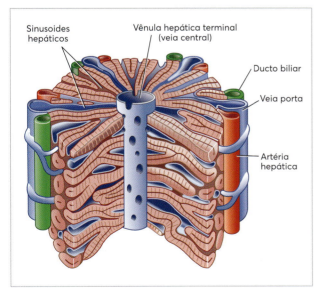

FIGURA 12
Esquema ilustrativo do lóbulo hepático com a tríade portal no espaço porta (veia porta, artéria hepática e ducto biliar), as placas de hepatócitos entre as quais passam os sinusoides e a vênula hepática terminal.

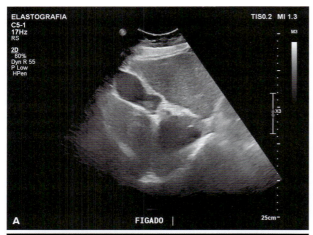

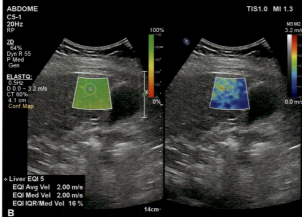

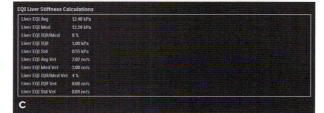

FIGURA 13
Paciente com doença hepática gordurosa não alcoólica apresentando alteração morfotextural hepática (A). Elastografia hepática por método multidimensional 2D-SWE mostra aumento dos valores de rigidez caracterizado por velocidades elevadas (B). Mediana das velocidades de 2,0 m/s é sugestiva de doença hepática crônica avançada compensada (C).

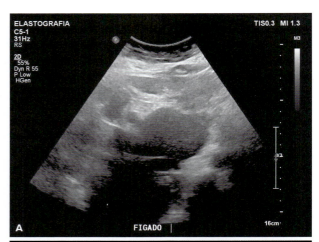

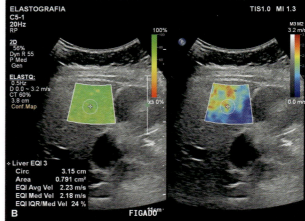

FIGURA 14
Paciente com hepatite C apresentando alteração morfotextural hepática (A). Elastografia hepática por método multidimensional 2D-SWE mostra aumento dos valores de rigidez caracterizado por velocidades elevadas (B). Mediana das velocidades de 2,23 m/s é compatível com doença hepática crônica avançada compensada (C).

população, não são verdades absolutas. Nenhuma estrutura é "normal" ou "anormal" apenas por estar um milímetro para cá ou para lá. Fie-se no conjunto dos achados para emitir uma opinião, até porque valores de normalidade podem mudar com novos estudos.

Inicie o estudo pela avaliação do calibre e padrão de fluxo das veias aferentes do sistema porta. As veias esplênica e mesentérica superior são consideradas dilatadas se maiores que 0,9 cm de calibre. Inversão do sentido de fluxo indica aumento significativo da pressão no fígado, sendo interessante seguir o trajeto dessas veias distalmente e tentar encontrar a conexão com o sistema cavoilíaco, onde ocorre o desvio de fluxo para veias centrais. (Figuras 15 e 16).

Em seguida, deve ser avaliado o calibre e padrão de fluxo do tronco da veia porta. Considere a veia porta dilatada quando maior que 1,2 cm na presença de outros sinais de hipertensão portal, mensurada na

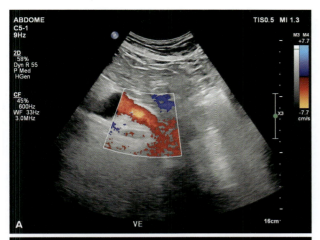

FIGURA 15
Veia esplênica dilatada e com fluxo hepatofugal em vermelho (A), gerando varizes esplênicas (B).

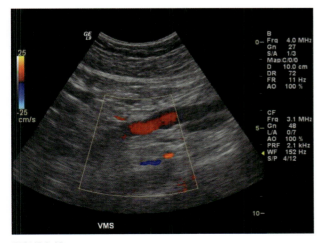

FIGURA 16
Veia mesentérica superior dilatada e com fluxo hepatofugal em vermelho.

porta hepatis. Entre 1,2 e 1,5 cm, sem outros sinais de hipertensão portal, descreva o valor do calibre na opinião do laudo, sem entrar no mérito de estar ou não dilatada. Mais caracteristicamente, ocorre redução das velocidades para menos de 15 cm/s, mas elas podem se manter normais ou até ficar elevadas, de acordo com o desvio de fluxo, como é clássico ocorrer na recanalização de veias paraumbilicais. Com a lentificação do fluxo na veia porta, condição predisponente para o desenvolvimento de trombose, ocorre sequencialmente inversão parcial do fluxo, caracterizando fluxo bidirecional e, finalmente, inversão do seu sentido que se torna hepatofugal. Como critérios secundários de hipertensão portal, podem ser observadas perda da fasicidade cardíaca e redução da variação de calibre durante respiração (Figuras 17, 18 e 19).

Após analisar o eixo portal central, pesquise ativamente os principais territórios de colaterais portossistêmicas, que se formam quando a resistência ao fluxo nos vasos portais excede a resistência nos *shunts* com a circulação sistêmica. De distal para proximal, inicie pela pesquisa de anastomose esplenorrenal espontânea, que conecta a veia esplênica com a renal esquerda, sendo observadas varizes periesplênicas e dilatação da veia renal esquerda. Na sequência, observe se as veias mesentéricas superior e inferior dilatadas e com sentido de fluxo invertido. A veia gástrica esquerda conecta a veia porta, a junção esplenomesentérica ou até a veia esplênica com o plexo venoso esofágico e deve ser pesquisada na topografia do ligamento hepatogástrico, entre os segmentos laterais hepáticos e o estômago, eventualmente com transdutor linear frequência intermediária. Encontra-se varicosa quando o calibre é maior que 0,5 cm e o fluxo é hepatofugal, estando mais associada ao sangramento de varizes esofágicas quando apresenta velocidades maiores que 15 cm/s. Por fim, identifique a recanalização da veia ou veias paraumbilicais, que comunicam a porção umbilical do ramo esquerdo da veia porta com as veias epigástricas superior ou inferior da circulação sistêmica, por vezes mais bem visualizadas com transdutor linear de frequência intermediária (Figuras 20, 21, 22 e 23).

Após a análise de colaterais portossistêmicas, avalie o fluxo nas veias hepáticas. Na doença hepática crônica avançada, pode ocorrer perda da pulsatilidade por causa da redução da complacência do parênquima hepático, que diminui a transmissão das variações de pressão das câmaras cardíacas. O padrão espectral multifásico se torna achatado, o que pode estar associado à hipertensão portal clinicamente significativa (Figura 24).

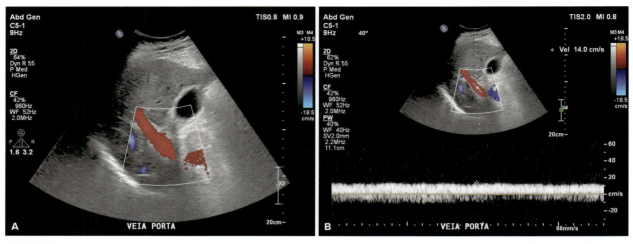

FIGURA 17
Veia porta dilatada com fluxo hepatopetal (A) e velocidades reduzidas (B).

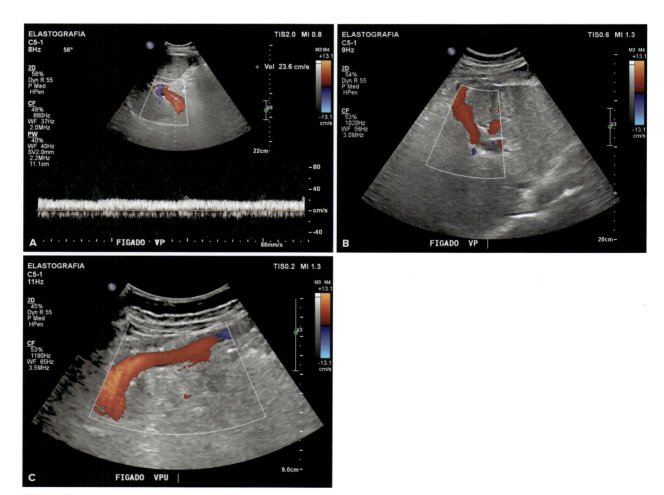

FIGURA 18
Veia porta ectasiada, mas de velocidades normais (A). Associa-se dilatação da porção umbilical do ramo esquerdo (B) que recanaliza e dilata a veia paraumbilical (C).

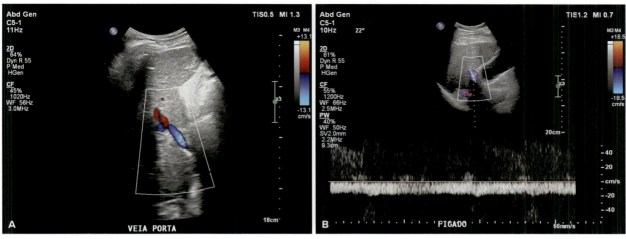

FIGURA 19
Veia porta com fluxo hepatofugal em azul ao modo colorido (A) e espectro negativo ao modo pulsado (B).

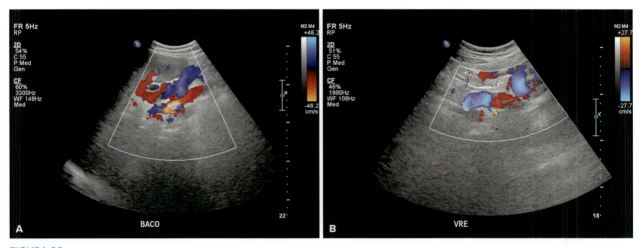

FIGURA 20
Anastomose esplenorrenal espontânea, caracterizada por varizes no hilo esplênico (A) que se conectam e dilatam a veia renal esquerda (B), drenando o fluxo na veia cava inferior.

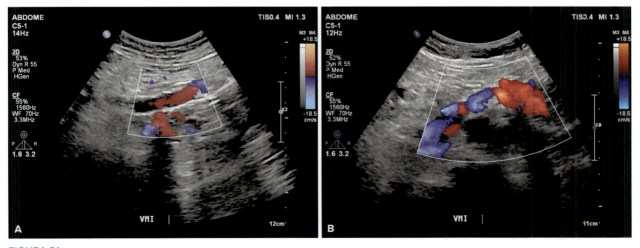

FIGURA 21
Dilatação e fluxo invertido na veia mesentérica inferior (A), gerando varizes mesentéricas que drenam em território ilíaco (B).

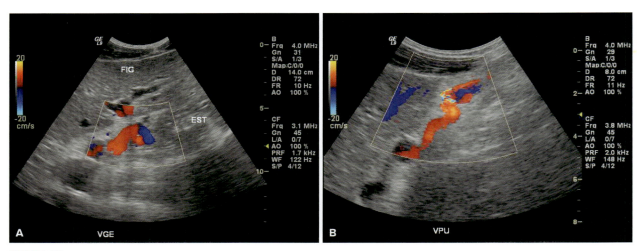

FIGURA 22
Veia gástrica dilatada e com fluxo hepatofugal caracterizada no plano do ligamento hepatogástrico (A) e no seu eixo longitudinal (B).

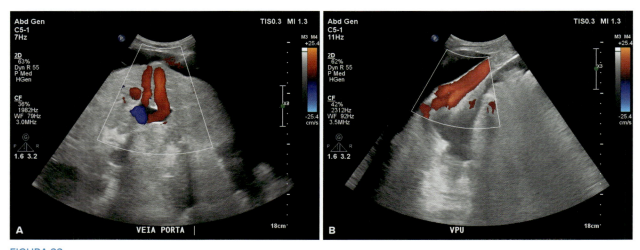

FIGURA 23
Veias paraumbilicais recanalizadas e com fluxo hepatofugal, caracterizadas desde a porção umbilical do ramo portal esquerdo (A) e em seu trajeto descendente em meio à ascite (B).

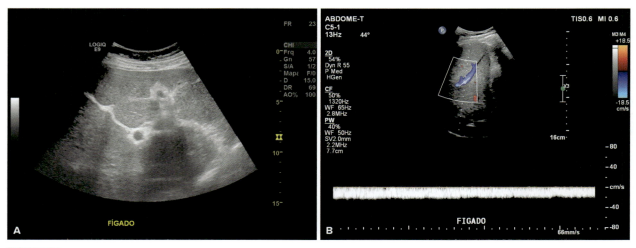

FIGURA 24
Fígado cirrótico (A) com veia hepática apresentando fluxo monofásico (B).

Apesar de não ser fundamental para o estudo, a análise de fluxo da artéria hepática pode trazer informações adicionais sobre o *status* circulatório geral do fígado. O padrão de resistividade na artéria hepática pode se encontrar tanto reduzido, abaixo de 0,5, quanto aumentado, acima de 0,8, em situações de doença hepática crônica avançada, a depender do grau de fibrose parenquimatosa e do desenvolvimento de *shunts* arteriovenosos, respectivamente. Pode ocorrer, ainda, aumento compensatório do volume de fluxo arterial, com consequente aumento do calibre e volume de fluxo na artéria hepática (Figura 25).

É importante concluir, na opinião do laudo, se há ou não sinais de hipertensão portal. Isoladamente, calibre e velocidades não refletem de maneira adequada o *status* da pressão intra-hepática, já que dependem do grau de aumento da resistência intra-hepática e de como se desenvolveram as colaterais portossistêmicas. Portanto, se a veia porta se encontra apenas dilatada ou apenas com velocidade reduzida, não conclua com sinais de hipertensão portal – diferente de alterações do sentido do fluxo na veia porta e de desvio de fluxo por colaterais, que são sinais evidentes de hipertensão portal, mesmo isoladamente.

Causas

A hipertensão portal pré-sinusoidal pode ser extra ou intra-hepática. A principal causa de obstrução extra-hepática é a trombose no sistema porta, enquanto a principal causa intra-hepática é a esquistossomose, muito prevalente no Brasil. Cirrose é o estágio final de uma série de doenças hepáticas e a principal causa de hipertensão portal sinusoidal, determinada por alteração da arquitetura lobular e desenvolvimento de fibrose. As causas de hipertensão portal pós-sinusoidal incluem afecções relacionadas à obstrução da via de saída hepática e congestão venosa de origem cardíaca.

TROMBOSE DA VEIA PORTA

A trombose da veia porta associa-se a várias causas, que incluem neoplasias e metástases hepáticas e pancreáticas, pancreatite aguda ou crônica, cirrose e estados de hipercoagulabilidade, entre outras. A cirrose constitui a causa mais comum de trombose portal intra-hepática, seguida de hepatocarcinoma. Já a trombose portal extra-hepática é denominada obstrução venosa portal extra-hepática quando crônica e associada à transformação cavernomatosa, afetando mais comumente crianças e jovens adultos; em 70% dos casos, é idiopática.

Na trombose aguda, o trombo pode ser acentuadamente hipoecogênico, o que pode dificultar a sua identificação, sendo muito importante o mapeamento com o Doppler colorido e de amplitude para se confirmar a ausência de fluxo. Na fase subaguda, normalmente é mais fácil caracterizar material trombótico hipoecogênico no interior do vaso, associando veia porta de calibre aumentado (Figura 26).

Com o passar do tempo, pode haver recanalização da veia porta ou transformação cavernomatosa. A transformação cavernomatosa ocorre ao menos 12 meses após o episódio da trombose, quando colaterais portoportais tortuosos surgem no leito da veia porta, por dilatação dos plexos venosos paracoledocal e epicoledocal de Petren e Santi, respectivamente. Ao estudo com Doppler, tais colaterais apresentam fluxo de

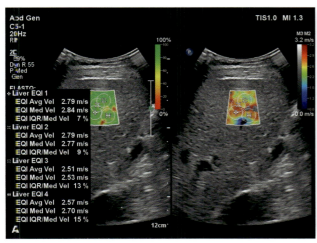 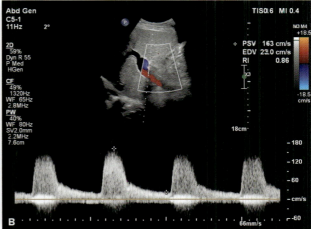

FIGURA 25
Fígado cirrótico com valores de rigidez acentuadamente elevados (A) e artéria hepática apresentando elevado índice de resistividade, com diástole quase zero (B).

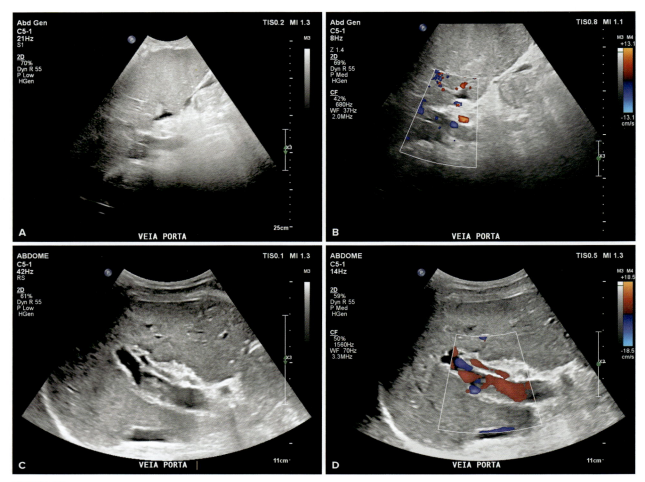

FIGURA 26
Trombo levemente hiperecogênico preenchendo parcialmente a luz do tronco da veia porta (A). Ao modo colorido, o fluxo na porção patente do vaso é hepatofugal (B). Outro caso com trombo mural subagudo preenchendo parcialmente a luz da veia porta (C) com fluxo hepatopetal na luz patente (D).

baixa velocidade, sem variações com a respiração ou com o ciclo cardíaco. (Figura 27).

Nas tromboses tumorais, além do aumento de calibre, que pode ultrapassar 2 cm, pode ser observado fluxo de padrão arterial no interior do trombo, aspecto que fica mais caracterizado se utilizado Doppler pulsado no interior do trombo, que mostra espectro arterial, ou mesmo contraste ultrassonográfico, mais nitidamente à vascularização do trombo.

ESQUISTOSSOMOSE

Na esquistossomose, não é observada alteração textural hepática, apenas um padrão típico de fibrose periportal, caracterizado por hiperecogenicidade nas fissuras, juntos aos ramos portais e perivesicular. Tardiamente, há uma tendência à redução volumétrica do lobo direito e aumento do lobo esquerdo, devido ao aporte preferencial de fluxo do baço para o ramo portal esquerdo, sem alterações significativas do lobo caudado. Além dos aspectos morfológicos característicos no fígado, o aumento das dimensões do baço costuma ser acentuado na esquistossomose, associando-se em alguns casos a focos parenquimatosos hiperecogênicos compatíveis com depósitos de hemossiderina, conhecidos como nódulos de Gamna-Gandy.

Em relação ao padrão de fluxo na veia porta, na esquistossomose o fluxo apresenta mais comumente velocidades normais e fasicidade pouco alterada, fruto da maior vazão pela esplenomegalia e menor resistência parenquimatosa. Por outro lado, pode ocorrer

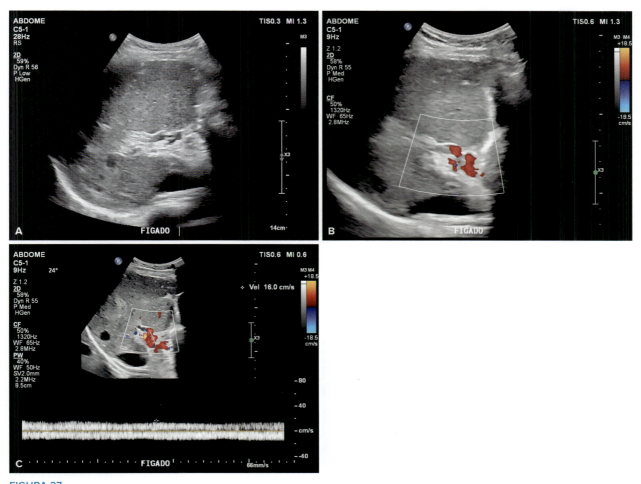

FIGURA 27
Transformação cavernomatosa da veia porta. Tronco da veia porta não caracterizado no hilo hepático (A), múltiplos pequenos vasos com fluxo hepatopetal na sua projeção (B) e fluxo reduzido e achatado ao modo pulsado (C).

inversão do sentido do fluxo determinada pelo surgimento de colaterais. Alterações do padrão de fluxo na artéria e veias hepáticas não são característicos da esquistossomose (Figura 28).

CIRROSE

Na cirrose, a desorganização arquitetural manifesta-se por textura parenquimatosa heterogênea de aspecto micro ou macronodular, associando-se a contornos serrilhados e margens rombas. Tardiamente, há uma tendência à redistribuição volumétrica, com aumento relativo dos segmentos laterais do lobo esquerdo e do lobo caudado, este definido por aumento maior que 4,0 cm do seu diâmetro transverso. O aumento das dimensões do baço, quando presente, costuma ser menor que na esquistossomose.

Em relação ao padrão de fluxo na veia porta, há uma tendência à redução das velocidades e perda da fasicidade, podendo ocorrer inversão do fluxo determinada pelo surgimento de colaterais. Ainda na veia porta, trombose é uma complicação mais prevalente em casos de cirrose. Em relação ao padrão de fluxo na artéria e veias hepáticas, o padrão de destruição do parênquima na cirrose leva ao hipofluxo portal que pode causar aumento compensatório do calibre e volume de fluxo na artéria hepática, além de perda da fasicidade nas veias hepáticas (Figura 29).

OBSTRUÇÃO DA VIA DE SAÍDA HEPÁTICA

A nomenclatura da obstrução da via de saída hepática tem sido objeto de debate, já que se trata, na verdade, de duas entidades distintas do ponto de vista anatô-

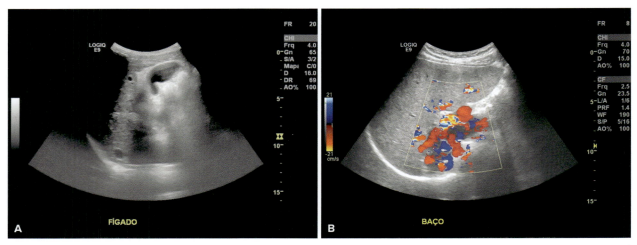

FIGURA 28
Esquistossomose com hiperecogenicidade perivesicular (A) e discreta esplenomegalia com varizes hilares (B).

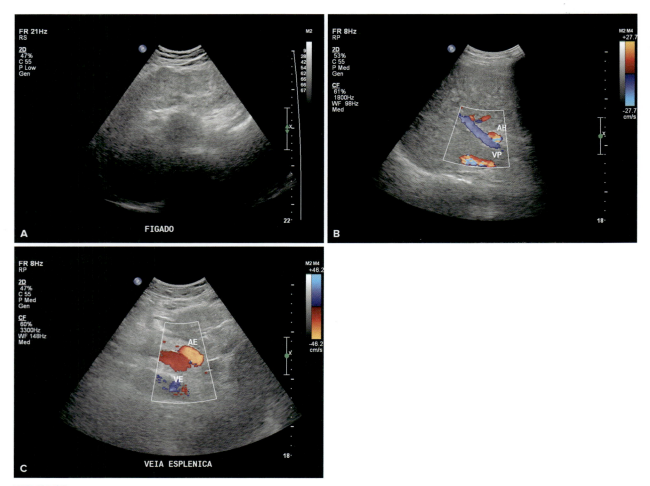

FIGURA 29
Cirrose caracterizada por alteração morfotextural hepática com hipertrofia do lobo caudado (A). Hipertensão portal com fluxo hepatofugal em azul na veia porta (B) e em vermelho na veia esplênica (C).

mico, etiológico e clínico: a síndrome de Budd-Chiari e a síndrome cava hepática (Figura 30).

Síndrome de Budd-Chiari

A síndrome de Budd-Chiari clássica é uma doença relativamente rara, decorrente de obstrução que pode acometer algum ponto do trajeto entre as tributárias das veias hepáticas até o orifício de entrada da veia cava inferior no átrio direito, se caracterizando por: (1) ser mais comum em países ocidentais, (2) cursar com trombose primária por distúrbios de coagulação, como uso de contraceptivos orais, gravidez e síndrome antifosfolípide, (3) acometer as veias hepáticas e (4) apresentar sintomas mais graves e agudos.

Clinicamente, pode se manifestar como forma fulminante ou aguda. A forma fulminante é caracterizada por oclusão completa das veias hepáticas com redução abrupta da drenagem venosa hepática, evoluindo rapidamente para insuficiência hepática e óbito. Na forma aguda, apresenta-se com quadro de dor abdominal de início agudo, hepatomegalia, ascite, icterícia e insuficiência renal, além de elevação sérica das aminotransferases e bilirrubinas.

Nas veias hepáticas, são observadas alterações que variam na dependência do grau e tempo de obstrução, podendo ser caracterizados desde o espessamento parietal, até o material trombótico intraluminal distendo a luz. Ao Doppler, podem ser observados sinais de estenose luminal com turbilhonamento do fluxo e aumento das velocidades no local da obstrução, com aumento do calibre e redução da fasicidade distal, e a ausência total de fluxo ao modo colorido e de amplitude. Nos controles subsequentes, a oclusão crônica de uma veia hepática pode levar à atrofia dos segmentos drenados e alteração morfológica hepática (Figura 31).

Na veia porta, podem ocorrer sinais de hipertensão portal, inclusive com inversão do fluxo na veia porta por alterações hemodinâmicas que a transformam em

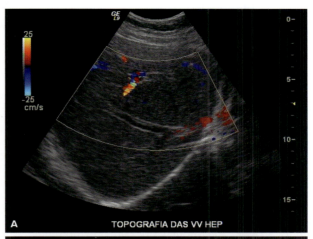
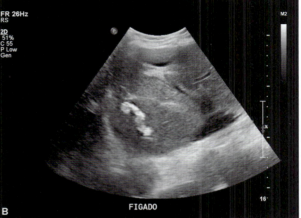

FIGURA 31
Veia hepática média ocluída, caracterizada por material trombótico hipoecogênico e sem fluxo ao Doppler (A). Veia hepática direita com oclusão antiga tendo evoluído com calcificação grosseira preenchendo todo o seu trajeto e sinais de atrofia associada do lobo direito (B).

uma rota de drenagem do fluxo sanguíneo hepático. Em até 15% dos casos de síndrome de Budd-Chiari, pode haver evolução para trombose da veia porta.

Colaterais venosas intra-hepáticas podem estar presentes em até 80% dos casos de Budd-Chiari, destacando-se veia do lobo caudado de calibre aumentado (> 0,3 cm), achado específico, porém, de baixa sensibilidade. Como achados associados, ainda pode ser observada hipertrofia do lobo caudado, que ocorre secundariamente à drenagem exclusiva para a veia cava inferior, e ascite.

Síndrome cava hepática

A síndrome veia cava hepática caracteriza-se por: (1) ser muito mais comum em países orientais; (2) apresentar etiologia desconhecida, ser causada por doença membranosa ou associada à infecção bacteria-

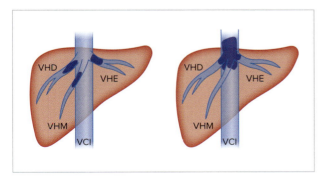

FIGURA 30
Esquema ilustrativo da síndrome de Budd-Chiari e da síndrome cava hepática.

na em locais com baixas condições de higiene; (3) acometer a porção hepática da veia cava inferior, podendo ou não se estender para as veias hepáticas; (4) apresentar sinais mais leves e crônicos. Em razão da variedade de topografia em que pode ser caracterizada, da maior frequência em adultos e por ser em geral espessa, a membrana caracterizada nessa síndrome é um provável resultado de uma sequela de trombose antiga do que uma anomalia congênita propriamente dita.

A ultrassonografia com Doppler é uma ótima alternativa para o diagnóstico de trombose e a caracterização da repercussão hemodinâmica tanto nas veias hepáticas quanto na veia porta, porém, com baixa acurácia para individualizar membranas que, quando presentes, caracterizam-se como imagens ecogênicas junto à parede da veia cava inferior. Mais comumente, são observados trombos que podem assumir um aspecto rendilhado no segmento hepático da veia cava inferior, cursando com bloqueio total ou parcial à sua luz, associando-se afilamento do calibre e redução da fasicidade das veias hepáticas dependendo da sua localização e extensão. Veias colaterais intra-hepáticas, em particular veia caudada acima de 0,3 cm e hipertrofia do lobo caudado, são consideradas sinais específicos dessa anormalidade.

HEPATOPATIA CONGESTIVA

Entre as possíveis causas de desordem hepática de origem vascular, destaca-se ainda a hepatopatia congestiva, que se refere ao espectro de manifestações radiológicas e clínicas que resultam de congestão hepática passiva, relacionada a qualquer doença cardiopulmonar que cause aumento da pressão venosa central e consequentemente, prejuízo da drenagem venosa do fígado.

A congestão persistente pode levar ao quadro de fibrose perivenosa e perissinusoidal, com desenvolvimento de septos fibrosos que caracteristicamente interligam as veias hepáticas centrais. Esse padrão é distinto

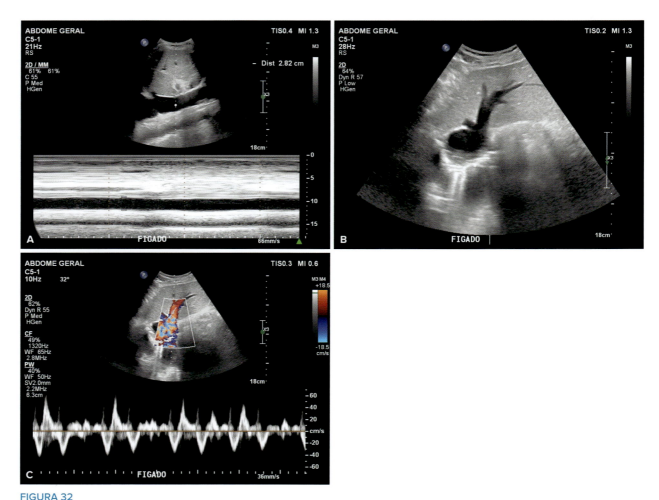

FIGURA 32
Fígado cardíaco caracterizado por dilatação da veia cava inferior ao modo M (A), da veia hepática esquerda ao modo B (B) e fluxo hepático de padrão pulsátil (C).

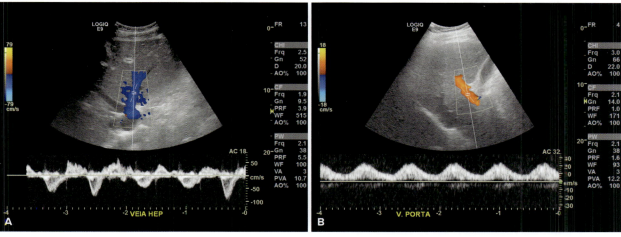

FIGURA 33
Fígado cardíaco caracterizado por fluxo hepático (A) e portal (B) de padrão pulsátil.

de outras causas de distorção arquitetural como cirrose, que se caracterizam pelo desenvolvimento de septos fibrosos na tríade portal. A remodelação do parênquima hepático ocorre apenas nos estágios finais, com remodelamento do parênquima resultando em cirrose hepática.

Os achados ultrassonográficos mais comuns incluem veias cava inferior e hepáticas dilatadas, associadamente ou não a hepatomegalia. A análise com Doppler pulsado mostra aumento da pulsatilidade nas veias cava inferior e hepáticas. A elevada pressão nas veias hepáticas pode ser transmitida através dos sinusoides para o sistema porta, resultando em variação anormal no do fluxo portal e até mesmo padrão de fluxo bidirecional (Figuras 32 e 33).

PÓS-OPERATÓRIO

O tratamento cirúrgico de alterações vasculares da circulação esplâncnica pode ser paliativo, em que se faz uma derivação portossistêmica para facilitar o escoamento venoso portal, seja por via endovascular, como no TIPS, seja por via aberta, com o objetivo de reduzir o risco de complicações como hemorragia digestiva alta e ascite refratária, ou definitivo, pela substituição do tecido doente, no caso com transplante hepático, já discutido anteriormente.

TIPS (*transjugular intrahepatic portosystemic shunt*)

O *shunt* portossistêmico intra-hepático transjugular é um procedimento terapêutico que consiste na criação de uma anastomose comunicando um ramo portal intra-hepático e uma veia hepática, através da implantação de um *stent* não recoberto ou recoberto pelo parênquima hepático (Figura 34).

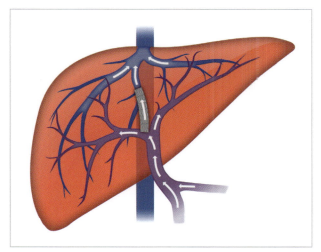

FIGURA 34
Esquema ilustrativo de TIPS.

As complicações relacionadas com o TIPS são: (1) inerentes à sua colocação, como hemoperitônio, trombose dos vasos hepáticos e hemobilia; (2) encefalopatia hepática, que se desenvolve em até um terço dos pacientes pela não metabolização do sangue pelo fígado; (3) obstrução parcial ou completa do TIPS, com consequente elevação do gradiente de pressão porta-hepático e risco de desenvolvimento de novas complicações.

A avaliação precoce do TIPS por Doppler é prejudicada pela presença de bolhas gasosas, que podem permanecer até 72 horas após a sua colocação. Além disso, é importante destacar que, diferentemente de *stents* não recobertos, nas primeiras horas após a implantação de *stents* recobertos a sua extremidade distal pode não mostrar fluxo, o que não deve ser diagnosticado como trombose. Como essa é uma complicação que ocorre mais comumente nas primeiras 72 horas após sua implantação, casos suspeitos de trombose devem ser avaliados por outro método, como angiotomografia ou angiorressonância, caso não seja possível, por estudo Doppler após 1 semana de pós-operatório.

A estenose tardia é mais frequente, secundária ao desenvolvimento de hiperplasia da camada neointimal, podendo ocorrer ao longo do trajeto da prótese ou na via de saída nas veias hepáticas, sendo mais comum na porção cranial do TIPS.

Não há consenso sobre os valores velocimétricos de corte para quantificar o grau de reestenose, mas os estudos apresentam uma tendência de valores muito altos ou muito baixos de velocidade ao longo do trajeto do TIPS. Estenose significativa deve ser sugerida em casos de velocidades acima de 250 cm/s, abaixo de 50 cm/s ou quando há gradiente de velocidades entre dois pontos maior que 100 cm/s. Como critério secundário de disfunção, pode ser observado desvio do fluxo para colaterais previamente corrigidas ou para novos territórios (Tabela 1 e Figura 35).

Derivações portossistêmicas

Derivações portossistêmicas são cirurgias abertas que objetivam reduzir a pressão no sistema porta, particularmente em casos de trombose da veia porta, as principais podendo ser portocava, mesocava ou esplenorrenal (Figura 36).

A anastomose portocava pode ser laterolateral ou terminolateral, e, ao estudo Doppler, observa-se fluxo

TABELA 1 Critérios hemodinâmicos de estenose de TIPS

TIPS	Velocidade máxima (cm/s)	Velocidade mínima (cm/s)	Gradiente (cm/s)
> 50%	> 250	> 50	> 100

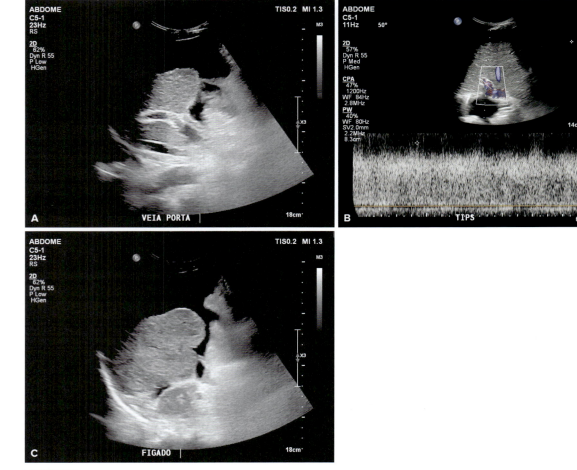

FIGURA 35
Stent intra-hepático caracterizado pela malha metálica entre o ramo portal e a veia hepática direitos (A), com estenose significativa junto à porção hepática caracterizada por velocidades acentuadamente elevadas (B). Associa-se como achado secundário de perda de função do TIPS ascite caracterizada junto ao fígado (C).

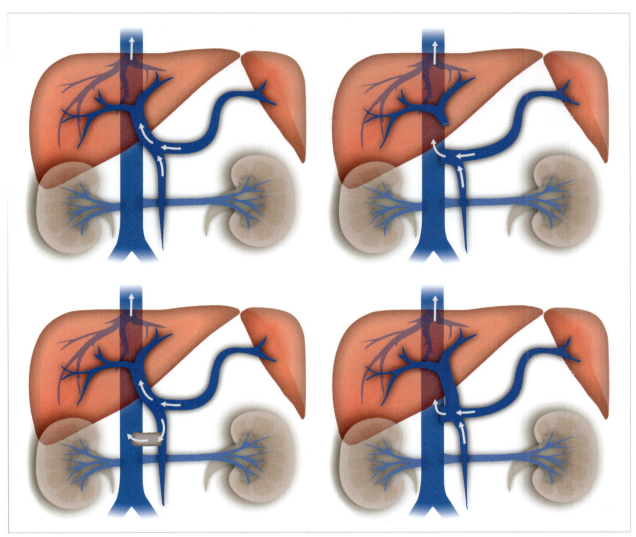

FIGURA 36
Esquema ilustrativo dos tipos de cirurgia de derivação portossistêmica.

hepatofugal na veia porta direcionado para a veia cava inferior. Na derivação mesocaval, a veia mesentérica superior é anastomosada na veia cava inferior, sendo observado fluxo hepatofugal na veia porta e na veia mesentérica superior direcionado para a veia cava inferior. Na derivação esplenorrenal, nem sempre é possível identificar a anastomose, mas pode ser observado fluxo invertido na porção distal da veia esplênica e aumento de calibre da veia renal esquerda, sendo o fluxo na veia porta em geral hepatopetal.

Uma complicação temida nessas derivações é a encefalopatia hepática, que ocorre pela não metabolização do sangue pelo fígado. Tal situação pode ser mensurada pela relação entre o volume de fluxo no *shunt* e na veia porta, onde menos de 30% do fluxo da porta passando pelo *shunt* não causaria encefalopatia hepática e mais de 60% do fluxo da porta passando pelo *shunt*, sim (Figura 37).

RELATÓRIO

O relatório da circulação esplâncnica está normalmente associado à ultrassonografia com Doppler do abdome superior e deve conter a análise morfológica dos órgãos do abdome superior, particularmente do fígado e do baço, intimamente conectados com a causa e as consequências de alterações circulatórias.

A análise dopplerfluxométrica das veias esplênica, mesentérica superior e porta deve conter informações sobre seu calibre, perviedade, sentido do fluxo e velocidades, essas apenas da veia porta. Caso presentes, deve ser avaliado padrão anatômico e funcional das colaterais portossistêmicas e, se possível, das veias de drenagem.

É também obrigatório o estudo conter informações anatômicas e funcionais das veias hepáticas, por indicarem o *status* da drenagem hepática e do grau de enrijecimento do parênquima hepático. Adicionalmente, pode

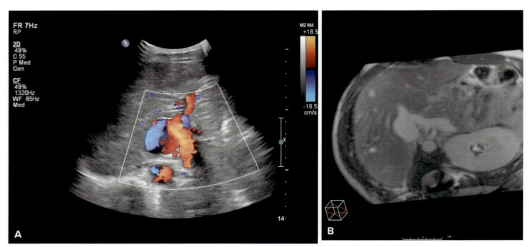

FIGURA 37
Shunt portossistêmico caracterizado por junção laterolateral entre o tronco da veia porta e a veia cava inferior. Ao estudo Doppler fluxo portal em vermelho e caval em azul (A) e imagem correspondente à ressonância magnética no plano axial (B).

ser avaliado o padrão funcional da artéria hepática, que contribuiria eventualmente com informações indiretas sobre presença de *shunts* arteriovenosos intra-hepáticos e repercussão da hipertensão portal.

Sugestão de frases normais

- Veias esplênica e mesentérica superior pérvias, com calibre normal e fluxo anterógrado.
- Veia porta e ramos pérvios. Tronco da veia porta com calibre de ___cm (normal até 1,2 cm), fluxo hepatopetal e velocidades de ___ (normal acima de 15 cm/s).
- Artéria hepática pérvia, com fluxo de velocidades e índice de resistividade preservados.
- Veias hepáticas pérvias, com fluxo hepatofugal e multifásico.
- TIPS pérvio entre o ramo portal direito/esquerdo e a veia hepática direita/média/esquerda, com fluxo anterógrado e sem evidências de estenose.

Sugestão de frases patológicas

- Veia esplênica/mesentérica superior dilatada para ___ cm (normal até 0,9 cm), com fluxo anterógrado/invertido.
- Veia porta e ramos pérvios. Tronco da veia porta dilatada para ___cm (normal até 1,2 cm), com fluxo hepatopetal e velocidades reduzidas para ___ (normal acima de 15 cm/s). Esses achados são compatíveis com hipertensão portal.
- Veia porta e ramos pérvios. Tronco da veia porta dilatada para ___cm (normal até 1,2 cm) com fluxo bidirecional/hepatofugal. Esses achados são compatíveis com hipertensão portal.
- Tronco da veia porta com trombose aguda, caracterizada por material trombótico hipoecogênico que distende sua luz, sem fluxo ao estudo Doppler. O trombo não se estende/estende-se para o ramo portal direito/esquerdo.
- Tronco da veia porta com trombose subaguda, caracterizada por trombo hipoecogênico mural, com sinais de recanalização parcial ao estudo Doppler. O trombo não se estende para os ramos portais/estende-se para o ramo portal direito/esquerdo.
- Tronco da veia porta não caracterizado. Na sua topografia, observam-se múltiplos vasos colaterais de pequeno calibre, com fluxo hepatopetal de baixas velocidades. Esses achados são compatíveis com transformação cavernomatosa da veia porta.
- Veias hepáticas pérvias, com fluxo hepatofugal, porém com perda da fasicidade cardíaca, achado que pode estar associado ao aumento da rigidez hepática.
- Veias hepáticas pérvias, dilatadas para até ___ cm (normal até 1,0 cm) com fluxo pulsátil, achado que pode estar associado à sobrecarga pressórica em câmaras cardíacas direitas.
- Veia hepática direita/média/esquerda com trombose aguda, caracterizada por material trombótico hipoecogênico que distende sua luz, sem fluxo ao estudo Doppler. Demais veias pérvias, com fluxo hepatofugal e multifásico. O trombo não se estende/estende-se para a veia cava inferior.
- Veia hepática direita/média/esquerda com trombose subaguda, caracterizada por trombo mural

hipoecogênico, com sinais de recanalização parcial ao estudo Doppler. Demais veias pérvias, com fluxo hepatofugal e multifásico. O trombo não se estende/estende-se para a veia cava inferior.

- TIPS entre o ramo portal direito/esquerdo e a veia hepática direita/média/esquerda, ocluído em toda a sua extensão/junto à porção portal/hepática.
- TIPS pérvio entre o ramo portal direito/esquerdo e a veia hepática direita/média/esquerda, com turbilhonamento do fluxo e aumento das velocidades na porção ___ para ___ cm/s (normal entre 50 e 250 cm/s), indicando estenose significativa.

REFERÊNCIAS

1. Arora A, Sarin SK. Multimodality imaging of primary extrahepatic portal vein obstruction (EHPVO): what every radiologist should know. Br J Radiol. 2015; 88(1052):20150008.
2. Baik SK, Kim JW, Kim HS, Kwon SO, Kim YJ, Park JW, et al. Recent variceal bleeding: Doppler US hepatic vein waveform in assessment of severity of portal hypertension and vasoactive drug response. Radiology. 2006; 240(2):574-580.
3. Baik SK. Haemodynamic evaluation by Doppler ultrasonography in patients with portal hypertension: a review. Liver Int. 2010;30(10):1403-13. Liver International 2010; 30: 1403-1413.
4. Barr RG, Wilson SR, Rubens D, Garcia-Tsao G, Ferraioli G. Update to the Society of Radiologists in Ultrasound Liver Elastography Consensus Statement. Radiology. 2020;296(2):263-74.
5. Cannella R, Giambelluca D, Pellegrinelli A, et aCabassa IB. Color Doppler Ultrasound in Portal Hypertension. A Closer Look at Left Gastric Vein Hemodynamics. J Ultrasound Med. 2020; 9999: 1--8.
6. Dajti E, Alemanni LV, Marasco G, Montagnani M. Azzaroli Fet al. Approaches to the Diagnosis of Portal Hypertension: Non-Invasive or Invasive Tests? Hepatic Medicine: Evidence and Research 2021; 13: 25–36. Hepat Med. 2021;13:25-36.
7. Eesa M, Clark T. Transjugular intrahepatic portosystemic shunt: State of the art. Semin Roentgenol. 2011; 46(2):125-132.
8. Eipel C, Abshagen K, Vollmar B. Regulation of hepatic blood flow: The hepatic arterial buffer response revisited. World J Gastroenterol 2010 December 28; 16(48): 6046-6057.World J Gastroenterol. 2010;16(48):6046-57.
9. Gallego C, Velasco M, Marcuello P, Tejedor D, De Campo L, Friera A. Congenital and acquired anomalies of the portal venous system. Radiographics. 2002; 22(1):141-159.
10. McNaughton DA, Abu-Yousef MM. Doppler US of the liver made simple. Radiographics. 2011; 31(1):161-88.
11. Pargewar SS, Desai SN, Rajesh S, Singh VP, Arora A, Mukund Aet al. Imaging and radiological interventions in extra-hepatic portal vein obstruction. World J Radiol. 2016 Jun 28; 8(6): 556–5-70.
12. Shin N, Kim YH, Xu H, Shi H, Zhang Q, Pons JPC, et al. Redefining Budd-Chiari syndrome: A systematic review. World J Hepatol. 2016 Jun 8; 8(16): :691--702.
13. Shrestha SM, Kage M, Lee BB. Hepatic vena cava syndrome: New concept of pathogenesis. Hepatol Res 2017; 47: 603– 615.Hepatol Res. 2017;47(7):603-15.
14. Wachsberg RH, Bahramipour P, Sofocleous CT, Barone A. Hepatofugal flow in the portal venous system: pathophysiology, imaging findings, and diagnostic pitfalls. Radiographics. 2002; 22(1):123-40.
15. Wells ML, Fenstad ER, Poterucha JT, Hough DM, Young PM, Araoz PA, et al. Imaging Findings of Congestive Hepatopathy. Radiographics. 2016;36(4):1024-37. RadioGraphics 2016; 36:1024–1037.

12

Venoso periférico

INTRODUÇÃO

O estudo Doppler tem papel fundamental na propedêutica diagnóstica de afecções venosas periféricas, sendo considerado o método de escolha na pesquisa de trombose e refluxo, bem como no acompanhamento pós-operatório.

PROTOCOLO

O transdutor ideal para a análise das veias periféricas profundas é o linear de frequência intermediária, enquanto, para o estudo das veias superficiais, prefiro utilizar o transdutor linear de alta frequência. Eventualmente, é necessário utilizar transdutor convexo de baixa frequência para a análise de veias profundas em pacientes com muito edema ou tecido subcutâneo muito espesso, que prejudique a transmissão do feixe ultrassônico.

Pesquisa de trombose

O protocolo do exame pode variar na dependência do território avaliado e da suspeita clínica; porém, o estudo sempre deve incluir pesquisa ativa de sinais de trombose, mesmo em pacientes com suspeita de insuficiência venosa crônica, não só porque pode ser a causa das varizes, como também porque sua presença pode mudar a conduta terapêutica.

O estudo inicia-se ao modo B, realizando varredura transversal de cada segmento vascular com manobras de compressão, seguida de sua avaliação no plano longitudinal ao modo colorido e, em alguns segmentos, espectral. Devem ser pesquisadas variações anatômicas, presença de material trombótico e, perda da compressibilidade, perviedade da luz e características do fluxo.

Para o estudo das veias jugulares, realizo a avaliação em decúbito dorsal, com varredura das veias jugulares internas e, na sequência, das jugulares externas no plano axial, com manobras de compressão no sentido craniocaudal para a pesquisa de trombose e, logo em seguida, no plano longitudinal aos modos colorido e pulsado. Eventualmente, as veias jugulares internas encontram-se ingurgitadas, reduzindo a compressibilidade e com baixo fluxo em decúbito, o que pode ser confundido com trombose, motivo pelo qual complemento o exame com o paciente sentado na maca de frente para mim, a fim de deixar os vasos mais compressíveis e com fluxo mais evidente (Figura 1).

Para o estudo dos membros superiores, costumo posicionar o paciente sentado na maca de frente para mim, com os antebraços apoiados sobre um travesseiro e as mãos em posição supina. O exame da veia subclávia deve incluir suas porções pré-escalena e costoclavicular, e da veia axilar, sua porção retropeitoral, analisando-se morfologia e padrão espectral no plano longitudinal. Essas veias são mais difíceis de comprimir, portanto, costumo avaliar eventual trombose também pelo aspecto morfológico e pelo fluxo ao modo colorido, utilizando manobras de elevação do braço para deixá-las mais ectasiadas caso necessário. As veias braquiais, radiais e ulnares são melhores caracterizadas em plano transversal para a pesquisa de trombose e em plano longitudinal para pesquisa de fluxo, em geral com o auxílio de compressão distal, inclusive na mão do paciente em segmentos mais distais. O exame pode ser complementado com elevação do braço para provocar maior ingurgitamento dos segmentos venosos proximais, facilitando a sua avaliação.

As veias cefálica e basílica em geral são melhores caracterizadas a partir da sua porção distal no punho, seguindo cranialmente a cefálica na face lateral do an-

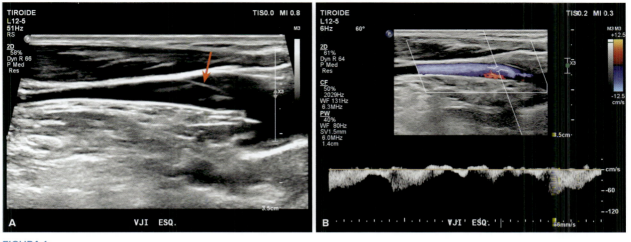

FIGURA 1
Veia jugular interna no plano longitudinal ao modo B com a valva jugular inferior bem individualizada (A) e ao modo pulsado (B).

tebraço e braço até a crossa no sulco deltopeitoral, a basílica na face medial do antebraço e braço até a sua crossa na veia axilar, com varredura transversal com manobras de compressão e, em cada segmento, no plano longitudinal ao modo colorido (Figuras 2 e 3).

Para o estudo dos membros inferiores, costumo iniciar a avaliação com o paciente em decúbito dorsal com leve abdução e flexão do quadril. As veias femoral comum e femoral são acessadas por via anteromedial e a veia poplítea por via posterior, da mesma maneira que as artérias. Para o exame da veia poplítea, o paciente pode ainda ficar em decúbito lateral com o joelho levemente fletido ou em decúbito ventral elevando o pé sobre um apoio. As veias tibiais posteriores e fibulares são caracterizadas preferencialmente por via medial, a primeira entre os músculos sóleo e tibial posterior e a segunda junto à cortical da fíbula. Esses segmentos podem ser identificados em conjunto através de corte longitudinal, tanto por via medial quanto lateral, utilizando-se como referência as respectivas artérias. Finalizo o estudo pela avaliação de veias gastrocnêmias mediais, acessadas por via medial no interior do respectivo ventre muscular. As veias tibiais anteriores raramente são responsáveis isoladamente por trombose venosa profunda, portanto, não costumo investigá-las, a menos que haja fortes indícios clínicos e mais nenhum sítio acometido, quando realizo a avaliação por via anterior logo antes de adentrarem na membrana interóssea. Cada segmento venoso é sequencialmente avaliado no plano transversal com manobras de compressão e em plano longitudinal ao modo colorido, sendo que é necessário fazer manobras de compressão distal para caracterizar fluxo nas veias infrageniculares. O exame deve ser com-plementado em ortostase quando é necessário maior ingurgitamento venoso para facilitar a caracterização de sinais de trombose e quando é necessária pesquisa de refluxo, que deve ser feita pelo menos no segmento femoropoplíteo, utilizando-se manobras de Valsalva e compressão distal. Em caso de suspeita de tromboflebite, os vasos superficiais podem ser analisados apenas em decúbito, realizando uma varredura transversal com manobras de compressão, seguida de avaliação de perviedade ao modo colorido no plano longitudinal. Porém, se houver necessidade de analisar incompetência valvar pós-trombose, será necessário avaliar esses segmentos venosos em ortostase (Figura 4).

Pesquisa de refluxo

Na pesquisa de refluxo, é importante ajustar o *preset* para melhorar sua capacidade de detectar fluxo invertido mesmo de baixas velocidades. Ao modo colorido, reduza o PRF, priorize o ganho de modo colorido em detrimento do modo B e aumente a prioridade de branco, porém sem deixar o índice de persistência elevado, para não criar falsos positivos. Ao modo pulsado, reduza o PRF e diminua o filtro de parede. Por outro lado, não é preciso ajuste de ângulo, a menos que seja necessário calcular a velocidade ou o volume do fluxo.

As principais manobras provocativas para avaliação de refluxo são manobra de Valsalva e compressão distal. A manobra de Valsalva pode ser feita soprando o dorso da mão, respirando fundo e segurando fortemente a expiração ou realizando uma forte prensa abdominal, sendo eficiente quando mostra refluxo em veias incompetentes e ausência de refluxo em veias competentes com retorno do fluxo cranial quando o

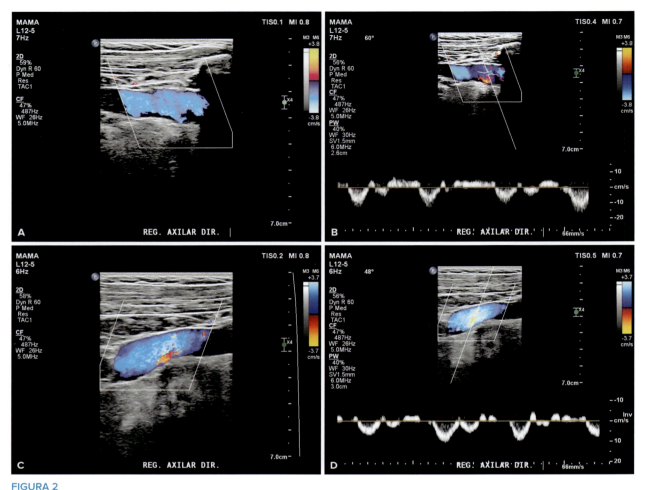

FIGURA 2
Estudo da veia subclávia no espaço costoclavicular ao modo colorido (A) e pulsado (B) e da veia axilar no espaço retropeitoral menor ao modo colorido (C) e pulsado (D), com os respectivos posicionamentos do transdutor. O modo colorido mostra a perviedade desses segmentos venosos, e a fasicidade preservada do pulsado, maior chance de perviedade dos segmentos proximais inacessíveis ao método.

paciente cessa a manobra. A manobra de compressão distal, que deve ser feita com a mão livre do examinador envolvendo o máximo da circunferência da perna, tornozelo ou pé, simulando uma contração muscular, deve mostrar fluxo cranial durante a manobra e refluxo em veias incompetentes e ausência de refluxo em veias competentes ao se aliviar a compressão (Figura 5).

Na avaliação de veias jugulares internas, alguns colegas neurologistas costumam pedir pesquisa de refluxo, porque acreditam ser uma possível causa de amnésia global transitória. Para tanto, o exame é realizado em decúbito dorsal, com a cabeça levemente rodada para o lado contralateral à veia jugular que será avaliada. O transdutor deve ser posicionado no plano longitudinal do vaso em posição proximal, junto à junção com a veia subclávia, enquanto o paciente faz manobra de Valsalva soprando o dorso da mão contralateral. O refluxo é avaliado ao modo colorido e depois ao modo pulsado, mensurando-se o tempo de refluxo (Figura 6).

Na avaliação de refluxo de veias de membros inferiores, tanto do sistema venoso profundo quanto do superficial, o exame deve ser realizado em ortostase. Eventualmente, caso o paciente se sinta desconfortável, as veias infrageniculares podem ser analisadas com o indivíduo sentado e as pernas pendentes.

No sistema venoso profundo, costumo observar no plano longitudinal as veias femoral e poplítea ao modo colorido e registrar o espectro ao modo pulsado, estendendo para veias tibiofibulares apenas em casos positivos. A avaliação de refluxo em veia femoral comum é controversa, e em geral não costumo realizar sua avaliação.

Na sequência, deve ser avaliado o sistema venoso superficial, mas sempre precedido da inspeção visual dos locais acometidos por varizes, com o paciente em

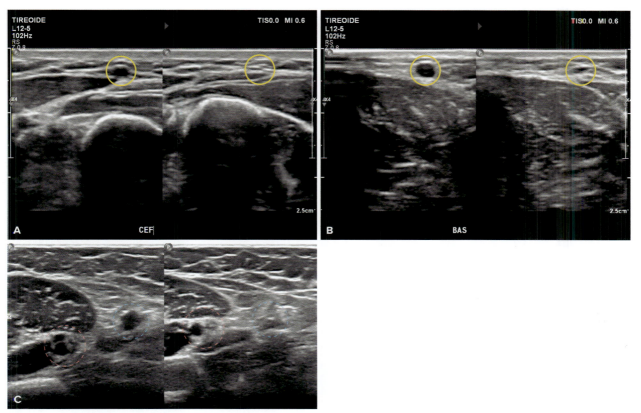

FIGURA 3
Veia cefálica na face lateral do antebraço (A) e veia basílica na face medial do antebraço (B), sem e com compressão, em posição habitual subcutânea profunda. Veia basílica na face medial do braço após perfurar a fáscia muscular em trajeto paralelo ao feixe vasculonervoso braquial, sem e com compressão. As veias basílica e braquial comprimem, enquanto a artéria braquial não.

ortostase e bem iluminado, perguntando também se há algum local específico de queixa. Como o exame é baseado na simulação de uma situação habitual que cause refluxo, como um aumento da pressão intra-abdominal ou uma contração muscular da panturrilha durante uma caminhada, é importante que a manobra provocativa seja realizada em ortostase e de maneira adequada, tanto para abrir uma valva incompetente e mostrar refluxo, quanto para fechar uma valva competente e mostrar ausência de refluxo. Localizado um segmento refluxivo, é fundamental saber onde é seu início e seu fim e o que está alimentando e drenando o refluxo. Para tanto, detectado o segmento incompetente ao modo colorido, movimente o transdutor cranialmente no plano longitudinal da veia até o início do refluxo e marque a distância em centímetros do local em relação a algum marco anatômico, que pode ser a prega poplítea ou a planta do pé, por exemplo, e observe se o refluxo é alimentado por uma crossa, uma tributária ou uma perfurante, e depois faça o mesmo processo, movimentando o transdutor caudalmente até o término do refluxo, marcando a distância em centímetros de algum marco anatômico e observando se o refluxo é drenado por uma tributária ou perfurante (Figura 7).

O exame se inicia pela crossa da safena magna, localizada junto à face anteromedial da veia femoral comum em posição oposta à artéria femoral comum no sinal do "Mickey". Deve ser feita a varredura craniocaudal de todo o trajeto da safena, observando ao modo B variações de calibre, trajeto e presença de trombos. O calibre deve ser mensurado na crossa no plano longitudinal, entre as valvas terminal e pré-terminal, e no plano axial, na coxa distal e na perna distal. Nas safenas com algum grau de refluxo, costumo ainda mensurar o seu calibre nos terços médios da coxa e da perna. Na sequência, analiso ao modo colorido, no seu plano longitudinal, a presença de refluxo, utilizando manobras provocativas, e coleto amostras espectrais pelo menos na coxa e na perna (Figura 8).

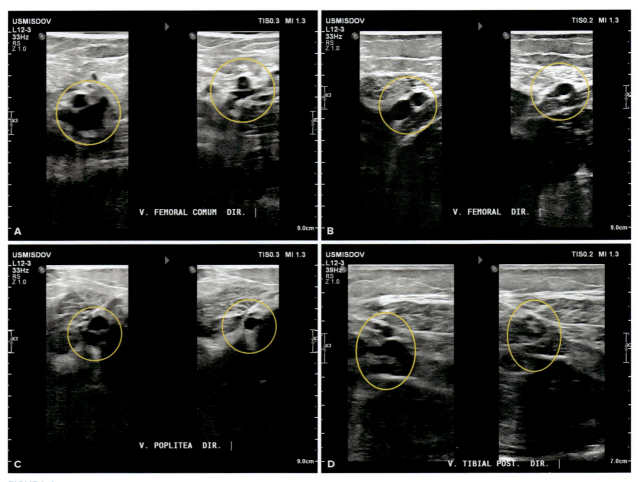

FIGURA 4
Estudo da veia femoral comum na raiz da coxa (A), da veia femoral na face anteromedial da coxa (B), da veia poplítea na fossa poplítea (C) e das veias tibiofibulares na face medial da perna (D), sem e com compressão.

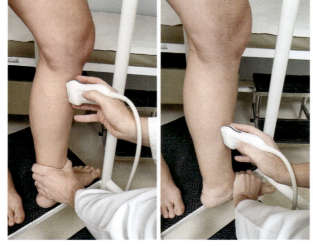

FIGURA 5
Manobra de compressão distal na perna e na planta do pé em ortostase para avaliação de refluxo venoso de membros inferiores.

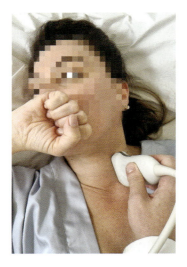

FIGURA 6
Manobra de Valsalva em decúbito dorsal para avaliação de refluxo de veias jugulares.

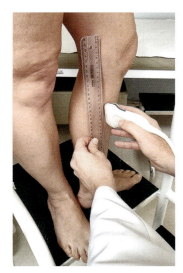

FIGURA 7
Mensuração da distância do início do segmento refluxivo em relação à face plantar.

O exame da veia safena parva inicia-se pela crossa, caso ela seja visível, continuando por eventual extensão cranial e depois seguindo caudalmente até o maléolo lateral, observando ao modo B variações de calibre, trajeto e presença de trombos. Na sequência, analiso em geral apenas ao modo colorido, no seu plano longitudinal, presença de refluxo, utilizando manobras provocativas. Caso seja incompetente, mensuro em centímetros a distância da junção safenopoplítea em relação à prega poplítea e também o calibre no plano axial na prega poplítea e no terço médio da perna (Figura 9).

Enquanto realizo a varredura das safenas, verifico a presença de eventuais perfurantes, sendo que as mais frequentes costumam estar localizadas na face medial da coxa e da perna. O exame é complementado com varredura nos territórios das safenas acessórias, particularmente daquelas que se mostrem ectasiadas, bem como de territórios não safenos, particularmente do sistema venoso lateral na face lateral da coxa e da perna.

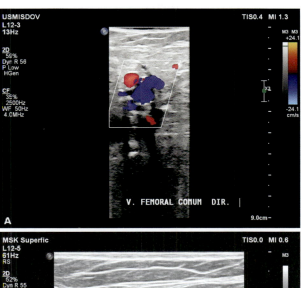

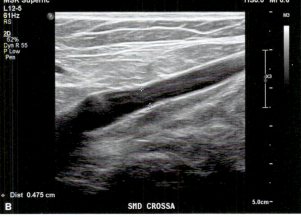

FIGURA 8
Imagem da junção safenofemoral no plano axial. A veia safena magna em azul corresponde "à orelha esquerda do Mickey", a orelha direita à artéria femoral comum em vermelho, e o rosto em azul, à veia femoral comum (A). Imagem da mensuração do calibre crossa da safena magna abaixo da valva terminal no plano longitudinal (B).

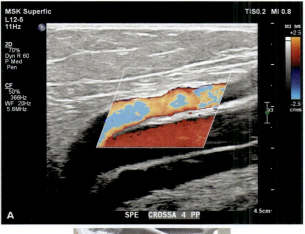

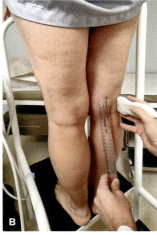

FIGURA 9
Imagem da crossa da safena parva incompetente (A), com mensuração da distância da junção safenopoplítea da prega poplítea, que escrevo na própria foto para facilitar o laudo.

A realidade de muitos serviços, infelizmente, não viabiliza tempo adequado para um estudo venoso de membros inferiores completo como o descrito anteriormente. Minha sugestão é, portanto, realizar um exame com um protocolo mais enxuto e dirigido para os pontos mais importantes do estudo e que não podem faltar no relatório. Realize o exame apenas com o paciente em ortostase. Inicie com ultrassonografia compressiva completa realizando uma varredura craniocaudal, registrando em tela dividida ao modo B no plano transversal cada segmento venoso com e sem compressão. Ao modo colorido, investigue refluxo nas veias femoral e poplítea. No sistema venoso superficial, investigue a presença de refluxo nas veias safenas no seu plano longitudinal ao modo colorido com manobras provocativas, caracterizando o padrão de fluxo pelo menos na crossa e nos terços médio e distal da coxa e perna, descrevendo a extensão do refluxo em relação aos terços de cada segmento anatômico e a causa e consequência de cada segmento refluxivo. Finalize caracterizando e localizando veias perfurantes incompetentes e descreva a localização das principais varizes.

Documentação

Uma documentação mínima do estudo venoso profundo deve conter imagens em modo B com tela dividida sem e com compressão de cada segmento venoso, o fluxo anterógrado em azul e invertido em vermelho ao modo colorido de cada segmento venoso e o fluxo anterógrado com espectro negativo e invertido com espectro positivo ao modo pulsado das veias jugulares internas na região cervical, das veias subclávia e axilar nos membros superiores, e das veias femorais e poplíteas nos membros inferiores. No estudo venoso superficial, devem ser documentadas imagens axiais em modo B de cada segmento das veias tronculares, ou seja, da crossa, do braço e antebraço das veias cefálica e basílica e da crossa, coxa e perna das veias safenas magna e parva, o fluxo anterógrado em azul e invertido em vermelho ao modo colorido de cada segmento venoso e o fluxo anterógrado com espectro negativo e invertido com espectro positivo ao modo pulsado, pelo menos das safenas magnas na coxa e na perna.

ANATOMIA VENOSA CERVICAL

A drenagem venosa da cabeça e do pescoço é feita principalmente pelo sistema jugular. A veia jugular interna recebe tributárias intracranianas e faciais e corre profundamente no pescoço, junto à artéria carótida comum, drenando na veia subclávia, onde normalmente se observa valva que previne o refluxo

cranial. Considera-se normal um tempo de refluxo de até 0,88 s, acima do qual a valva é caracterizada como incompetente, aspecto que alguns autores consideram estar relacionado à amnésia global transitória por conta de aumento da pressão venosa intracraniana. A veia jugular externa corre na tela subcutânea na face lateral do pescoço, superficialmente ao esternocleidomastóideo, e drena em local variável ao longo do trajeto da veia subclávia, mas em geral em topografia proximal à veia vertebral. O calibre das veias jugulares é bastante variável, mas dilatações proeminentes podem estar associadas à incompetência valvar, trombose caudal ou aumento da pressão intratorácica de qualquer natureza.

ANATOMIA VENOSA DOS MEMBROS SUPERIORES

As veias do membro superior são divididas em profundas e superficiais. As veias profundas caminham em conjunto com as artérias, sendo normalmente duplicadas no segmento braquial, radial e ulnar. As veias superficiais localizam-se na tela subcutânea profunda, em geral de trajeto intrafascial, em correspondência ao compartimento safeno das veias superficiais tronculares dos membros inferiores (Figura 10).

Sistema profundo

As veias profundas são arranjadas em pares e correm em conjunto com as artérias de mesmo nome, conectadas por ramos transversos curtos. Iniciam-se nos arcos venosos volares profundo e superficial e continuam como veias radiais e ulnares, respectivamente, unindo-se no plano do cotovelo para formar as veias braquiais. As veias braquiais estão arranjadas ao redor da artéria braquial e recebem numerosas anastomoses, inclusive do sistema superficial.

A veia axilar apresenta porções infra, retro e suprapeitoral, começando na borda inferior do redondo menor, onde drena a veia basílica, e terminando na borda externa da primeira costela, onde drena a veia cefálica. A veia subclávia apresenta as porções costoclavicular e pré-escalena, onde passa à frente do músculo escaleno anterior, unindo-se à veia jugular interna para formar o tronco braquiocefálico venoso (Figura 11A).

Sistema superficial

As principais veias tronculares superficiais são as veias cefálica e basílica, que se originam no plexo venoso dorsal e correm na tela subcutânea profunda, no interior do equivalente do compartimento safeno dos membros inferiores. A veia cefálica ou veia ante-

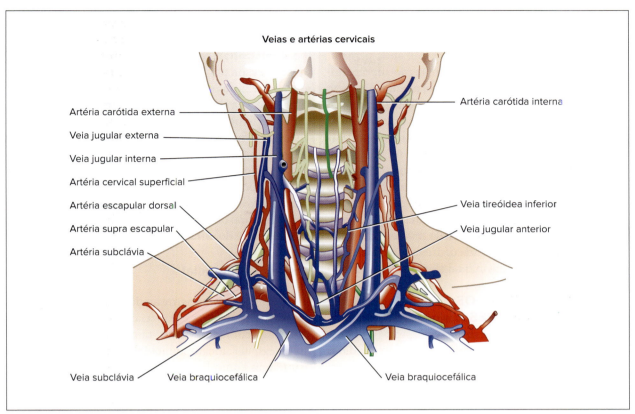

FIGURA 10
Esquema ilustrativo das veias jugulares internas, externas e anteriores.

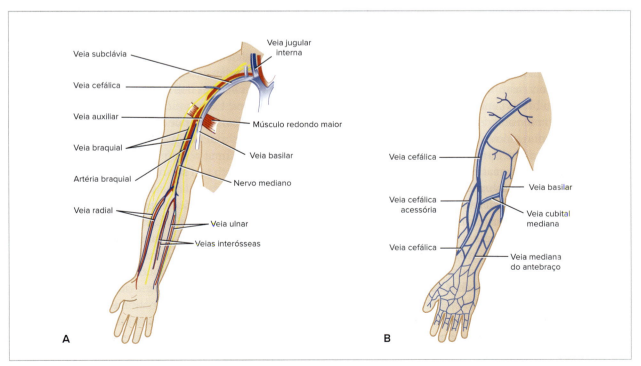

FIGURA 11
Esquema ilustrativo das veias profundas (A) e superficiais (B) do membro superior.

cubital é formada no aspecto dorsal da face radial do punho e ascende na face lateral do antebraço e braço. Aprofunda-se no sulco deltopeitoral e, após perfurar a fáscia coracoclavicular, drena na porção suprapeitoral da veia axilar. A veia basílica é formada no aspecto dorsal da face ulnar do punho e ascende na face medial do antebraço e braço. Após perfurar a fáscia muscular no terço médio do braço, continua seu trajeto junto às veias braquiais até drenar cranialmente na porção infrapeitoral da veia axilar. A veia cubital mediana é uma veia comunicante que liga a veia cefálica à basílica na frente do cotovelo, logo abaixo da prega cubital. A veia mediana antebraquial, ou veia mediana do antebraço, se origina no plexo venoso volar da mão e ascende na face ulnar anterior do antebraço, drenando na veia basílica ou na veia mediana cubital (Figura 11B).

ANATOMIA VENOSA DOS MEMBROS INFERIORES

As veias do membro inferior também são divididas em profundas e superficiais, porém, com um sistema perfurante e comunicante mais proeminente. As veias profundas e as artérias são concomitantes, sendo normalmente duplicadas no segmento tibiofibular e, eventualmente, no segmento femoropoplíteo.

Sistema profundo

As veias profundas infrageniculares são arranjadas em pares e correm em conjunto com as artérias de mesmo nome. O plexo venoso plantar profundo dá origem às veias plantares medial e lateral e suas respectivas continuações, as veias tibiais posteriores e fibulares, enquanto o plexo venoso dorsal do pé dá origem às veias tibiais anteriores. As veias tibiais posteriores e fibulares formam o tronco tibiofibular, que dá origem à veia poplítea após receber as veias tibiais anteriores.

A veia poplítea normalmente é única e ascende na porção lateral da fossa poplítea, em posição posterior em relação à artéria poplítea (portanto, mais superficial que a artéria quando observada por via posterior). A caracterização de veia poplítea profundamente à artéria indica duplicidade. A veia intergemelar ascende em topografia subfascial entre os ventres dos gastrocnêmios medial e lateral, e não deve ser confundida com a veia safena parva, que apresenta trajeto superficial e no interior do compartimento safeno. As veias gastrocnêmias também são duplicadas e ascendem no interior dos respectivos ventres musculares, as mediais mais calibrosas e drenando mais comumente na veia poplítea.

A veia femoral superficial perdeu o termo superficial para evitar confusão com o sistema venoso superficial, sendo denominada apenas como veia femoral, que ascende em posição posterior à artéria femoral superficial (portanto, mais profunda que a artéria quando observada por via anteromedial). A caracterização de veia femoral superficialmente à artéria indica duplicidade. A veia femoral comum se forma pela união das veias femoral e femoral profunda, tornando-se veia ilíaca externa quando atravessa o ligamento inguinal (Figura 13A).

No sistema venoso profundo, geralmente veias ilíacas não apresentam valvas funcionantes. A veia femoral comum apresenta uma valva, nem sempre presente, a veia femoral de duas a quatro valvas e as demais veias da perna, até doze valvas.

Sistema superficial

As principais veias tronculares superficiais são as veias safenas magna e parva, que correm no interior do compartimento safeno, também conhecido como "olho egípcio", localizado na tela subcutânea profunda e que tem como limites as fáscias muscular e safena. A veia safena magna ascende desde a veia marginal medial, junto ao maléolo medial, até a junção safenofemoral. A crossa da veia safena magna apresenta valvas terminal e pré-terminal, entre as quais drenam a veia circunflexa lateral superficial (mais lateral), a veia epigástrica superficial (mais cranial), a veia pudenda externa superficial e a veia safena magna acessória anterior da coxa. A veia safena parva ascende desde a veia marginal lateral, junto ao maléolo lateral, até a junção safenopoplítea. A veia safena parva supragenicular, quando presente, ascende em uma topografia subfascial, entre os ventres dos músculos semitendinoso e do bíceps femoral (Figura 12).

As principais veias de segunda geração do sistema venoso superficial são as veias safenas acessórias. A veia safena magna acessória superficial, quando presente, ascende na tela subcutânea em trajeto paralelo e superficial ao compartimento safeno, podendo ou não estar associado ao estreitamento congênito da veia safena magna ou parva. Sua caracterização é importante porque, quando incompetente, é uma contraindicação relativa à cirurgia endovascular pela proximidade da pele e por se encontrar frequentemente dilatada e incompetente. A veia safena magna acessória anterior da coxa ascende obliquamente na coxa anterior, até penetrar no compartimento safeno e drenar entre as valvas terminal e pré-terminal da safena magna. A veia safena magna acessória posterior da coxa ascende obliquamente na coxa posterior, até penetrar no compartimento safeno e drenar abaixo da valva pré-terminal. A veia safena magna acessória anterior da perna

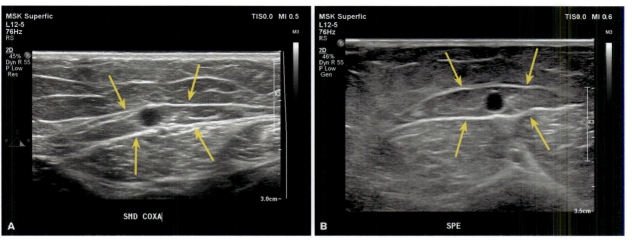

FIGURA 12
Veia safena magna (A) e safena parva (B) no interior do compartimento safeno na tela subcutânea profunda, caracterizado pela fáscia muscular profundamente e pela fáscia safena superficialmente.

ascende obliquamente na perna anterior até drenar na safena magna no plano da prega poplítea. A veia safena magna acessória posterior da perna ascende inicialmente cruzando à frente da safena magna distal e depois corre na face medial da perna, até drenar na safena magna no plano da prega poplítea. Um marco anatômico da veia safena magna acessória posterior da perna é sua conexão com veias perfurantes tibiais posteriores (Figura 13B).

No sistema venoso superficial, além das valvas terminal e pré-terminal, a safena magna apresenta de duas a três valvas adicionais na coxa e ambas as safenas magna e parva, de dez a doze valvas na perna. Nas demais veias superficiais, diferentemente de conceitos mais antigos, em que se acreditava que apenas veias com mais de 2 mm possuíam valvas, hoje se sabe que veias de 100 µm a 2 mm não só possuem microvalvas, como podem contribuir para progressão de alterações dérmicas se incompetentes.

Sistema comunicante

Comunica veias do sistema venoso superficial, geralmente as safenas. O fluxo sempre se faz no sentido da safena parva para a safena magna, portanto, inversão desse sentido deve ser tratada como refluxo. O segmento intersafena é a principal veia comunicante do segmento infragenicular, localiza-se na face medial da perna e liga a veia safena parva à veia safena magna ou à veia safena magna acessória posterior da perna. A veia de Giacomini é a principal veia comunicante do segmento supragenicular, conectando a extensão cranial da safena parva na veia safena magna acessória posterior da coxa.

Sistema superficial não safeno

Nem todas as veias superficiais são tributárias das safenas magna e parva, sendo algumas comumente associadas a varizes. O sistema venoso lateral localiza-se na face posterolateral da coxa e da perna, sendo frequente a caracterização de varizes nessa topografia em mulheres. Outras varizes não relacionadas às safenas são as varizes extrapélvicas, que drenam refluxo de pontos de escape pélvico, como as varizes genitais, glúteas, da face posteromedial das coxas e do nervo ciático.

Sistema perfurante

As veias perfurantes conectam os sistemas superficial e profundo e são nomeadas de acordo com sua localização ou veia de drenagem, não devendo mais ser usados epônimos. As principais são as perfurantes do canal femoral, que conectam a veia femoral à safena magna na face medial da coxa; perfurantes paratibiais, que conectam a veia tibial posterior à safena magna no terço proximal da perna junto à cortical da tíbia; perfurantes tibiais posteriores, que conectam a veia tibial posterior à veia safena magna acessória posterior no terço distal da perna e perfurantes gastrocnêmias mediais, que conectam a veia gastrocnêmia medial à safena parva ou ao segmento intersafena (Figura 13C).

VARIAÇÕES ANATÔMICAS

As variações anatômicas do sistema venoso são comuns, particularmente do sistema venoso superficial dos membros inferiores, e devem fazer parte do rela-

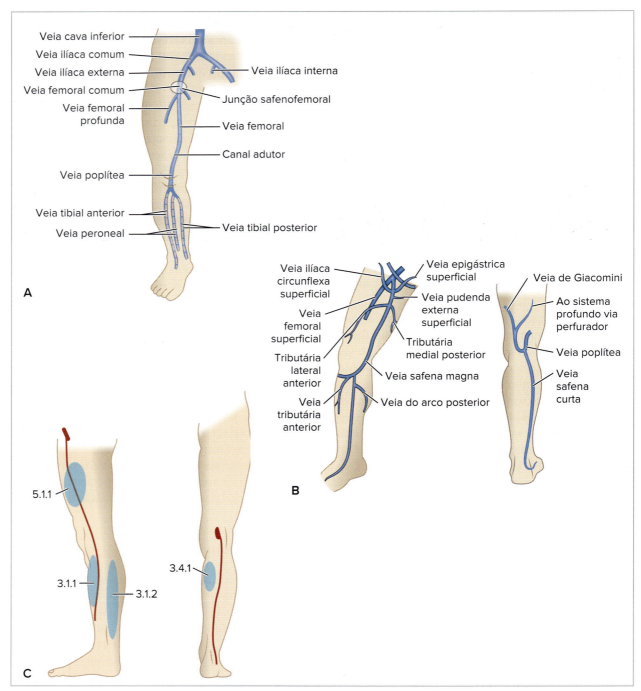

FIGURA 13
Esquema ilustrativo das veias profundas (A), superficiais (B) e perfurantes (C) do membro inferior.

tório caso justifiquem algum achado clínico ou interfiram no planejamento cirúrgico.

Variações de calibre

No sistema venoso profundo de membros inferiores, assim como nas artérias, veias tibiais anteriores e posteriores podem apresentar estreitamento congênito. O diagnóstico é baseado na observação da artéria comitante e pelo padrão de vascularização distal da artéria fibular, caso haja alguma dúvida.

A principal variação anatômica do sistema venoso superficial é o estreitamento congênito das veias tronculares de membros superiores e inferiores, cujo espectro compreende veias agenéticas, aplásicas ou hipoplásicas, estas caracterizadas por veias com calibre

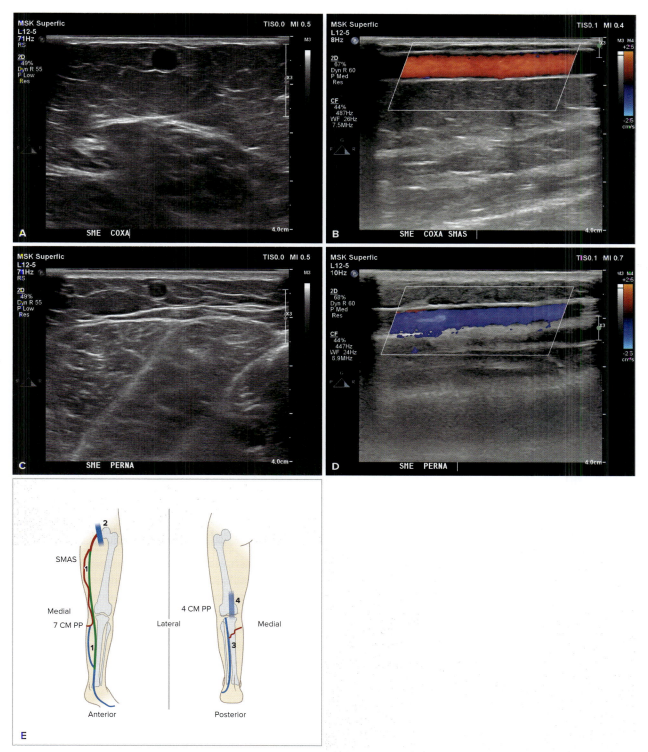

FIGURA 14
Agenesia quase completa de veia safena magna com safena magna acessória superficial caracterizada na tela subcutânea superficial incompetente no segmento supragenicular. Na coxa, ao modo B (A) e colorido (B), e na perna, ao modo B (C) e colorido (D). Esquema ilustrativo com a agenesia da safena magna em verde (E).

menor que 0,2 cm. Nos membros inferiores, é comum a associação de estreitamento congênito com veias safenas acessórias superficiais, cujo trajeto é paralelo ao compartimento safeno. Perceba que é um erro descrever esse achado como superficialização da veia safena, já que a safena acessória superficial tem origem embriológica diferente da veia safena magna ou parva propriamente ditas (Figura 14).

Variações de número

No sistema venoso profundo, segmentos venosos braquiais, radioulnares e tibiofibulares costumam ser duplicados. A duplicação de veias femoropoplíteas é um achado relativamente frequente e deve ser descrita, pois justifica quadros de trombose subclínica, já que o segmento patente compensa a dificuldade de retorno venoso do segmento obstruído por trombo (Figura 15). No sistema venoso superficial, o termo duplicação, geralmente parcial, só pode ser usado se duas veias apresentam trajeto paralelo no interior do compartimento safeno, cuja descrição é importante para o planejamento cirúrgico, já que pode ocorrer a extirpação inadvertida da safena sadia.

Variações de terminação de safena parva

A veia safena parva mais comumente termina em junção safenopoplítea em alguns centímetros acima da prega poplítea, porém, variações anatômicas são extremamente comuns e devem ser descritas no relatório, caso algum segmento se encontre incompetente, pois pode interferir no planejamento cirúrgico.

A veia safena parva pode se medianizar e terminar na safena magna infragenicular ou supragenicular, neste caso sendo denominada veia de Giacomini. Pode

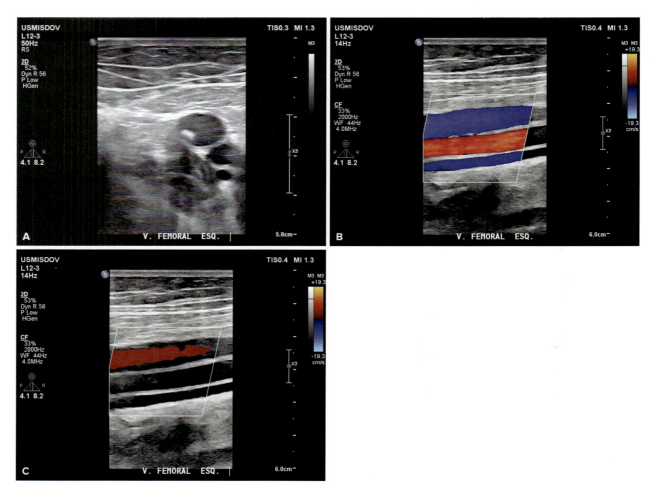

FIGURA 15
Duplicação de veia femoral. Ao modo B, no plano axial, é observada uma veia femoral acessória mais superficial em relação à artéria femoral superficial e com focos de calcificação parietais, sequela de trombose antiga (A). No plano longitudinal, ao modo colorido, são observadas as veias femorais em azul, sendo a veia femoral principal de posição habitual mais profunda em relação à artéria e de menor calibre (B). Às manobras provocativas só a veia acessória apresenta sinais de refluxo (C).

apresentar extensão cranial que se aprofunda em meio à musculatura da coxa, não sendo possível caracterizar sua junção com o sistema venoso profundo, ou que termina na prega infraglútea, drenando em tributárias da veia ilíaca interna. Um padrão mais raro, denominado veia femoropoplítea, é caracterizado por extensão cranial que termina em pequenas tributárias na tela subcutânea da face posterior da coxa. A veia femoropoplítea apresenta fluxo de sentido caudal que não deve ser confundido com refluxo, já que suas valvas estão arranjadas de modo invertido, prevenindo o fluxo cranial (Figura 16).

TROMBOSE VENOSA

Tromboembolismo venoso é a denominação dada ao espectro de doenças que compreende trombose venosa profunda e embolia pulmonar e que acomete de 1 a 2 indivíduos a cada 1.000 ao ano, sendo a terceira causa de morte vascular e a principal causa de morte hospitalar que pode ser prevenida.

Há uma série de fatores de risco para desenvolvimento de trombose venosa que podem ser divididos em fortes, moderados e fracos. Entre estes, é considerado fator de risco moderado presença de tromboflebite com mais de 5 cm de extensão e a menos de 3 cm da junção safenofemoral ou da junção safenopoplítea, motivo pelo qual esse é um dado que deve constar do laudo. Presença de tromboflebite e varizes são considerados fatores de risco fracos.

Nos dias atuais, é importante lembrar da associação de Covid-19 com tromboembolismo venoso, particularmente nos pacientes em unidades de terapia intensiva, bem como da rara associação das vacinas AstraZeneca e Janssen com a síndrome trombocitopênica com trombose, que tem como critérios *major* trombose em locais incomuns, como veias esplâncnicas e cerebrais, e plaquetopenia, e como critério *minor* trombose em local habitual.

Do ponto de vista clínico, em caso de suspeita de trombose, é realizada uma avaliação de probabilidade pré-teste, sendo o escore de Wells o mais conhecido e

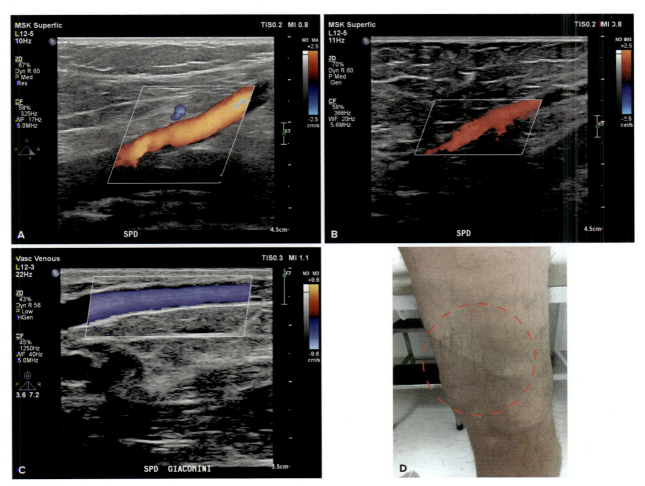

FIGURA 16
Terminações de safena parva. Junção safenopoplítea em posição habitual e incompetente (A), aprofundando-se em meio à musculatura da coxa e incompetente (B), e veia de Giacomini competente, porém dilatada por sobrecarga volumétrica (C), caracterizada na inspeção física (D).

que mais leva em consideração os principais fatores de risco. Se o escore é baixo, é realizado dímero-D e, em caso positivo, estudo Doppler; se o escore é intermediário ou alto, é realizado estudo Doppler diretamente. Em ambos os casos, caso o Doppler seja negativo, deve constar no laudo sugestão de controle ultrassonográfico em 1 semana, pois trombos hiperagudos podem ser anecogênicos e compressíveis, pela consistência gelatinosa, podendo passar despercebidos.

Existem vários protocolos de diagnóstico ultrassonográfico de trombose, como a ultrassonografia compressiva local, estendida ou completa, mas não há sentido, com a tecnologia disponível atualmente, não fazer ultrassonografia com Doppler completa. O diagnóstico de trombose venosa, então, se baseia na avaliação conjunta aos modos B, colorido e pulsado. O principal fator diagnóstico é a caracterização do trombo e incompressibilidade do vaso ao modo B. Ainda ao modo B, a veia pode ficar distendida, ficando tão ou mais calibrosa que a artéria adjacente. Ao modo colorido, é possível observar ausência total ou parcial da perviedade do segmento acometido, sendo muitas vezes preciso fazer manobra de compressão distal, com cuidado para não comprimir com a mão veias trombosadas. Um sinal indireto de trombose ao modo colorido é o desvio do fluxo por colaterais, com inversão do sentido de fluxo. O Doppler pulsado pode ainda contribuir com sinais secundários pela perda da fasicidade cardíaca e respiratória em segmentos distais ao trombo, particularmente comparando-se com o lado contralateral. Além disso, é conhecida atualmente a presença de neovascularização em trombos em fase de organização, caracterizada por fluxo de aspecto arterial (Figura 17).

Feito o diagnóstico, a trombose deve ser classificada anatômica e temporalmente. A classificação anatômica é dividida em: (1) proximal, quando acomete até a veia poplítea e há maior risco de embolia pulmonar, bem como de síndrome pós-trombótica de maior impacto e o estudo Doppler apresenta alta acurácia diagnóstica; (2) distal, quando acomete veias infrageniculares e cujo risco de progressão gira em torno de 20% e o estudo Doppler apresenta menor acurácia diagnóstica. Devem ser destacados no relatório, ainda, trombos extensos, que se insinuem na crossa ou ultrapassem a fáscia muscular por veias perfurantes, pois podem mudar a estratégia de tratamento. A classificação temporal é importante porque o tratamento depende do tempo do trombo e é dividida em: (1) aguda, que ocorre em até cerca de 2 semanas; (2) subaguda ou indeterminada, que ocorre entre 2 semanas e 6 meses; (3) sequela de trombose ou alteração pós-trombótica crônica, que ocorre de 6 meses a 1 ano.

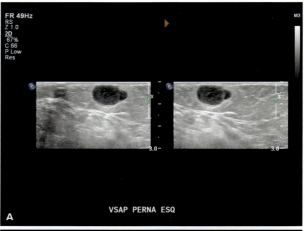
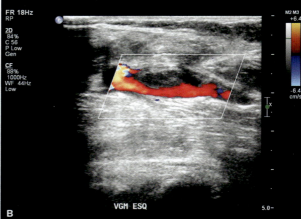
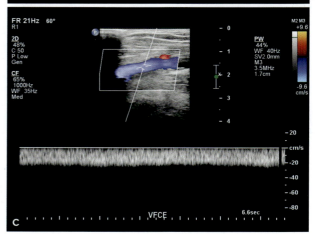

FIGURA 17
Pot-pourri de achados ultrassonográficos de trombose venosa. Trombo hipoecogênico no interior do vaso que se encontra incompressível (A), fluxo preenchendo parcialmente a luz do vaso (B) e perda da fasicidade distal ao trombo (C).

Trombose venosa aguda

A trombose venosa aguda ocorre em até cerca de 2 semanas após o início dos sintomas e é a fase em que há maior risco de desenvolvimento de tromboembolismo pulmonar, já que o trombo está fracamente aderido à parede vascular. Há dois padrões de imagem principais: oclusivo e suboclusivo.

Na trombose venosa aguda oclusiva, observa-se aumento do calibre e incompressibilidade do vaso, conteúdo trombótico hipoecogênico ocupando toda a luz, ausência de sinal de fluxo ao Doppler e redução da fasicidade cardíaca e respiratória distal ao segmento acometido (Figura 18).

Na trombose venosa suboclusiva, o trombo hipoecogênico encontra-se no centro do vaso ou aderido à parede, formando um ângulo agudo com ela, cujo aspecto no corte transverso do vaso é em "bala de menta" e no corte longitudinal em "trilho de trem", pela preservação do fluxo na periferia do vaso (Figura 19).

Trombose venosa subaguda ou indeterminada

Seguindo a fase aguda, entre 2 semanas e até 6 meses do evento inicial, o trombo torna-se mais aderido à parede venosa e se inicia o processo de recanalização do fluxo. As principais características dessa fase são calibre normal ou aumentado, compressibilidade parcialmente reduzida, conteúdo moderadamente ecogênico, fluxo laminar entremeando o trombo e, eventualmente, redução da fasicidade cardíaca e respiratória distal ao segmento acometido (Figura 20).

Sequela de trombose venosa ou alteração pós-trombótica crônica

Os termos "trombose venosa crônica" ou "residual" são inadequados, pois passam a falsa impressão de haver trombo residual, quando na verdade o que ocorre é uma alteração fibrocicatricial, eventualmente com perda da função valvar. A sequela de trombose pode cursar com paredes venosas espessadas, ecogênicas e irregulares, calcificações parietais, bandas ou septações internas, com eventual perda parcial ou total da compressibilidade e fluxo entremeando os restos trombóticos. A incompetência valvar, caracterizada por sinais de refluxo às manobras provocativas, é uma complicação que pode levar ao desenvolvimento de síndrome pós-trombótica, com formação de perfurantes incompetentes e varizes (Figuras 21, 22 e 23).

Recidiva de trombose venosa

A caracterização de recorrência de trombose pode ser desafiadora, pois os achados são sobreponíveis à trombose inicial. Os critérios reconhecidos pelas diretrizes da Sociedade Brasileira de Angiologia e Cirurgia Vascular, de 2015, incluem aumento do calibre do vaso em pelo menos 5 mm em relação ao exame pregresso, aumento da extensão do trombo em pelo menos 10 cm ou novo segmento venoso distinto acometido (Figura 24).

Tromboflebite

As alterações da tromboflebite são as mesmas do sistema venoso profundo, associadas às alterações da tela subcutânea adjacente que indicam processo inflamatório. Trombos que se insinuam nas crossas das veias safenas e nas veias perfurantes devem ser destacados no relatório, já que mudam a conduta do tratamento que deve ser o mesmo de uma trombose venosa profunda (Figura 25).

Pitfalls

Alguns fatores podem prejudicar a acurácia diagnóstica de trombose:

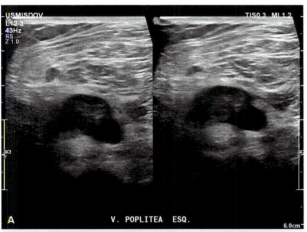
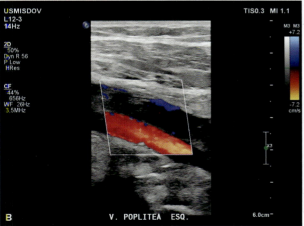

FIGURA 18
Trombose venosa aguda oclusiva, caracterizada por incompressibilidade e trombo hipoecogênico preenchendo toda a luz do vaso (A) e sem fluxo algum ao Doppler (B).

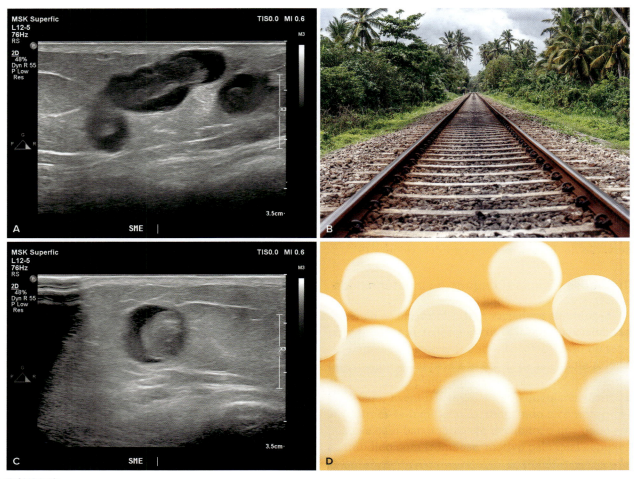

FIGURA 19
Trombose venosa aguda suboclusiva, caracterizada por trombo hipoecogênico central com imagem em "trilho de trem" no plano longitudinal e "bala de menta" no plano axial, com as respectivas imagens ao lado. Perceba como o ângulo entre o trombo e a parede do vaso é agudo.

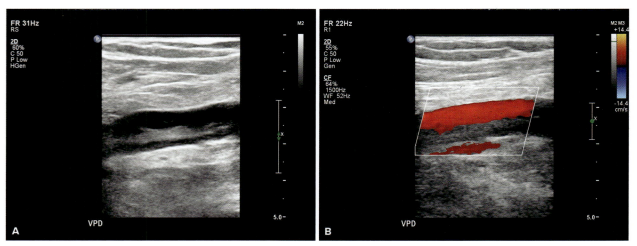

FIGURA 20
Trombose venosa subaguda, caracterizada por trombo hiperecogênico preenchendo parte da luz do vaso (A) com recanalização de cerca de 50% da circunferência do vaso (B).

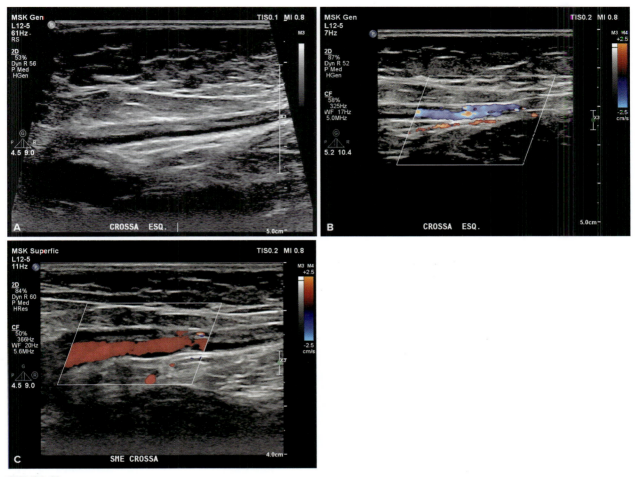

FIGURA 21
Sequela de trombose venosa em crossa de safena magna, caracterizada por focos de espessamento parietal e septações ao modo B (A), fluxo de permeio ao modo colorido (B) e incompetência valvar às manobras provocativas (C).

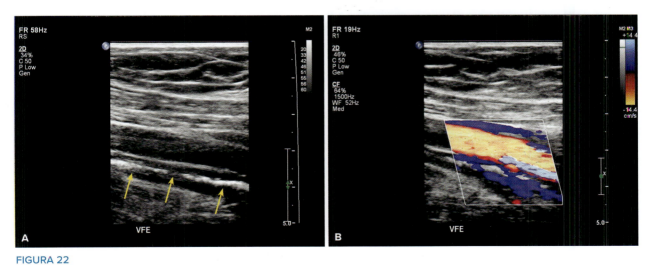

FIGURA 22
Sequela de trombose venosa femoral, caracterizada por septações parcialmente calcificadas (A), com fluxo de permeio ao modo colorido (B). Perceba que a veia femoral é duplicada, sendo a acessória mais superficial à artéria femoral superficial normal e a principal mais profunda, com sinais de sequela de trombose.

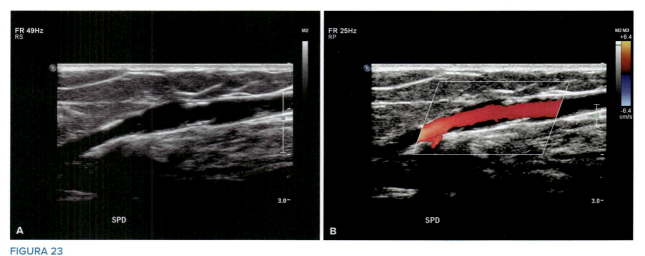

FIGURA 23
Sequela de trombose venosa em safena parva. Esse é um clássico, focos parietais de calcificação residuais de uma tromboflebite antiga recanalizada (A) com incompetência valvar às manobras provocativas (B).

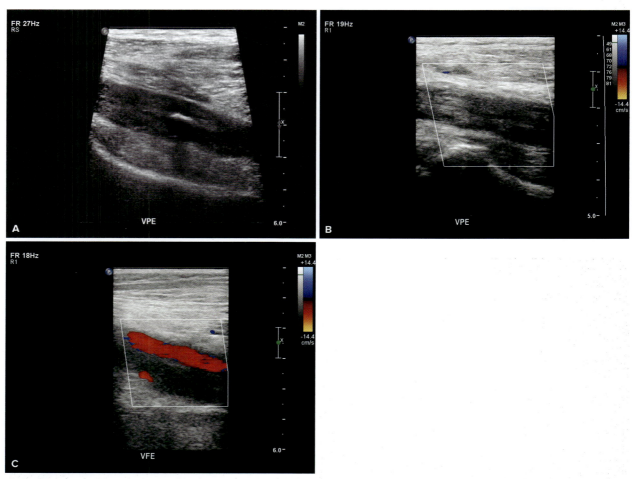

FIGURA 24
Recidiva de trombose. Paciente já havia tido trombose antiga recanalizada poplítea, caracterizada por septação calcificada no seu interior, porém atualmente com trombo oclusivo distendendo a luz (A), com ausência de fluxo ao modo colorido (B) e extensão para a veia femoral (C).

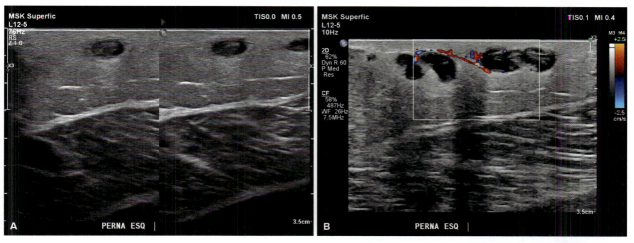

FIGURA 25
Tromboflebite aguda, caracterizada por trombo oclusivo incompressível com borramento da gordura circunjacente (A) e ausência de fluxo ao modo colorido (B). Perceba o aumento da vascularização junto às veias, indicando processo inflamatório.

Particularidades anatômicas, como:

1. Duplicação de segmento venoso femoropoplíteo, levando a quadro oligossintomático.
2. Estreitamento congênito de veias tibiais posteriores gerando falsa impressão de oclusão, sendo o diagnóstico feito observando o estreitamento congênito da artéria tibial posterior comitente.

Pseudotrombose em casos como:

1. Fluxo lentificado próximo ao aparelho valvar, que pode simular um trombo um pouco hiperecogênico, bastando comprimir a veia ou realizar uma compressão distal para observar o fluxo nesse segmento.
2. Compressão extrínseca de qualquer natureza, seja por coleções, massas ou mesmo estruturas anatômicas, que podem dar a falsa impressão de trombose, sendo necessário realizar estudo com mudanças de posição para tentar aliviar a pressão sobre o vaso em questão, liberando o fluxo.

Casos de dificuldade técnica em situações como:

1. Falsa incompressibilidade nas veias jugulares com o paciente deitado ou das veias dos membros inferiores com o paciente em pé, que ocorre porque há um ingurgitamento relacionado à sobrecarga pressórica no seu interior, devendo-se apenas mudar a posição do paciente para sentado no caso das veias jugulares e deitado para os membros inferiores, para caracterizar melhor a compressão venosa.

Por outro lado, veias muitos afiladas podem prejudicar a análise da sua luz e pesquisa de trombose, sendo interessante deixá-las mais ingurgitadas para melhor avaliação, no raciocínio inverso ao anterior, colocando o paciente deitado para análise das veias jugulares e o paciente em pé para análise das veias dos membros inferiores (Figura 26).

SÍNDROMES ASSOCIADAS A TROMBOSE VENOSA

Uma série de síndromes está associada à trombose venosa, algumas já discutidas ao longo dos demais capítulos.

Síndrome pós-trombótica

Uma das principais complicações locais de trombose venosa profunda é o desenvolvimento de síndrome pós-trombótica, caracterizada por sinais e sintomas de desordem venosa crônica após episódio de trombose venosa profunda, ocorrendo em 30% a 50% dos pacientes com trombose proximal em até 2 anos, sendo 5% a 10% casos severos, e cujo tratamento é muito complicado pelo fato de não ser possível extirpar as varizes por conta da dificuldade de retorno venoso pelo sistema venoso profundo.

As varizes se formam, em geral, porque o regime hipertensivo do sistema venoso profundo dilata o sistema perfurante que se torna incompetente, drenando o fluxo para o sistema superficial que dilata e, em um segundo momento, se torna incompetente.

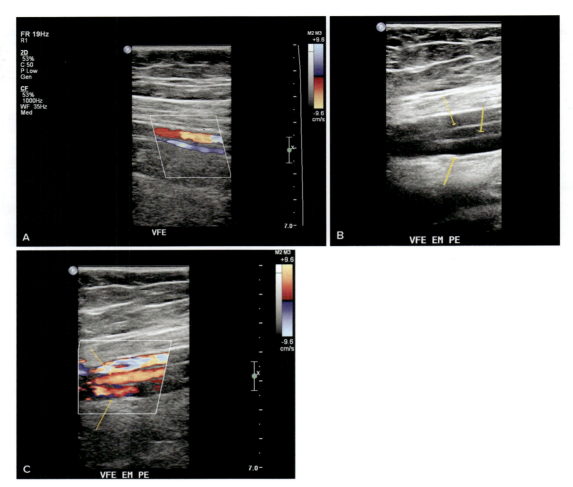

FIGURA 26
Paciente com coleção hemática cervical pós-trauma. A ressonância magnética não mostrou fluxo na veia jugular interna. Ao modo B com a paciente deitada, observa-se coleção cervical comprimindo a jugular interna, que apresenta material hiperecogênico no seu interior, simulando trombo (A), porém com redução do calibre e presença de fluxo às manobras de compressão (B). Paciente foi posicionada sentada (C), onde foi mais fácil caracterizar a compressibilidade do segmento venoso, descartando trombose.

Há escores clínicos que se baseiam nos sinais e sintomas para seu diagnóstico, sendo o principal sinal presença de úlcera varicosa, dentro de contexto clínico de trombose pregressa. O estudo Doppler pode contribuir caracterizando incompetência valvar profunda e o padrão de varizes e perfurantes incompetentes associadas (Figura 27).

Síndrome de Paget-Schroetter

Ou trombose de esforço, é a trombose da veia subclávia ou axilar por compressão extrínseca relacionada à síndrome do desfiladeiro torácico, muitas vezes com desenvolvimento de colaterais na região do ombro e do tórax, denominado sinal de Urschel (Figura 28).

Doença de Mondor

Tromboflebite de veia superficial de mama ou de veia dorsal peniana, uma doença relativamente rara, idiopática e autolimitada. É um diagnóstico que pode passar despercebido, particularmente a trombose de veia dorsal peniana, porque o paciente vem em geral com queixa de dor e muitas vezes o examinador foca nos corpos cavernosos e se esquece de avaliar o fluxo na veia dorsal (Figura 29).

DESORDENS VENOSAS CRÔNICAS

No consenso transatlântico interdisciplinar VEIN-TERM, o termo "desordens venosas crônicas" foi de-

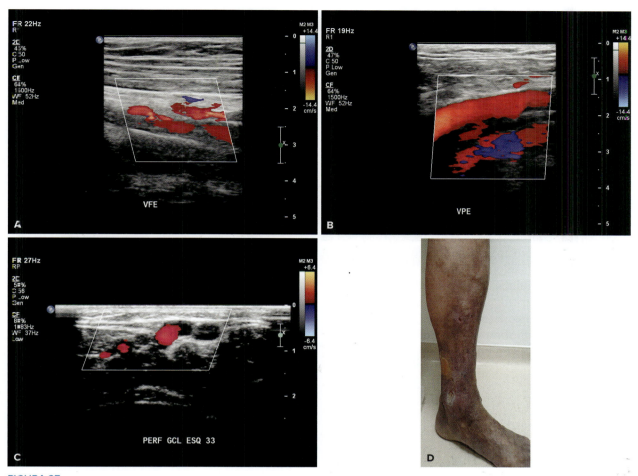

FIGURA 27
Sequela de extensa trombose venosa profunda com refluxo de veias femoral (A) e poplítea (B) que drenam em perfurantes incompetentes infrageniculares (C), repercutindo no sistema venoso superficial com achados clínicos exuberantes (D).

finido como "quaisquer anormalidades morfológicas e funcionais de longa duração do sistema venoso que se manifestem por sintomas e/ou sinais que indiquem a necessidade de investigação e/ou cuidados". O termo "insuficiência venosa crônica" é reservado para "desordens venosas crônicas" mais avançadas, que tenham evoluído clinicamente pelo menos com edema.

O sistema de classificação para a insuficiência venosa crônica é denominado CEAP (classificação clínica, etiológica, anatômica e patológica) e foi desenvolvido em 1994 pelo Fórum Venoso Americano e incorporado em 1995 na *Reporting Standards in Venous Disease*, tendo recebido algumas atualizações desde então, a última de 2020. A classificação clínica é dividida em: (C1) telangiectasias ou veias reticulares, (C2) varizes, (C2r) varizes recorrentes, (C3) edema, (C4a) eczema ou pigmentação, (C4b) lipodermatoesclerose ou atrofia branca, (C4c) corona flebectásica, (C5) úlcera cicatrizada, (C6) úlcera ativa e (C6r) úlcera recorrente.

A classificação etiológica é dividida em: (Ec) congênita, (Ep) primária, (Esi) secundária intravenosa, (Esse) secundária extravenosa e (N) causa não identificada. A classificação anatômica, em: (As) superficial, (Ad) profunda e (Ap) perfurante e (An) localização não identificada. A classificação patológica, em: (Pr) refluxo, (Po) obstrução, (Pro) refluxo e obstrução e (Pn) fisiopatologia não identificada.

É importante o examinador conhecer as principais apresentações clínicas das varizes e sua representação ultrassonográfica. As telangiectasias são confluências de vênulas intradérmicas permanentemente dilatadas e menores que 1 mm, não visualizadas adequadamente ao estudo Doppler. As veias reticulares são veias subdérmicas azuladas permanentemente dilatadas, entre 1 e 3 mm de diâmetro, caracterizadas com transdutor de alta frequência e que costumo relatar como varizes subdérmicas. As varizes ou varicosidades são veias subcutâneas dilatadas com mais de 3 mm de diâmetro, medi-

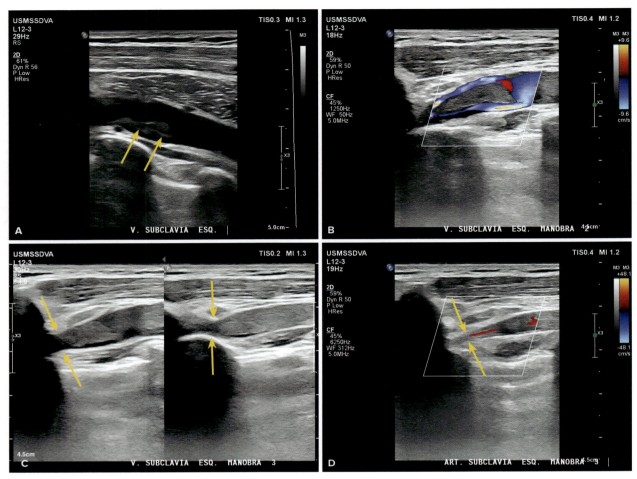

FIGURA 28
Trombose de esforço aguda, caracterizada aos modos B (A) e colorido (B) por trombo hipoecogênico suboclusivo. Às manobras de elevação do braço, observa-se redução importante no espaço costoclavicular (C), concomitante a compressão significativa da artéria subclávia no espaço costoclavicular às manobras provocativas (D).

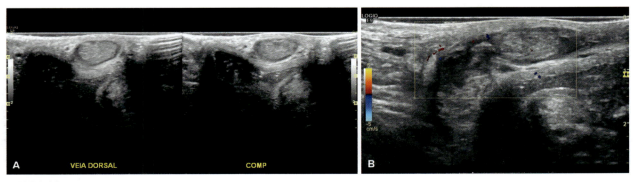

FIGURA 29
Doença de Mondor, caracterizada por trombo hipoecogênico incompressível distendendo a veia dorsal do pênis (A) e ausência de fluxo ao modo colorido (B).

das em ortostase, e veias tronculares incompetentes de qualquer calibre, todas facilmente acessíveis ao estudo Doppler (Figura 30).

Refluxo

O refluxo de um segmento venoso pode ocorrer por incompetência valvar, ausência de valvas ou mesmo por um grande espaçamento intervalvar. Pode ainda ser secundário a uma dilatação que ocorra por sobrecarga volumétrica, em que as bordas das válvulas não conseguem coaptar de maneira eficiente, por exemplo, em casos de síndrome pós-trombótica.

Como, em geral, não conseguimos caracterizar anatomicamente as valvas e seu padrão morfológico ao modo B, seria mais correto descrever segmentos venosos com fluxo invertido como segmentos com refluxo, ao invés de segmentos incompetentes. Entretanto, apesar de ser mais correto do ponto de vista semântico, não costumo fazer essa diferenciação nos relatórios, utilizando ambos os termos de maneira intercambiável, já que o tratamento é o mesmo em qualquer situação.

E quais são os critérios dopplerfluxométricos para caracterizar um segmento venoso com refluxo? Desde os estudos iniciais sobre refluxo do final da década de 1990, por Van Bemmelen, inúmeros trabalhos constataram que a pesquisa de refluxo deve ser feita em ortostase com manobras eficientes que provoquem o fechamento de valvas competentes e a abertura de valvas incompetentes. Os critérios diagnósticos são: (1) refluxo no segmento femoropoplíteo se acima de 1 segundo; (2) refluxo nas demais veias profundas e nas veias superficiais se acima de 0,5 segundo; (3) refluxo nas veias perfurantes se acima de 0,35 segundo (alguns autores consideram 0,5 segundo).

O refluxo pode ocorrer tanto no sistema venoso profundo quanto no superficial. O refluxo venoso profundo é denominado axial, quando acomete as veias femoral e poplítea, e segmentar, quando acomete apenas um segmento venoso. O papel do refluxo na veia femoral comum ainda não está claro; muitos autores defendem que não seja pesquisado refluxo nesse segmento, com o que concordo, porque nem sempre apresenta valvas e porque pode estar associado à sobrecarga volumétrica quando a safena magna se encontra incompetente, muitas vezes cessando quando o refluxo da safena magna é reparado cirurgicamente. O refluxo venoso superficial é denominado axial quando acomete toda a extensão de uma veia safena, incluída a crossa, e segmentar quando acomete apenas uma parte de uma veia troncular, podendo ocorrer na crossa da safena e/ou em segmento supragenicular e/ou em segmento infragenicular.

Independentemente da etiologia do refluxo, o fluxo sanguíneo que passa pela veia durante manobra provocativa tem de vir de algum lugar e sair por algum lugar, e causa e consequência deve constar no relatório, pois podem explicar o quadro clínico e são importantes parâmetros do planejamento cirúrgico. O refluxo pode ser alimentado diretamente da crossa, por uma perfurante que em geral é incompetente ou por uma tributária qualquer, que pode inclusive ser uma veia comunicante ou uma safena acessória. A drenagem é feita em geral por uma perfurante, que pode ser competente ou incompetente, ou por uma tributária, que pode ser uma

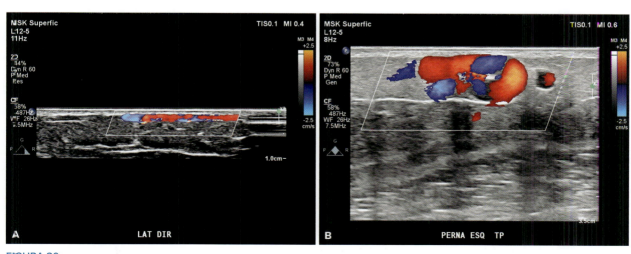

FIGURA 30
Varizes subdérmicas caracterizadas como finas colaterais localizadas abaixo da derme, cujo fluxo pode ser caracterizado com compressão direta do transdutor ou compressão distal (A) e varizes dérmicas, caracterizadas como colaterais com mais de 3 mm na tela subcutânea (B).

safena acessória ou uma veia comunicante, que por sua vez transmite o refluxo para a outra veia safena magna ou parva. Eventualmente, o refluxo se estende até a porção mais distal de uma safena. Nesses casos, costumo descrever que o refluxo se estende até o maléolo medial ou veia marginal medial, no caso da safena magna, e maléolo lateral ou veia marginal lateral, no caso da safena parva (Figuras 31, 32, 33, 34 e 35).

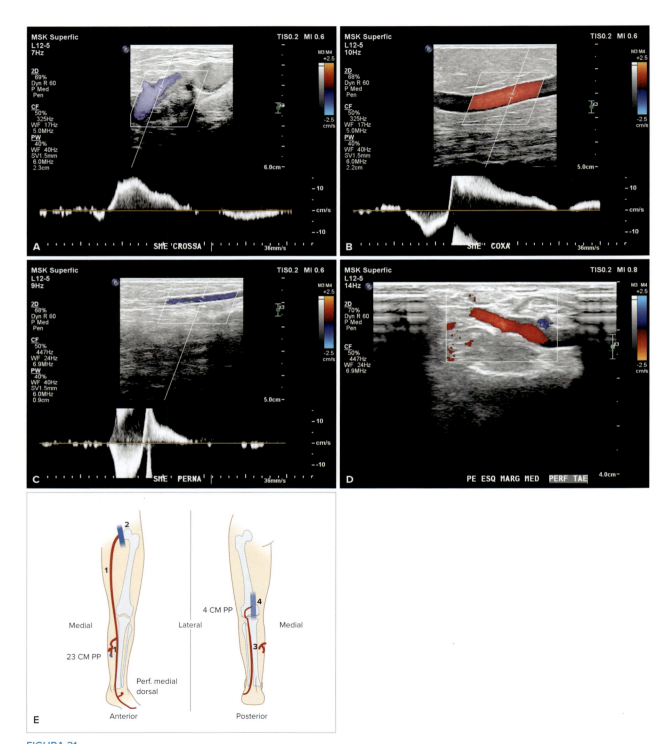

FIGURA 31
Refluxo axial da veia safena magna, caracterizado por incompetência valvar de da crossa (A), coxa (B) e perna (C) até veia marginal medial (D). Relatório: Safena magna incompetente em toda a sua extensão, desde a junção safenofemoral até a veia marginal do pé, onde o refluxo é drenado para veias tibiais anteriores por perfurante dorsal medial incompetente.

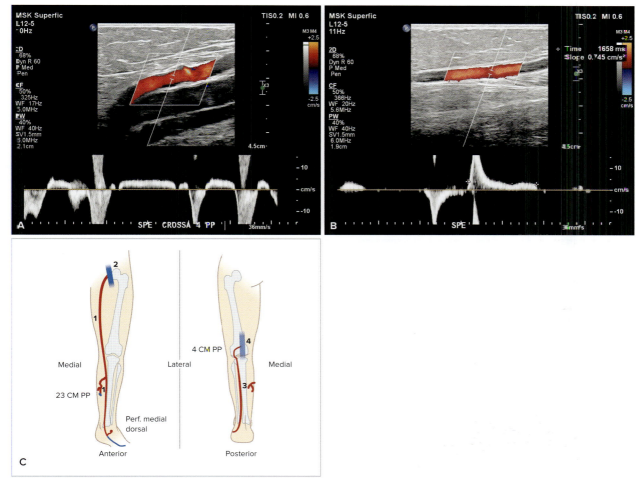

FIGURA 32
Refluxo axial da veia safena parva, caracterizado por incompetência valvar da crossa (A) e perna (B). Relatório: safena parva incompetente desde a junção safenopoplítea, localizada 4 cm acima da prega poplítea, até o maléolo lateral.

Lipedema

Recentemente, têm sido frequentes os pedidos de Doppler venoso de membros inferiores para avaliação de lipedema, caracterizado por alteração hormonal e dietética com forte componente hereditário que leva à deposição anormal dolorosa de gordura nos membros inferiores e superiores bilateralmente, excluindo mãos e pés, mais frequentemente da cintura aos tornozelos, e que acomete principalmente mulheres durante a puberdade, gravidez ou menopausa, podendo ser confundida com edema relacionado ao quadro de varizes ou linfedema. O diagnóstico é importante, porque alguns autores acreditam que tratamento adequado com correção de hábitos de vida, intervenção medicamentosa e até cirurgia direcionada pode melhorar a sintomatologia.

O exame de Doppler não tem qualquer particularidade e deve ser realizado com o protocolo de rotina para veias superficiais e profundas, sendo pedido porque desordem venosa crônica e lipedema podem coexistir e porque, das mulheres com lipedema, cerca de metade pode ter telangiectasias e varizes. Adicionalmente, entretanto, deve ser mensurada a espessura da derme e da tela subcutânea até a transição com a fáscia muscular em quatro topografias: (1) coxa anterior no meio do trajeto entre a crista ilíaca anterossuperior e a borda inferior da patela; (2) perna anterior em região pré-tibial no meio do trajeto entre a tuberosidade anterior da tíbia e o maléolo medial; (3) face lateral da perna no meio do trajeto entre a cabeça da fíbula e o maléolo lateral; (4) face medial da perna 6 a 8 cm acima do maléolo medial. Os valores de corte acima dos quais o diagnóstico de lipedema é sugestivo são: 17,9 mm na coxa, 11,7 mm na perna anterior, 8,4 mm na perna lateral e 12 mm na perna medial.

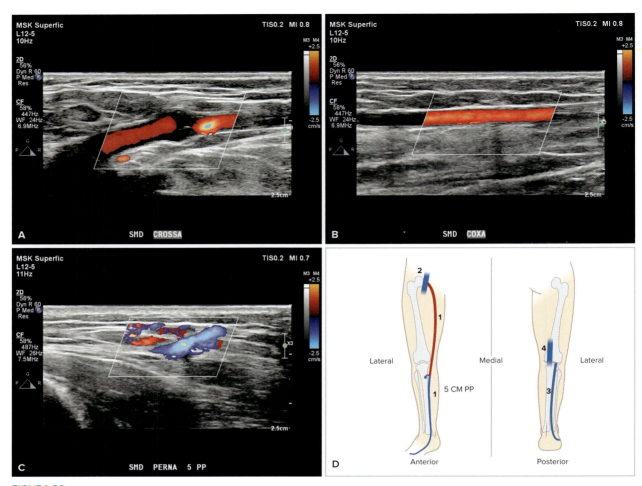

FIGURA 33
Refluxo segmentar da safena magna, caracterizado por incompetência da crossa (A) e da coxa (B) até pouco abaixo da prega poplítea, drenado por perfurante competente (C). Relatório: safena magna incompetente desde a junção safeno-femoral até 5 cm abaixo da prega poplítea, onde o refluxo é drenado por perfurante paratibial competente.

SÍNDROMES COMPRESSIVAS

Veias periféricas podem sofrer compressão extrínseca em estreitamentos anatômicos ou por lesões expansivas. O local mais comumente associado à compressão extrínseca por estreitamento anatômico é a transição cervicotoracobraquial, que pode levar à síndrome do desfiladeiro torácico venoso.

Síndrome do desfiladeiro torácico venoso

As veias atravessam o desfiladeiro torácico apenas nos compartimentos costoclavicular e retropeitoral menor, em posição anterior e inferior em relação às artérias subclávia e axilar. Diferentemente da artéria subclávia, a veia subclávia atravessa a porção supraclavicular na frente do músculo escaleno anterior, onde a compressão extrínseca é incomum.

Os sintomas da compressão do eixo venoso no desfiladeiro podem ser tanto insidiosos, com edema, cianose e dor, por vezes com formação de vasos colaterais na região do ombro e tórax, como agudos, evoluindo com trombose de esforço também conhecida como síndrome de Paget-Schroetter.

O estudo ultrassonográfico com Doppler deve ser realizado antes e durante a elevação do braço. Na avaliação das veias subclávia e axilar ao modo B, devem ser pesquisadas as alterações morfológicas relacionadas à trombose atual ou antiga. Durante avaliação ao modo colorido, o padrão mais comum observado é compressão progressiva até oclusão da veia subclávia no espaço costoclavicular durante elevação do braço, enquanto ocorre concomitante aumento do calibre da veia axilar. Ainda é importante pesquisar inversão do sentido de alguma tributária durante a elevação do braço, como por exemplo, da crossa da veia cefálica, da

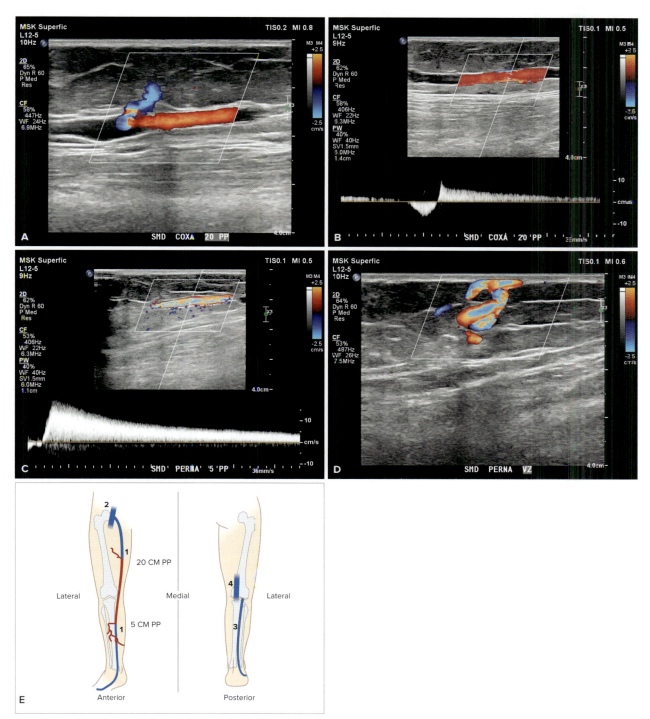

FIGURA 34

Refluxo segmentar da safena magna, alimentado por tributárias (A), caracterizado na coxa (A) e na perna (B) e drenado por tributárias (D). Relatório: safena magna incompetente desde a junção safenofemoral até 4 cm abaixo da prega poplítea, onde o refluxo é drenado por perfurante paratibial competente.

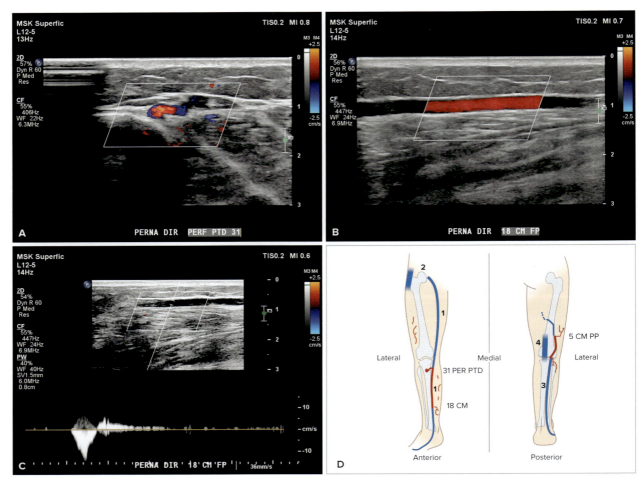

FIGURA 35
Refluxo segmentar da safena magna, alimentado por perfurante incompetente (A), caracterizado em parte da perna (B e C), drenado por tributárias. Relatório: safena magna incompetente entre 31 e 18 cm da face plantar, onde se observam respectivamente perfurante paratibial incompetente e tributárias de drenagem.

veia jugular externa, e varizes locorregionais. Ao modo pulsado, aumento de velocidades não é um dado tão confiável como nos casos de compressão arterial, mas pode ocorrer durante o processo de redução do calibre no espaço costoclavicular, associado à eventual perda da fasicidade cardíaca e redução das velocidades na veia axilar durante a elevação do braço. O estudo concomitante das artérias é interessante, pois pode trazer achados mais fidedignos de estreitamento luminal nos compartimentos anatômicos, pendendo a decisão clínica para um lado ou para o outro (Figura 36).

O diagnóstico de síndrome do desfiladeiro torácico venoso ao estudo Doppler, entretanto, é desafiador, já que compressão venosa é um achado frequente na população geral, dada a habitual maior compressibilidade das veias. Por isso, caso não haja sinais fidedignos de repercussão clínica da compressão, como alteração morfológica da parede das veias, individualização de trombos ou caracterização de colaterais locorregionais, é preferível deixar o laudo em aberto apenas com descrição da compressão, referindo ser esse achado habitualmente encontrado também na população geral.

PÓS-OPERATÓRIO

Cirurgias venosas realizadas no sistema cavailíaco ou profundo, em geral envolvem desobstrução de trombose ou síndromes compressivas, sendo a metodologia atual mais utilizada a implantação endovascular de *stent* no segmento obstruído. O estudo Doppler pós-operatório é útil não apenas para garantir a perviedade do *stent* como para comprovar sua eficácia, carac-

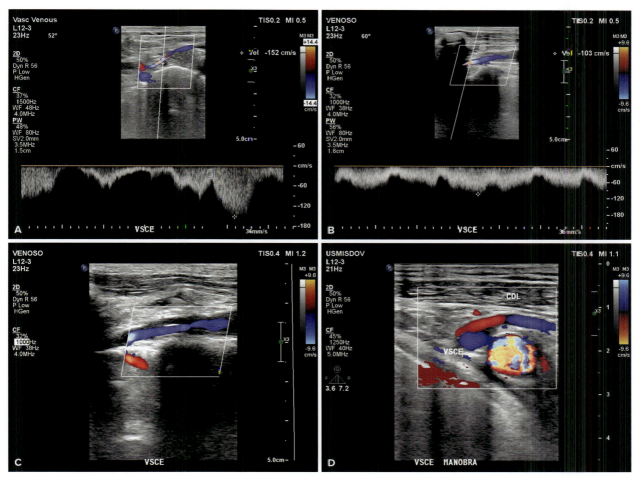

FIGURA 36
Veia subclávia com redução do calibre e aumento das velocidades à elevação do braço no espaço pré-escaleno (A) e costoclavicular (B), com fino trombo mural na veia subclávia (C) e desvio de fluxo por colateral às manobras (D), achados compatíveis com síndrome do desfiladeiro torácico venoso.

terizando redução dos efeitos secundários da obstrução, como redução de colaterais e retorno do sentido anterógrado de tributárias, além de identificar possíveis complicações, particularmente trombose (Figura 38).

Cirurgias venosas no sistema superficial são utilizadas para obter substituto arterial ou mais comumente para tratamento de desordem venosa crônica. Nos exames pós-operatórios de varizes, o estudo Doppler tem fundamental importância na descrição de alterações que sugiram recorrência, atualmente definida pela sigla em inglês PREVAIT – que significa presença de varizes após tratamento intervencionista –, a qual inclui novas varizes ou varizes persistentes. A taxa de recorrência depende do tempo de acompanhamento, da definição de recorrência e do tratamento aplicado, variando na literatura entre 10% e 70% dos casos.

Muitas razões determinam esse alto índice de recorrência e podem ser divididas em: (1) erro tático, podendo estar relacionado ao estudo Doppler pré-

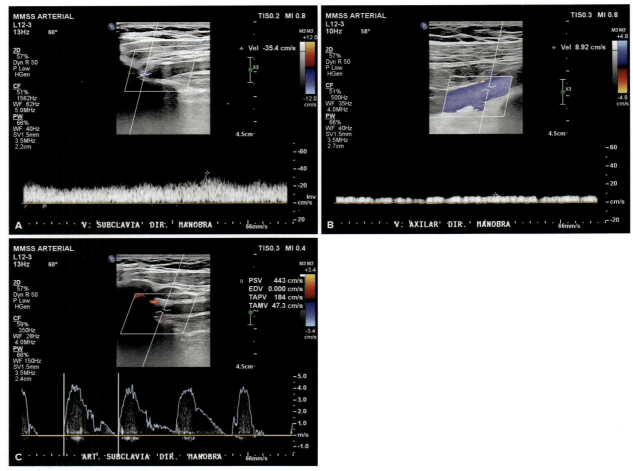

FIGURA 37
Veia subclávia com redução do calibre e aumento das velocidades à elevação do braço (A) e veia axilar com aumento do calibre, perda da fasicidade e redução da velocidade (B). Esses achados, em associação com os sinais de compressão significativa da artéria subclávia no espaço costoclavicular (C), sugerem síndrome do desfiladeiro torácico venoso positivo.

-operatório inadequado; (2) erro técnico, relacionado à intervenção inadequada; (3) neovascularização no leito cirúrgico; (4) recanalização de segmentos tratados previamente por ablação térmica; (5) progressão da doença com refluxo em novos sítios.

O exame pós-operatório deve descrever o padrão anatômico das varizes, a causa do refluxo, que pode ser um coto safeno residual incompetente, uma perfurante incompetente ou uma tributária qualquer, e o padrão de drenagem. Nas cirurgias abertas convencionais, é relativamente comum algum segmento da safena não ser extirpado, gerando dúvidas se houve exérese completa da safena ou não. Lembre-se de que qualquer segmento venoso no interior do compartimento safeno é sempre, por definição, um segmento da safena magna ou parva. Entretanto, a fim de evitar conflito desnecessário, costuma-se descrever apenas como veia troncular competente ou incompetente no interior do compartimento safeno, ao invés de descrever safena magna ou parva residual. É comum

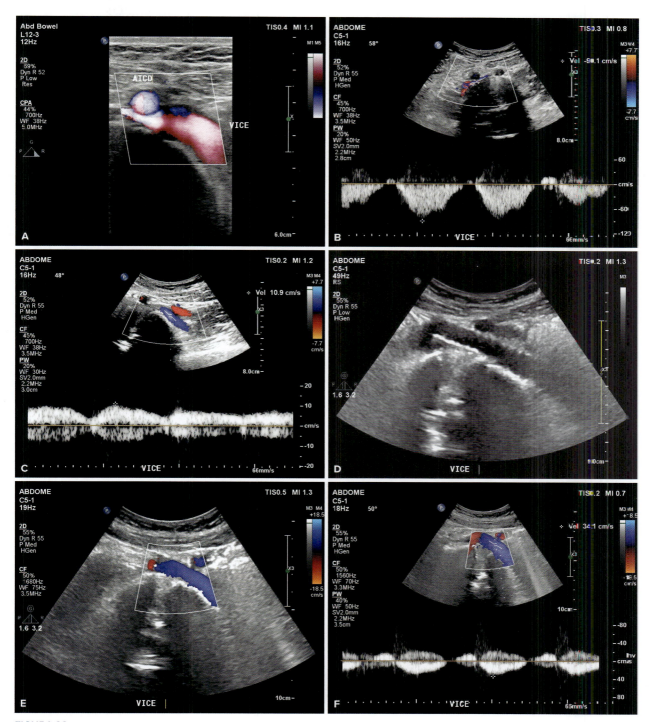

FIGURA 38

Pré- e pós-operatório de compressão significativa de veia ilíaca comum esquerda. Antes da cirurgia, observa-se estreitamento luminal da porção proximal da veia ilíaca comum esquerda (A), com aumento significativo das velocidades (B) em relação à porção distal (C). Após a cirurgia endovascular, observa-se abertura do espaço posterior à artéria ilíaca comum direita pelo *stent* (D), que se encontra pérvio com fluxo anterógrado (E) e velocidade normais com fasicidade preservada no seu interior (F).

também caracterizar uma safena acessória incompetente no pós-operatório, ou porque não foi adequadamente descrita no exame pré-operatório, ou porque não foi extirpada durante a cirurgia ou mesmo porque desenvolveu refluxo no pós-operatório, sendo facilmente reconhecida pelo padrão anatômico topográfico característico. Nas cirurgias endovasculares, o Doppler pode contribuir verificando se a veia encontra-se completamente obstruída, mostrando a eficácia do tratamento, ou se há algum segmento refluxivo residual, indicando ainda o que alimenta o refluxo e como é drenado (Figuras 39, 40, 41, 42 e 43).

RELATÓRIO

Dê preferência a descrever os achados morfológicos e depois os dopplerfluxométricos. Como variações anatômicas são muito comuns nos membros inferiores, descreva-as apenas se associadas a alterações hemodinâmicas.

Os trombos devem ser descritos quanto à localização, extensão aproximada e características morfológicas, incluída a classificação temporal, além do padrão de recanalização e incompetência valvar nos estudos controles subsequentes.

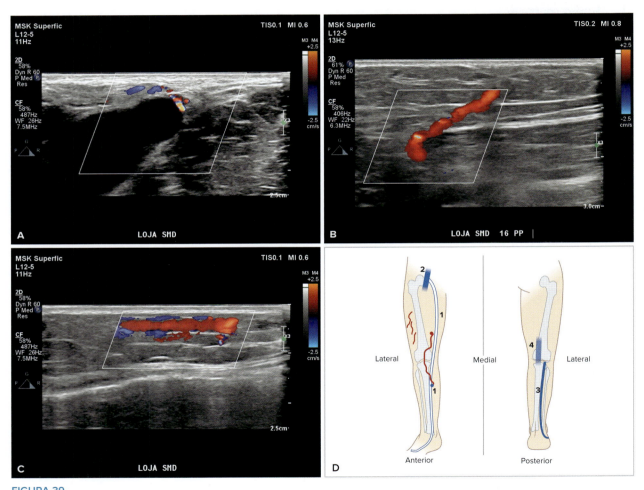

FIGURA 39
Safenectomia magna antiga, caracterizada pela ligadura alta da junção safenofemoral, sem sinais de refluxo ao modo colorido (A), porém com perfurante incompetente do canal femoral (B) determinando varizes recidivantes (C). Esquema ilustrativo (D).

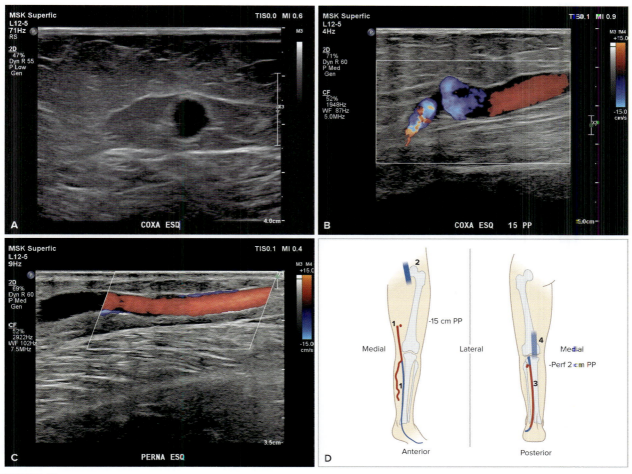

FIGURA 40
Relato de safenectomia magna. Caracterizada por veia safena residual na coxa (A), com sinais de refluxo desde perfurante do canal femoral incompetente (B), drenando por safena magna acessória posterior da perna (C). Relatório: Veia troncular incompetente no interior do compartimento safeno desde 15 cm acima da prega poplítea, à custa de perfurante do canal femoral incompetente, até pouco abaixo da prega poplítea, onde o refluxo é drenado por safena magna acessória posterior da perna incompetente.

Na pesquisa de refluxo, os achados devem ser descritos no sentido dele, de modo a facilitar a visualização do seu mecanismo fisiopatológico. Portanto, no sentido craniocaudal, sempre identificando a causa do refluxo, que pode ser uma crossa, veia perfurante ou veia tributária, o segmento incompetente com as distâncias dos marcos anatômicos, que pode ser a prega poplítea ou a planta do pé, e local de drenagem, que pode ser uma veia tributária ou veia perfurante. Lembre-se de que o laudo não pode gerar dúvidas, descrevendo, por exemplo, "refluxo intermitente", normalmente associado a manobras ineficientes. Certifique-se de que executou a melhor manobra possível e seja conclusivo se há ou não refluxo.

Nos exames de controle desses pacientes, é importante comparar se houve aumento do calibre dos vasos, aumento da extensão do segmento acometido e se há novos segmentos acometidos, pois a desordem venosa crônica é uma afecção progressiva e a piora do quadro pode indicar a necessidade de cirurgia reparadora. Lembre-se de que o refluxo nos segmentos estudados pode ser estendido tanto no sentido caudal (teoria de Trendelenburg), quando o refluxo causa sobrecarga volumétrica, dilatação e consequente incompetência de segmen-

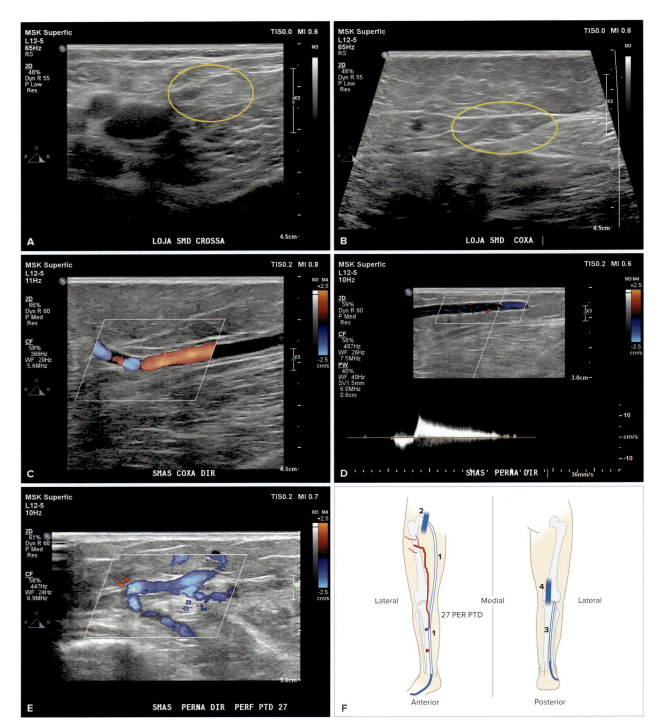

FIGURA 41
Controle de safenectomia magna e parva radical bilateral, sem segmentos residuais nos compartimentos safenos (A e B). Recidiva caracterizada por veia safena magna acessória superficial incompetente a partir de tributárias (C e D) e drenando em perfurante competente paratibial (E). Relatório: safenas magna e parva não caracterizadas (*status* PO), sem cotos residuais incompetentes. Safena magna acessória superficial incompetente desde o terço proximal da coxa, à custa de tributárias, até 27 cm da face plantar, onde o refluxo é drenado por perfurante paratibial competente.

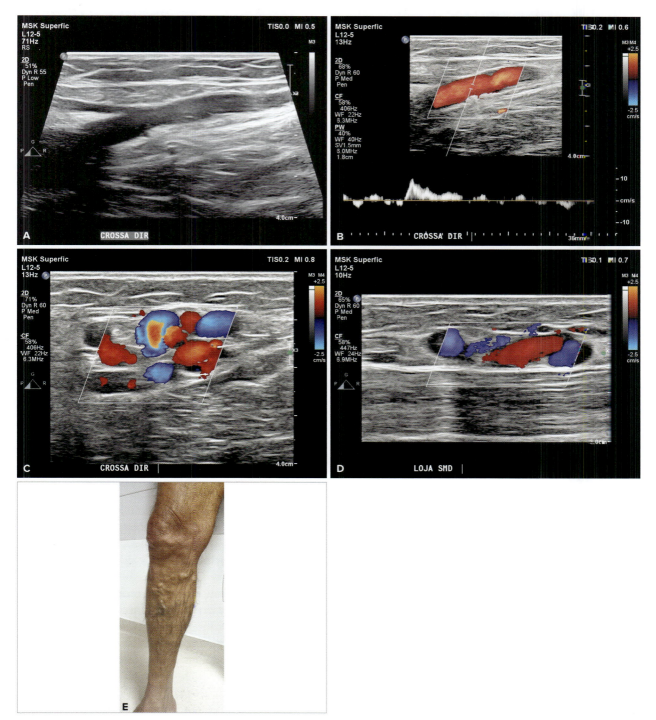

FIGURA 42
Controle tardio de ablação térmica parcial de safena magna, com crossa residual longa (A) e incompetente (B) determinando varizes recidivantes na raiz da coxa (C) e ao longo da face anteromedial da coxa e da perna, por vezes interessando o interior do compartimento safeno (D), correspondendo ao achado clínico do paciente (E).

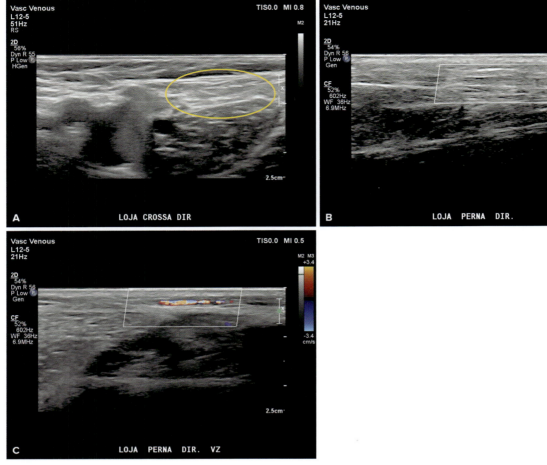

FIGURA 43
Ablação térmica antiga de veia safena magna. A safena já é um cordão fibroso praticamente invisível até próximo da junção safenofemoral (A) e sem fluxo na maior parte do tronco (B), exceto em curto segmento que ainda se encontra patente e incompetente na porção distal da perna (C).

tos distais, quanto no sentido cranial (teoria centrípeta ascendente), quando a incompetência de um segmento gera sobrecarga volumétrica, dilatação e consequente incompetência de segmentos proximais (Figura 44).

Sugestão de frases normais – veias jugulares

- Veias jugulares internas e externas com trajeto, calibre e paredes conservados, sem sinais de trombose.
- Ao estudo Doppler, observa-se fluxo com sentido caudal, com fasicidade cardíaca e respiratória preservada.
- Valvas visualizadas nos bulbos jugulares inferiores, sem sinais de refluxo valvar significativo à manobra de Valsalva (tempo de refluxo < 0,88 s).

Sugestão de frases normais – venoso de membros superiores

- Veias subclávias, braquiais, radiais e ulnares com trajeto, calibre e paredes conservados, sem sinais de trombose.
- Ao estudo Doppler, observa-se fluxo com sentido anterógrado, com fasicidade cardíaca e respiratória preservada.
- Realizadas manobras de elevação do membro ___ para pesquisa de síndrome do desfiladeiro torácico, não sendo observadas alterações significativas do calibre e padrão de fluxo das veias subclávias e axilares nos espaços pré-escaleno, costoclavicular e retropeitoral menor.

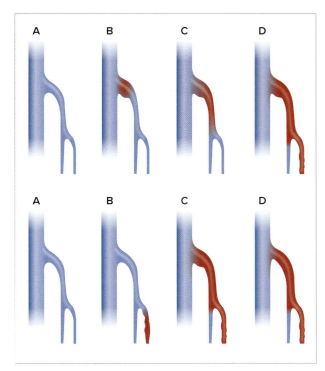

FIGURA 44
Esquema ilustrativo da evolução temporal do refluxo pelas teorias de Trendelenburg e centrípeta ascendente.

- Veias cefálicas e basílicas com trajeto, calibre e paredes conservados, sem sinais de trombose.
- Ao estudo Doppler, encontram-se pérvias, com fluxo de sentido anterógrado.

Sugestão de frases normais – venoso de membros inferiores

- Veias femorais, poplíteas e tibiofibulares com trajeto, calibre e paredes conservados, sem sinais de trombose.
- Ao estudo Doppler, observa-se fluxo com sentido anterógrado, com fasicidade cardíaca e respiratória preservada.
- Ausência de sinais de incompetência valvar.
- Veias safenas magnas e parvas com trajeto, calibre e paredes conservados, sem sinais de trombose.
- Calibre da veia safena magna direita: __ cm, __ cm e __ cm; na crossa, no terço inferior da coxa e no terço inferior da perna, respectivamente.
- Calibre da veia safena magna esquerda: __ cm, __ cm e __ cm; na crossa, no terço inferior da coxa e no terço inferior da perna, respectivamente.
- Ausência de sinais de incompetência valvar.
- Não se caracterizam veias perfurantes incompetentes.

Sugestão de frases patológicas – trombose

- Trombose aguda de veia ___, caracterizada por trombo hipoecogênico ocupando quase totalmente/totalmente sua luz, sem fluxo no segmento acometido e com perda da fasicidade e redução das velocidades no segmento distal. Demais segmentos venosos pérvios.
- Trombose subaguda de veia ___, caracterizada por trombo levemente hipoecogênico excêntrico, com sinais de recanalização parcial e perda da fasicidade e redução das velocidades no segmento distal. Demais segmentos venosos pérvios, com fluxo anterógrado de fasicidade conservada.
- Sequela de trombose na veia ___, caracterizada por espessamento parietal e septações internas no segmento acometido, com fluxo anterógrado de permeio. Demais segmentos venosos pérvios, com fluxo anterógrado de fasicidade conservada.
- Tromboflebite aguda de veia ___, caracterizada por trombo hipoecogênico ocupando quase totalmente/totalmente sua luz, sem fluxo no segmento acometido e se associando borramento da tela subcutânea circunjacente. O trombo apresenta extensão para crossa/perfurante ___.
- Tromboflebite subaguda de veia ___, caracterizada por trombo levemente hipoecogênico excêntrico, com sinais de recanalização parcial.
- Veia ___ com paredes discretamente espessadas/focos parietais de calcificação/finas septações internas, sequela de tromboflebite antiga recanalizada.

Sugestão de frases patológicas – variações anatômicas de membros inferiores

- Estreitamento congênito da safena magna no segmento ___, onde se associa veia safena magna acessória superficial, com calibre de até __ cm.
- Caracterizada extensão cranial da safena parva que desemboca na safena magna (veia de Giacomini)/que se aprofunda em meio à musculatura da coxa/que desemboca na prega infraglútea.

Sugestão de frases patológicas – refluxo

- Veia jugular interna ___ com sinais de refluxo significativo (acima de 0,88 segundo), às manobras de Valsalva.
- Veia safena magna incompetente em toda a extensão, inclusa a/com exceção da crossa.

- Veia safena magna incompetente desde ___ cm da prega poplítea/face plantar, à custa de tributária/perfurante incompetente, até ___ cm da prega poplítea/face plantar, onde o refluxo é drenado por tributária/perfurante competente.
- Veia safena magna incompetente desde ___ cm da prega poplítea/face plantar, à custa de tributária/perfurante incompetente, até ___ cm da prega poplítea/face plantar, onde o refluxo é drenado por tributária/perfurante competente. No segmento não visualizado da safena magna, o refluxo é transmitido pela safena acessória superficial.
- Veia safena magna com dois segmentos incompetentes. O primeiro entre ___ e ___ cm da prega poplítea/face plantar, onde se observam tributária/perfurante competente respectivamente; o segundo entre ___ e ___ cm da prega poplítea/face plantar, onde se observam tributária/perfurante competente respectivamente.
- Veia safena parva incompetente desde a junção safenopoplítea, localizada ___ cm acima da prega poplítea, até ___ cm da face plantar. Apresenta calibre de ___ cm no plano da prega poplítea e ___ cm no terço médio da perna.
- Veia safena parva incompetente desde ___ cm da prega poplítea/face plantar, à custa de tributária/perfurante incompetente, até ___ cm da prega poplítea/face plantar, onde o refluxo é drenado por tributária/perfurante competente. Crossa competente, localizada ___ cm acima da prega poplítea. Apresenta calibre de ___ cm no plano da prega poplítea e ___ cm no terço médio da perna.
- Veia safena magna acessória anterior/posterior da coxa/perna ___ incompetente entre ___ e ___ cm da prega poplítea/face plantar.
- Varizes infra/suprageniculares, tributárias da safena ___.
- Varizes predominantemente subdérmicas localizadas na região ___.
- As microvarizes observadas no exame clínico não apresentam representação ao Doppler.
- Veias perfurantes incompetentes do canal femoral/paratibial/tibial posterior/gastrocnêmia medial, localizadas a ___ cm da prega poplítea/face plantar, respectivamente.

Sugestão de frases patológicas – desfiladeiro torácico venoso

- Caracterizada por compressão extrínseca significativa e aumento das velocidades da veia subclávia/axilar no espaço pré-escaleno/costoclavicular/retropeitoral menor às manobras de elevação do braço. Esse achado é frequentemente encontrado na população geral e só pode ser valorizado em conjunto com os dados clínicos.
- Caracterizada por compressão extrínseca significativa e aumento das velocidades da veia subclávia/axilar no espaço pré-escaleno/costoclavicular/retropeitoral menor às manobras de elevação do braço, associando-se espessamento parietal do segmento venoso acometido/vasos colaterais na região do ombro e tórax. Em associação aos parâmetros arteriais, esses achados são compatíveis com síndrome do desfiladeiro torácico venoso.

Sugestão de frases patológicas – pós-operatório de membros inferiores

- Veia safena magna/parva não visualizada em toda a sua extensão (status pós-operatório).
- Veia safena magna/parva não visualizada (*status* pós-operatório). Coto residual competente/incompetente, medindo ___ x ___ cm (extensão x calibre).
- Veia safena magna não visualizada no segmento ___ (*status* pós-operatório).
- Veia safena magna/parva com material hipoecogênico distendendo toda a sua luz até uma distância de ___ cm da junção safenofemoral/safenopoplítea e sem fluxo ao Doppler, achado habitual relacionado ao procedimento endovascular realizado recentemente.
- Veia safena magna/parva difusamente afilada e sem fluxo ao Doppler, achado habitual relacionado ao procedimento endovascular prévio.

REFERÊNCIAS

1. Adler C, Mousa A, Rhee A, et aPatel MDI. Varicose Veins of the Lower Extremity: Doppler US Evaluation.
2. Amato ACM, Saucedo DZ, Santos KS, Benitti DAet al. Ultrasound criteria for lipedema diagnosis. Phlebology. 2021;36(8):651-658.
3. Caggiati A, Bergan JJ, Gloviczki P, Eklof B, Allegra C, Partsch H, et al. Nomenclature of the veins of the lower limb: Extensions, refinements, and clinical application. J Vasc Surgery. 2005; 41(4):719-724.
4. Caggiati A, Bergan JJ, Gloviczki P, Jantet G, Wendell-Smith CP, Partsch H, et al. Nomenclature of the veins of the lower limbs: An international interdisciplinarary consensus statement. J Vasc Surgery. 2002; 36:416-422.
5. Cate-Hoek AJ, Henke PK, Wakefield TW. The post thrombotic syndrome: Ignore it and it will come back to bite you. Blood Reviews. 2016; 30(2):131-137.
6. Chastanet S, Pittaluga P. Influence of the competence of the sapheno-femoral junction on the mode of treatment of varicose veins by surgery. Phlebology. 2014; 29(1S):61–6-5.

7. Eklof B, Perrin M, Delis KT, Rutherford RB, Gloviczki Pet al. Updated terminology of chronic venous disorders: The VEIN-TERM transatlantic interdisciplinar consensus document. J Vasc Surg. 2009;49(2):498-501. J Vasc Surg 2009 49:498-501.

8. Eklof B, Rutherford RB, Bergan JJ, Carpentier PH, Gloviczki P, Kistner RL, Meissner MH, Moneta GL, Myers K et al. Revision of the CEAP classification for chronic venous disorders: Consensus statement. Journal Vasc Surg 2004; 40:1248-1252.J Vasc Surg. 2004;40(6):1248-52.

9. Engelhorn CA, Cerri G, Coral F, Gosalan CJ, Engelhorn ALDVet al. Variações anatômicas dos vasos tibiais: diagnóstico diferencial de trombose venosa profunda antiga pela ecografia vascular. J Vasc Bras. 2013; 12(3):216-220.

10. Karande GY, Hedgire SS, Sanchez Y, Baliyan V, Mishra V, Ganguli S, et al. Advanced imaging in acute and chronic deep vein thrombosis. Cardiovasc Diagn Ther. 2016; 6(6):493-507.

11. Labropoulos N, Tiongson J, Pryor L, Tassiopoulos AK, Kang SS, et al. Labropoulos et al. Definition of the venous reflux in lower extremity veins. J Vasc Surg. 2003;38(4):793-8. J Vasc Surgery 2003;

12. Lee DK, Ahn KS, Kang CH, Cho SB. Ultrasonography of the lower extremity veins: anatomy and basic approach. Ultrasonography. 2017; 36:120-130.

13. Lurie F, Passman M, Meisner M, Dalsing M, Masuda E, Welch H, et al. CEAP classification system and reporting standard, revision 2020. J Vasc Surg: Venous and Lym Dis 2020; 8 (3):342-352.J Vasc Surg Venous Lymphat Disord. 2020;8(3):342-52.

14. Maeseneer MG, Kakkos SK, Aherne T, Baekgaard N, Black S, Blomgren L, et al. Editor's Choice – European Society for Vascular Surgery (ESVS) 2022 Clinical Practice Guidelines on the Management of Chronic Venous Disease of the Lower Limbs. Eur J Vasc Endovasc Surg. 2022; 63(2): 184e-267.

15. Needleman L, Cronan JJ, Lilly MP, Merli GJ, Adhikari S, Hertzberg BS, et al. Ultrasound for Lower Extremity Deep Venous Thrombosis. Multidisciplinary Recommendations From the Society of Radiologists in Ultrasound Consensus Conference. Circulation. 2018; 137(4): 1505-1515.

16. Nicolaides N. Investigation of chronic venous insufficiency: A consensus statement. Circulation. 2000;102(20):E126-63 Circulation 2000;102:126-163.

17. Phillips MN, Jones GT, van Rij AM, et alZhang M. Micro-venous valves in the superficial veins of the human lower limb. Clin Anat. 2004;17(1):55-60. Clin Anat 2004; 17:55e60.

18. Protocols, Patterns, and Pitfalls. Radiographics. 2022;42(7):2184-200. RadioGraphics 2022; 42:2184–2200.

19. Romualdo AP, Bastos RM, Fatio M, Cappucci A, Mariana SAM, Narahashi E, Machado AL, Tokura EHet al. Extensão cranial da veia safena parva: quando o fluxo caudal é normal. J Vasc Bras. 2009;8(2):166-170.

Índice remissivo

A

aliasing   7, 8, 9, 21
alta resistividade   13, 15, 16
alteração(ões)
    do sentido do fluxo   116
    pós-trombótica crônica   317
    morfológicas das ondas   113, 161
    parietais   162
anastomose
    esplenorrenal espontânea   287, 289
anatomia   106
    venosa
      cervical   308
      dos membros inferiores   310
      membros superiores   308
aneurisma(s)   147, 169, 195, 217, 223, 227, 237, 238, 239, 240, 247
    arteriais   169
    aórtico fusiforme   176
    aórtico sacular   177
    das artérias esplâncnicas   195
    de artéria
      poplítea   238
      vertebral   147
    fusiforme   175, 184
    sacular   166, 175
angiotomografia   74
ângulo
    do fluxo   5
    Doppler   4
anomalias de desenvolvimento   102
Aorta   157
    ateromatosa   163, 171
aortite(s)   77
    não infecciosa   77
aprisionamento poplíteo   234
ARFI   285
artéria(s)
    axilar   210
    braquial   210
    do arco plantar   217
    carótidas e oftálmicas   116
    esplâncnicas   185, 190, 193, 195, 202, 203
    femoral   212
    hepática   291
    mesentérica   206
      inferior   185, 186, 187, 188, 189, 191, 193, 198, 201
      superior   185, 187, 188, 189, 190, 191, 193, 198, 201, 202, 203, 204
    oftálmica   104, 106, 107, 113, 114, 116, 119, 120, 135
    poplítea   212, 216
    radial   211
    renais   185, 186, 187, 188, 189, 190, 191, 192, 194, 200, 202, 205
    subclávia   209, 214
    sural   212
    tibial   213, 217
    ulnar   211
    vertebral   113
arterial periférico   208, 220, 240
arteriolosclerose   70, 72
arteriopatia(s)   82
    não ateromatosas não inflamatórias   82
arteriosclerose   70, 71
arterite
    de células gigantes   73, 77
    de Takayasu   74, 76, 77, 78
    temporal   73, 75
ascite   290
ateromatose   220
    calcificada   166
aterosclerose   70, 71, 76, 77, 162, 163, 169

B

baixa resistividade   13, 14, 15, 16, 18
bala de menta   258
bate-estaca   135
bidirecional   12, 14, 15, 16, 20, 24, 27
bifásico   16, 20, 25

bleeding   2, 7
blue away   10
blue toe syndrome   225
bradicardias   11
Budd-Chiari   281
bypass
   aortobifemoral   179
   axilo-bifemoral   179
   femoral cruzado   179

C

carótida
   comum   110
   externa   113
   interna   111
carotidínia   143, 144, 148
CEAP (classificação clínica, etiológica, anatômica e patológica)   259, 260, 323
Christian Andreas Doppler   1
cirrose   281, 282, 285, 291, 293, 294, 297
   hepática   284
cirurgia
   aberta   273, 275
   de varizes   41
   endovascular   271
   vascular   30
colangite esclerosante   284
colar de contas   83
colaterais portossistêmicas   287, 291, 299
coleção hemática cervical pós-trauma   322
compartimento
   costoclavicular   230
   interescaleno   230
   retropeitoral menor   230
complexo mediointimal   104, 105, 106, 120, 123, 128, 147, 151, 153, 154
componente(s) diastólico   13
   da onda arterial   11
   sistólico   12
compressão
   da veia ilíaca comum esquerda   266
   da veia renal   266
      esquerda no espaço aortomesentérico   261
   significativa
      da veia ilíaca comum esquerda   258, 261, 265, 267, 268
      da veia renal esquerda   250, 260, 262, 263, 266, 272
      retroaórtica   265
critério de Saint Mary   134
curvas de fluxo   11, 12

D

derivações portossistêmicas   298
descritores
   da onda arterial   14
   da onda venosa   24
desordens
   venosas crônicas   322, 323
   venosas pélvicas   249, 250, 251, 259, 260, 270

desvio Doppler   1, 2, 9
diástole   13
dilatação da veia gonadal   261
direção do fluxo   24
Diretriz Global Vascular   223
displasia
   fibromuscular   76, 82, 83, 84, 85, 86
   medial   82
dissecção   144, 163, 166, 167, 169, 171, 172, 173, 174, 175
   de artéria vertebral   144
doença
   arterial periférica   221, 223, 240
   cística da adventícia   234
   cística da artéria poplítea   234, 237
   de Behçet   77, 80
   de Buerger   76
   de Horton   73
   de Mondor   322, 324
   hepática crônica avançada compensada   285, 286
   hepática gordurosa não alcoólica   286
   oclusiva aortoilíaca   163, 179
dolicoarteriopatias   108, 109, 110
drenagem venosa do abdome e pelve   255

E

ECST (*European carotid surgery trial*)   135
ectasia da aorta   176
ectasia sacular focal da aorta   172
edema de membros inferiores bilateral   258
elastografia hepática   285, 286
endarterectomia   30
endofibrose da artéria ilíaca externa   164
endoleak   175, 179, 181, 182, 183, 184, 240
   tipo II   20
endoprótese   33
enxerto
   femoropoplíteo   245
   vascular   38
esclerose medial de Monckeberg   70, 71, 72
espaço
   costoclavicular   227, 232
   interescaleno   227
   retropeitoral menor ou subcoracoide   227
espessamento mediointimal   120, 123, 126, 128, 133
Espessura do complexo mediointimal   119
esquistossomose   291, 292, 293, 294
estenose(s)   7, 164, 186, 193, 194, 195, 196, 198, 199, 200, 201, 203, 204, 205, 223
   arterial   16
   carótida interna   134
   das carótidas comum e externa   138
   vertebral   138, 145, 148
estreitamento congênito   310, 312, 314, 321, 339
estudo
   Doppler   277, 285, 298, 300
   endovaginal   271
extrassístole   11, 12
extravasamento   179, 183, 184

F

fasicidade cardíaca   20, 22, 24
fenômeno de Raynaud   73
fibrilações atriais   11
fibroplasia
  adventicial   82
  intimal   82
fígado
  cardíaco   296
  cirrótico   290, 291
filtro
  de parede   4, 5
  de veia cava inferior   271, 273, 274
fístula(s) arteriovenosa(s)   18, 50, 92, 94, 95, 99, 215, 220, 222
flap intimal   167, 169, 173
  anterógrado   24
  bidirecional   24, 26
  hepatofugal   287, 288
  laminar   12
  perturbado   12, 13
  pós-estenótico   18
  retrógrado   25
  turbilhonado   12
  unidirecional   24
  venoso   20
    cervical   20
    normal   24, 25
formação embriológica da veia cava inferior e veias renais   256
frequência Doppler   1

G

gate   7
gestante   272
glass   223
gradiente pressórico   13, 18
Gray Weale Nicolaides   133

H

Hemangioma
  congênito   90
  infantil   89, 90
hematoma intramural   172
hematúria   263
hepatectomia parcial   284
hepatite C   286
hepatofugal   25, 26
hepatopatia congestiva   296
hipertensão
  portal   277, 278, 280, 281, 284, 285, 286, 287, 291, 294, 295, 300
    clinicamente significativa   285, 287
  renovascular   194

I

ilíacas   157, 249
índice(s)
  de persistência   2
  de resistividade   22

  e de pulsatilidade (IP)   14
  tornozelo-braquial   223, 240
insuficiência tricúspide grave   26
isquemia
  crônica ameaçadora de membro   223
  mesentérica   192, 193

J

junção safenopoplítea   315

K

kinking   108

L

lesão tumoral intravascular   259
linfonodomegalias abdominais   258
lipedema   327

M

malformação(ões)
  arteriovenosa   91, 92, 93
  capilar   98, 100
  linfática   95, 96, 98, 100
  venosa   93, 96, 97, 100
  de fluxo
    lento   93
    rápido   91
  vasculares   90, 91 93, 98, 99, 100, 102
manobra
  costoclavicular   229, 232
  de Adson   231
    modificado   227
  de compressão distal na perna e na planta do pé   306
  de Valsalva   306
  de Wright   231, 229, 233
  "militar com mochila"   232
mediólise arterial segmentar   84
membros
  inferiores   208, 215, 234, 240
  superiores   214, 220
militar com mochila   231
modo
  B   1
  colorido   1, 2
  pulsado   2
monofásico   16, 18, 19, 26
morfologia
  da onda   161
  normal das ondas   110

N

NASCET (*North American symptomatic carotid endarterectomy trial*)   135
necrose   228
nefroesclerose   191, 194
nutcracker   259, 260

O

obstrução(ões) da via de saída hepática   291, 293
   do sistema cavoilíaco   257
   venosa portal   291
   não tumorais   258
   tumorais   259
oclusão   165, 179, 217, 220, 222, 225, 226, 227, 236, 240, 245, 246
   aortobi-ilíaca   170
   de artéria vertebral   140
   vertebral   140
onda(s)
   A   20, 22
   C   24
   D   20, 22
   de cisalhamento   285
   S   20, 22
   V   20, 22, 24
   venosa   20

P

padrão
   de fluxo   25
   tardus parvus   13, 18, 19
paraganglioma   142, 148
parede arterial e venosa   70
perda da fasicidade cardíaca   23, 26
periaortite   77, 79, 81
   idiopática e secundária   79
persistência da artéria isquiática   217
PFR   8
pico sistólico   11, 12, 13, 14, 17, 18, 21
Pitfalls   136, 317
placa(s) ateromatosa(s)   70, 71, 121, 122, 123, 127, 128, 129,
       131, 132, 133, 135, 136, 137, 139, 146, 147
plexo mediointimal   122
polimialgia reumática   73
ponte de safena   45
pós-operatório   175, 239, 240, 246
power Doppler   9
PRF   7, 9
protodiástole   13, 15
pseudoaneurisma(s)   20, 171, 175, 178, 221, 237, 239
pseudoduplicação da aorta e do tronco   161
pulse repetition frequency   7

R

rampa sistólica inicial   12, 15, 16, 18
recidiva de trombose   320
   venosa   317
red towards   10
reestenose   179, 200, 201, 202, 203, 205, 240, 241, 242, 243,
       244, 247
   carotídea   148
   vertebral   151
refluxo   325
   primário
      da veia gonadal esquerda   265

      de uma veia gonadal esquerda   260
      de veias gonadal e ilíaca interna esquerdas   265
   venoso   306, 325
Regulação do fluxo hepático   282
reimplante da veia renal esquerda   276
resistividade intermediária   16
resposta arterial hepática tampão   282, 284
Ritmo cardíaco   11
Rotas colaterais   259

S

safenectomia magna   334
sequela de trombose   258
   antiga de veia ilíaca externa direita   260
   venosa   317
shunt portossistêmico   300
   intra-hepático transjugular   297
sinal
   de Martorell   77
   do coelho   117
síndrome(s)
   aórtica aguda   157, 166
   associadas a
      anomalias vasculares   99
      malformações de alto fluxo   99
      malformações de baixo fluxo   99
   associadas a tumores vasculares   99
   cava hepática   295
   compressivas   208, 223, 225, 328
   da artéria mesentérica superior   199
   de Blue Rubber Bleb Nevus   99, 100
   de Budd-Chiari   295
   de Klippel-Trenaunay   99, 100
   de Leriche   164
   de May-Thurner ou Cockett   259, 261
   de Paget-Schroetter   322
   de Parkes Weber   99
   de Rendu-Osler-Weber   93, 99
   de Wilkie   199
   do aprisionamento poplíteo   232, 233, 234, 235
   do canal adutor   234
   do dedo azul   225
   do desfiladeiro torácico   225, 232, 233
      venoso   328, 331, 332, 340
   do ligamento arqueado mediano   186, 198, 200, 201, 203
   do roubo da subclávia   117, 153
   pós-trombótica   321
   small for size   284
sístole   12
   ventricular   22
staccato   135
stent   32, 180
   femoral   244
   intra-hepático   298
SVP   259, 260

T

tabela

Caps   123, 126
Elsa Brasil   124, 126
Mesa   125, 126
taquicardias   11
telediástole   13, 15, 16
teste de hiperemia   53
TIPS   297, 298, 300, 301
TIPS (*transjugular intrahepatic portosystemic shunt*)   297
to-and-fro   20
transdutores lineares   5
transformação
cavernomatosa   291, 300
da veia porta   293
transição toracocervicobraquial   229
transplante(s)
hepático   60
intervivos   284
renal   65
trifásico   15
trilho de trem   258
trombo
aórtico   163
mural   162
tromboangeíte obliterante   76, 79, 80
tromboembolismo venoso   315
tromboflebite   317, 320
aguda   321
trombose   249, 258, 259, 269, 271, 273, 274
aguda de veia cava inferior   258
da veia porta   291, 295, 298
de esforço   324
venosa   315
aguda   316, 317
subaguda ou indeterminada   317
tronco
celíaco   185, 186, 187, 188, 189, 190, 191, 193, 194, 198, 199, 200, 202, 203, 204, 205
tibiofibular   213
tumores
de origem vascular   259
vasculares   89

U

úlcera
aterosclerótica penetrante   166, 172, 175
penetrante   171

V

variação(ões)
respiratória   20
anatômicas   106
varicoceles   272
varizes
esplênicas   287
extrapélvicas   260, 267, 270
hilares   263
inguinais   272
parauterinas   271

pélvicas   251, 252, 255, 259, 264, 266, 267, 273
pré-púbicas   269
subdérmicas   325
vulvares   272
vasculite   72, 74, 77
de órgão único   80
vasculopatias   70
inflamatórias   72
veia(s) axilar   304
veia basílica   305
veia(s)
arqueadas miometriais   271
cava   253, 256
inferior infrarrenal duplicada   256
inferior interrompida com continuação pelo sistema ázigos   256
marsupial   256
cefálica   305
de Giacomini   311, 314, 315, 339
esplâncnicas   277
esplênica   278, 287
femoral   306, 314
femoropoplítea   315
gástrica   290
esquerda   277, 280, 287
gonadal   251, 254, 270
esquerda   261, 264, 266, 267, 273, 276
hepática   279, 283
ilíaca   250, 253, 257
jugular   303, 309
mesentérica   287, 289
paraumbilical   278, 287, 288, 290
poplítea   306
porta   26, 279, 282, 283, 288, 289
dilatada   288
renal   251, 254, 256, 270
circum-aórtica   256
esquerda circum-aórtica   256
esquerda retroaórtica   256, 257, 261
renolombar   251, 254, 255, 261, 265
subclávia   304
safena   311
tibiofibulares   306
velocidade
de fluxo   5
de varredura   4, 5
vena contracta   17
venoso periférico   302, 343
volume
de amostragem   2, 3, 5, 6, 8
de fluxo   9

W

white priority   2
windkessel   13

Y

yin-yang   20